遗传代谢病营养管理

Nutrition Management of Inherited Metabolic Diseases

Lessons from Metabolic University

第 2 版

主编　Laurie E. Bernstein
　　　Fran Rohr
　　　Sandy van Calcar
主译　张惠文　冯　一

译者（以姓氏笔画为序）

上海交通大学医学院附属新华医院儿内分泌遗传科

丁　一　王瑞芳　邓雨欣　占　霞　孙宇宁　杜陶子
杨　奕　邱文娟　张开创　张惠文　陆德云　陈国庆
夏　瑜　顾学范　梁　欢　梁颖君　梁黎黎　韩连书

上海交通大学医学院附属新华医院临床营养科

王叶佳　王岭玉　冯　一　许凯捷　陆雯昳　茅晓蒙
赵　萱　盛金叶

上海交通大学医学院附属新华医院新生儿科

吕静雯　朱天闻　张拥军

华东师范大学生命科学学院

李大力

英国医学研究委员会分子生物学实验室

刘　洋

人民卫生出版社
·北京·

First published in English under the title
Nutrition Management of Inherited Metabolic Diseases: Lessons from Metabolic University (2nd Ed.)
edited by Laurie E. Bernstein, Fran Rohr and Sandy van Calcar
Copyright © Laurie E. Bernstein, Fran Rohr and Sandy van Calcar, 2022
This edition has been translated and published under licence from
Springer Nature Switzerland AG.

版权所有，侵权必究！

图书在版编目（CIP）数据

遗传代谢病营养管理 /（美）劳里·E. 伯恩斯坦
（Laurie E. Bernstein），（美）弗兰·罗尔
（Fran Rohr），（美）桑迪·范·卡尔卡
（Sandy van Calcar）主编；张惠文，冯一主译 .
北京 ：人民卫生出版社，2024. 7（2024. 9重印）.
ISBN 978-7-117-36546-8

Ⅰ . R589. 9；R15
中国国家版本馆 CIP 数据核字第 2024NQ4434 号

| 人卫智网 | www.ipmph.com | 医学教育、学术、考试、健康，购书智慧智能综合服务平台 |
| 人卫官网 | www.pmph.com | 人卫官方资讯发布平台 |

图字：01-2023-3160 号

遗传代谢病营养管理
Yichuan Daixiebing Yingyang Guanli

主　　译：张惠文　冯　一
出版发行：人民卫生出版社（中继线 010-59780011）
地　　址：北京市朝阳区潘家园南里 19 号
邮　　编：100021
E - mail：pmph @ pmph.com
购书热线：010-59787592　010-59787584　010-65264830
印　　刷：北京建宏印刷有限公司
经　　销：新华书店
开　　本：787×1092　1/16　印张：24
字　　数：584 千字
版　　次：2024 年 7 月第 1 版
印　　次：2024 年 9 月第 2 次印刷
标准书号：ISBN 978-7-117-36546-8
定　　价：145.00 元

打击盗版举报电话：010-59787491　E-mail：WQ @ pmph.com
质量问题联系电话：010-59787234　E-mail：zhiliang @ pmph.com
数字融合服务电话：4001118166　　E-mail：zengzhi @ pmph.com

编者名单

Ashley Andrews, MSN, CPNP Division of Medical Genetics, University of Utah School of Medicine, University of Utah Hospital, Salt Lake City, UT, USA

Peter R. Baker II, MD, FAAP Clinical Genetics and Metabolism, Children's Hospital Colorado, University of Colorado Denver – Anschutz Medical Campus, Aurora, CO, USA

Laurie E. Bernstein, MS, RD, FADA, FAND University of Colorado Hospital, Children's Hospital Colorado, Aurora, CO, USA

Curtis R. Coughlin II, MS, MBe, CGC Clinical Genetics and Metabolism, Children's Hospital Colorado, University of Colorado Denver – Anschutz Medical Campus, Aurora, CO, USA

Rebecca Gibson, MD Division of Medical Genetics, Pediatrics, Duke University School of Medicine, Durham, NC, USA

Maria Giżewska, MD, PhD Department of Pediatrics, Endocrinology, Diabetology, Metabolic Diseases and Cardiology, Pomeranian Medical University, Szczecin, Poland

Janell Kierstein, MS, CGC Clinical Genetics and Metabolism, Children's Hospital Colorado, University of Colorado Denver – Anschutz Medical Campus, Aurora, CO, USA

Priya S. Kishnani, MD Division of Medical Genetics, Pediatrics, Duke University School of Medicine, Durham, NC, USA

Aditi Korlimarla, MD Division of Medical Genetics, Pediatrics, Duke University School of Medicine, Durham, NC, USA

Kimberly A. Kripps, MD Department of Molecular and Medical Genetics, School of Medicine, Oregon Health and Science University, Portland, OR, USA

Kent Lai, PhD Division of Pediatric Genetics, University of Utah School of Medicine, Salt Lake City, UT, USA

Austin Larson, MD, PhD Clinical Genetics and Metabolism, Children's Hospital Colorado, University of Colorado Denver – Anschutz Medical Campus, Aurora, CO, USA

Nicola Longo, MD, PhD Division of Medical Genetics, University of Utah School of Medicine, University of Utah Hospital, Salt Lake City, UT, USA

Erin MacLeod, PhD, RD Rare Disease Institute – Genetics and Metabolism, Children's National Hospital, Washington, DC, USA

Ann-Marie Roberts, MS, RD Medical Genetics and Metabolism Department, Valley Children's Hospital, Madera, CA, USA

Fran Rohr, MS, RD Met Ed Co, Boulder, CO, USA

Mary Sowa, MS, RD Division of Medical Genetics, CHOC Children's, Orange, CA, USA

Janet A. Thomas, MD Department of Pediatrics, Section of Clinical Genetics and Metabolism, University of Colorado School of Medicine, Aurora, CO, USA

Sandy van Calcar, PhD, RD Oregon Health & Science University, Molecular and Medical Genetics, Portland, OR, USA

Johan L. K. Van Hove, MD, PhD, MBA Clinical Genetics and Metabolism, Children's Hospital Colorado, University of Colorado Denver – Anschutz Medical Campus, Aurora, CO, USA

Erica Wright, MS, CGC Clinical Genetics and Metabolism, Children's Hospital Colorado, University of Colorado Denver – Anschutz Medical Campus, Aurora, CO, USA

Steven Yannicelli, PhD, RD Medical and Scientific Affairs, Nutricia North America, Rockville, MD, USA

译者寄语

知识是战胜疾病的有力武器,只有掌握知识才能战胜疾病。

25年前,我还是一名小儿遗传代谢内分泌科的硕士研究生。实验室主任——我国小儿遗传代谢内分泌专业奠基人王慕逖教授的办公室有很多他自费购买的专业外文书籍,当时一本专业外文书的价格昂贵,王教授云淡风轻的一句话深深地刻在我心底,"每本书里面,只要有一行字能对治疗疾病有用,就值了"。

随着串联质谱技术应用于新生儿遗传代谢病筛查在全国普遍开展,比较多的小分子遗传代谢病患者得以早期诊断。但翻译者在临床工作中,发现不少家长不太能够理解对遗传代谢病的宝宝来说,营养管理是治疗的重要组成部分,营养管理发挥了"药物"的作用。即使知道要进行营养管理,但如何在日常一日三餐中执行,仍然不知所措。甚至在理解方面存在误区,导致疾病治疗没有达到最佳效果。

不可否认,遗传代谢病的营养管理有一定难度,需要兼具遗传代谢病的知识和营养学方面的知识。目前国内欠缺专门管理遗传代谢病的营养师,家长对这方面的知识获取依靠医生提供或指导的一些原则,也依靠家长在实践中逐步摸索。我的同事张开创医生知道我对遗传代谢病的营养治疗很关注,特地将本译著的英文版原著推荐给我。看到这本书时,我当即决定将它翻译成中文,因为这本书深入讲解了遗传代谢病的饮食治疗的实际操作,在不同疾病情况下,如何设定每日营养元素目标量,如何计算每日实际营养元素摄入量,如何选择合适的生物标志物进行治疗监测并适时调节,使生物标志物达到治疗目标。当然,还有很多实际操作过程中的细枝末节,非常实用。

遗传代谢病的营养管理,是疾病治疗方案的基石。希望这本书中文版的面世,使家长和入门的医生、护士、营养师有部参考书,能更好地照顾遗传代谢病的宝宝,让他们有个健康的未来。

本书的翻译历时近一年,得到了领导和科室同事的大力支持,也得到人民卫生出版社的大力支持,在此一并感谢!本书的翻译,力求准确;疏漏之处,还请读者多批评指正。

张惠文

2024年6月

前言

　　《遗传代谢病营养管理》致力于遗传代谢病患者的营养管理，该书是代谢病大学（Metabolic University）培训课程的合集。代谢病大学是一个互动的教育性项目，自 2006 年以来，该教育计划已培训了 1 000 多名营养师、医师、遗传咨询师和护士。代谢病大学的培训项目以及其包含的主题，旨在帮助初级临床工作者全面理解和掌握遗传代谢病的营养管理。

　　本书每章包含了作者的文献回顾和来源于自己临床工作的见解。对于部分疾病，文献里没有其营养管理的共识，这可能与遗传代谢病发病率低和干预性的随机临床试验稀少有关。而且，每种疾病的严重程度不一。基于临床工作中的这些变化，代谢病大学的理念是《遗传代谢病营养管理》绝不是一本"烹饪书"，而是让读者理解人体生化代谢通路上某种酶的失活，决定了限制饮食中的某些成分和需要额外补充某些成分，选择合适的生物标志物进行饮食监测并适时调节饮食，使生物标志物达到治疗目标。营养治疗的目的是通过提供正确合适的营养物质来纠正机体代谢紊乱，降低疾病相关的致死致残率，促进正常的生长发育。鼓励读者针对特定疾病管理方案与他们院内的临床团队进行协商，并知晓代谢病管理的复杂性，书中提供的指导可能不适用于所有临床情景。

　　本书包含了代谢病大学涵盖的大部分主题，一般来说，章节是由授课专家撰写。因此，它不是关于遗传代谢病的综合性著作，而是关于遗传代谢病营养治疗时最常碰到的挑战的教科书。本书包含营养学介绍，一些遗传代谢病共有的代谢原则，氨基酸、脂肪及碳水化合物代谢障碍的疾病特点等。

　　从代谢病大学参与者的反馈来看，确认了代谢病大学的效率和有效性，参与者获得了对遗传代谢病患者进行营养管理的实用指导。本书的每一章强调了营养管理的原则，如何开启营养治疗，以及营养监测的生物标志物。营养计算是代谢病大学的另一要素，放在每章的末尾。

　　本书是为日常临床使用而设计的。我们希望这本书能帮助你们对遗传代谢病患者进行营养管理。

免责声明

　　作者、编辑和出版社已尽一切努力提供准确的信息。但是,他们不对与使用本书内容有关的错误、遗漏或任何结果负责,也不对所述产品和程序的使用承担任何责任。本书中提供的信息基于作者的培训、医学、生物化学、营养、遗传学知识和临床经验。先天性遗传代谢病的医疗和营养管理因患者个体和管理团队而异。本书中提供的信息仅代表了综合管理患者中的一个方面。如果出现患者管理方面的问题,最好与您的医疗团队讨论。

美国　科罗拉多州　奥罗拉	Laurie E. Bernstein
美国　科罗拉多州　博尔德	Fran Rohr
美国　俄勒冈州　波特兰	Sandy van Calcar

致谢

我们要感谢 BioMarin 制药和北美纽迪希亚对代谢病大学的支持。

我们感谢 Amanda Hamm、Morgan Drumm,DTR 和 Sommer Gaughan,RD,感谢他们为实现本书所作的贡献。

以及那些激励和教导我们的人:
- Phyllis Acosta,DrPH,RD,感谢她对这一领域的终身贡献及指导。
- Stephen Goodman,MD,PhD,感谢他对这一领域的终身贡献及指导。
- 我们在波士顿儿童医院代谢专业、科罗拉多州 / 科罗拉多儿童医院、威斯康星大学麦迪逊分校 / 威斯曼中心和俄勒冈健康与科学大学的同事。
- 我们的患者。

目录

第一部分
背景

第1章

遗传学简介

Janell Kierstein

目录

核心信息

1. 基因是一段 DNA 短片段,携带信息以制造生命所需的细胞蛋白质。

2. 突变是基因 DNA 核苷酸序列的遗传性改变。

3. 突变可分为三大类:碱基替代、碱基插入和碱基缺失。

4. 突变最常见的后果是导致蛋白质功能丧失。

5. 大多数遗传代谢病以常染色体隐性遗传方式传递。

1.1 背景

据估计,人体内的细胞总数为 37.2 万亿[1]。在这些细胞的细胞核中有 46 条染色体。一组 23 条染色体遗传自个体的母亲,另一组 23 条遗传自其父亲。在每一个典型的细胞中,都有 22 对常染色体,这在父源和母源中是相同的,还有一对性染色体。通常,女性有两条 X 染色体,男性有一条 X 染色体(从母亲那里遗传)和一条 Y 染色体(从父亲那里遗传)。每个配子(卵子或精细胞)只包含一套常染色体和一条性染色体。当卵细胞被精细胞受精时,结果是形成一套配对完整的 46 条染色体,形成一个独特的个体。

每条染色体都是由紧密盘绕的脱氧核糖核酸(DNA)链组成的。DNA 由长链核苷酸组成(图 1.1)。每个核苷酸都包括一个磷酸和糖(脱氧核糖)骨架,连接到四个含氮碱基之一:腺嘌呤(A)、胞嘧啶(C)、鸟嘌呤(G)和胸腺嘧啶(T)(图 1.2)。这些碱基形成了 DNA 的化学字母表。碱基是互补的,使得 A 总是与 DNA 相对链上的 T 结合,而 C 总是与 G 结合。碱基对有效地形成了一个梯子,梯阶是连接的核苷酸,梯边是脱氧核糖 + 磷酸盐骨架。阶梯蜿蜒形成双螺旋结构。

图 1.1 染色体是由紧密卷曲的 DNA 构成

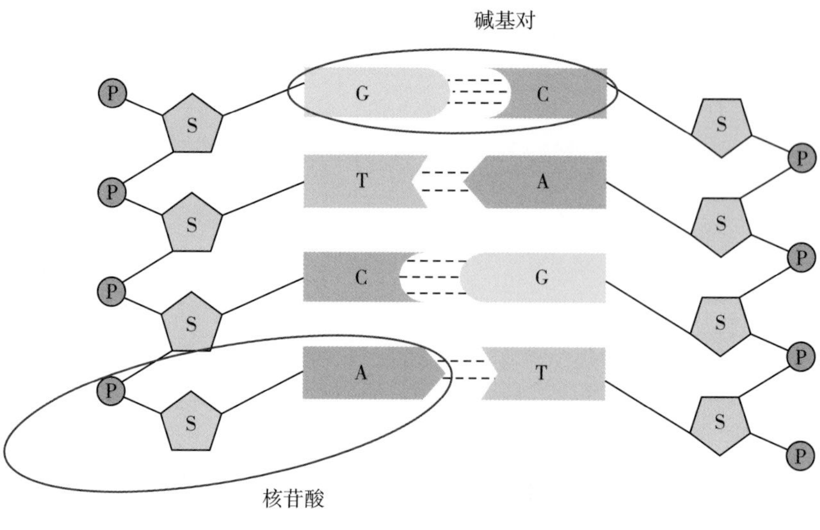

图 1.2 DNA 由核苷酸组成,每个核苷酸包括一个磷酸和糖骨架以及一个含氮碱基(A、C、G 或 T)。这些碱基与 DNA 另一条链上的碱基互补形成键,并形成双螺旋结构

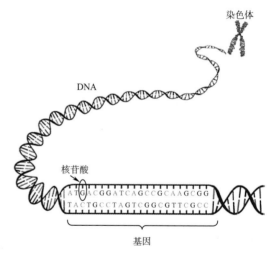

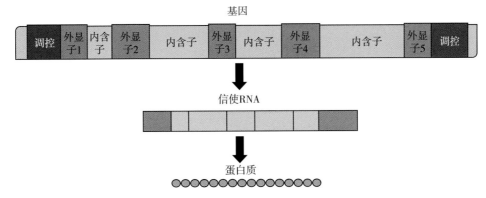

图 1.3　基因由外显子（蛋白质编码区）、内含子和调节元件（非蛋白质编码）组成

　　绝大多数人类 DNA（约 98%~99%）被认为是"非编码" DNA，其意义至今不明[2]。剩下的 1%~2% 的人类基因组包含大约 20 000 个独特的基因。每个基因代表一段 DNA 序列，作为产生特定蛋白质的代码。每个基因中都有被称为外显子的 DNA 片段，编码蛋白质的产生。穿插在外显子间的是内含子，内含子由非编码 DNA 组成。基因还包含各种调节元件，这些调节元件标记特定基因的起始和终止位置，并控制在何种组织中，在什么时间点发育，以及最终蛋白质的产生量（图 1.3）。

1.2　从基因到蛋白质

　　基因至蛋白质产生的过程涉及两个关键步骤：转录和翻译。当某个基因的一条 DNA 链被用作模板来制造核糖核酸（RNA）的互补链时，就会发生转录。与 DNA 的结构类似，RNA 由核苷酸组成，核苷酸由磷酸根和糖（核糖）骨架组成，每一个核苷酸都连接在一个含氮碱基上，包括腺嘌呤（A）、胞嘧啶（C）、鸟嘌呤（G）和尿嘧啶（U）。信使核糖核酸链能够离开细胞核，附着在核糖体上，在那里它被用作组装蛋白质的模板。RNA 每读取三个碱基为一个密码子。每个密码子对应一个特定的氨基酸。然而，大多数氨基酸可以由一个以上的密码子编码，这被描述为一个冗余或退化代码。此外还有三个"终止"密码子，它们与氨基酸不对应，而是表示编码区的结束（表 1.1）。用 RNA 将一系列特定的氨基酸组装成蛋白质的过程被称为翻译（图 1.4）。

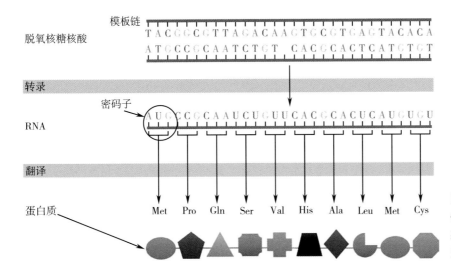

图 1.4　基因被转录成信使 RNA 并翻译成氨基酸，氨基酸结合形成蛋白质

表 1.1 氨基酸缩写及相关 DNA 密码子

遗传密码			
氨基酸（AA）	氨基酸（AA）缩写		DNA 密码子
	3 个字母	1 个字母	
丙氨酸	Ala	A	GCT,GCC, GCA,GCG
精氨酸	Arg	R	CGT,CGC, CGA,CGG, AGA,AGG
天冬酰胺	Asn	N	AAT,AAC
天冬氨酸	Asp	D	GAT,GAC
半胱氨酸	Cys	C	TGT,TGC
谷氨酰胺	Gln	Q	CAA,CAG
谷氨酸	Glu	E	GAA,GAG
甘氨酸	Gly	G	GGT,GGC, GGA,GGG
组氨酸	His	H	CAT,CAC
异亮氨酸	Ile	I	ATT,ATC, ATA
亮氨酸	Leu	L	CTT,CTC, CTA,CTG, TTA,TTG
赖氨酸	Lys	K	AAA,AAG
甲硫氨酸	Met	M	ATG
苯丙氨酸	Phe	F	TTT,TTC
脯氨酸	Pro	P	CCT,CCC, CCA,CCG
丝氨酸	Ser	S	TCT,TCC, TCA,TCG, AGT,AGC
苏氨酸	Thr	T	ACT,ACC, ACA,ACG
色氨酸	Trp	W	TGG
酪氨酸	Tyr	Y	TAT,TAC
缬氨酸	Val	V	GTT,GTC, GTA,GTG
终止（停止）密码子			TAA,TAG, TGA

蛋白质的氨基酸顺序和化学性质（由基因的核苷酸序列决定）决定了蛋白质的最终形状和功能。设想一种三维结构，其中疏水性氨基酸将其链的一部分拉向结构的中心，以避免与水接触。亲水性氨基酸向外移动以寻找水。在这样做的过程中，产生了一个疏水的中心核心（图 1.5）。然后带正电荷的氨基酸寻找带负电荷的氨基酸，形成共价键，并适应氨基酸形状和大小的变化。在这些分子间作用力的作用下，线性氨基酸链折叠成紧凑的结构。

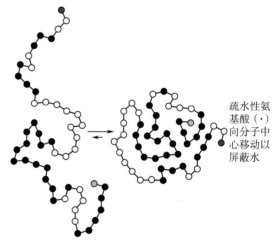

疏水性氨基酸（·）向分子中心移动以屏蔽水

图 1.5 氨基酸的线性链（左侧）呈现紧凑的折叠形状（右侧），因为疏水性氨基酸（黑点）向中心核心倾斜，促进蛋白质折叠

在细胞中，蛋白质折叠过程是复杂的，需要分子伴侣的帮助。分子伴侣是具有细胞内部管理职责的特殊分子。它们与新合成的未折叠或部分折叠的氨基酸链相互作用，促进蛋白质结构的折叠和稳定。由此产生的折叠结构经过基因设计，可以在细胞中发挥特定的功能。最终蛋白可能在细胞中自主工作，也可能与其他蛋白质结合形成功能单元。

1.3 遗传变异

变异（或突变）是基因核苷酸序列的永久性、可遗传的变化。可以根据变异对基因结构、氨基酸序列或最终蛋白质的影响进行变异分类。

1.3.1 变异对基因结构的影响

有些变异只影响基因 DNA 序列中的一个核苷酸。无论该核苷酸是缺失还是被不同的核苷酸取代，或者如果插入了额外的核苷酸，这种单核苷酸的变化都可以称为点突变。其他变异可能涉及几个核苷酸，甚至可能涉及整个基因。在某些情况下，可能存在多个相邻基因的缺失或易位。这种变异称为大变异。

当基因中的一个或多个核苷酸被错误地替换为其他核苷酸时，就会发生替换（表 1.2）。根据碱基置换的位置和涉及的核苷酸数量，这可能会影响一个或更多个密码子，从而影响蛋白质序列中的一个或多个氨基酸。

插入涉及添加一个或多个不属于该基因 DNA 序列的额外核苷酸。前面已提及，DNA

要先转录成 RNA，一次转录一个密码子（三个核苷酸）。插入后除非它恰好发生在已有的密码子顺序之间，并且涉及可被 3 整除的核苷酸，否则可能会破坏密码子的阅读框架。从插入部位起，这种变异会在新合成的蛋白质中产生一个其他的氨基酸序列。其结果被称为移码变异。当密码子阅读框架发生变化时，新产生的密码子之一也可能是终止密码子，从而导致蛋白质过早截短。

当一个或多个核苷酸从基因中删除时，就会发生缺失。与插入一样，缺失会破坏基因的密码子阅读序列，导致移码和 / 或蛋白质截短。

1.3.2 变异对氨基酸序列的影响

如上所述，改变一个或多个核苷酸可以导致氨基酸相应序列的改变。遗传变异也可以根据这些变化的功能效应进行分类（表 1.3）。

表 1.2 变异对基因结构的影响

正常 DNA 参考序列	TAC GGC GTT AAA CAA GTG CGT ACG TAC ACA
置换	TAC AGC GTT AAA CAA GTG CGT ACG TAC ACA
插入 导致移码	TAC GGC GTT AAA CAT AGT GCG TAC GTA CAC A
删除 3 个核苷酸 - 阅读框没有改变	TAC GGC GTT AAA CAA GTG ~~CGT~~ ACG TAC ACA

表 1.3 变异对蛋白质氨基酸序列的影响

正常 DNA 参考序列 信使 RNA 蛋白	TAC GGC GTT AAA CAA GTG CGT ACG TAC ACA AUG CCG CAA UUU GUU CAC GCA UCG AUG UGU Met Pro Gln Lys Val His Ala Ser Met Cys
替换导致**静止变异**，氨基酸没有改变	TAC GGT GTA AAA CAA GTG CGT ACG TAC ACA AUG CCA CAA UUU GUU CAC GCA UCG AUG UGU Met Pro Gln Lys Val His Ala Ser Met Cys
替换导致**中性变异**，赖氨酸被化学性质相似的精氨酸取代	TAC GGC GTT AGA CCA AGT GCG ACG GTA CAC A AUG CCG CAA UCU GUU CAC GCA UCG AUG UGU Met Pro Gln Arg Val His Ala Ser Met Cys

续表

替换导致**错义变异**,丙氨酸被具有完全不同化学性质的苏氨酸取代	TAC GGC GTT AAA CAA GTG TGT ACG TAC ACA AUG CCG CAA UUU GUU CAC ACA UCG AUG UGU Met Pro Gln Lys Val His Thr Ser Met Cys
替换导致**无义变异**	TAC GGC GTT AAA CAA GTG CGT ATC TAC ACA AUG CCG CAA UUU GUU CAC GCA UAG Met Pro Gln Lys Val His Ala STOP
删除导致**移码和过早的蛋白质截短**	TAC ~~GGC~~ GT TAA ACA AGT GCG TGA GTA CAC A AUG CCA AUU UGU UCA CGC ACU CAU GUG U Met Gly STOP

最良性的变化被称为静止变异。当DNA发生变化时,不导致密码子或氨基酸发生变化,就会出现静止变异。例如,序列"GCT"更改为"GCC"的结构,会产生一个不同的密码子,但具有相同的阅读框,该密码子也编码丙氨酸,即与原始序列编码相同的氨基酸。静止变异对最终蛋白质没有影响。

中性变异涉及DNA序列的变化,在蛋白质的指定位置产生不同但化学性质相似的氨基酸。例如,氨基酸序列中的精氨酸更改为赖氨酸,对蛋白质几乎没有影响,因为这两种氨基酸具有相似的化学性质。

错义变异是指导致一个或多个具有与预期序列截然不同化学性质的氨基酸改变。例如,将序列"CGT"置换为TGT,相应氨基酸从丙氨酸更改为苏氨酸,在这种情况下,预期的疏水性氨基酸变为亲水性分子,这可能导致最终蛋白质的构象和功能发生变化。值得注意的是,错义变异通常最适合分子伴侣治疗,这有助于恢复较正常的蛋白质构象。

DNA改变导致过早出现终止密码子,从而使导致截短蛋白质的变异称为无义变异。如果一个无义变异发生在一个基因的起始,那么可能根本就没有任何蛋白质产生。如果它发生在基因末端,可能会也可能不会对所产生的截短蛋白质的功能产生显著影响。

1.3.3 变异对蛋白质的影响

变异对健康和福祉的影响取决于所涉及的基因以及变异对其编码的蛋白质的影响。可能的影响包括蛋白质功能的丧失、蛋白质功能的获得或对蛋白质功能没有影响。

导致预期蛋白质功能丧失的变异是遗传代谢病的最常见原因。功能丧失可能是由于对蛋白质活性或功能至关重要的DNA序列的改变,例如酶的催化性质。功能的丧失也可能是由于变异导致细胞中蛋白质的丰度急剧降低,这包括改变DNA序列的变异,而正确的序列对蛋白质正确折叠至关重要。不正确或错误折叠的蛋白质是不稳定的,可能会在细胞中被破坏。其他蛋白质丰度降低的原因包括蛋白质表达下降、RNA降解或蛋白质在细胞中的定位和靶向改变。

有些基因变异产生的最终蛋白质具有意想不到的功能,可能导致蛋白质在非预期的细胞类型中表达,这种类型的变异称为功能获得。功能获得性变异通常与显性遗传病有关。

完全消除蛋白质功能的变异被称为无义变异。无义变异通常会导致严重的临床疾病;降低但不完全消除蛋白质的功能,导致临床症状相对不那么严重。

1.4 变异术语

随着我们对人类基因组的了解越来越多,对变异的命名也在发展,报告变异的标准方法也在发展[3,4]。描述一个特定的变异首先要确定所使用的参考序列。以"c."开头的变异指的是编码 DNA 的变化。类似地,以"p."开头的变异描述了蛋白质序列的变化。其他参考序列包括"g."代表基因组 DNA,"n."代表非编码 DNA,"m."代表线粒体 DNA,"r."代表 RNA。

对于编码 DNA 的变异,"c."后面是编码序列中涉及的核苷酸符号,以及与"野生型"参考序列相比发生了哪些特异性改变。以下是已知与苯丙酮尿症(phenylketonuria,PKU)相关的 *PAH* 基因简单变异的例子(框 1.1)。

蛋白质的氨基酸序列变异表示为"p.",后面是氨基酸变化的描述。它通常使用三个字母的氨基酸缩写来表达,旧的命名法使用的是单字母缩写(表 1.1)。这些例子与上面列出的编码 DNA 的一些变化有关(框 1.2)。

1.5　基因检测

1.5.1　基因检测技术

基因检测的起源可以追溯到 20 世纪 50 年代,当时已经确定人类每个体细胞通常有 46 条染色体,并且可以在白细胞培养物中对染色体进行染色和计数[6,7]。当长链 DNA 最紧密地结合到染色体中时,通过停止细胞分裂,然后应用特殊的染色,可以计算细胞中染色体的数量和类型。富含腺嘌呤和胸腺嘧啶核苷酸的 DNA 区域的染色与富含胞嘧啶和鸟嘌呤核苷酸的区域不同,使染色体产生

框 1.1　编码 DNA 的变异[5]

变异类型	示例	描述
替代	c.1222C>T	在核苷酸编号 1222 处,胞嘧啶被胸腺嘧啶替代
缺失	c.184delC	在核苷酸编号 184 处,1 个胞嘧啶被删除
	c.163_165delTTT	在核苷酸编号 163-165 处,删除了 3 个胸腺嘧啶
重复	c.111dupG	在核苷酸编号 111 处,有 2 个鸟嘌呤核苷酸(而不是 1 个)
	c.185_188dupTGAC	在核苷酸编号 185-188 处,有 4 个核苷酸的重复:胸腺嘧啶、鸟嘌呤、腺嘌呤和胞嘧啶
插入	c.266_267insG	在核苷酸 266 和 267 之间,插入了鸟嘌呤
	c.43_44insAG	在核苷酸 43 和 44 之间,插入了腺嘌呤和鸟嘌呤

框 1.2　蛋白质的氨基酸序列变异

基因改变	导致的蛋白质改变	描述
c.1222C>T	p.Arg408Trp p.R408W	在蛋白质的第 408 位氨基酸处,精氨酸改变为色氨酸
c.184delC	p.Leu62Ter p.L62* 或 p.L62X	在蛋白质的第 62 位氨基酸处,亮氨酸被终止密码子取代
c.163_165delTTT	p.Phe55del	在蛋白质的第 55 位氨基酸处,苯丙氨酸从序列中删除
c.111dupG	p.Ile38AspfsTer19	在第 38 位氨基酸处,异亮氨酸变为天冬氨酸,移码长度为 19 个氨基酸,包括终止密码子

"带状图案"或较暗的染色条纹。为了进行分析,细胞遗传学家根据染色体的大小进行排列,并根据带型匹配染色体对,其结果被称为核型(图1.6)。最初,核型仅限于检测染色体的异常数量。随着染色体分析分辨率的提高,也有可能检测到染色体内一条或多条染色体之间相对较大的 DNA 片段的交换,包括缺失、添加或重排。

20 世纪 80 年代,分子细胞遗传学技术得到了发展。通过使用与核型分析相同的细胞培养技术,结合设计用于连接特定染色体靶区的特定核苷酸序列进行原位杂交(FISH),能够识别 DNA 特定序列的存在或不存在及其位置[8]。分子细胞遗传学技术使得能够检测染色体的特定区域,而这些区域以往因改变太小而无法通过核型观察到。

1992 年,首次报道了比较基因组杂交(CGH)[9]。CGH 包括将一个细胞系(血液、肿瘤等)附加分子标签的 DNA 与正常或"野生"的 DNA 结合,这两种来源 DNA 被化学诱导并在它们的 DNA 序列匹配的地方相互杂交。分子采用荧光标记,可以在基因组中

的特定位置进行观测。通过将荧光与标准进行比较,CGH 提供了关于检测细胞系中序列的相对拷贝数信息。通过分析拷贝数变异(copy number variations,CNV),可以推断出是否存在缺失或重复的 DNA 小序列。这项技术的不同版本发展到今天已经广泛用于检测微缺失和微重复的染色体微阵列分析(chromosome microarray analysis,CMA),这可能涉及一个或多个基因。

"分子检测"和"DNA 检测"这两个术语经常互换使用。两者都是检测基因中核苷酸序列的技术。该技术可检测由于置换、插入和缺失引起的 DNA 序列变异。目前有多种分子检测技术。在此我们重点关注两种技术:桑格测序(Sanger sequencing)和二代测序(next-generation sequencing,NGS)。

桑格测序(由 Frederic Sanger 及其同事在 20 世纪 70 年代开发)长期以来一直是 DNA 检测的金标准[10,11]。它首先分离一个特定基因,然后使用一条 DNA 链作为模板,通过聚合酶链式反应(PCR)产生多个拷贝。顾名思义,测序包括通过对基因的 DNA 序列

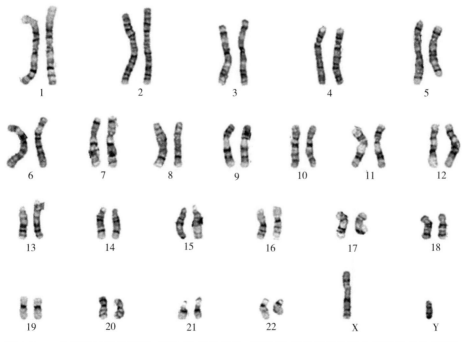

图1.6　一个标准的男性核型,共有 46 条染色体,包括 22 对常染色体和 2 条性染色体(XY)

核苷酸逐个读取，以识别正常或"野生型"参考序列的变化。桑格测序很准确，非常适用于靶向分子研究。当寻找基因中存在的特定变异时，可以使用靶向变异分析。例如，在一个家系中去寻找是否存在在另外一个家系中已发现的特定变异。

二代测序是一个涉及多种不同技术的通用术语。NGS能同时对数百万个不同的DNA序列片段化和进行扩增。通过这种方式，它可以同时检测数百到数千个基因的拷贝。然后将数百万个DNA片段与正常或"野生型"参考序列进行比较。使用NGS平台可以实现更自动化和更高的通量。由于重复检测相同的DNA序列，变异检测的准确性也显著提高。

NGS是靶基因检测的基础。靶基因组是一组可能涉及需要鉴别诊断的基因。靶基因检测可针对特定的疾病，例如可检测参与编码MSUD中缺陷酶的每个亚基的不同基因的枫糖尿病（maple syrup urine disease，MSUD）基因组。靶基因检测也可以针对一组生化和/或临床症状进行；例如与酮症低血糖或发育迟缓相关的一组基因。一个靶基因组可以检测数百个基因，从而避免使用一代测序一次只能检测一个基因的低效率。

NGS平台还允许更大规模的检测，包括

外显子组和基因组测序。全外显子组测序（whole exome sequencing，WES）可分析大多数基因的外显子，统称为外显子组，包括大多数已知基因的编码区。尽管外显子组只占人类基因组的<2%，但估计它包含85%的已知致病变异[12]。相比之下，全基因组测序（whole genome sequencing，WGS）不仅包括外显子，还包括非编码DNA中包含的内含子和调控元件。由于一些致病变异可能发生在基因的非编码区，因此WGS是最全面的，但也是解读最复杂的检测。为了帮助解读可能的变异，大多数WES和WGS都需要患者生物学父母的DNA样本，因此，检测需要先证者和父母一起抽血（trio）。

重要一点，NGS和桑格测序对基因相对较大片段的缺失或重复的检测能力有限。这两种测序方法也无法区分同一变异的两个拷贝（即父源母源单体含相同变异）与同一区域中一个拷贝存在变异，另一个拷贝存在缺失。如果在特定基因中怀疑有致病变异，但测序未获得明确结果，则可能需要进行额外的检测，基于微阵列的检测、多重连接探针扩增技术（multiplex ligation-dependent probe amplification，MLPA）分析和定量PCR（qPCR）分析都是可能识别这些变异的选择（图1.7）。

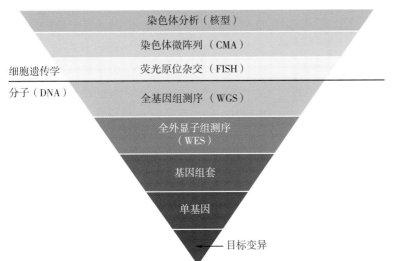

图 1.7　基因检测方法的特异性由低（顶部）到高（底部）

1.5.2　基因检测的解读

根据所使用的检测方法,有四大类可能的结果:

阳性结果是指识别出至少一种特定遗传变异的结果,该变异可解释个体的全部或部分临床和生化症状。阳性结果的变异被确定能够导致疾病,也称为致病变异。特异性变异可能已经在科学界已知,并与临床疾病有关,或根据变异在基因中的类型和位置,它可能被预测为致病或可能致病。

阴性结果指的是没有发现致病变异的检测。阴性结果并不一定排除该疾病发生的可能性。可能需要其他的检测技术来识别变异。有的基因可能在序列上看起来正常,但受到表观遗传机制的影响,导致功能失常。

基因检测也可以识别一种或多种性质不确定(variants of uncertain significance,VUS)的变异。VUS 是目前我们对其不了解或了解有限,或者已有信息相互矛盾的一种变异。许多 DNA 变异,无论是遗传的还是特定个体特有的,都可能只是正常良性变异的一部分,与疾病无关。其他变异可能具有致病潜力,然而,该变异从未被报道过,也没有功能研究来帮助阐明其潜在的意义。一些变异在健康个体和有临床症状的个体中都有报道,因此更难解读。在 VUS 的情况下,考虑个体的临床背景很重要。随着我们对基因和人类疾病的了解不断扩大,VUS 通常被重新分类为良性、可能良性、致病性或可能致病性。

第四类结果很重要,尤其是当使用覆盖基因更广的测序方法时,可包括一些意外发现结果。在某些情况下,基因检测可以揭示生物学关系并不像报道的那样。例如,它可以识别非父子关系或血亲关系(兄弟姐妹或表兄弟姐妹的共同祖先)。染色体分析和 CMA 可以确定个体的生物学性别与表型性别之间的差异。由于靶基因组、WES 和 WGS 分析了多个基因,因此有可能在一个不是主要测试目的的基因中发现阳性结果。这

可能包括识别另一种疾病的携带者状态,或对其他疾病的易感性。例如,为了确定发育迟缓的原因而完成的外显子组分析也可以确定该个体是 PKU 的携带者,或具有患遗传性癌症或心血管疾病的高风险。这些结果也被称为二次发现。在接受测试的个体中识别出二次发现可以告知其家庭成员有相同倾向的风险。复杂的结果和未预期的信息可能会带来道德和伦理方面的挑战[13-16],因此在检测前应确定检测的益处和局限性,确定可以或不可以告知的信息[17]。因此,通常需要知情同意程序,并强烈建议进行遗传咨询。

1.5.3　基因检测的目的

基因检测在许多不同的情况下可能会有所帮助。它可以对个体、体外胚胎或妊娠进行基因诊断,而且一个已知的诊断可以对疾病进行更全面的管理,监测其他预期的临床表现,以及可能的靶向治疗。基因检测可以确定遗传模式,并可以识别可能患有这种疾病风险的其他家庭成员。它可以确定特定变异或疾病,或疾病的携带者状态。它可以识别临床无症状或症状前的个体,这些个体发展为晚发疾病的风险增加。即使受影响的个体已经有了临床和 / 或生化诊断,对特定遗传变异的了解也可能获得有关预期临床过程的额外信息(第 1.6 节中描述的基因型 / 表型相关性),或者可能为基于特定变异或变异类型的治疗打开大门。例如,一些变异对化学伴侣治疗有反应,可以对某些错义变异的 PKU 患者中使用二氢生物蝶呤[18-20]。终止密码子通读疗法是目前正在开发的另一个例子,它允许细胞忽略由无义变异诱导的过早终止密码子,以恢复较正常的蛋白质生产。未来其他研究性治疗和基因疗法可能有潜力。

1.6　基因型和表型

DNA 检测决定了个体的基因型或遗传

结构。基因型通常用分子命名法表达,并注明特定变异。由于大多数基因成对出现(一个拷贝从母亲遗传,另一个从父亲遗传),每个基因在个体中通常有两份。一个基因的每一份被称为一个等位基因。如果一个人两个等位基因相同,则在该遗传位点被描述为纯合。如果这两个等位基因不同,则被描述为在该位点杂合,即有一个变异等位基因和一个"正常"等位基因。或者也可以是复合杂合,在一个等位基因上有一个变异,在另一个等位基因上有不同的变异(框 1.3)。

框 1.3　纯合和杂合状态的示例

状态	半乳糖 -1- 磷酸尿苷基转移酶基因(GALT)
纯合状态	
未患病	正常 / 正常
患病	p.Q188R/p.Q188R
杂合状态	
携带者,未患病	正常 /p.Q188R
复合杂合,患病	p.Q188 R/p.H319Q

与个体的基因型相反,表型指的是可观察到的物理和生化特征。如果一个个体的特定基因变异型可以预测特定表型,则称存在基因型 / 表型相关性。例如,GALT 基因中具有 p.Q188R/p.Q188R 基因型的个体可预测患有典型的半乳糖血症。一些基因型可以预测对各种辅因子或疗法的反应性,或者可以预测更温和或更严重的临床过程。如果有对这些信息的了解,可以预测结局并推动对疾病的管理。

拟表型是指一种环境诱导的变异,与遗传决定的表型变异非常相似。例如,维生素 B_{12} 缺乏是由钴胺素引起的遗传性疾病,表型为甲基丙二酸血症和高同型半胱氨酸尿症。膳食维生素 B_{12} 缺乏和钴胺素病具有相同的血浆甲基丙二酸和同型半胱氨酸升高的生化结果。对表现型的认识很重要,因为它们可以为临床诊断提供另一种解释。因此,在甲基丙二酸升高和高同型半胱氨酸尿症的情况下,在检测钴胺素病或其他可能的代谢病因之前,需要排除母亲维生素 B_{12} 缺乏。

1.7　单基因遗传模式和家系

单基因遗传主要有三种模式(也称为孟德尔遗传,由 Gregor Mendel 在 19 世纪末发现):常染色体隐性、常染色体显性和 X 连锁。在常染色体显性遗传和常染色体隐性遗传中,导致该疾病的基因位于 22 条常染色体中的一条。对于 X 染色体连锁的情况,所涉及的基因位于 X 染色体上。Y 连锁、多基因和线粒体遗传模式也存在,但在本章中不讨论。

1.7.1　单基因遗传模式

为了使一个人受到常染色体隐性遗传病的影响,他或她必须从父母双方各自遗传了一种致病变异。尽管该变异是隐性的,但受影响的个体没有正常的基因拷贝。受影响个体的父母是该疾病的携带者,有一个变异的基因拷贝和一个被认为正常的基因拷贝。由于该变异是隐性的,携带者能够使用他们的正常基因拷贝作为模板来制造足够数量的编码蛋白质,这样他们就不会受到疾病的影响。若父母都是常染色体隐性遗传病携带者,他们每一次妊娠都有四分之一(25%)的概率受到该疾病的影响(图 1.8)。他们的孩子如果没有受到影响,也有三分之二(66%)的概率成为携带者。在普通人群(没有相关疾病家族史的个体)中,携带者频率因特定疾病、特定基因,有时还因种族群体而异。常染色体隐性遗传是先天性代谢缺陷中最常见的遗传模式。

对于一个受常染色体显性遗传病影响的个体,他必须遗传一种致病变异。由于该变异占主导地位,尽管另一个基因拷贝正常,但仍会患病。特别是对于显性变异,一些是自

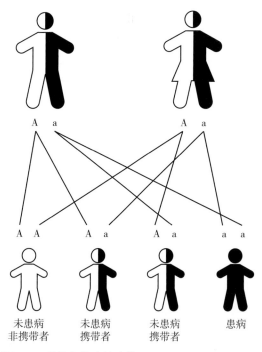

未患病
非携带者　未患病
携带者　未患病
携带者　患病

图 1.8　常染色体隐性遗传

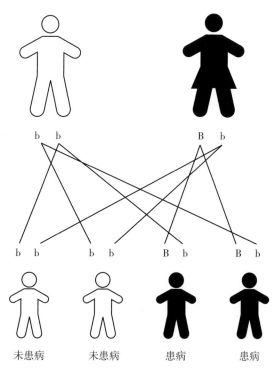

未患病　　未患病　　患病　　患病

图 1.9　常染色体显性遗传

发发生,即偶发的,不是从父母那里遗传的,称为新发变异(de novo)。不管是自发的,还是遗传得来的,受影响的父亲或母亲有 50% 的机会将其显性变异遗传给他们的孩子(图 1.9),获得该变异的孩子将患病。

　　有时具有相同变异的 2 个个体可能表现出不同的临床特征、严重程度或发病年龄,即使在同一家族中也是如此,这被称为表达差异。在某些情况下,患有致病变异的个体可能不表现出任何临床症状,称为外显不全。在这种情况下,表型可能看起来"跳过一代",但基因型没有改变。

　　X 连锁遗传是由位于 X 染色体上的基因中发生的变异引起的。我们知道女性有两条 X 染色体(一条从母亲遗传,另一条从父亲遗传),而男性只有一条 X 染色体(从母亲遗传)和一条 Y 染色体(从父亲遗传)。如果一个男性遗传了一个 X 连锁变异,他就会受到这种疾病的影响。同样地,如果他在 X 连锁基因中有一个新的致病变异,他也会受影响。在任何一种情况下,他都会将自己的变异遗传给女儿,但不会遗传给儿子(图 1.10)。

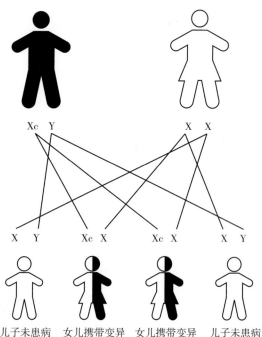

儿子未患病　女儿携带变异　女儿携带变异　儿子未患病

图 1.10　X 连锁遗传,男性患病。注意女性携带者可能会也可能不会表现出疾病症状,这取决于疾病及其 X 失活模式

女性的 X 连锁疾病更为复杂,在表达上通常可变。

由于女性有两条 X 染色体,她们有两个 X 连锁基因的所有拷贝。正如只有一条 X 染色体的男性所证明的那样,人类只需要其中大多数基因的一个拷贝。为了解释这种双倍剂量,每个女性细胞中的一条 X 染色体通过一种称为莱昂作用或 X 失活的过程而失活。这个过程通常是随机的,发生在她出生之前,即在女性胚胎发育的早期,一旦 X 染色体失活,从该细胞系产生的所有新细胞都将具有相同的失活 X 染色体,不会随着时间的推移而改变。由于这一过程发生在胚胎发育的早期,不同的组织开始分化,所有组织中的细胞都会共享相同的 X 失活模式。然而,这种模式在不同的组织类型之间可能有所不同。例如,女性可能在肝脏中失去了母系遗传的 X 染色体,但在大脑中失去了父系遗传的 X 染色体。偶尔,失活模式可能会发生偏差,以至于绝大多数女性细胞都失活了同一条 X 染色体。如果其中一条 X 染色体上碰巧存在遗传变异,则 X 失活可能对机体有利,也可能不利。

如果女性患病或携带 X 连锁基因变异,她有 50% 的机会将该变体传给每个孩子(图 1.11)。如果遗传该变异的孩子是男性,他将患病。如果遗传变异的后代是女性,她的失活模式将在受孕后确定。无论她的母亲是否有这种疾病的临床症状,遗传该变异的女儿可能会受到更轻微或更严重的影响,或者在某些情况下,可能根本没有临床症状。

1.7.2　家系

遗传家族史或家系,详细说明家族成员的遗传关系和病史,可以帮助确定疾病的遗传模式。系谱还可以识别家族中有疾病风险的个体和传递致病基因的个体。可使用标准符号和术语识别个体、成员关系、携带者或疾病状态(图 1.12)[21]。符号的使用可以使一个家庭的遗传健康史得到简洁、图形化的表示。

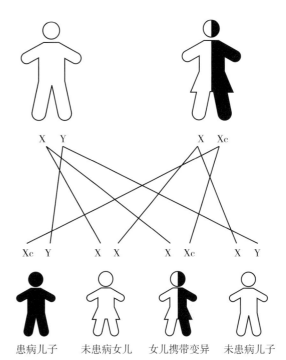

图 1.11　X 连锁遗传,受影响的女性。由于 X 连锁疾病在女性中的变异性,患有该变异的女性可能会,也可能不会表现出该疾病的症状。X 连锁显性疾病也存在,但受到 X 失活模式的影响

图 1.13 所示的家系是常染色体隐性遗传病的典型家系。请注意携带者,均由正方形(男性)或圆形(女性)的点代表。在大多数情况下,家庭中的常染色体隐性遗传携带者通常在有患者出现时才被发现。常染色体隐性遗传病个体的孩子都是该病的携带者。只有他们父母的另一方碰巧是这种疾病的携带者或者患者,才有患病的风险。

1.8　总结

我们的生命和福祉取决于我们数万亿细胞中每一个细胞中数千种独特蛋白质的功能。编码这些蛋白质的基因变异会破坏细胞功能,并可能导致疾病。疾病的症状和严重程度取决于特定蛋白质及其受影响的程度。基因检测可以识别潜在的基因变化。识别特定的变异可以预测疾病的严重程度,为其他家庭成员提供风险评估、建议和告知可能的

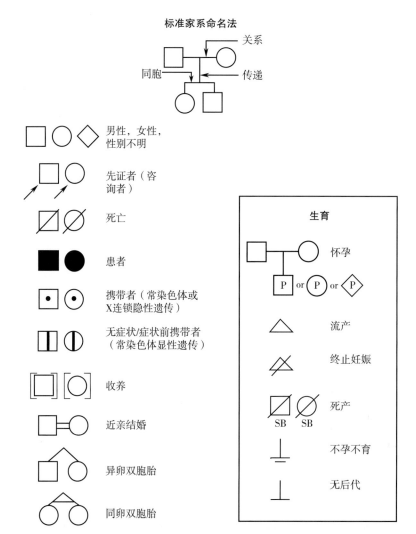

图 1.12   标准家系命名法。用于绘制家系（家谱）常用符号。家系显示了家庭成员之间的关系以及某些特征和疾病的遗传模式

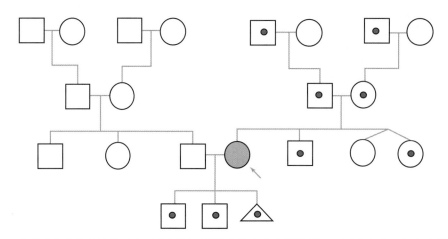

图 1.13   一个常染色体隐性遗传病家系的例子。受影响的个体为阴影所示。图中心有一个点为携带者

病理生理变化,并可能提供干预策略。

致谢:感谢科罗拉多州儿童医院 Cindy Freehauf 为本书第 1 版所作的贡献。

(顾学范 译)

参考文献

1. Bianconi E, Piovesan A, Facchin F, Beraudi A, Casadei R, Frabetti F, et al. An estimation of the number of cells in the human body. Ann Hum Biol. 2013;40(6):463–71.
2. Encode Project Consortium. An integrated encyclopedia of DNA elements in the human genome. Nature. 2012;489(7414):57–74.
3. Ogino S, Gulley ML, den Dunnen JT, Wilson RB, Association for Molecular Patholpogy T, Education C. Standard mutation nomenclature in molecular diagnostics: practical and educational challenges. J Mol Diagn. 2007;9(1):1–6.
4. den Dunnen JT, Dalgleish R, Maglott DR, Hart RK, Greenblatt MS, McGowan-Jordan J, et al. HGVS recommendations for the description of sequence variants: 2016 update. Hum Mutat. 2016;37(6):564–9.
5. PAHvdb: Phenylalanine Hydroxylase Gene Locus-Specific Database 2020. Available from: http://www.biopku.org/home/home.asp.
6. Tijo J, Levan A. The chromosome number of man. Hereditas. 2010;42(1–2):1–6.
7. Moorhead PS, Nowell PC, Mellman WJ, Battips DM, Hungerford DA. Chromosome preparations of leukocytes cultured from human peripheral blood. Exp Cell Res. 1960;20:613–6.
8. Langer-Safer PR, Levine M, Ward DC. Immunological method for mapping genes on Drosophila polytene chromosomes. Proc Natl Acad Sci U S A. 1982;79(14):4381–5.
9. Kallioniemi A, Kallioniemi OP, Sudar D, Rutovitz D, Gray JW, Waldman F, et al. Comparative genomic hybridization for molecular cytogenetic analysis of solid tumors. Science. 1992;258(5083):818–21.
10. Sanger F, Coulson AR. A rapid method for determining sequences in DNA by primed synthesis with DNA polymerase. J Mol Biol. 1975;94(3):441–8.
11. Sanger F, Nicklen S, Coulson AR. DNA sequencing with chain-terminating inhibitors. Proc Natl Acad Sci U S A. 1977;74(12):5463–7.
12. Choi M, Scholl UI, Ji W, Liu T, Tikhonova IR, Zumbo P, et al. Genetic diagnosis by whole exome capture and massively parallel DNA sequencing. Proc Natl Acad Sci U S A. 2009;106(45):19096–101.
13. Burke W, Trinidad SB, Clayton EW. Seeking genomic knowledge: the case for clinical restraint. Hastings Law J. 2013;64(6):1650–64.
14. Evans JP, Rothschild BB. Return of results: not that complicated? Genet Med. 2012;14(4):358–60.
15. Grove ME, Wolpert MN, Cho MK, Lee SS, Ormond KE. Views of genetics health professionals on the return of genomic results. J Genet Couns. 2014;23(4):531–8.
16. Yu JH, Harrell TM, Jamal SM, Tabor HK, Bamshad MJ. Attitudes of genetics professionals toward the return of incidental results from exome and whole-genome sequencing. Am J Hum Genet. 2014;95(1):77–84.
17. National Society of Genetic Counselors: NSGC Headquarters. 2013. Available from: nsgc@nsgc.org.
18. Erlandsen H, Pey AL, Gamez A, Perez B, Desviat LR, Aguado C, et al. Correction of kinetic and stability defects by tetrahydrobiopterin in phenylketonuria patients with certain phenylalanine hydroxylase mutations. Proc Natl Acad Sci U S A. 2004;101(48):16903–8.
19. Zurfluh MR, Zschocke J, Lindner M, Feillet F, Chery C, Burlina A, et al. Molecular genetics of tetrahydrobiopterin-responsive phenylalanine hydroxylase deficiency. Hum Mutat. 2008;29(1):167–75.
20. Farrugia R, Scerri CA, Montalto SA, Parascandolo R, Neville BG, Felice AE. Molecular genetics of tetrahydrobiopterin (BH4) deficiency in the Maltese population. Mol Genet Metab. 2007;90(3):277–83.
21. Bennett RL, French KS, Resta RG, Doyle DL. Standardized human pedigree nomenclature: update and assessment of the recommendations of the National Society of Genetic Counselors. J Genet Couns. 2008;17(5):424–33.

第 2 章

遗传代谢病的新生儿筛查

Erica Wright

目录

核心信息

1. 苯丙酮尿症（PKU）新生儿筛查所取得的成功，推动了进一步扩大其他新生儿疾病的筛查，包括许多先天性代谢缺陷，从而显著降低了这些疾病的致残率和死亡率。

2. 新生儿筛查是一个综合系统，要求所有方面（分娩机构，包含实验室检测和随访的新生儿筛查方案，确诊实验室、初级保健体系、专家以及家庭）相互配合，以确保患者获得最佳结局，并使新生儿筛查系统的质量持续提高。

3. 新生儿筛查的局限性包括筛查和诊断的及时性、假阴性以及新生儿筛查目标疾病中未包括的疾病。

4. 新生儿筛查的扩大通常由新的检测方法、新的治疗方法和家长倡导团体推动而进一步发展。

2.1 背景

50 多年来新生儿筛查已发展成为最成功的公共卫生措施之一，并被视为基于人群筛查系统的金标准。在新生儿筛查之前，患者只有在症状出现后才被诊断出来，从而导致严重的健康问题和后遗症，甚至死亡。许多患者从未得到诊断，因此此也无从治疗。20 世纪 50 年代，Horst Bickel 发现饮食干预可以改善 PKU 结局后，开始了以人群为基础的先天性代谢缺陷病筛查[1]。

1957 年，Willard Centerwall 开发了"尿布测试"法，通过在湿尿布上涂抹氯化铁溶液，检测 PKU 患者尿液中升高的苯丙氨酸。这种方法最常在儿科门诊用于年龄较大婴儿的诊断，因此延迟了 PKU 的诊断和治疗，并影响了患者的预后[2,3]。

1959 年，Robert Guthrie 开发了一种细菌抑制测定法，以检测滤纸干血斑中升高的苯

丙氨酸[4,5]。血斑中苯丙氨酸升高导致细菌生长。该方法较为灵敏，可以检测出苯丙氨酸升高超过 180~240μmol/L（3~4mg/dL）。随着 PKU 早期筛查检测的可行性，马萨诸塞州于 1963 年成为美国第一个开始全州新生儿筛查的州（图 2.1）。到 20 世纪 60 年代末，美国大多数州都强制要求进行 PKU 新生儿筛查。

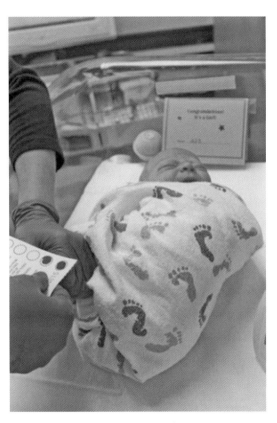

图 2.1　新生儿足跟刺血并滴在滤纸片上，用于新生儿筛查（照片由 Adelyn Wright 提供）

新生儿 PKU 筛查的成功促进了在新生儿筛查项目中增加了其他先天性代谢病和内分泌疾病。细菌抑制法后来被用于新生儿枫糖尿病（亮氨酸升高）和同型胱氨酸尿症（甲硫氨酸升高）的筛查。在接下来的几十年里，用于新生儿筛查的其他实验室技术不断发展，包括酶法检测其他先天性代谢缺陷，如半乳糖血症和生物素酶缺乏；内分泌紊乱如先天性甲状腺功能减退症的免疫测定；镰状

红细胞性贫血和血红蛋白病的电泳[5]。从历史上看，每种疾病都需要单独的筛查检测，并证明符合世界卫生组织 1968 年制定的筛查标准后才被添加到项目中[6]。《疾病筛查的原则和实践》由 James Maxwell Glover Wilson 和 Gunner Jungner 合著，这本书一直是公共卫生领域的筛查标准。在美国，每个州都可以自由地将疾病添加到新生儿筛查项目中，并通常遵循这些标准来确定疾病是否适合纳入新生儿筛查项目（框 2.1）。

框 2.1　新生儿疾病筛查标准

目标： 早期发现患有疾病风险增高的儿童，及时开始治疗可预防代谢危象和 / 或不可逆转的后遗症，从而改善结局。

基于 Wilson 和 Jungner 标准的筛查原则

- 该病是重要的健康问题。
- 有可接受的治疗方法。
- 诊断和治疗手段可及。
- 有可识别的潜伏期或早期症状阶段。
- 有合适的筛查方法。
- 筛查方法可被大众接受。
- 对疾病的自然史有充分了解。
- 对谁应作为患者接受治疗有共识。
- 具有成本效益。
- 识别患者是一个持续的过程[6]。

2.2　串联质谱法新生儿筛查

1990 年，David Millington 首次描述了串联质谱法（MS/MS）在滤纸干血斑分析中的应用[7]。在 20 世纪 90 年代，MS/MS 被证明是一种成功的新生儿筛查方法，一些州和私人实验室开发了这项技术，并确定了方法的灵敏度和特异度。MS/MS 通过使用电磁分离和测定带电粒子的质荷比来定量氨基酸和酰基肉碱。该技术允许在一个滤纸干血斑中测试多个生化物质，从而识别出 30 多种先天性代谢缺陷，包括氨基酸血症、尿素循环障碍、有机酸血症和脂肪酸氧化障碍[8-11]（表 2.1）。"多重"检测能力极大地改变了新生儿筛查的前景。

表 2.1　串联质谱法（MS/MS）新生儿筛查的疾病

氨基酸代谢病[a]	分析物升高（氨基酸）[b]
苯丙酮尿症（PKU）或高苯丙氨酸血症	苯丙氨酸、苯丙氨酸 / 酪氨酸比值
枫糖尿病（MSUD）	亮氨酸
高同型半胱氨酸尿症（胱硫醚合酶缺乏症）或高甲硫氨酸血症	甲硫氨酸
酪氨酸血症 I 型	琥珀酰丙酮
尿素循环障碍[a]	
瓜氨酸血症	瓜氨酸
精氨酰琥珀酸尿症（ASA）	瓜氨酸
精氨酸血症[a]	精氨酸
脂肪酸氧化障碍[a]	**分析物升高（酰基肉毒碱）[b]**
短链酰基辅酶 A 脱氢酶（SCAD）缺陷	C4
异丁酰辅酶 A 脱氢酶（IBCD）缺陷	C4
戊二酸血症 II 型（GA-2）或多酰基辅酶 A 脱氢酶缺乏症	C4、C5、+/− 其他酰基肉碱
中 / 短链 L-3- 羟酰基辅酶 A 脱氢酶（M/SCHAD）缺乏症[a]	C4-OH
中链酰基辅酶 A 脱氢酶（MCAD）缺乏症	C6、C8、C10、C10:1
长链 3- 羟基酰基辅酶 A 脱氢酶（LCHAD）缺乏症	C16-OH、C18:1-OH
三功能蛋白缺陷（TFPD）[a]	C16-OH、C18:1-OH
极长链酰基辅酶 A 脱氢酶（VLCAD）缺乏症	C14:1、C14、C14:2

续表

肉碱脂酰转移酶缺乏症Ⅱ型（CPT-Ⅱ）[a]	C16,C18:1,C18
肉碱脂酰转移酶缺乏症ⅠA型（CPT-ⅠA）[a]	C0 **升 高**,C16,C18 降低
肉碱 - 酰基肉碱转移酶（CACT）缺乏症[a]	C16,C18:1,C18
肉碱摄取障碍（CUD）[a]	C0 **降低**
有机酸血症[a]	**分析物含量升高（酰基肉碱）**[b]
丙酸血症（PA）[a]	C3
甲基丙二酸血症（MMA）[a]	C3
丙二酸尿症（MA）[a]	C3-DC
多种羧化酶缺乏症（MCD）	C5-OH
3- 羟基 -3- 甲基戊二酰辅酶A 裂解酶缺乏症（3HMG）	C5-OH
3- 甲基巴豆酰基辅酶 A 羧化酶缺乏症（3MCC）	C5-OH
3- 甲基戊二酸尿症（3MGA）	C5-OH
异戊酸血症（IVA）	C5
戊二酸血症Ⅰ型（GA-1）	C5-DC
β 酮硫解酶缺乏症（BKT）[a]	C5:1,C5-OH
其他疾病	**分析物升高**
X 连锁肾上腺脑白质营养不良（X-ALD）	C26:0

MS/MS 分析物的测量单位为微摩尔 / 升（μmol/L），羟基化被指定为（-OH）；二羧酸被指定为（-DC）；脂肪酸的不饱和度被指定为（：）。

[a] 这些疾病的某些基因型可能无法通过新生儿筛查检测到，或者极为罕见（1 ：>250 000/ 活产儿）。

[b] MS/MS 分析物用**粗体字**表示。

在新生儿筛查中添加 MS/MS 的情况主要是由一种疾病推动的：中链酰基辅酶 A 脱氢酶缺乏症（MCADD）。MCADD 符合新生儿筛查的所有传统标准。在美国 MCADD 的患病率与 PKU 相似，大约每 15 000 个活产儿中就有 1 个患该病。MCADD 通常在婴儿晚期和 / 或伴有呕吐或长时间禁食的情况下出现症状。如果不是在症状前确诊，大约

20% 的患者会死亡。在患病期间进行恰当的管理，包括给予含葡萄糖的液体，并避免禁食，该病死亡率基本可降低到 0%[12,13]。用 MS/MS 技术筛查 MCADD 可以同时检测多种其他先天性代谢缺陷，而无需额外的采样或成本。目前通过新生儿筛查可筛查出一些不符合传统筛查标准的疾病，包括由于其罕见、对自然史的了解有限，或者是缺乏有循证支持的有效治疗。支持继续筛查这些疾病的优点包括能够开始早期治疗并可能改善结局，能收集有关疾病自然史的长期数据，开发潜在的治疗方法，改善患者的整体健康，并为下一胎疾病风险提供遗传咨询[14,15]。

2.3　新生儿筛查标准化

21 世纪初，随着 MS/MS 新生儿筛查的出现，全美各州新生儿筛查项目中包含的疾病各不相同。一些州很快实施了 MS/MS，并开始筛查 40 多种疾病，而有些州则落后，仅筛查了 3 种疾病[16]。一些慈善机构，例如 March of Dimes，以及家长团体，呼吁在所有州建立标准化的新生儿筛查项目。在联邦政府层面，美国卫生资源和服务管理局委托美国医学遗传学学院（American College of Medical Genetics, ACMG）对科学文献进行分析，并收集专家意见，制定了一个推荐的统一筛查病种目录。这一名录于 2005 年发布，其中 29 种疾病被选为核心筛查目录[17]。这些核心疾病中的大部分是通过串联质谱法筛查出的先天性代谢缺陷。在新生儿推荐的统一筛查目录公布后的 5 年内，所有州都使用了 MS/MS 技术。将疾病添加到推荐的统一筛查目录的过程现在是联邦新生儿和儿童遗传性疾病咨询委员会（Advisory Committee on Heritable Disorders in Newborns and Children, ACHDNC）的一项工作，并写入了《新生儿筛查拯救生命法案》[18]。现在新的疾病要被推荐进入委员会讨论，需要经过漫长的循证审查程序，才能纳入推荐的统一筛查目

录(Recommended Uniform Screening Panel,
RUSP)。一旦委员会提出推荐,卫生与公众
服务部部长可以建议或拒绝将一种疾病添
加到各州的新生儿筛查目录中[19,20]。各州
目前保留了自行决定添加病种的权力,因为
RUSP 只是作为推荐指导,而不是各联邦需
要强制执行。

2.4　新生儿筛查流程

　　新生儿筛查是一个涉及多个部门的综合
体系,包括产院、公共卫生部门(新生儿筛查
项目)、常规检测实验室、专科医生、儿童保健
人员和家庭[21]。这一过程始于通过足跟穿
刺采血,通常在出生后 24~48 小时内在分娩
机构采集。采集的血斑在新生儿筛查卡的滤
纸上保存。新生儿筛查卡随后通过快递或隔
夜运输送往国家公共卫生实验室或商业实验
室[22]。出生频率较低的州可能会利用另一
个州的新生儿筛查实验室或商业实验室进行
筛查。新生儿也会在出生医院的新生儿筛查
点采血,包括听力筛查和严重先天性心脏病
(critical congenital heart disease,CCHD)的脉
搏血氧饱和度测定。一旦筛查实验室收到新
生儿筛查卡片,就会在 24~48 小时及时对样
本进行检测。如果样本检测结果异常(超出
参考范围),公共卫生部门或专业人员会对婴
儿进行随访。先天性代谢缺陷者需要及时随
访,以确保在症状出现之前进行正确的诊断
和治疗。时间对于许多先天性代谢缺陷患者
非常关键,需要及时诊断和治疗[23,24]。对于
严重疾病,或者新生儿筛查结果异常的情况
下,需要代谢病专家立即评估,以确定婴儿是
否有症状,以及是否需要立即治疗。生化研
究可能是诊断性的,或者可能需要额外的检
查,例如基因检测或酶活性测定。

　　新生儿筛查中使用的术语包括真阳性、
假阳性和假阴性。根据阳性新生儿筛查结
果和后续检查,确定患有疾病的婴儿被称为
"真阳性"。新生儿筛查结果异常,但根据后

续检查被认为没有疾病的婴儿,称为"假阳
性"。新生儿筛查正常,但后来被确定有异常
的婴儿被称为"假阴性"。新生儿筛查项目
试图识别所有真阳性,同时通过选择适当的
代谢物检测切值来限制假阳性和假阴性。程
序将跟踪其"阳性预测值"作为质量指标:
真阳性数量(分子)除以检测结果的异常数
量(分母)[5]。这些质量指标跟踪新生儿筛
查项目,将其作为质量持续改进的重要组成
部分[25]。

2.5　新生儿筛查的局限性

2.5.1　生命早期出现的疾病

　　目前新生儿筛查项目中的一些先天性代
谢缺陷,如有机酸血症和脂肪酸氧化障碍,有
严重的类型,可能在生后的第一天,即在新生
儿筛查结果出来之前就表现为代谢危象。及
时的新生儿筛查对于临床发病和死亡的控制
至关重要。新生儿筛查结果的完成时间因各
州而异,因为大多数州都有自己的新生儿筛
查实验室,并有自己的规则、规定以及检测报
告时间。使用快递和隔夜运输将标本及时运
送到新生儿筛查实验室是改善筛查时间的关
键[26]。框 2.2 展现了一个糟糕的情况。

框 2.2　延迟新生儿筛查案例

　　玛丽是一名女性新生儿,出生在一
家乡村医院。她的新生儿筛查标本是
在星期五出生后 24 小时采集的,并过夜
干燥。然后将标本放入信封中,并在接
下来的 5 天仍然放在医院的实验室。最
终,还有另外两个婴儿在那家小医院出
生,医院就把三个样本都装在一个包裹
里,被称为"分批"递送。医院打电话给
快递员,要求在下周四将样本带到新生
儿筛查实验室进行分析。

样本连夜检测,并于周五向当地代谢诊所报告丙酰肉碱(C3)升高。鉴别诊断包括丙酸血症、甲基丙二酸血症、母亲维生素 B_{12} 缺乏症、高胆红素血症和假阳性结果。

代谢诊所立即将结果告知婴儿家长,婴儿已经是出生第 8 天了。婴儿因早产在新生儿重症监护室,病情稳定。然而,在报告结果的当天,婴儿的喂养情况变差。代谢诊所要求对血浆进行常规酰基肉碱检测与尿液有机酸的筛查。

由于担心婴儿状况变化,建议立即增加实验室检查项目,包括代谢谱和血氨。实验室显示婴儿重度酸中毒和高氨血症。婴儿被空运到一家儿童医院接受代谢团队的重点护理。然而,由于严重的酸中毒和高氨血症以及早产,治疗终止。

尸检结果表明,婴儿患有甲基丙二酸血症,用钴胺素注射和饮食治疗通常会产生良好的结果。

2.5.2　有假阴性风险的疾病

新生儿筛查不是诊断性的。为了确定所有真阳性,同时限制假阳性的数量,需要建立筛查疾病的标志物切值。受患病婴儿的代谢产物水平(分析物)可能与正常婴儿明显重叠。一个例子是戊二酸血症 I 型(GA-1)的低排泄表型,受影响的个体通常不排泄戊二酸和 3- 羟基戊二酸代谢产物,因此 MS/MS 不能检测到戊二酰肉碱(C5DC)异常升高[14]。新生儿筛查也可能会遗漏其他有机酸血症、氨基酸代谢障碍和脂肪酸氧化障碍疾病。此外,新生儿筛查的时间会影响某些代谢产物,导致假阳性和假阴性。如果氨基酸代谢病在规定的 24~48 小时之前采血,则可能导致患病婴儿不能被检测出,因为血液中的代谢物浓度尚未升高到筛查阈值以上[27,28]。反之

亦然。如果新生儿筛查样本采血较晚,例如在出生一周或更晚的时候,则可能会错过有长链脂肪酸氧化障碍的患者的检出,因为长链酰基肉碱浓度会随着年龄的增大而减少,并且长链酰基肉碱在营养充足的状态下并不是很好的标志物。

许多实验室利用第二级筛查来限制假阳性,同时避免假阴性。第二级筛查是基于更保守的切值,以便确定新生儿初筛是否异常。专业人员会对初筛异常的新生儿采血卡进行更专业的检测。只有那些具有二级筛查异常的标本才会被报告为异常。这一措施限制了需要确诊检测的婴儿数量,也减少了父母的焦虑[29]。由于目前串联质谱法对于一些遗传代谢病筛查的局限性,二级筛查也可优化筛查的切值,这点很重要[30](框 2.3)。

框 2.3　新生儿筛查中漏诊的病例示例

詹姆斯是一个 8 岁的男孩,由于老师注意到他的视力最近发生了变化,眼科医生正在对他进行评估。除此之外,他总体健康。詹姆斯为足月产,分娩顺利。他有轻微的发育迟缓,因此在学校,他在数学和阅读方面都得到了额外的帮助。就他的年龄而言,他身材较高,父母认为这是他母亲一家的原因,因为外祖父身高超过 1.8 米(6 英尺)。眼科医生指出,除了近视,詹姆斯还有晶状体脱位(晶状体异位)。

考虑到詹姆斯的年龄很小,眼科医生建议他到儿童医院遗传学团队进行评估。遗传学家在接下来的几周里对詹姆斯进行了评估,并注意到了他的马凡样表型,可能是同型半胱氨酸尿症。詹姆斯在实验室进行血浆总同型半胱氨酸和血浆氨基酸检测。当天晚些时候,遗传学家打电话给孩子父母,告知生化检测结果,证实同型半胱氨酸尿症和血浆

总同型半胱氨酸与氨基酸谱的甲硫氨酸显著升高有关。后来詹姆斯回到儿童医院,开始治疗同型半胱氨酸尿症:限制甲硫氨酸饮食、给予维生素 B_6(吡哆醇)和叶酸补充剂。

詹姆斯的儿科医生得知诊断为同型半胱氨酸尿症时很惊讶,因为詹姆斯的新生儿筛查结果正常。他打电话给新生儿筛查实验室询问这个"错误"或假阴性结果。儿科医生了解到,只有部分同型半胱氨酸尿症患者可通过新生儿筛查被检测到,因为串联质谱法测量的是甲硫氨酸,而不是同型半胱氨酸。甲硫氨酸仅在某些患者中升高,典型的是那些有吡哆醇无反应的高胱氨酸尿症的患者。在患有对吡哆醇有治疗反应的同型半胱氨酸尿症的个体中,例如在詹姆斯出生的初期,其血的甲硫氨酸是正常的。一些新生儿筛查实验室已经建立了同型半胱氨酸的二级筛查,以减少因当前筛查技术限制而错过的同型半胱氨酸尿症患儿[30,31]。

新生儿筛查实验室需要根据收集的数据和临床经验重新评估新生儿筛查的切值。近年来,基于真阳性病例的数据累积,全球合作提高了切值,从而提高了灵敏度和特异度[32]。

2.5.3　新生儿筛查中未包括的代谢疾病

随着过去二十年新生儿筛查的不断扩大,许多不熟悉先天性代谢缺陷的人士认为,"正常"的新生儿筛查通过其鉴别诊断,可以排除所有先天性代谢缺陷。虽然新生儿筛查是一个非常有用的工具,但只能诊断一部分疑难疾病。如果临床要重视遗传代谢病,不应只重视新生儿筛查的结果,还要进一步诊断,以确定可能的其他代谢疾病(框2.4)。

框 2.4　新生儿筛查项目中未包括的代谢紊乱病例

卡米拉是一名刚出生的女性,孕期无特殊,产钳助产分娩。婴儿生后前3天表现良好,随后开始表现出癫痫样活动。CT 扫描显示,产钳助产分娩造成了轻微创伤,包括小出血和颅骨骨折。实验室检查显示轻度代谢性酸中毒和轻度高氨血症。婴儿被转运到儿童医院接受进一步的三级护理。重复血浆氨测定显示高氨血症加重。

代谢团队咨询并在 STAT 生化实验室进行了化验检查,包括血浆酰基肉碱谱、血浆氨基酸、尿有机酸和尿乳清酸。实验室显示乳清酸升高,血浆氨基酸结果与鸟氨酸氨甲酰转移酶(OTC)缺乏症一致。婴儿接受蛋白质限制饮食,补充精氨酸,并开始服用除氮药物。

OTC 缺乏症是最常见的尿素循环障碍,大多数州的新生儿筛查项目都没有对其进行常规筛查,因为很难确定低浓度瓜氨酸和精氨酸的切值。

2.6　新生儿筛查的未来

新生儿筛查的扩大趋势仍在快速发展,包括技术、行业、研究人员、家长、民间团体以及政治在内的许多因素,共同推动了这一进展。目前正在研究利用新生儿筛查进行更多的遗传代谢病的早期诊断和治疗。随着溶酶体贮积病的酶替代疗法以及筛查方法学的不断发展,庞贝病和黏多糖病 I 型(MPS1)目前已列入 RUSP,过去5年在多个州实施了筛查[33]。有一些州正在考虑其他溶酶体贮积病的筛查,因为这些疾病可以与当前的筛查方法相结合。随着遗传代谢病和其他儿科疾病的多种基因治疗即将问世,新生儿筛查将继续成为早期诊断和治疗的重要工具,从而充分地利用这些新的治疗方案。拥有对滤纸干血斑进行 WES 和 WGS 的能力,开发其他疾病的筛查方法就成为可能[34]。然而,尽管 WES/WGS 用于新生儿筛查是可行的,但仍有许多问题需要解决,包括临床实用性、成本效益、变异解读,以及对新生儿使用这项技术带来的伦理和政策问题[35]。

　　家长团体是强有力的游说者,支持在各州新生儿筛查项目中增加新的病种。在某些情况下,在没有可靠的筛查方法或经证实的治疗方法,立法者有时会绕过公共卫生部门,通过法律,强制添加新的疾病。在包括 WES/WGS 在内的新筛查方法的发展、基因疗法等新兴治疗方法的发展,以及家长组织的倡导、研究人员和行业的大力支持下,将新疾病添加到新生儿筛查目录正以前所未有的速度发展。在新生儿筛查继续取得进展的同时,本领域人员继续倡导通过不断提高质量来巩固现有的系统。

（顾学范　译）

参考文献

1. Bickel H, Gerrard J, Hickmans EM. The influence of phenylalanine intake on the chemistry and behaviour of a phenyl-ketonuric child. Acta Paediatr. 1954;43(1):64–77.
2. Centerwall WR. Phenylketonuria. J Am Med Assoc. 1957;165(4):392.
3. Koch J. Robert Guthrie--the Pku story: crusade against mental retardation: hope publishing house; 1997. 190 p.
4. Guthrie R, Susi A. A simple phenylalanine method for detecting phenylketonuria in large populations of newborn infants. Pediatrics. 1963;32:338–43.
5. Sahai I, Marsden D. Newborn screening. Crit Rev Clin Lab Sci. 2009;46(2):55–82.
6. Wilson JM, Jungner YG. Principles and practice of mass screening for disease. Bol Oficina Sanit Panam. 1968;65(4):281–393.
7. Millington DS, Kodo N, Norwood DL, Roe CR. Tandem mass spectrometry: a new method for acylcarnitine profiling with potential for neonatal screening for inborn errors of metabolism. J Inherit Metab Dis. 1990;13(3):321–4.
8. Fearing MK, Marsden D. Expanded newborn screen ing. Pediatr Ann. 2003;32(8):509–15.
9. Frazier DM, Millington DS, McCandless SE, Koeberl DD, Weavil SD, Chaing SH, et al. The tandem mass spectrometry newborn screening experience in North Carolina: 1997-2005. J Inherit Metab Dis. 2006;29(1):76–85.
10. Jones PM, Bennett MJ. The changing face of newborn screening: diagnosis of inborn errors of metabolism by tandem mass spectrometry. Clin Chim Acta. 2002;324(1–2):121–8.
11. Wilcken B, Wiley V, Hammond J, Carpenter K. Screening newborns for inborn errors of metabolism by tandem mass spectrometry. N Engl J Med. 2003;348(23):2304–12.
12. Iafolla AK, Thompson RJ Jr, Roe CR. Medium-chain acyl-coenzyme A dehydrogenase deficiency: clinical course in 120 affected children. J Pediatr. 1994;124(3):409–15.
13. Wilson CJ, Champion MP, Collins JE, Clayton PT, Leonard JV. Outcome of medium chain acyl-CoA dehydrogenase deficiency after diagnosis. Arch Dis Child. 1999;80(5):459–62.
14. Kolker S, Garbade SF, Greenberg CR, Leonard JV, Saudubray JM, Ribes A, et al. Natural history, outcome, and treatment efficacy in children and adults with glutaryl-CoA dehydrogenase deficiency. Pediatr Res. 2006;59(6):840–7.
15. Schulze A, Lindner M, Kohlmuller D, Olgemoller K, Mayatepek E, Hoffmann GF. Expanded newborn screening for inborn errors of metabolism by electrospray ionization-tandem mass spectrometry: results, outcome, and implications. Pediatrics. 2003;111(6 Pt 1):1399–406.
16. National Newborn Screening & Genetics Resource Center (NNSGRC). Screening Programs 2013. Available from: http://genes-r-us.uthscsa.edu/screening.
17. American College of Medical Genetics Newborn Screening Expert G. Newborn screening: toward a uniform screening panel and system--executive summary. Pediatrics. 2006;117(5 Pt 2):S296–307.
18. Newborn Screening Saves Lives Act. 2007.
19. Calonge N, Green NS, Rinaldo P, Lloyd-Puryear M, Dougherty D, Boyle C, et al. Committee report: method for evaluating conditions nominated for population-based screening of newborns and children. Genet Med. 2010;12(3):153–9.
20. Kemper AR, Green NS, Calonge N, Lam WK, Comeau AM, Goldenberg AJ, et al. Decision-making process for conditions nominated to the recommended uniform screening panel: statement of the US Department of Health and Human Services Secretary's Advisory Committee on Heritable Disorders in Newborns and Children. Genet Med. 2014;16(2):183–7.
21. Therrell BL Jr, Schwartz M, Southard C, Williams D, Hannon WH, Mann MY, et al. Newborn screening system performance evaluation assessment scheme (PEAS). Semin Perinatol. 2010;34(2):105–20.
22. Clinical and Laboratory Standards Institute. Blood Collection on Filter Paper for Newborn Screening

Programs; Approved Standard—Fifth Edition. CLSI document NBS01-A5. 5th ed. CLSI, editor. Wayne; 2007.

23. Disorders SfIM. SIMD Position statement: identifying abnormal newborn screens requiring immediate notification of the health care provider; 2014.

24. Tanksley S. Timeslines of newborn screening: recommendations from advisory committee on heritable disorders in newborns and children. 2015. Available from: https://www.aphl.org/conferences/proceedings/Documents/2015/Annual-Meeting/26Tanksley.pdf.

25. Yusuf C, Sontag MK, Miller J, Kellar-Guenther Y, McKasson S, Shone S, et al. Development of national newborn screening quality indicators in the United States. Int J Neonatal Screen. 2019;5(3):34.

26. Sontag MK, Miller JI, McKasson S, Sheller R, Edelman S, Yusuf C, et al. Newborn screening timeliness quality improvement initiative: impact of national recommendations and data repository. PLoS One. 2020;15(4):e0231050.

27. Hanley WB, Demshar H, Preston MA, Borczyk A, Schoonheyt WE, Clarke JT, et al. Newborn phenylketonuria (PKU) Guthrie (BIA) screening and early hospital discharge. Early Hum Dev. 1997;47(1):87–96.

28. Tang H, Feuchtbaum L, Neogi P, Ho T, Gaffney L, Currier RJ. Damaged goods?: an empirical cohort study of blood specimens collected 12 to 23 hours after birth in newborn screening in California. Genet Med. 2016;18(3):259–64.

29. Matern D, Tortorelli S, Oglesbee D, Gavrilov D, Rinaldo P. Reduction of the false-positive rate in newborn screening by implementation of MS/MS-based second-tier tests: the Mayo Clinic experience (2004-2007). J Inherit Metab Dis. 2007;30(4):585–92.

30. Keller R, Chrastina P, Pavlikova M, Gouveia S, Ribes A, Kolker S, et al. Newborn screening for homocystinurias: recent recommendations versus current practice. J Inherit Metab Dis. 2019;42(1):128–39.

31. Sacharow SJ, Picker JD, Levy HL. Homocystinuria caused by cystathionine beta-synthase deficiency. In: Adam MP, Ardinger HH, Pagon RA, Wallace SE, LJH B, Mirzaa G, et al., editors. GeneReviews((R)). Seattle; 1993.

32. McHugh D, Cameron CA, Abdenur JE, Abdulrahman M, Adair O, Al Nuaimi SA, et al. Clinical validation of cutoff target ranges in newborn screening of metabolic disorders by tandem mass spectrometry: a worldwide collaborative project. Genet Med. 2011;13(3):230–54.

33. Advisory committee on heritable disorders in newborns and children: previously nominated conditions 2020. Available from: https://www.hrsa.gov/advisory-committees/heritable-disorders/rusp/previous-nominations.html.

34. Roman TS, Crowley SB, Roche MI, Foreman AKM, O'Daniel JM, Seifert BA, et al. Genomic sequencing for newborn screening: results of the NC NEXUS project. Am J Hum Genet. 2020;107(4):596–611.

35. Friedman JM, Cornel MC, Goldenberg AJ, Lister KJ, Senecal K, Vears DF, et al. Genomic newborn screening: public health policy considerations and recommendations. BMC Med Genet. 2017;10(1):9.

第 3 章

遗传代谢病的病理生理机制

3

Peter R. Baker II

目录

核心信息

1. 肝脏、大脑、心脏、肌肉和肾脏是遗传代谢病最常累及的器官。

2. 作为氨基酸、脂质和葡萄糖代谢的主要场所,肝脏在遗传代谢病中极容易受累。

3. 大脑、心脏和肌肉对能量的需求较高,因此在脂肪酸、酮体或葡萄糖代谢障碍时容易受损。

4. 某些遗传代谢病会影响肾功能,导致慢性并发症如骨质疏松、高血压、贫血和电解质异常。

3.1　背景

先天性代谢缺陷是指细胞水平的基因异常导致组织和器官水平的病理生理异常的一大类疾病。每一种疾病和相应的酶都可能涉及一个或(更常见的是)多个组织和器官系统。虽然酶本身可能具有组织特异性,但在初生组织损害之时系统性代谢物循环和组织能量需求等各种因素影响下同时会造成远隔器官的损害。因此,先天性代谢缺陷通常表现为多系统受累的征象。

本章将探讨各种遗传代谢病导致的关键器官受损的病理生理学特征,特别是肝脏、骨骼肌和心肌、肾脏以及中枢神经系统的正常结构和功能。

本章还将探讨在遗传代谢障碍的状态下,这些器官在生化层面上生理功能损害以及突出的临床表现和化验异常。最后,将从多系统的角度强调每个器官在特定的先天性代谢缺陷中的作用。

3.2　各器官的病理生理机制

3.2.1　肝脏

肝脏是人体中最具生化独特的多功能器官。它位于腹部右上象限,血液由肠道和全身循环输入,经由肝脏后再汇入体循环。当血液流经肝脏时,会经过血窦,与肝细胞接触。肝细胞是肝脏的基本功能细胞,通过与各种细胞色素 P450 家族酶的生化修饰能够对外源代谢物进行解毒处理。代谢物通过与牛磺酸、甘氨酸、葡糖醛酸苷和硫酸盐等亲水性分子结合,促进排泄。氨作为蛋白质分解的副产物具有潜在的神经毒性,会转化为尿素,随着尿液排出。肝细胞还具有主要的合成功能,包括合成胆汁、胆汁络合物、胆固醇、蛋白质(包括凝血因子和白蛋白)和糖蛋白。此外,肝细胞还具有处理金属(包括铁和铜)和血红素的功能(图 3.1)。

在生化层面,肝脏是糖代谢的重要场所。丙氨酸可以通过糖异生途径生产葡萄糖,糖原(一种分支葡萄糖聚合物)被储存起来,以

肝脏代谢功能

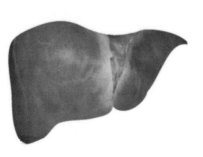

√ 生化解毒
√ 葡萄糖平衡
√ 糖原储存
√ 蛋白质、脂肪酸和酮体代谢
√ 糖蛋白合成
√ 维生素修饰
√ 胆红素合成
√ 血红素合成
√ 胆汁酸合成
√ 胆固醇代谢
√ 重金属代谢和储存

图 3.1　肝脏的功能

便在空腹时释放葡萄糖。肝脏还参与将果糖和半乳糖等次级碳水化合物转化为可用形式。在空腹状态下,肝脏还在脂质代谢、酮体代谢和能量代谢中发挥关键作用。此外,在氨基酸代谢中,肝脏是重要的分解代谢器官,可通过转氨基作用形成酮酸,将氨基酸作为替代碳源加以利用。这再次突显了肝脏在能量代谢和氨清除中的作用。最后,包括甘氨酸在内的其他氨基酸只在肝脏中进行代谢。

在许多先天性代谢缺陷中,肝脏的功能会受到影响。合成功能障碍可表现为凝血合成减少(包括凝血因子 V、Ⅶ 和 Ⅷ 含量低),并导致凝血时间延长(INR 和部分凝血酶原时间)。相反地,糖基化异常(包括蛋白质 C 和蛋白质 S)会导致高凝状态。临床上,凝血功能障碍表现为出血和瘀斑,若同时存在高凝组分会促使异位血栓形成而使病情复杂化。白蛋白生成不足会导致血液中的渗透压降低,进而导致水分从血液渗入周围组织间隙。这种渗出会造成水肿,严重时还会出现腹水和 / 或贫血。胆汁和间接胆红素(主要的血红素分解产物)生成缺陷会导致血清中胆红素浓度过高而引起黄疸,出现皮肤和眼睛发黄(可能伴有瘙痒)。胆汁无法(通过胆囊)转运至肠道会导致胆汁淤积,进而可能导致脂溶性维生素(A、D、E、K)吸收不良和脂肪泻(脂肪便)。在特定的金属代谢障碍中,铜或铁也可能蓄积在肝脏(以及其他组织),造成局部损伤。血红素分解代谢障碍(某些卟啉症)也存在类似情况。细胞损伤后,血液中转氨酶浓度可能会升高,包括天冬氨酸 / 丙氨酸转氨酶(AST/ALT)和 γ- 谷氨酰转移酶(GGT),以及血清白蛋白、胆红素和凝血时间等合成功能相关指标异常(框 3.1)。

在能量代谢方面,肝功能损伤会导致糖原生成障碍和 / 或糖原储存或释放异常,进而导致低血糖。这反过来又可能导致糖原生成的前体物质丙氨酸和乳酸升高。脂质和甘油三酯在不能转化为酮体时可能会以脂滴的形式储存起来或导致血液循环内脂质(游离脂肪酸、甘油三酯或脂蛋白)增加。氨基酸分解,尤其是在肝脏功能紊乱的情况下,可能会导致血清中氨基酸含量升高,包括支链氨基酸(亮氨酸、异亮氨酸和缬氨酸)、酪氨酸、同型半胱氨酸和甲硫氨酸。更重要的是,尿素循环障碍可能导致氨、谷氨酰胺、丙氨酸和 / 或甘氨酸升高。甘氨酸裂解酶复合物(仅存在于肝脏和大脑中)的缺陷也可能导致甘氨酸升高。

框 3.1　肝衰竭的表现及生化指标

- 肝功能不全 / 障碍
  - 低血糖
  - 乳酸酸中毒
  - 高氨血症
  - 低白蛋白、水肿
  - 凝血因子异常或过低(V 因子、INR/PT/PTT 过长)
  - 胆红素结合异常(黄疸)
- 肝细胞溶解 / 损伤
  - 肝细胞内成分释放
  - 转氨酶(AST、ALT 和 GGT)升高
- 胆道功能障碍
  - 胆汁淤积(胆红素升高、胆汁酸异常)
  - 肠道吸收不良(水溶性和脂溶性维生素)

由于炎症、接触有毒代谢物和 / 或细胞内贮积而造成的慢性肝损伤,可能会导致肝功能衰竭。这通常从肝大开始,可由异位脂质贮积或黏多糖、低聚糖或胆固醇等化合物的贮积所致。随着时间增加,会出现肝纤维化,最终导致肝硬化(框 3.2)。肝脏的大部分体积被瘢痕组织占据,而板层样的肝细胞功能有限,并有可能发生癌变(包括肝母细胞瘤或肝细胞癌)。这导致了血管疾病和上述提到的多功能异常。最终,如果不进行肝移植,长期严重的肝功能障碍会导致死亡。

肝脏是新陈代谢的枢纽,因此先天性代谢缺陷对肝脏本身的影响尤为严重。虽然其他器官系统也可能会受到影响,但肝脏的一种或多种功能可能会受到损害,从而导致一系列器官损伤(框 3.3)(图 3.2)。例如,在

Wolman 综合征(或胆固醇酯累积病)、一些黏多糖贮积症和尼曼 - 皮克病(A 型、B 型和 C 型)等贮积性疾病中,贮积物质堆积在巨噬细胞内,而巨噬细胞又被限制肝脏实质内。这会导致肝脏物理性肿大,同时也会导致功能紊乱,表现为肝细胞损伤、合成功能障碍和胆汁淤积性黄疸。糖原贮积症(尤其是 I 型)患者会出现肝大、显著低血糖、严重和慢性乳酸酸中毒,以及肝癌的远期风险增加。

碳水化合物代谢障碍,如遗传性果糖不耐受症和半乳糖血症,会通过消耗可用的 ATP(通过消耗总磷酸盐池)和异常糖基化,导致急性肝损伤,进而发展为慢性肝功能损害[1,2]。丙酮酸羧化酶或 1,6- 果糖二磷酸酶

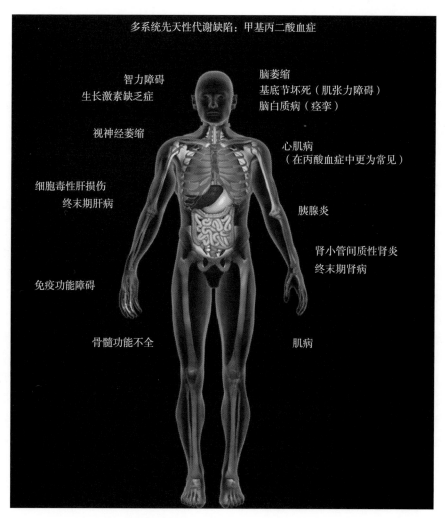

图 3.2　甲基丙二酸血症导致的多系统并发症

缺乏症等糖原生成障碍表现为低血糖和严重的乳酸酸中毒。在尿素循环障碍中,氨清除功能障碍可直接导致的肝毒性损害[如鸟氨酸转氨酶(OTC)缺乏症]或长期肝硬化(如精氨基琥珀酸尿症)。原发性胆汁酸合成障碍以及胆红素结合障碍如克 - 纳综合征、吉尔伯特综合征、Rotor 综合征和迪宾 - 约翰逊综合征会导致高胆红素血症和黄疸。希特林缺陷病(瓜氨酸血症 II 型)会导致胆汁淤积性黄疸,脂肪酸氧化障碍中的长链 3- 羟酰基辅酶 A 脱氢酶(LCHAD)缺乏症也会导致胆汁淤积性黄疸。这种疾病以及其他脂肪酸氧化和酮体分解障碍也会导致肝细胞直接性毒性损伤,表现为急性肝衰竭。枫糖尿病(maple syrup urine disease,MSUD)是一种支链氨基酸分解障碍的疾病,会导致肝细胞损害,同时也伴有毒性亮氨酸的积聚,从而影响大脑。毒性的有机酸代谢障碍,如甲基丙二酸血症和丙酸血症,会导致急性和慢性肝细

胞损害。其他氨基酸病,如酪氨酸血症 I 型,也会导致肝细胞损伤,并产生有毒的中间产物(如琥珀酰丙酮)导致肝脏合成功能异常,从而在生命早期就出现肝硬化和增加肝癌风险。最后,线粒体疾病,特别是耗竭性疾病(如 DGUOK 缺陷和 POLG1 缺陷)可导致早期和严重的肝脏损害。

作为新陈代谢的主要参与者,许多先天性疾病均会影响肝脏功能。许多先天性疾病会对肝脏造成急性伤害,同时有些则容易导致慢性肝病。遗憾的是,这些疾病中的多数都无法通过饮食或药物治疗,因此唯一的治疗手段就是肝移植(有时是骨髓)。移植也可以作为一种有效的治疗手段。对于包括鸟氨酸转氨酶缺乏症在内的疾病,被认为可以通过肝移植达到治愈的目的。骨髓移植也有助于缓解许多贮积性疾病的内脏症状,为酶替代或底物减少疗法提供辅助治疗。目前也在开发专门针对肝脏的基因疗法,以治疗各种先天性代谢缺陷(第 8 章)。

3.2.2 肌肉

骨骼肌和心肌具有独特的性能,因此很容易因先天性代谢缺陷而出现病变。作为能量利用率较高的器官,它们可能会因脂肪酸、酮体或葡萄糖代谢的生物化学紊乱而受损。骨骼肌和心肌必须以糖原的形式储存葡萄糖,因此在糖原贮积症中,这些器官可能会受到影响。虽然肌肉是一种坚韧的组织,但也容易受到毒性损害。

代谢障碍累及骨骼肌时表现为容易疲劳、运动不耐受、肌病(肌无力)、疼痛、萎缩和细胞崩解(横纹肌溶解)。在生化方面,表现为血清中肌酸激酶(CK)升高。转氨酶(ALT 和 AST)升高(与肝脏一样),除了 GGT 仅在肝脏受累时升高。肌肉中参与碳水化合物代谢的一种酶——醛缩酶 A 也可能升高。这与醛缩酶 B 不同,后者是遗传性果糖不耐受症缺陷的肝脏同工酶。在尿液中,特别是横纹肌溶解症患者的尿液中,可以检测到肌红

蛋白。最后,在某些肌肉代谢紊乱的病例中,肌肉活检可发现异常的肌肉病理变化。这可能包括贮积物质(如糖原)、肌纤维分布异常或线粒体形态或数量异常,表明存在呼吸链或线粒体耗竭缺陷。呼吸链成分的活性也可为线粒体能量代谢障碍提供诊断线索(框3.4)。

框3.4　肌肉疾病的表现和生化指标

- 早期易疲劳,运动不耐受
- 肌病(肌无力)
- 肌肉疼痛/肌肉萎缩
- 横纹肌溶解(肌肉细胞崩解)
- 肌酸激酶(CK)升高
- 肌红蛋白尿
- AST/ALT升高(不包括GGT)
- 醛缩酶A升高(非醛缩酶B)
- 肌肉病理异常(需要进行肌肉活检)

横纹肌溶解可见于脂肪酸氧化紊乱,特别是长链脂肪酸代谢障碍,也可能见于某些肌糖原贮积症中。这些疾病以及原发性线粒体缺陷也可能导致肌病或肌肉萎缩。能量代谢障碍包括脂肪酸氧化障碍、肉碱代谢障碍和原发性线粒体功能缺陷,会导致肌肉疲劳和运动不耐受。对于以运动不耐受为主要表现症状的糖原贮积症,肌肉活检发现糖原贮积的证据或酶活性低下以及前臂缺血实验具有诊断价值[3]。前臂缺血试验可用于诊断肌肉糖原贮积症,患者无氧运动的肌肉中,氨的生成大于乳酸盐的生成。乳酸升高而氨不升高表明肌腺苷酸脱氨酶缺乏,两者同时升高则为正常[4]。

心肌具有相似的病理生理学特征;但实验室检查和临床表现有所不同。取决于先天性代谢缺陷的疾病类型,对心脏的影响可能包括心力衰竭,在超声心动图上表现为射血分数下降。在这种情况下,心脏可能又大又软(扩张型心肌病)或又厚又硬(肥厚型心肌

病)。无论哪种情况,心肌都不够强壮,无法充分泵血。这两种情况下的心肌损伤都可表现为血液中肌酸激酶、乳酸和/或肌钙蛋白水平升高。脑钠肽(brain natriuretic peptide, BNP)也是提示心肌病变的心肌劳损的标志物。最后,心电图(ECG)可显示高危人群的心肌肥厚和潜在的心律失常。

扩张型心肌病可见于多种代谢障碍,包括脂肪酸氧化障碍、肉碱代谢障碍(如CPT-I和原发性肉碱缺乏症)、先天性糖基化障碍和原发性线粒体病[5]。一些有机酸血症,包括丙酸血症、2-甲基-3-羟基丁酸尿症和巴思综合征(X连锁3-甲基戊烯二酸尿伴中性粒细胞减少症),均表现为扩张型心肌病。营养素缺陷包括肉碱和硫胺素缺乏症及贮积性疾病如某些黏多糖病也会表现为扩张型心肌病(框3.5)。

框3.5　扩张型心肌病相关的先天性代谢缺陷

- 能量缺陷
  - 原发性肉碱缺乏症(转运体)
  - 线粒体功能缺陷
  - 某些脂肪氧化缺陷(VLCAD、LCHAD)
- 储存/运输
  - 先天性糖基化紊乱
- 毒性
  - 有机酸紊乱
  - 营养性
  - 膳食肉碱缺乏症
  - 硫胺素缺乏症

肥厚型心肌病是一种厚而僵硬的心肌病变,也见于先天性代谢病,与扩张型心肌病相关的疾病有一些重叠,包括肉碱缺乏症、原发性呼吸链缺陷性疾病、巴思综合征、一些糖原贮积症(如GSD III型、IV型和IX型)和溶酶体贮积症。在溶酶体贮积症中,心脏瓣膜通常比心肌更容易受到影响。对于新生儿,首先

高度怀疑 GSDⅡ型或庞贝病。酪氨酸血症Ⅱ型主要影响肝脏和肾脏,也可表现为肥厚型心肌病。容易导致心律失常的传导缺陷通常见于脂肪酸氧化障碍(尤其是长链脂肪酸代谢障碍、CPT-Ⅱ和肉碱-酰基肉碱转运酶缺乏症)、卡恩斯-塞尔综合征和其他原发性线粒体病。

3.2.3 肾脏

肾脏的作用是过滤血液中的毒素,通过尿液排出体外。肾脏通过多种复杂机制回收电解质、碳水化合物和氨基酸。肾脏还是一个内分泌器官,通过促红细胞生成素调节维生素 D 的代谢和红细胞增殖。虽然这些独特的作用并不都与先天性代谢异常直接相关,但肾脏会受到多种疾病的影响,并可能成为慢性并发症的根源。慢性肾病的症状包括骨质疏松症、高血压、贫血和电解质异常,主要治疗方法是血液透析或肾移植(框 3.6)。

框 3.6　肾功能障碍的表现和生化指标

- 肾小球滤过率降低
  - 肾功能不全(电解质和酸碱失衡、高血压、尿毒症)
  - 蛋白尿/血尿
- 肾小管重吸收能力下降
  - 氨基酸、葡萄糖、磷酸盐、碳酸氢盐的非选择性流失(范科尼综合征)
  - 尿中半胱氨酸、鸟氨酸、赖氨酸和精氨酸过多(胱氨酸尿症)
  - 尿中鸟氨酸、赖氨酸和精氨酸过多(赖氨酸尿蛋白不耐受症)
- 贫血和骨密度下降
  - 钙磷失衡
- 血清肌酐、血尿素氮升高
- 代谢性酸中毒(血清磷酸盐、血清碳酸氢盐降低)
- 葡萄糖尿症

肾脏滤过是指血液通过肾动脉流入肾脏,小分子物质通过肾小球(毗邻肾小管的毛细血管网)过滤,滤液通过主动和被动的转运体,以进行尿液浓缩和回收小分子物质供体内循环利用。近端肾小管功能障碍,可见于某些线粒体病,导致肾范科尼综合征。这是一种无法吸收电解质、碳水化合物和氨基酸的疾病,会导致血清中钠、钾、碳酸氢盐、磷和葡萄糖水平过低,以及全氨基酸尿。肾范科尼综合征是肾小管酸中毒的主要原因,也可能出现在糖基化缺陷、胱氨酸贮积症(一种溶酶体转运缺陷导致胱氨酸结晶物在全身聚积)、半乳糖血症、遗传性果糖不耐症和酪氨酸血症Ⅰ型[6]。

其他一些特定的转运体功能障碍会导致不同的先天性代谢缺陷。草酸尿症和胱氨酸尿症分别是草酸盐和半胱氨酸转运缺陷,表现为肾结石。胱氨酸尿症的具体表现是尿液中含有半胱氨酸、鸟氨酸、赖氨酸和精氨酸。后者不应与胱氨酸贮积症混淆。赖氨酸尿蛋白不耐受症(lysinuric protein intolerance,LPI)是双碱基氨基酸转运体缺陷病,这会导致特定的氨基酸尿(鸟氨酸、赖氨酸和精氨酸),进而继发性抑制尿素循环。LPI 患者容易出现高氨血症,而且特别容易患巨噬细胞活化综合征、全身过度炎症反应和肺泡蛋白沉着症。其他先天性代谢缺陷及其循环代谢产物继发的肾损害可导致肾实质损害,并随着时间的推移而肾功能逐渐丧失(框 3.7)。

框 3.7　与肾损伤有关的先天性代谢异常

例如

- 酪氨酸血症Ⅰ型
  - 肾小球/肾小管功能障碍
- 甲基丙二酸血症
  - 间质性肾病
- 半乳糖血症和遗传性果糖不耐症
  - 肾小管功能障碍

- 糖原贮积病Ⅰ型
  - 肾小球/肾小管功能障碍
- 法布里病
  - 贮积性疾病
- 氨基酸转运体缺陷
  - 胱氨酸病
  - 赖氨酸尿蛋白不耐受症

众所周知,甲基丙二酸血症会导致肾损伤,最终需要进行移植手术。其机制尚未完全明确,但最终导致肾衰竭的可能是线粒体电子传递链功能障碍造成的氧化损伤,而不一定是高浓度的甲基丙二酸本身所致[7,8]。在酪氨酸血症Ⅰ型(肝肾型)中,高浓度的琥珀酰丙酮会使损伤肾实质。即便在肝移植术后,也可以通过使用尼替西农(Nitisinone,NTBC)减轻这种损伤[9]。糖原贮积症(特别是Ⅰa型)可能会导致肾功能长期损害并导致高滤过。如果进行了肝移植治疗,这种肾脏损害的风险会减小,但不会完全消除,早期医疗干预可预防或减缓肾损害[10]。GSDⅠa型患者的慢性并发症也包括罹患原发性肾肿瘤的风险增加。最后,法布里病是少数会影响肾脏的溶酶体贮积症之一;蛋白尿是肾脏受累的早期症状之一,随着疾病的进展,数年后会由于球状神经酰胺(Gb3)糖脂的沉积进展至肾衰竭。

3.2.4 大脑

大脑是一个高能耗器官,因此特别容易受到能量代谢紊乱的影响,如线粒体疾病和脂肪酸氧化障碍。它也是毒性血症时受损的主要器官之一,包括急性(尿素循环障碍、有机酸血症、枫糖尿病和戊二酸血症Ⅰ型)、亚急性(X连锁肾上腺脑白质营养不良和严重的溶酶体病)和慢性(苯丙酮尿症等多数中毒性疾病)。在功能上,大脑损伤可导致视力、听力、运动协调能力和运动抑制能力(运动障碍和异常姿势)丧失,以及癫痫发作和智力障碍。先天性代谢病影响大脑的临床症状和体

征主要取决于损伤的性质和部位(框3.8)。

框 3.8　影响大脑的先天性代谢缺陷

例如
- 苯丙酮尿症
  - 髓鞘异常
  - 神经递质缺乏
- 脂肪酸氧化障碍
  - 非酮症低血糖导致癫痫发作和脑损伤
- 枫糖尿病
  - 脑水肿
  - 髓鞘异常
- 尿素循环障碍
  - 脑水肿
- 有机酸血症
  - 代谢性卒中(尤其是基底节)

线粒体疾病是影响电子传递链功能、线粒体增殖或线粒体分子转运功能的一大类疾病。目前有200多种线粒体病,涉及1 000多个基因,包括核DNA以及线粒体基质内多个拷贝中的环状线粒体DNA(mtDNA)。这些疾病最终的病理生理学特征多为利氏病(Leigh disease),表现为特征性磁共振成像结果,包括基底节、深部脑白质和脑干的T_2高密度,可见于多种特异性线粒体病。SURF1相关复合物Ⅳ缺乏症和ATP6相关 *NARP* 突变T8993C是线粒体病最常见的遗传病因;然而,至少有26种已知的利氏病遗传病因涉及mtDNA缺失和重复、点突变和mtDNA缺失(其中最常见的是POLG1缺乏症)[11,12]。临床上常表现为严重的肌张力低下和肌无力,导致呼吸衰竭。此外,基底节受损也会导致严重的肌张力障碍。

线粒体病会出现脑萎缩和非特异性脱髓鞘病变,这被认为是能量耗竭和氧化应激共同影响所致。临床症状包括认知能力下降、运动障碍和/或癫痫发作。线粒体疾病

在大脑中罕见的临床表现是代谢性卒中,典型症状为线粒体脑病、乳酸酸中毒和卒中(mitochondrial encephalopathy,lactic acidosis,and stroke,MELAS)。众所周知,MELAS 最常见的病因是 mtDNA A3243G 突变损害线粒体亮氨酸 tRNA 功能,其发病机制包括线粒体能量耗竭、氧化应激、乳酸生成和一氧化氮反应性差的血管病变[13]。眼常被认为是大脑的延伸器官,因此也很容易受到线粒体功能障碍的影响。POLG1,线粒体内仅有的 DNA 聚合酶 POLG1 以及其他几种线粒体耗竭相关基因突变均可导致眼外肌特异性麻痹。此外,线粒体失调还会导致色素性视网膜病变。

其他能量耗竭性疾病包括脂肪酸氧化障碍、酮体(合成和分解)疾病以及葡萄糖代谢障碍。这些疾病通常表现为全身神经系统损害,导致精神状态改变和/或癫痫发作。这些症状通常在禁食、呕吐或系统性疾病的情况下出现。这种损伤并非慢性或进行性的,除非发生了多次和/或严重的代谢危象。

影响大脑的急性中毒疾病还有尿素循环障碍、某些氨基酸病和有机酸血症等。尿素循环障碍和有机酸血症会导致高氨血症,直接造成脑水肿和神经元损伤。在这些情况下,谷氨酰胺过量或不足也会导致神经中毒。发生多次高氨血症会导致全面的慢性损害。支链酮酸脱氢酶缺陷导致的枫糖尿病,会造成支链氨基酸及其相关的 α- 酮酸堆积。在这些分子中最具破坏性的是亮氨酸,它会导致急性脑水肿和神经元损伤[14]。其中,氧化损伤也发挥了一定的作用[15]。在没有高氨血症的情况下,包括丙酸血症和甲基丙二酸血症在内的有机酸血症也会导致脑白质和基底节的慢性损伤。即使在疾病控制良好的情况下,也会出现这种情况[16]。潜在的机制尚不清楚。

另一种有机酸血症——戊二酸血症Ⅰ型(glutaric acidemia type 1,GA-1),仅限于大脑。它与其他有机酸血症的不同之处在于其独特的自然病史。GA-1 的主要病变是基底节急性永久性坏死,伴有分解代谢和发热,最

常见于 6 月龄至 2 岁的儿童。6 岁以后,急性脑病事件极为罕见[17]。一些成年患者可能会出现头痛和脑白质改变[18],也有一些人(包括已知有严重症状的患者)完全不受影响。典型的 MRI 发现包括基底节病变、巨脑畸形、硬膜下出血和额颞叶萎缩。

另一种主要表现为脑部疾病的是非酮症性高甘氨酸血症(non-ketotic hyperglycinemia,NKH),这是一种甘氨酸代谢障碍的疾病。如上所述,甘氨酸裂解酶复合物只存在于肝脏和大脑细胞中。虽然肝脏在这种情况下不受影响,但大脑中甘氨酸含量的增加与严重的新生儿癫痫发作相关,这被认为是甘氨酸对 NMDA 受体的兴奋作用所致[19]。

脑白质的亚急性至慢性损伤(脱髓鞘)或脑白质发育不良(髓鞘发育不全)与贮积性疾病相关。髓鞘功能减退症包括泰 - 萨克斯病、Salla 病以及某些形式的尼曼 - 皮克病和戈谢病。过氧化物酶体疾病(特别是那些参与过氧化物酶体生物生成的疾病)会导致齐薇格样表型(Zellweger-like phenotypes),患儿表现为严重的肌张力低下、视力及听力下降,以及难治性癫痫。神经元蜡样质脂褐质沉积症(neuronal ceroid lipofuscinoses,NCL)与之临床表现相似,但生化特征截然不同,NCL 的进展速度更快,在数年内神经细胞功能会显著衰退。溶酶体疾病(包括 Krabbe 病和异染性脑白质营养不良)也会表现为脱髓鞘和髓鞘功能减退[20]。脱髓鞘或脑白质营养不良可能是先天性免疫激活造成的[21]。X 连锁肾上腺脑白质营养不良症是一种较为严重且进展迅速的脱髓鞘疾病。在这种疾病中极长链脂肪酸(very-long-chain fatty acids,VLCFA)无法进入过氧化物酶体,VLCFA 的积累会导致快速进行性脱髓鞘[22],通常在中线枕部向远端和前端发展,其病理机制尚不明确。这类疾病的特征是在钆对比 MRI 上会出现"前缘"强化,提示存在炎症。治疗方法是在出现症状之前进行骨髓移植。

上述提到的这些疾病,多数引起的脑白

质损伤是片状的,基底节不受影响。保护大脑的治疗方法很少。在某些疾病中,可以采用酶替代或减少底物的方法,但大脑存在血脑屏障,限制酶和药物的进入,治疗效果往往不尽如人意。

最后,中毒性疾病可能会造成慢性损害。除上述有机酸血症外,最典型的例子就是苯丙酮尿症(PKU)。如果不接受治疗,PKU 患者会出现严重的神经认知障碍、焦虑、运动障碍、痉挛和癫痫发作。这种损害被认为是由苯丙氨酸的直接毒性作用、神经元氧化损伤以及多巴胺、去甲肾上腺素和血清素分泌减少导致的(第 9 章)。

了解潜在的病理生理学就能有效地控制先天性代谢缺陷,从而达到提高生活质量和避免死亡的目的。疾病损害的器官决定了治疗的目标及该病对全身的影响。

(梁欢 译　张惠文 审校)

参考文献

1. Liu Y, Xia B, Gleason TJ, Castaneda U, He M, Berry GT, et al. N- and O-linked glycosylation of total plasma glycoproteins in galactosemia. Mol Genet Metab. 2012;106(4):442–54.
2. Latta M, Kunstle G, Leist M, Wendel A. Metabolic depletion of ATP by fructose inversely controls CD95- and tumor necrosis factor receptor 1-mediated hepatic apoptosis. J Exp Med. 2000;191(11):1975–85.
3. Sinkeler SP, Wevers RA, Joosten EM, Binkhorst RA, Oei LT, Van't Hof MA, et al. Improvement of screening in exertional myalgia with a standardized ischemic forearm test. Muscle Nerve. 1986;9(8):731–7.
4. Kost GJ, Verity MA. A new variant of late-onset myophosphorylase deficiency. Muscle Nerve. 1980;3(3):195–201.
5. Gilbert-Barness E. Review: metabolic cardiomyopathy and conduction system defects in children. Ann Clin Lab Sci. 2004;34(1):15–34.
6. Saudubray JM, Van den Berghe G, Walter J. Inborn metabolic diseases : diagnosis and treatment, vol. xxv., 656 p. 5th ed. Berlin: Springer; 2012.
7. Manoli I, Sysol JR, Li L, Houillier P, Garone C, Wang C, et al. Targeting proximal tubule mitochondrial dysfunction attenuates the renal disease of methylmalonic acidemia. Proc Natl Acad Sci U S A. 2013;110(33):13552–7.
8. Zsengeller ZK, Aljinovic N, Teot LA, Korson M, Rodig N, Sloan JL, et al. Methylmalonic acidemia: a megamitochondrial disorder affecting the kidney. Pediatr Nephrol. 2014;29(11):2139–46.
9. Larochelle J, Alvarez F, Bussieres JF, Chevalier I, Dallaire L, Dubois J, et al. Effect of nitisinone (NTBC) treatment on the clinical course of hepatorenal tyrosinemia in Quebec. Mol Genet Metab. 2012;107(1–2):49–54.
10. Araoka T, Takeoka H, Abe H, Kishi S, Araki M, Nishioka K, et al. Early diagnosis and treatment may prevent the development of complications in an adult patient with glycogen storage disease type Ia. Intern Med. 2010;49(16):1787–92.
11. Finsterer J. Leigh and Leigh-like syndrome in children and adults. Pediatr Neurol. 2008;39(4): 223–35.
12. The United Mitochondrial Disease Foundation. 2014 [cited 2014. Available from: http://www.umdf.org.
13. Koga Y, Povalko N, Nishioka J, Katayama K, Yatsuga S, Matsuishi T. Molecular pathology of MELAS and L-arginine effects. Biochim Biophys Acta. 2012;1820(5):608–14.
14. Kasinski A, Doering CB, Danner DJ. Leucine toxicity in a neuronal cell model with inhibited branched chain amino acid catabolism. Brain Res Mol Brain Res. 2004;122(2):180–7.
15. Barschak AG, Sitta A, Deon M, de Oliveira MH, Haeser A, Dutra-Filho CS, et al. Evidence that oxidative stress is increased in plasma from patients with maple syrup urine disease. Metab Brain Dis. 2006;21(4):279–86.
16. Harting I, Seitz A, Geb S, Zwickler T, Porto L, Lindner M, et al. Looking beyond the basal ganglia: the spectrum of MRI changes in methylmalonic acidaemia. J Inherit Metab Dis. 2008;31(3):368–78.
17. Strauss KA, Puffenberger EG, Robinson DL, Morton DH. Type I glutaric aciduria, part 1: natural history of 77 patients. Am J Med Genet C Semin Med Genet. 2003;121C(1):38–52.
18. Sonmez G, Mutlu H, Ozturk E, Sildiroglu HO, Keskin AT, Basekim CC, et al. Magnetic resonance imaging findings of adult-onset glutaric aciduria type I. Acta Radiol. 2007;48(5):557–9.
19. McDonald JW, Johnston MV. Nonketotic hyperglycinemia: pathophysiological role of NMDA-type excitatory amino acid receptors. Ann Neurol. 1990;27(4):449–50.
20. Di Rocco M, Rossi A, Parenti G, Allegri AE, Filocamo M, Pessagno A, et al. Different molecular mechanisms leading to white matter hypomyelination in infantile onset lysosomal disorders. Neuropediatrics. 2005;36(4):265–9.
21. Snook ER, Fisher-Perkins JM, Sansing HA, Lee KM, Alvarez X, MacLean AG, et al. Innate immune activation in the pathogenesis of a murine model of globoid cell leukodystrophy. Am J Pathol. 2014;184(2):382–96.
22. Berger J, Forss-Petter S, Eichler FS. Pathophysiology of X-linked adrenoleukodystrophy. Biochimie. 2014;98:135–42.

第 4 章

4

新生儿代谢物中毒综合征

Maria Giżewska

目录

核心信息

1. 诊断不明的、有严重症状,以及病情不断进展的新生儿,应考虑先天性代谢缺陷。

2. 以中毒综合征为主要表现的先天性代谢缺陷通常起病急和症状重。

3. 如果没有及时和恰当地诊断和治疗,代谢物中毒综合征往往会导致不可逆的器官损伤,甚至死亡。

4. 治疗代谢物中毒最重要的治疗是阻止代谢性毒素的累积和促进机体合成代谢。

4.1 背景

引入先天性代谢缺陷(inborn errors of metabolism,IEM)这个概念已有一百多年,但至今仍然存在许多诊断和治疗上的困难[1]。人们认为代谢病非常少见,在诊断疾病时经常不考虑其可能性。然而,如果将所有先天性代谢病作为一个大的疾病类别,其全球发病率约为1:1 000活产婴儿[2-6]。各种遗传模式都可导致先天性代谢的发生,大部分为常染色体隐性遗传,少见的有线粒体遗传[4,6-8]。

4.2 分类

代谢病可以从多个角度进行分类[5,6,9,10]。从急性期治疗的有效性来看,可分为以下五类:①表现为中毒综合征的疾病;②对禁食的耐受性降低的疾病;③线粒体能量代谢障碍;④神经递质障碍;⑤治疗方案有限的疾病[9]。

4.2.1 表现为中毒综合征的疾病

中毒性疾病包括尿素循环障碍、有机酸尿症、氨基酸代谢障碍、脂肪酸氧化障碍和碳水化合物代谢障碍,如半乳糖血症或遗传性果糖不耐症。这些疾病酶活性部分或完全缺

失,导致代谢通路阻滞处上游的近端代谢物在组织和体液中累积成为毒素(图 4.1)。这类疾病的治疗原则是减少毒性代谢物的产生,并引入旁路代谢(例如药物、操作)加速毒性代谢物的消除[5]。

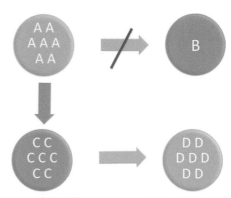

代谢阻滞(A)导致有毒化合物堆积
引起的急性或进行性中毒

图 4.1   代谢阻滞会导致物质 A、C 和 D 的积累,同时不能产生足量的物质 B,导致急性或进行性中毒

4.2.2 对空腹的耐受性降低

在长时间禁食后,一些先天性代谢病可表现为低血糖。对禁食耐受性降低的疾病包括糖原贮积症、糖异生障碍和先天性高胰岛素血症等葡萄糖稳态障碍。这类疾病也包含线粒体脂肪酸氧化障碍,但由于毒性酰基肉碱累积,也可表现出中毒综合征的特征。其主要治疗方法是给予葡萄糖,阻止脂肪的氧化。

4.2.3 线粒体能量代谢障碍

丙酮酸脱氢酶复合物(pyruvate dehydro-genase complex,PDHC)缺陷和电子传递链障碍均是线粒体能量代谢障碍。线粒体能量代谢障碍首要的治疗目标是通过稳定的葡萄糖补充,最大限度地减少酸中毒的发生,避免出现不良结局,如 PDHC 可能导致乳酸酸中毒。

4.2.4 神经递质障碍

这些疾病,如吡哆醇依赖性癫痫,是一类可用维生素 B_6 治疗和限制赖氨酸治疗的癫痫。

4.2.5　急性期治疗方案有限的疾病

有些疾病,如非酮症性高甘氨酸血症和亚硫酸氧化酶缺乏症,表现为进行性脑病。而另外一些疾病,如过氧化物酶体病或某些糖基化障碍,可能因其他疾病(例如感染)导致慢性病情突然加重。

4.3　怀疑新生儿先天性代谢缺陷

在孕期,胎盘为胎儿的发育提供保护。母亲和婴儿不会受出生后才发作的先天性代谢缺陷的影响[5]。然而,有些疾病却会损伤胎儿的能量代谢(包括颅内代谢),异常代谢物还会继发性地从脑组织渗透到体液(例如非酮症性高甘氨酸血症)。在非免疫性胎儿水肿,或者如果有任何迹象显示胎儿代谢对母体产生负面影响,应该怀疑先天性代谢缺陷[6]。例如,妊娠合并 HELLP 综合征(溶血、转氨酶升高和血小板减少)和妊娠急性脂肪肝(acute fatty liver of pregnancy,AFLP)。这 2 种孕期疾病提示出生的新生儿可能有脂肪酸氧化障碍,应该按照可能是该类疾病而给予治疗,直至遗传性线粒体脂肪酸代谢障碍可排除[11,12]。

刚出生新生儿和出生后前几天,先天性代谢缺陷患儿通常没有症状。然而,出现了疾病相关畸形通常表明存在代谢病(例如溶酶体贮积症中的粗糙面容)[6]。戊二酸尿症Ⅱ型、高胰岛素血症或苯丙酮尿症母亲的后代,有特殊面部特征(如小头畸形)[2,3,13,14](图 4.2)。

癫痫是新生儿先天性代谢缺陷另一常见临床表现。特别是在中毒综合征,癫痫可能是主要或逐渐加重的症状,通常在患儿昏迷或伴随其他神经症状逐渐加重时出现[5]。

肌张力低下是许多患有先天性代谢缺陷儿童的特征。普拉德 - 威利综合征和严重的运动神经元疾病会出现典型的"松软儿综合征"。此外,先天性乳酸酸中毒、呼吸链障碍、

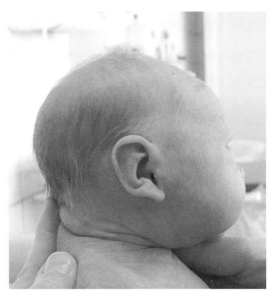

图 4.2　患有母系遗传性 PKU(maternal PKU syndrome,MPKU)的小头畸形新生儿,该患儿母亲患有经典苯丙酮尿症并从孕 33 周开始治疗(照片由 Maria Giżewska 博士提供)

非酮症性高甘氨酸血症、钼辅因子缺乏症、亚硫酸氧化酶缺乏症、过氧化物酶体病、糖基化障碍、庞贝病等,也会出现肌张力低下[2,5,7]。

当儿童出现心血管相关疾病时,也应该考虑先天性代谢缺陷的可能性。例如,心力衰竭伴心肌病和 / 或心律失常、急性生命威胁事件(acute life threatening episodes,ALTEs)或婴儿猝死(sudden infant death),可能提示脂肪酸氧化障碍、呼吸链障碍、糖基化障碍(常伴心包渗出)或庞贝病等先天性代谢缺陷[2,3,6,7,13]。

无论是获得性还是遗传性疾病,患儿的疾病表现非常相似。因此,所有患儿,特别是新生儿,都应该考虑是否可能患有遗传代谢病。将代谢病放在鉴别诊断疾病列表的最后一位其实是不正确的。它们应该与其他可能导致新生儿或患儿病情突然恶化的常见因素一起考虑,尤其是当患儿出现脑病、肝损伤或心肌病中一种或者组合表现时[2,4,5,7,13,15]。正如 JM Saudubray 教授所说,只有通过彻底的、多方向的诊断和治疗,才能确保我们"不遗漏可治疗的疾病"[2,15](框 4.1)。

4.4　新生儿中毒综合征的表现

中毒综合征通常起病急、症状重。如果没有及时和恰当地诊断和治疗，可能导致器官不可逆性损害，甚至死亡。另一方面，正确和及时地诊断和治疗，可以预防或改善中毒综合征的短期和长期不良预后[2,15,16]。

酶功能障碍引起的代谢性毒素有很多种（框 4.2）。

虽然早产儿会有先天性代谢缺陷合并中毒综合征，但大多数情况下，这些疾病在足月儿中被诊断，且妊娠和分娩正常。这些患儿通常出生体重正常，阿普加量表评分高，无畸形表型。在出生后的数天或数周，他们貌似健康。然而，如果患者为特定族群，或者父母有近亲结婚史，其家族史可能有年幼儿童的不明原因死亡，或者兄弟姐妹或其他亲属有类似疾病。

经过一段无症状期后，由于有害代谢产物积累，"中毒"典型症状开始出现。不同疾病"无症状期"的长度不同，若累积的代谢产物毒性强，则时间会非常短。例如，在严重尿素循环障碍，氨可以在出生后数小时积累至毒性浓度；而在有机酸血症，可在生后几天后出现中毒表现。有时能观察到喂养（母乳或婴儿配方奶）与首发症状有一定关联。为适应宫外生活，新生儿需有正常的代谢分解。如果没有正常的代谢分解，患儿病情可能在经口喂养前就已恶化[3,5]。

新生儿急性中毒症状与其他疾病的症状非常相似（框 4.3），这经常导致延误诊治，有时甚至死亡。另一方面，一些代谢病可能会使新生儿易患其他常见的新生儿期并发症，例如感染或血液系统并发症。例如，半乳糖血症患儿容易发生大肠杆菌败血症，高氨血症患儿则可能出现中枢神经系统出血，有机酸尿症患儿可能因骨髓抑制出现血小板减少[2,5]。

通常，患有中毒综合征的先天性代谢缺陷婴儿首发症状与其他疾病相似，但病情经常会在短时间急剧恶化（框 4.4）。

框 4.4　代谢物中毒新生儿临床表现[2,5,7]

- 吸吮反射弱导致喂养困难和经口摄入差
- 呕吐导致脱水和体重减轻
- 肌张力异常
- 不自主运动（挥拳或者踏板运动）
- 抽搐
- 嗜睡、意识模糊、昏迷，最终导致死亡

表现为中毒综合征或昏迷的新生儿通常出现自主神经症状，如伴有呼吸暂停的呼吸障碍、呃逆、心动过缓和低体温。一些患儿身体可散发出特征性气味，这种气味可当患儿在场时，或在检测患儿尿液、血液、粪便、耵聍或脑脊液样本被感知[2,5,13]（表 4.1）。

表 4.1　部分遗传代谢病患者的特殊气味[6,13,18]

遗传代谢病	气味
异戊酸血症 戊二酸血症Ⅱ型 3- 羟基 -3- 甲基戊二酸尿症	汗脚味
枫糖尿症（MSUD）	枫糖味、焦糖味
苯丙酮尿症（PKU）	霉味、鼠味
酪氨酸血症Ⅰ型	卷心菜味
3- 甲基巴豆酰甘氨酸尿症 多种羧化酶缺乏症	雄猫尿味
高甲硫氨酸血症	腐臭黄油或者烂卷心菜味
三甲胺尿症	鱼腥味
胱氨酸尿症	硫黄味

新生儿还可能表现为肝功能衰竭的症状，如黄疸、转氨酶升高、低白蛋白血症伴腹水和凝血功能障碍[5,17]。这种症状若伴随肾小管病，则提示可能酪氨酸血型Ⅰ型，若伴有低血糖、大肠杆菌感染、肾脏肿大和青光眼，则提示可能半乳糖血症。

4.4.1　生化诊断

当怀疑先天性代谢缺陷，尤其是代谢物中毒时，应当排除其他导致新生儿病情突然或逐渐恶化的原因，同时进行特异性实验室检测。这应该包括基本的生化血液检测：电解质、血糖、肝功能、酮体、乳酸和血氨[2,10,16,17]。评估生化检测结果时，还应当考虑阴离子间隙（第 7 章）。健康足月儿阴离子间隙不应超过 15mmol/L，如果高于 16mmol/L 则提示可能存在代谢病，最常见的是有机酸尿症[16]。

仔细分析病史，包括家族史、母亲妊娠史、出生史、现病史和患者的临床情况，结合基本生化检测结果，通常可以初步怀疑先天性代谢缺陷，并指导进一步的诊断和治疗[18-20]（表 4.2）。

表 4.2　患病新生儿基本生化检测和指示先天性代谢缺陷示例[2,18,19]

检测	可能的临床解释示例
红细胞计数和血涂片	有机酸尿症全血细胞减少 - 血小板减少 - 白细胞减少；半乳糖血症、先天性红细胞生成性卟啉病、糖酵解和磷酸戊糖途径酶缺陷导致的溶血性贫血；维生素 B_{12} 和叶酸代谢障碍导致的大细胞性贫血
血气（pH、PCO_2、HCO_3、PO_2）	有机酸尿症的代谢性酸中毒（阴离子间隙）、高氨血症的呼吸性碱中毒
葡萄糖	有机酸尿症（可能因短暂高血糖和尿液酮体被错误诊断为 1 型糖尿病）、脂肪酸氧化障碍、半乳糖血症、酪氨酸血症Ⅰ型、遗传性果糖不耐症、糖原贮积症Ⅰ型、高胰岛素血症均可导致血糖低
电解质	有机酸尿症的低钙血症
尿素氮	尿素循环障碍、赖氨酸尿蛋白不耐症血尿素氮下降；丙二酰辅酶 A 脱羧酶缺乏症、胱氨酸尿症和高草酸尿症Ⅰ型血尿素氮升高

续表

检测	可能的临床解释示例
肌酐	肌酐生物合成障碍会引起肌酐下降
血氨	尿素循环障碍、有机酸尿症、脂肪酸氧化障碍、枫糖尿症、生物素酶缺乏症、高胰岛素高氨血症综合征会引起血氨升高
乳酸	呼吸链障碍、丙酮酸脱氢酶和羧化酶缺乏症、脂肪酸氧化障碍、糖原贮积症 I 型均增高，有机酸尿症、尿素循环障碍和生物素酶缺乏症有时也会升高
尿酸	钼辅因子缺乏症尿酸下降 糖原贮积症 I 型尿酸升高
转氨酶（其他肝功能检测）	尿素循环障碍、脂肪酸氧化障碍、半乳糖血症、酪氨酸血症 I 型、遗传性果糖不耐症、α1- 抗胰蛋白酶缺乏症、过氧化物酶体病、先天性糖基化障碍转氨酶升高
肌酸激酶	脂肪酸氧化障碍肌酸激酶升高
胆固醇	史 - 莱 - 奥综合征、3- 甲基戊二酸尿症、甲基丙二酸尿症胆固醇下降
酮尿	脂肪酸氧化障碍低血糖伴尿液无酮体 有机酸尿症代谢性酸中毒时尿液出现酮体

采集合格的血液标本和其他生物学标本对于获得可靠的测试结果非常关键。在测量血氨和乳酸时尤为重要，需要对自由流动的血液（不用止血带）进行采样，在冰上转运至实验室，并立即分析。其他可能导致乳酸酸中毒的情况，如低氧、感染、创伤或采样时患儿承受的压力等，也需要考虑[2,3,13,16]。如有可能，在开始特定治疗或暂停口服喂养之前，确保采集了血样，以避免出现假阴性结果。

氨的过度产生和 / 或排出障碍，导致血氨升高，需要非常及时地识别和紧急处理。氨对大脑有很强的毒性，高氨血症为临床急症，可能增加不可逆性神经损伤或者死亡风险。原发性高氨血症是由于尿素循环六种酶当中任一种酶、鸟氨酸转运蛋白或天冬酰胺 / 谷氨酸转运蛋白缺陷引起的。其他代谢病，如有机酸尿症、脂肪酸氧化障碍、某些呼吸链障碍、先天性高胰岛素症和导致肝损伤和 / 或感染的情况，也会导致血氨继发性升高。早产儿由于肝脏静脉导管未闭，血流绕过了肝门静脉，肝脏不能发挥解毒功能，会有一过性的暂时性高氨血症（transient hyperammonemia，THAN）[2,10,19]。

大多数情况下，高氨血症的症状是非特异性的，主要表现为快速进展的脑病。所有怀疑有败血症的新生儿，尤其是伴有神经系统症状和呼吸性碱中毒，以及意识障碍出现喂养困难和呕吐的患儿，都应及时进行血氨评估[19]。健康新生儿血氨浓度不应超过110μmol/L；然而，患有某种疾病的新生儿血氨可能会高于180μmol/L。更高的血氨浓度，特别是当血氨浓度大于200μmol/L，或血氨呈快速上升趋势时，更提示存在先天性代谢缺陷。血氨浓度高于200μmol/L 时，约50% 的儿童最终被诊断为代谢病[13,20]（图 4.3）[3]。

新生儿筛查使用串联质谱（MS/MS）分析氨基酸和酰基肉碱，帮助确定新生儿是否患有先天性代谢缺陷。每个未接受过此项检测的婴儿都应该做。有时，患儿在获得筛查结果前，可能就已经出现中毒综合征表现。还应该使用尿气相色谱质谱（GC-MS）分析尿中有机酸，并对血浆和脑脊液进行氨基酸谱分析。因此，考虑中枢神经系统感染，同时怀疑可能存在代谢病时，留取患儿脑脊液样本过程中，额外留取 1~2mL 脑脊液，并冷冻以备后续诊断性检测需要。在进一步的诊断性检测中，可能需要对各种组织进行酶活性或者分子水平检测。

有时候尽管医生尽了最大努力，但是也无法挽救患病的新生儿，有的在确诊之前就夭折了。应该采集相关生物学样本，有助于向父母

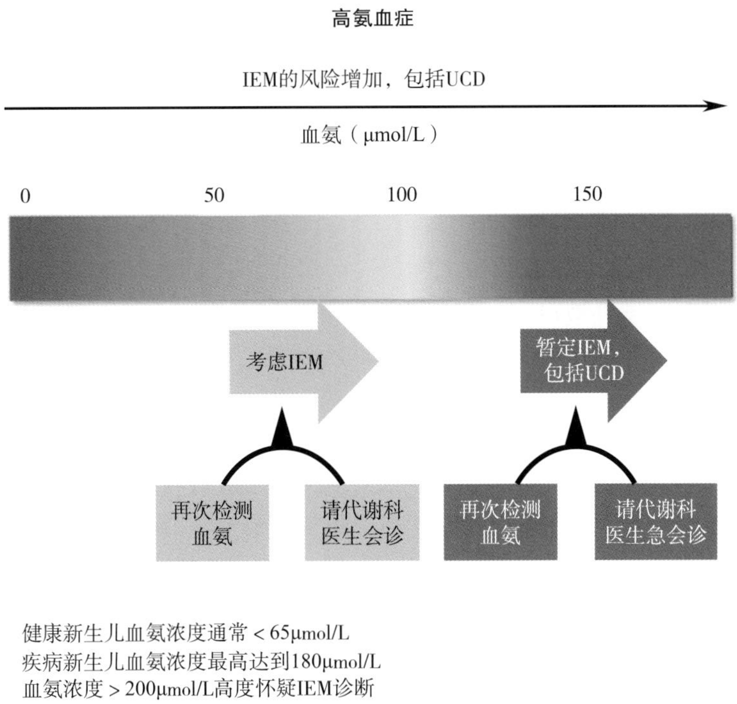

高氨血症

IEM的风险增加，包括UCD

血氨（μmol/L）

考虑IEM

暂定IEM，
包括UCD

再次检测
血氨

请代谢科
医生会诊

再次检测
血氨

请代谢科
医生急会诊

健康新生儿血氨浓度通常 < 65μmol/L
疾病新生儿血氨浓度最高达到180μmol/L
血氨浓度 > 200μmol/L高度怀疑IEM诊断

图 4.3　随着血氨浓度的增加，我们更需要考虑到先天性代谢缺陷[3]

提供孩子死亡原因，以及进一步家庭计划的详细信息，确保准确和恰当的遗传咨询[21]。

4.5　中毒综合征新生儿的治疗

每个严重疾病新生儿需立即治疗，甚至在确诊之前。第一阶段的治疗是非特异性的，旨在挽救患儿生命，防止发生不可逆损伤[5,8,9,16,22]（框 4.5）。

框 4.5　疑诊 IEM 新生儿紧急治疗目标

- 维持基本生命体征平稳（呼吸机和循环支持）
- 提供充足能量供应
- 防止有毒代谢物积聚
- 维持酸碱平衡
- 支持疗法，例如
  - 治疗感染
  - 控制癫痫发作
  - 提供（经验性）辅因子

严重代谢物中毒患儿的成功治疗，需确保建立静脉通路（通常需中心静脉置管），以便进行以下处理：①给予高浓度葡萄糖；②提供大量的补液，处理电解质紊乱和内环境失衡；③全肠外营养或部分肠外营养；④毒素清除。

下面是新生儿临床表现、病程和生化检测结果提示先天性代谢缺陷，特别是中毒综合征时，需采取的处理步骤。要记住的是，患儿的临床情况因人而异，处理方式的选择应基于代谢诊疗团队的临床判断，并始终遵循个体化诊疗。许多治疗是同时进行的。

4.5.1　第一阶段：禁食，补充葡萄糖

当治疗怀疑患有先天性代谢病的新生儿时，特别是患有脑病或严重肝功能障碍，必须立即停止任何可能作为毒素的物质摄入。第一步是立即停止经口喂养，停止蛋白质和脂肪摄入。然而，由于能量不足的新生儿将会进入分解代谢状态，导致组织降解，内源性蛋白质和脂肪所产生的代谢物也会引起中毒。

因此,在获取实验室检测样本后,尽早以葡萄糖提供足够的能量至关重要。

首先,可以经外周静脉注射 10% 葡萄糖溶液,剂量为 150mL/(kg·24h)。以 10mg/(kg·min)的速度输注葡萄糖,可提供约 60kcal/(kg·24h)的能量。对于那些禁食耐受性较低的患者,例如脂肪酸氧化障碍患者,以上述速度行葡萄糖补液可以提供暂时的足够能量。然而,这补液速度对于中毒综合征的患儿来说能量过低。中毒综合征患者需要更高的葡萄糖补液速度[12~15mg/(kg·min)],不仅是为了防止低血糖的发生,更重要是为了阻止分解代谢,促进合成代谢。经中心静脉置管给予更高速度葡萄糖,可以避免输注过多的液体。如果患儿血糖浓度超过 150~160mg/dL(8.3~8.9mmol/L),则应以 0.05~0.1U/(kg·h)的剂量静脉注射胰岛素进行纠正。胰岛素剂量应根据血糖值及时调整[2,9]。

由于葡萄糖的使用可能会增加乳酸酸中毒的风险,在某些能量代谢障碍中,特别是丙酮酸脱氢酶复合物缺陷中,使用葡萄糖存在一定的潜在危险。然而,丙酮酸脱氢酶复合物缺陷罕见,并且除非是对补充硫胺素敏感的患者,否则预后通常较差。鉴于补充葡萄糖可以改善很多代谢病患者的临床状况,因此补充葡萄糖是合理的。但是,在补充葡萄糖的过程中应该定期监测动脉血气。对于严重的乳酸酸中毒患者,葡萄糖输注速度应限制在 3~5mg/(kg·min)。在排除脂肪酸氧化障碍后,应静脉输注脂肪乳剂[9](附录 A)。

4.5.2　第二阶段:医疗管理

纠正酸碱平衡　如果血气分析中 pH<7.0~7.2,应缓慢静脉注射 8.4%NaHCO₃,剂量为 0.25~0.5mEq/(kg·h)[最高 1~2mEq/(kg·h)],同时应该警惕可能存在的低钠血症、脑水肿和颅内出血风险。严重的乳酸酸中毒,当钠浓度高于 160mmol/L 出现高钠血症时,就限制了碳酸氢钠(NaHCO₃)的使用,此时应考

虑使用氨丁三醇(THAM)和/或透析治疗。

确保适当的液体量　水合作用不仅可以纠正代谢性中毒常伴随的脱水,还可以作为消除毒素的一种方法。推荐液体量为 150mL/(kg·d),如果需要更多的液体摄入量,则需要使用利尿剂以避免脑水肿发生。应该逐步恢复适当的水合状态,不要迅速进行补液,应根据脱水程度在 24~48 小时内计划完成[5,23]。

发病初期,应每 1~2 小时监测新生儿的电解质、血糖和水化,并根据最新的生化检查结果及时进行纠正。监测尿量和体重变化也非常重要。钾(K⁺)的浓度应在 3.5mmol/L 以上,钠(Na⁺)的浓度应在 135~140mmol/L。

4.5.3　第三阶段:解毒

高氨血症需要及时处理,特别是在新生儿中。处理的第一步是停止蛋白质摄入,提供高浓度的静脉葡萄糖,并恢复适当的水化状态(注意脑水肿的风险)。第二步是降低血氨浓度,可使用不同的药物降低血氨。例如,精氨酸和瓜氨酸可以增加尿素循环对氨的排泄。除氮药物,如苯甲酸钠、苯乙酸钠或苯乙酸甘油酯,与甘氨酸和谷氨酰胺结合形成马尿酸和苯乙酰谷氨酰胺,随尿液排出(第 16 章)。卡谷氨酸的结构与 N-乙酰谷氨酸类似,它是尿素循环通路中第一个酶,氨甲酰基磷酸合成酶辅因子的天然激活剂,可以使血氨水平正常化。它对 N-乙酰谷氨酸合成酶(NAGS)和氨甲酰基磷酸合成酶(CPS1)缺乏症的患者疗效最好,但也可用于部分有机酸血症的继发性血氨高,即使最终诊断未明时,该药物也可能有效[13,19,20]。

苯甲酸钠浓度超过 2mmol/L 和苯丁酸钠/苯乙酸钠浓度超过 4mmol/L 时,可能具有毒性。同时,当苯丁酸钠、苯甲酸钠同时应用时,可能会增加钠含量并降低钾含量,因此需要密切监测电解质。

在高氨血症迅速增加的情况下,当血氨浓度超过 400~500μmol/L 或在治疗 4 小时

后,氨浓度没有明显下降,或治疗 12~24 小时后,氨浓度仍超过 200μmol/L,应迅速采用体外方法清除氨。腹膜透析或血液透析的局限性,在于这些操作会诱发分解代谢。如果需进行血液滤过或血液透析,最佳选择取决于患者的体重和医务人员的经验。如果无法进行血液透析,应立即将患者转运到另一个中心进行血液透析。如果无法转运,则可以考虑腹膜透析作为一种相对简单的体外滤过方法[9,10,19,21,23]。

4.5.4 第四阶段:促进合成代谢

针对新生儿中毒综合征的治疗,从一开始就需要注意恰当的热卡摄入。除了葡萄糖外,脂肪也是重要的能源来源,尤其对于高氨血症、有机酸尿症或氨基酸代谢障碍的患者合成代谢非常重要。不过,在给予脂质之前,需要先排除脂肪酸氧化障碍。脂质的推荐剂量为 1.0~3.0g/(kg·d)或更高浓度[9,19]。

停止经口喂养和停止静脉给予蛋白和脂肪 24~48 小时后,应逐渐开始将整蛋白添加至饮食中,初始摄入量为每日需求量的 25%~50%,并逐渐增加。如果在 24~48 小时后没有摄入蛋白质,内源性蛋白质将开始分解代谢,并且有毒代谢产物生成将增加。可能需要使用胃造瘘管给予氨基酸粉,也可以部分母乳喂养。

4.5.5 第五阶段:其他支持性治疗

治疗感染可尽可能减少分解代谢触发因素,并防止进一步的代谢紊乱发生。同时应采用有效的退热和管理癫痫发作,某些情况下,也应考虑使用止吐药物,如昂丹司琼等抗恶心药物。在治疗癫痫时,应避免使用可能抑制线粒体功能的药物,如丙戊酸钠等[23]。

左旋肉碱被广泛用作许多代谢紊乱的补充剂或用于纠正肉碱缺乏症。其剂量为 25~100mg/(kg·d),在某些有机酸尿症中,可能需要高达 200~300mg/(kg·d)。但是,在一些长链脂肪酸氧化障碍,左旋肉碱的使用存在争议,考虑到可能促进形成有心脏毒性的酰基肉碱,在代谢紊乱时应避免补充左旋肉碱[24]。

在治疗丙酸尿症和甲基丙二酸尿症时,一些临床医生推荐口服甲硝唑,以抑制肠道细菌产生丙酸。在异戊酸尿症和甲基巴豆酰辅酶 A 羧化酶缺乏症,甘氨酸和左旋肉碱的补充可以促进有毒代谢物的清除。在许多病情严重的情况下,给予辅因子的经验性治疗也有帮助,不要忽视(表 4.3)[25]。

表 4.3 对辅因子有治疗反应的先天性代谢缺陷[2,18,19]

先天性代谢缺陷代谢物中毒时辅因子应用			
疾病	辅因子	治疗剂量	治疗有效比例
生物素酶缺乏症	生物素	5~10mg/d	所有
亚叶酸反应性癫痫发作	亚叶酸	5~15mg/d	所有
戊二酸尿症 I 型	维生素 B_2	20~40mg/d	很少
同型胱氨酸尿症	维生素 B_6	50~500mg/d	~50%
生物蝶呤代谢障碍引起的高苯丙氨酸血症	四氢生物蝶呤	5~20mg/d	全部,但中枢神经系统中神经递质水平无改善
甲基丙二酸尿症	维生素 B_{12}	1mg/d,肌内注射	部分
枫糖尿病	维生素 B_1	10~15mg/d	很少
多种羧化酶缺乏	生物素	10~40mg/d	大多数

续表

先天性代谢缺陷代谢物中毒时辅因子应用			
疾病	辅因子	治疗剂量	治疗有效比例
鸟氨酸氨基转移酶缺乏症（OAT）	维生素 B_6	200~600mg/d	~30%
丙酸尿症	生物素	5~10mg/d	几乎不会
维生素 B_6 反应性癫痫发作	维生素 B_6	50~100mg/d	所有

改编自 Walter 和 Wraith[25]。

4.6 总结

先天性代谢缺陷虽然罕见，但作为一类疾病，常常导致新生儿病情迅速恶化。在生后数天至数周，患代谢性中毒的新生儿可能无症状或表现出类似于常见新生儿疾病的表现，如全身感染、产伤和呼吸窘迫综合征等。仔细分析患者的病史和临床状况，再加上对基本生化检测结果的解读，通常可以合理地怀疑是先天性代谢缺陷，并指导进一步的诊断和治疗。治疗的效果取决于代谢物中毒的首发症状和开始有效治疗之间的时间差。阻止代谢性毒素的积累和促进合成代谢是治疗代谢物中毒最重要的步骤。

（吕静雯 朱天闻 译   张拥军 审校）

参考文献

1. Scriver CR. Garrod's Croonian Lectures (1908) and the charter 'Inborn Errors of Metabolism': albinism, alkaptonuria, cystinuria, and pentosuria at age 100 in 2008. J Inherit Metab Dis. 2008;31(5):580–98.
2. Saudubray JM, Van den Berghe G, Walter J. Inborn metabolic diseases: diagnosis and treatment. 5th ed. Berlin: Springer; 2012.
3. Leonard JV, Morris AA. Diagnosis and early management of inborn errors of metabolism presenting around the time of birth. Acta Paediatr. 2006;95(1):6–14.
4. Physician's guide to the treatment and follow-up of metabolic diseases. New York: Springer/Berlin/Heidelberg; 2014.
5. Saudubray JM, Garcia-Cazorla A. Inborn errors of metabolism overview: pathophysiology, manifestations, evaluation, and management. Pediatr Clin N Am. 2018;65(2):179–208.
6. Gilbert-Barness E, Farrell PM. Approach to diagnosis of metabolic diseases. Transl Sci Rare Dis. 2016;1(1):3–22.
7. Saudubray JM, Nassogne MC, de Lonlay P, Touati G. Clinical approach to inherited metabolic disorders in neonates: an overview. Semin Neonatol. 2002;7(1):3–15.
8. Hoffmann GF, A. S. Organic acidurias. In: Sarafoglu K, Roth KS, editors. Pediatric endocrinology and inborn errors of metabolism. New York: McGraw Hill Medical; 2009. p. 83–118.
9. Prietsch V, Lindner M, Zschocke J, Nyhan WL, Hoffmann GF. Emergency management of inherited metabolic diseases. J Inherit Metab Dis. 2002;25(7):531–46.
10. Rice GM, Steiner RD. Inborn errors of metabolism (metabolic disorders). Pediatr Rev. 2016;37(1):3–15; quiz 6–7, 47
11. Walter JH. Inborn errors of metabolism and pregnancy. J Inherit Metab Dis. 2000;23(3):229–36.
12. Gutierrez Junquera C, Balmaseda E, Gil E, Martinez A, Sorli M, Cuartero I, et al. Acute fatty liver of pregnancy and neonatal long-chain 3-hydroxyacyl-coenzyme A dehydrogenase (LCHAD) deficiency. Eur J Pediatr. 2009;168(1):103–6.
13. Zschocke J, Hoffman GF, Milupa AG. Vademecum metabolicum: manual of metabolic paediatrics. 2nd ed. Friedrichsdorf, Stuttgart, Milupa, editors: Schattauer; 2004.
14. Platt LD, Koch R, Hanley WB, Levy HL, Matalon R, Rouse B, et al. The international study of pregnancy outcome in women with maternal phenylketonuria: report of a 12-year study. Am J Obstet Gynecol. 2000;182(2):326–33.
15. Saudubray JM, Sedel F, Walter JH. Clinical approach to treatable inborn metabolic diseases: an introduction. J Inherit Metab Dis. 2006;29(2–3):261–74.
16. Schillaci LP, DeBrosse SD, McCandless SE. Inborn errors of metabolism with acidosis: organic acidemias and defects of pyruvate and ketone body metabolism. Pediatr Clin N Am. 2018;65(2):209–30.
17. Clayton PT. Inborn errors presenting with liver dysfunction. Semin Neonatol. 2002;7(1):49–63.
18. Blau N, Milan E, Blaskovics MD. Simple tests. In: Blau N, Blaskovics ME, Gibson KE, editors. Physician's guide to the laboratory diagnosis of meta-

bolic diseases. Berlin: Springer-Verlag; 2014. p. 3–10.

19. Haberle J, Boddaert N, Burlina A, Chakrapani A, Dixon M, Huemer M, et al. Suggested guidelines for the diagnosis and management of urea cycle disorders. Orphanet J Rare Dis. 2012;7:32.

20. Chow SL, Gandhi V, Krywawych S, Clayton PT, Leonard JV, Morris AA. The significance of a high plasma ammonia value. Arch Dis Child. 2004;89(6):585–6.

21. Grunevald S, Davison J, Martinelli D, Duran M, Dionisi-Vici C. Emergency diagnostic procedures and emergency treatment. In: Blau N, Marinus Duran K, Gibson M, Dionisi-Vici C, editors. Physician's guide to the diagnosis, treatment, and follow-up of inherited metabolic diseases. Springer; 2014.

22. Alfadhel M, Al-Thihli K, Moubayed H, Eyaid W, Al-Jeraisy M. Drug treatment of inborn errors of metabolism: a systematic review. Arch Dis Child. 2013;98(6):454–61.

23. Dionisi-Vici C, OdB H. Emergency treatment. In: Saudubray JM, Walter J, editors. Inborn metabolic diseases diagnosis and treatment. Berlin: Springer; 2012. p. 104–11.

24. Spiekerkoetter U, Lindner M, Santer R, Grotzke M, Baumgartner MR, Boehles H, et al. Treatment recommendations in long-chain fatty acid oxidation defects: consensus from a workshop. J Inherit Metab Dis. 2009;32(4):498–505.

25. Walter J. Present status and new trends. In: Fernandes SJ, Van der Berghe J, editors. Inborn metabolic diseases diagnosis and treatment 2000. p. 75–84.

第 5 章

合成代谢：实用策略

Kimberly A. Kripps，Johan L.K. Van Hove

5

目录

5.1　背景

合成代谢是一种能量充足时的代谢状态,这种状态下,人体合成包括蛋白质在内的新成分。与之相反,分解代谢是一种能量缺乏时的状态,此时,人体分解自身储备用于提供维持生命反应所需的能量和成分。由于许多代谢性疾病源于分解代谢途径的缺陷,特别是蛋白质、脂肪和碳水化合物的分解,因此避免分解代谢是管理这些疾病的重要方法。因为受疾病影响,往往不能摄入充足的营养,因此在疾病期间,维持合成代谢状态尤为重要。维持合成代谢状态需要能量和成分。首先需要提供充足的能量。能量可来源于碳水化合物,也可来源于脂肪。从蛋白质中获得能量受到氮负荷的限制。其他必需的成分包括必需氨基酸、维生素、矿物质和必需脂肪酸。本章中维持合成代谢的管理策略来源于作者的经验和实践。

5.2　合成代谢在代谢性疾病中的重要性

许多代谢紊乱源于碳水化合物、蛋白质和脂肪等宏量营养素分解途径的缺陷。在合成代谢状态下,身体不依赖这些分解途径,患者状态最稳定。但是,当机体发生分解代谢时,后果可能会危及生命。

通常,在应激状态下,这些疾病会导致能量不足和 / 或有毒代谢产物的积累。因此,这类疾病通常被称为“能量代谢障碍”。在碳水化合物代谢障碍时,若缺乏外源性葡萄糖供应,机体无法有效储存或分解糖原将导致低血糖和能量衰竭。同样地,当身体依赖脂肪来源获取能量时,脂肪酸 β 氧化缺陷会导致能量供应不足。脂肪酸底物的积累也被认为对线粒体功能有毒性[1,2]。氨基酸代谢紊乱通常会导致有毒中间代谢产物的积累,阻断代谢通路。这些氨基酸代谢紊乱通常是通过限制蛋白质摄入来控制,或者限制特定的无法正确代谢的氨基酸摄入来减少有毒代谢物。在分解代谢期间,当身体开始分解自身蛋白质时,产生大量的氨基酸,进一步将导致代谢紊乱和毒素累积。

线粒体是产生能量的中心。因此,导致线粒体功能原发性损伤的各种情况也会导致能量缺乏。即使在营养充足的状态下,线粒体疾病也可能存在能量缺乏。然而,线粒体疾病在分解代谢状态下可能会进一步恶化。代谢应激可能导致活性氧、有毒代谢物的生成增加,导致能量更为不足,导致细胞损伤和症状恶化[3]。因此,维持合成代谢对线粒体疾病同样重要。

5.3　禁食和餐后代谢

了解正常代谢过程有助于理解如何维持每种特定能量代谢障碍疾病的合成代谢。

餐后早期,人体新陈代谢倾向于使用碳水化合物作为能量。膳食在 3~4 小时内被消化和吸收,在此期间为身体提供葡萄糖来源(图 5.1)。

此后,肝脏中储存的糖原分解并提供能量(糖原的分解)。糖原储存或糖原利用缺陷的患者会在这段时间内出现症状。随着糖原储备的耗尽,通常在饭后 8~12 小时内,身体会逐渐转向糖异生,也就是从非碳水化合物来源(如氨基酸和脂肪酸)合成葡萄糖。

宏量营养素的代谢

碳水化合物、蛋白质和脂肪在餐后不同时间作为能量来源。

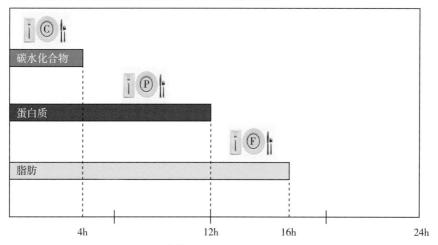

图 5.1　宏量营养素消化的时间[14]（Bernstein L et al. Visual Teaching Aids，Vitaflo USA）

禁食 12~15 小时后，将发生脂肪分解，新陈代谢将逐渐转向使用脂肪作为主要能源。在禁食 12 小时后游离脂肪酸增加，在禁食 15 小时后酮体开始增加[4]。在禁食期间，影响脂肪或蛋白质代谢障碍将出现症状。根据记录，脂肪酸氧化障碍如中链酰基辅酶 A 脱氢酶（MCAD）缺乏症的低血糖发作可在禁食 12 小时后发生[5]。因此，对于这些疾病，应避免禁食时间超过 12~15 小时。

需要注意的是，可耐受禁食时间存在年龄依赖性[5]。因此，对于婴儿和更小的儿童，尤其是那些体重较轻、储备少的儿童，发生糖原分解、糖异生和脂肪分解开始的时间可能会缩短。在疾病急性期，能量需求也会增加，导致可耐受禁食时间更为缩短。

5.4　日常管理

针对代谢障碍病患者，日常维持合成代谢的指导意见来源于上述正常能量代谢的知识。应教导患者和家属仔细计算每日禁食时间，并确保规律膳食和间餐，以免禁食时间过长。

患者夜晚睡眠期间是自然存在的禁食时间段，对幼儿而言通常为 10~12 小时。对

于大多数代谢障碍患者来说，这是一个可以接受的禁食时间；然而，如果错过了晚餐或早餐，很容易超过可耐受禁食时间。对于糖原代谢障碍，可耐受禁食时间要短得多，通常需要夜间加餐。摄入生玉米淀粉后能缓慢释放葡萄糖，从而延长肠内吸收阶段，可用于包括糖原储存缺陷在内的患者稳定血糖水平和延长餐间禁食时间[6,7]。

5.5　急性发作及住院

5.5.1　居家管理

对于错过进餐或有存在长时间禁食风险的患者，必须制订切实可行的管理策略。如果由于食欲不佳或存在导致呕吐的疾病而没有吃晚饭，那么患者或护理人员应该记下从最后一顿饭（通常是午餐）开始的时间。在这种情况下，夜间禁食时间长达 15 小时。因此，应在夜间叫醒患者尝试进食；如果不成功，应将其送往医院进行护理。如果食欲不佳或呕吐问题发生在早上，因患者已经禁食一夜，距离最长禁食时间只剩几个小时。

通常，在患者感到不适的时候，少量多餐比单次大量进食更易于接受。如果无法耐受

表 5.1　患者碳水化合物溶液指南

糖溶液	年龄	每 100mL 含糖克数	120mL（4oz）液体中含糖量	每 100mL 能量	每毫升能量
15%	0~12 月龄	15	8 茶匙	60	0.6
20%	1~3 岁	20	11 茶匙	80	0.8
25%	3~6 岁	25	4.5 汤匙	100	1.0
30%	6 岁以上	30	5.5 汤匙	120	1.2

Adapted from van Hove et al.（2009）[8]。

固体食物，可以提供患者高浓度碳水化合物饮料来提供葡萄糖来源。高碳水化合物溶液可以使用食用糖（蔗糖）制成；α- 糊精麦芽糖的浓缩溶液通常更容易被接受[8]。α- 糊精麦芽糖溶液具有较低的渗透压并且易于消化。随着年龄的增长，可耐受的 α- 糊精麦芽糖的浓度增加：1 岁以下的婴儿建议使用浓度为 15% 的溶液，1~3 岁时使用浓度为 20% 的溶液，3~6 岁时使用浓度为 25% 的溶液，6 岁以后使用浓度为 30% 的溶液。表 5.1 提供了计算和制备液体的说明（附录 C）。

对于大多数患者来说，每小时喝 60mL 浓缩葡萄糖溶液可以提供足够能量。这种溶液通常在 30~60 分钟内被迅速吸收。每 15 分钟给一茶匙（15mL）通常耐受性最好。因为这些溶液可能会加剧腹泻，腹泻期间应谨慎使用。腹泻病期间高碳水化合物负荷引起的渗透性腹泻可能导致低钠血症。

葡萄糖或 α- 糊精麦芽糖溶液不是完整的营养来源，不应长时间使用（最长 24~36 小时）。这些溶液也可用于缩短麻醉等医学治疗所需的禁食时间。已被证明 α- 糊精麦芽糖溶液在胃内排空时间小于 2 小时[9]。

5.5.2　住院管理

如果患者在家中无法耐受经口喂养或口服液体，应该将其送往医院进行静脉营养，补充提供液体（附录 B）。

在制订静脉营养管理计划时，不仅要考虑预防低血糖所需的葡萄糖量，还要考虑提供给患者的总热量。在大多数急性疾病期间，能量需求维持在正常水平的 100%。热量需求可以通过已发表的表格[10]或 DRI[11]进行估算。

通过静脉注射葡萄糖提供热量通常来说是安全的，但通常不能提供足够的热量。为了满足能量需求，通常应静脉注射葡萄糖和脂肪的组合方案（例如 Intralipid）。婴儿的最佳能量方案由碳水化合物和脂质的混合物提供的[12]。在大多数脂肪酸氧化障碍的情况下，禁忌使用 Intralipid，可能需要增加葡萄糖供应以满足这些患者的能量需求。静脉注射葡萄糖时，应始终考虑总液体量，并考虑其诱发高血糖的风险，这可能限制了能安全使用的葡萄糖总量。

为了维持合成代谢，除了能量来源外，还必须提供必需氨基酸。尽管有合适的能量来源，但在必需氨基酸缺乏的情况下，身体会开始分解蛋白质储备为合成蛋白质提供必要成分。尤其是对于存在蛋白质或氨基酸代谢缺陷的患者，这可能导致毒素积累。由于摄入不足或发生呕吐，许多患者在入院时就已经缺乏必需氨基酸[13]。即使在存在高氨血症或存在其他毒素的情况下，也应在入院时立即开始提供必需氨基酸。必需氨基酸需求量随着年龄的增长而变化，可以从已发表的资料中估计[10]。某些代谢紊乱可能会产生条件必需氨基酸，这种情况也需要纳入考虑。

应为因疾病需要限制特定氨基酸摄入的患者（如有机酸血症）或限制一般蛋白质摄

入的患者（如尿素循环缺陷）提供必需氨基酸。口服特殊医用配方食品是为该类患者提供必需氨基酸的首选方法。缺乏特定氨基酸的特医食品为无法代谢特定氨基酸的患者提供了安全的蛋白质来源，可以根据血浆氨基酸浓度对完整蛋白质来源进行调整。对于尿素循环障碍患者而言，通常需要限制蛋白质摄入，可以使用仅由必需氨基酸组成的特医食品。这样既可满足必需氨基酸的需求，又不会引起完整蛋白质来源中伴随的非必需氨基酸的蛋白质摄入过量。对于不愿意经口进食或有恶心或呕吐的患者，可以使用鼻胃喂养并缓慢滴注，提高耐受性。

如果无法进行肠内喂养，应立即静脉注射蛋白质来提供必需的氨基酸。遗憾的是，专用的静脉注射蛋白质溶液并未被广泛使用。现有的溶液含有完整的氨基酸混合物，因此必须谨慎使用，以满足必需氨基酸的需求，而不会导致不必要氨基酸或总蛋白质摄入过量。应定期监测血浆氨基酸浓度，以指导静脉注射蛋白质溶液混合物的使用。在某些情况下，需要专用的不含有特定氨基酸的肠外营养配方，并且需特别订购，例如枫糖尿病患者的无支链氨基酸肠外营养。

最后，必须提供足够的维生素。患者在入院前往往存在营养摄入不足或慢性呕吐，会有硫胺素缺乏的风险。硫胺素是参与许多能量代谢的辅酶。缺乏硫胺素会加剧能量不足，增加神经损伤风险。在治疗的早期阶段，给予大量碳水化合物时，硫胺素的需求增加，应提供额外的硫胺素，避免神经系统问题。

5.6　总结

促进合成代谢是防治多种遗传代谢病的关键。许多代谢紊乱会影响分解代谢过程，如脂肪酸、氨基酸或糖原的分解紊乱。由于代谢缺陷，当患者处于分解代谢状态时，存在能量不足和/或有毒代谢产物积累的风险。因此，维持合成代谢对于预防这种风险很重

要。合成代谢通过促进氨基酸的合成及利用来合成新的蛋白质，减少毒素的产生，从而进一步减少代谢紊乱中毒素的积累，例如涉及蛋白质代谢的代谢障碍。

疾病急性发作期间分解代谢的风险显著增加。患者、家属和膳食提供者必须制订合理的计划来维持疾病期间机体的合成代谢。合成代谢所需的最重要的成分是能量，合成过程依赖于能量，需要正热量状态来提供有利于合成代谢的环境。

当口服摄入受到影响时，如呕吐性疾病，可通过少量多餐、频繁摄入 α- 糊精麦芽糖溶液或管饲喂养来解决碳水化合物的能量需求，最大限度地减少代谢紊乱。在肠内营养不耐受的情况下，有必要入院进行静脉注射补充能量。

另外，还需要提供用于蛋白质合成和产生能量的成分来支持合成代谢。患者应尽早开始摄入必需氨基酸和维生素，因为即使在有足够能量来源的情况下，延迟摄入必需氨基酸和维生素也会导致分解代谢。

（赵萱 译　冯一 审校）

参考文献

1. Ribas GS, Vargas CR. Evidence that oxidative disbalance and mitochondrial dysfunction are involved in the pathophysiology of fatty acid oxidation disorders. Cell Mol Neurobiol. Springer Nature: 2020. https://link.springer.com/article/10.1007/s10571-020-00955-7#rightslink
2. Wajner M, Amaral AU. Mitochondrial dysfunction in fatty acid oxidation disorders: insights from human and animal studies. Biosci Rep. 2015;36(1):e00281.
3. Parikh S, Goldstein A, Koenig MK, Scaglia F, Enns GM, Saneto R, et al. Diagnosis and management of mitochondrial disease: a consensus statement from the Mitochondrial Medicine Society. Genet Med. 2015;17(9):689–701.
4. Bonnefont JP, Specola NB, Vassault A, Lombes A, Ogier H, de Klerk JB, et al. The fasting test in paediatrics: application to the diagnosis of pathological hypo- and hyperketotic states. Eur J Pediatr. 1990;150(2):80–5.
5. Derks TG, van Spronsen FJ, Rake JP, van der Hilst CS, Span MM, Smit GP. Safe and unsafe duration of fasting for children with MCAD deficiency. Eur J

Pediatr. 2007;166(1):5–11.

6. Kishnani PS, Austin SL, Abdenur JE, Arn P, Bali DS, Boney A, et al. Diagnosis and management of glycogen storage disease type I: a practice guideline of the American College of Medical Genetics and Genomics. Genet Med. 2014;16(11):e1.

7. Saudubray JM, Baumgartner MR, Walter J. Inborn metabolic diseases: diagnosis and treatment. Springer Berlin, Heidelberg; 2016.

8. Van Hove JL, Myers S, Kerckhove KV, Freehauf C, Bernstein L. Acute nutrition management in the prevention of metabolic illness: a practical approach with glucose polymers. Mol Genet Metab. 2009;97(1):1–3.

9. Nygren J, Thorell A, Jacobsson H, Larsson S, Schnell PO, Hylen L, et al. Preoperative gastric emptying. Effects of anxiety and oral carbohydrate administration. Ann Surg. 1995;222(6):728–34.

10. American Academy of Pediatrics Committee on N. Pediatric Nutrition. 8th ed. American Academy of Pediatrics Committee on N, editor; 2019.

11. Institute of Medicine (U.S.). Panel on Macronutrients., Institute of Medicine (U.S.). Standing Committee on the Scientific Evaluation of Dietary Reference Intakes. Dietary reference intakes for energy, carbohydrate, fiber, fat, fatty acids, cholesterol, protein, and amino acids. Washington, D.C.: National Academies Press; 2005. xxv, 1331 p.

12. Bresson JL, Narcy P, Putet G, Ricour C, Sachs C, Rey J. Energy substrate utilization in infants receiving total parenteral nutrition with different glucose to fat ratios. Pediatr Res. 1989;25(6):645–8.

13. Boneh A. Dietary protein in urea cycle defects: how much? Which? How? Mol Genet Metab. 2014;113(1–2):109–12.

第 6 章

6

遗传代谢病的蛋白质需求

Steven Yannicelli

目录

核心信息

1. 蛋白质是遗传代谢病（inherited metabolic diseases，IMD）个体膳食的重要组成部分。

2. 目前的膳食参考摄入量可能低估了 IMD 患者的蛋白质需求。

3. 将蛋白质摄入量分配到全天有助于促进合成代谢。

4. 生长发育迟缓患者的追赶性生长需要额外的蛋白质和能量。

5. 正确使用蛋白质替代品（特医食品）对于确保血清氨基酸平衡和促进生长发育至关重要。

6.1　背景

蛋白质存在于所有细胞中，在人体中有多种功能，包括构成人体的成分、作为人体的激素和酶、参与人体免疫和酸碱平衡的调节。人体内发挥功能的有 20 种氨基酸。这些氨基酸可分为三类：不可缺少的氨基酸（也称为必需氨基酸），不能在体内合成，必须由饮食提供；内源性合成的非必需的氨基酸（也称为非必需氨基酸）；以及条件必需氨基酸（表 6.1）。关于条件必需氨基酸的一个例子是在苯丙酮尿症中，酪氨酸不能由苯丙氨酸水解生成，使得酪氨酸成为必需氨基酸。

表 6.1　人类饮食中氨基酸的分类

人类饮食中的必需氨基酸、非必需氨基酸及条件必需氨基酸		
必需氨基酸	非必需氨基酸	条件必需氨基酸
组氨酸	丙氨酸	精氨酸
异亮氨酸	天冬氨酸	半胱氨酸
亮氨酸	天冬酰胺	谷氨酰胺
赖氨酸	谷氨酸	甘氨酸
甲硫氨酸	丝氨酸	脯氨酸

续表

人类饮食中的必需氨基酸、非必需氨基酸及条件必需氨基酸		
必需氨基酸	非必需氨基酸	条件必需氨基酸
苯丙氨酸		酪氨酸
苏氨酸		
色氨酸		
缬氨酸		

6.2　蛋白质组分的生物学价值和消化率

蛋白质的组成和质量影响消化的速率和为蛋白质合成和生长发育提供足够的氮和不可缺少的氨基酸的能力。蛋白质质量由消化率和氨基酸组成决定，其中必需氨基酸有重要意义。必需氨基酸含量不平衡或单个必需氨基酸（限制性氨基酸）的数量不足，会对蛋白质的合成和蛋白质的周转产生负面影响。因此，必须提供足够量的全部种类的必需氨基酸，以满足蛋白质的需求并驱动蛋白质的合成。

不同形式的蛋白质之间的消化率和氨基酸组成都有所不同。标准的婴儿配方奶粉和母乳中含有整蛋白，整蛋白中所有的氨基酸以复合键连接或以多肽形式存在。其他婴儿配方奶粉含有蛋白质水解物，其中蛋白质被分解成特定链长的二肽和三肽，而另一部分配方奶粉中含有游离氨基酸（图 6.1）。特医食品，也被称为"蛋白质替代品"，用于氨基酸代谢障碍、有机酸血症和尿素循环紊乱，它们是元素性的，含有游离氨基酸。一个例外是糖巨肽（glyco-macropeptide，GMP），这是在干酪加工过程中通过凝乳酶对牛 β- 酪蛋白的作用产生的具有生物活性的 64 链多肽。GMP 苯丙氨酸和酪氨酸的天然含量较低，可以用于某些 PKU 和酪氨酸血症（tyrosinemia，TYR）患者的特医食品[1]。

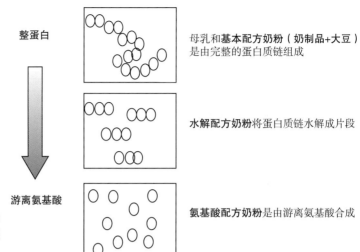

整蛋白

母乳和**基本配方奶粉（奶制品+大豆）**
是由完整的蛋白质链组成

水解配方奶粉将蛋白质链水解成片段

游离氨基酸

**图 6.1   母乳 / 标准配方奶
粉、水解配方奶粉和氨基酸配
方奶粉中蛋白质的复杂性**

氨基酸配方奶粉是由游离氨基酸合成

蛋白质含有 16% 的氮。有研究报道，蛋白质来源影响氮潴留和全身氮[2,3]。Luiking 等报道称，相比于食用大豆蛋白，食用酪蛋白导致蛋白质合成增加，而大豆蛋白降解为尿素的比例更高[4]。Dangin 等（2011）报道，在快消化蛋白（乳清蛋白）和慢消化蛋白（酪蛋白）中，蛋白质的消化率可以调节蛋白质的潴留[5]。乳清蛋白被快速消化，导致血浆氨基酸迅速上升，刺激蛋白质合成[3]。一项在大鼠中进行的研究比较了酪蛋白和游离氨基酸[6]，并发现与游离氨基酸相比，饲喂酪蛋白的大鼠体重增加更多且肾氮排泄减少，表明全身氮稳态得到改善。Monchi 等（1993）也报道，与喂食游离氨基酸的大鼠相比，喂食酪蛋白水解物的大鼠具有显著更高的身体氮、体重增加和净蛋白质利用率[7]。与年龄匹配的食用全大豆蛋白的对照组相比，食用游离氨基酸的苯丙酮尿症儿童，尽管摄入相同量的膳食总蛋白[8]，但生长较差，身体总氮较低。在另一项研究中，Jones 等（1983）报道，尽管氮消耗量相似，但以游离氨基酸作为主要蛋白质来源的成年人比以整蛋白作为蛋白质来源的成年人氮保留率低[9]。尽管蛋白质摄入量相似，但以游离氨基酸作为主要蛋白质来源的 PKU 儿童的全身氮和身高 Z 评分显著低于以整蛋白为主要蛋白质来源的非

PKU 儿童。

与整蛋白相比，游离氨基酸的吸收和氧化速率增加，部分原因是消化速率[10-12]。游离氨基酸绕过消化阶段，并且可以在小肠中迅速吸收。研究人员报告，与整蛋白相比，喂食游离氨基酸的受试者餐后 120 分钟血浆氨基酸浓度更高[5]。与游离氨基酸配方奶粉和人乳相比，深度水解配方奶粉显示出不同的血浆氨基酸模式[13]。

由于氮潴留的差异，以及整蛋白和游离氨基酸在消化和快速吸收方面的差异，建议从特医食品中获得较大比例的蛋白质的患者每日总蛋白质摄入量高于推荐每日摄入量（recommended daily intake，RDI）[14]。通常，由于使用游离氨基酸配方特医食品时氮保留减少，建议进行 20%~25% 的校正[15]。

基于不同蛋白质来源的消化率和吸收的差异，临床医生在评估血浆氨基酸浓度时，尤其是在考虑饮食调整时，应清楚患者在抽血前是单独食用游离氨基酸配方的特医食品还是与完整蛋白质结合食用的。

6.3   蛋白质周转

蛋白质周转是机体通过合成和降解的平衡生成游离氨基酸的过程。这种恒定的周

转或内源性蛋白质的再合成发生在所有细胞中。大部分蛋白质周转发生在肝脏和肠中,骨骼肌中发生较少[16,17]。蛋白质周转率和沉积率在整个生命周期中不同,与成人相比,婴儿的每日蛋白质周转率约为成人的 4 倍[18,19]。因此,蛋白质需求(基于体重)在婴儿中最高。当蛋白质合成等于降解时,身体处于“平衡”状态(图 6.2)[20]。

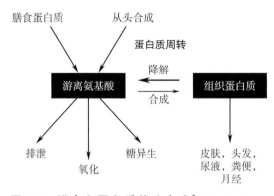

图 6.2　膳食和蛋白质从头合成[Adapted from Dietary Reference Intakes for Energy,Carbohydrate, Fiber,Fat,Fatty Acids,Cholesterol,Protein,and Amino Acids(Macronutrients). National Academy of Sciences,2005:pg. 598[20]]

　　Borsheim 等(2002)报道了蛋白质合成由饮食中必需氨基酸含量而不是非必需氨基酸含量驱动[21]。增加细胞外必需氨基酸,特别是亮氨酸的浓度,启动蛋白质合成[22]。

　　分解代谢危象期间,蛋白质降解比合成更活跃,导致负氮平衡。在有严重代谢紊乱疾病的患者中,这是一个问题,并对临床医生提出了减少蛋白质降解的挑战。在急性代谢危象期间,目标是通过确保蛋白质 / 氨基酸不从饮食中长时间消除,并提供足够的热量来维持足够的氨基酸。

6.4　影响蛋白质利用的其他因素

　　能量平衡对膳食氨基酸充足率有显著影响。遗传代谢病患者的饮食必须提供足够的能量摄入,以保存蛋白质用于合成和充分生

长。热量不足将导致氨基酸被代谢为能量而不是生成蛋白质。在大多数情况下,有遗传代谢病的患者在“健康”时能量需求应该与普通个体相似。在急性代谢紊乱的情况下,他们需要额外的能量来减少分解代谢和促进合成代谢。提供非蛋白质能量的数量和类型的方法将在本书的疾病相关章节中讨论。

　　蛋白质以及非蛋白质能量(即碳水化合物和脂肪),必须以足量提供以驱动蛋白质合成并防止蛋白质能量缺乏[23]。蛋白质合成依赖于提供足够量的必需氨基酸。胰岛素响应于葡萄糖和氨基酸,特别是亮氨酸,发出驱动骨骼肌中蛋白质合成的合成代谢途径的信号。亮氨酸通过增强参与 mRNA 翻译的蛋白质的活性和合成来上调骨骼蛋白合成[24]。与仅提供碳水化合物相比,完整蛋白质、碳水化合物和亮氨酸的组合已显示出增加蛋白质合成,减少蛋白质氧化,并增加净全身蛋白质平衡的作用[25]。

　　过量的非蛋白质热量会增加体重,但不会增加瘦体重,这可能是某些有先天性代谢缺陷的患者低蛋白质、高热量摄入的问题。非蛋白质能量的类型对蛋白质状态产生影响。人体研究表明,碳水化合物,而不是脂肪,可以减少餐后蛋白质降解[26,27]。当提供碳水化合物时,净蛋白质利用率提高了 5%,氮保留率提高了 14%。没有蛋白质时碳水化合物过量刺激吸收后蛋白质降解和蛋白质合成[28]。

　　早期在婴儿和儿童中进行的游离氨基酸饮食的研究报告,需要 20%~25% 的额外非蛋白质能量来支持氮平衡[29,30]。然而,在活动受限或不能行走的代谢障碍患者,较少的卡路里可能足以维持生长和体重[31]。

　　把蛋白质摄入分配至全天对蛋白质合成有积极影响[32-34]。一项研究中建议的最佳蛋白质分布如图 6.3 所示[35]。

　　总蛋白量相同的情况下,Paddon-Jones 等(2009)报道每日 3 次提供等量蛋白质比每日 3 次提供不同量蛋白质的蛋白合成更

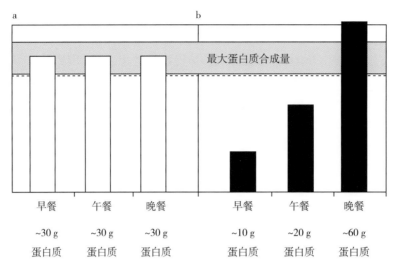

图 6.3 每日蛋白质摄入量的最佳分布。(a)最佳蛋白质分布。(b)偏态蛋白质分布(Adapted from Paddon-Jones and Rasmussen[35])

好[33,35,36]。PKU 患者中,全天提供氨基酸配方的特医食品与单次剂量给予等量蛋白质相比,对蛋白质合成有积极影响[37]。研究还报告了其对血浆苯丙氨酸浓度的积极影响[37]。对于有代谢障碍疾病的患者,提供特医食品且限制整蛋白食品最有利于优化蛋白质合成[38]并减少 L- 氨基酸的氧化[39]。

6.5 一般人群的蛋白质需求

一般人群和代谢病患者的蛋白质需求仅需作为基准。推荐膳食摄入量(recommended dietary allowances,RDA)和年龄别膳食参考摄入量(附录 D)由许多因素决定,包括不同年龄的最低需要。RDA 是足以满足一组中几乎所有(97%~98%)健康个体营养需求的平均每日膳食摄入量[23]。估计平均需要量(estimated average requirement,EAR)是"满足人群中一般健康个体需求的平均每日营养素摄入量"[23]。

蛋白质需求主要通过传统的氮平衡研究来确定,其中氮的摄入与排泄的计算反映了合成或分解代谢。蛋白质的 EAR[对于成年人来说约 0.66g/(kg·d)]是从平衡研究中零氮平衡的氮量得出的。蛋白质的 RDA 基于

EAR 加上安全系数,得出成人蛋白质推荐量为 0.8g/(kg·d)[20,23]。由于数据不足,未设定蛋白质或必需氨基酸的可耐受上限。

氮平衡方法的局限性包括难以准确测量、假正氮平衡的可能和低估蛋白质需求。测定氨基酸和蛋白质需求量的更精确方法是指示氨基酸氧化技术(indicator amino acid oxidation technique,IAAO)[40]。IAAO 利用经口摄入的碳标记同位素(L-[1-^{13}C])示踪剂,并在呼气中以 $^{13}CO_2$ 的形式测量该标记碳的氧化。IAAO 基于以下假设:如果一种必需氨基酸缺乏,则所有其他氨基酸将被氧化,直到该特定的必需氨基酸以足够的量可用,此时氨基酸池(包括示踪剂)的氧化将是最低的[41]。使用 IAAO,研究人员报告的蛋白质推荐摄入量比联合国粮食及农业组织 / 世界卫生组织(Food and Agriculture Organization/ World Health Organization,FAO/WHO)基于氮平衡研究的建议高出 30%[42]。与 IAAO 方法确定的 1.3g/(kg·d)(平均值)和人群安全的 1.55g/(kg·d)(95% 置信区间上限)相比,当前儿童蛋白质推荐量(DRI 2005)为 0.76g/(kg·d)(EAR)和 0.95g/(kg·d)(RDA)可能被低估了 70%[43]。IAAO 可以帮助研究人员重新评估当前的蛋白质需求[40,44]。除了评

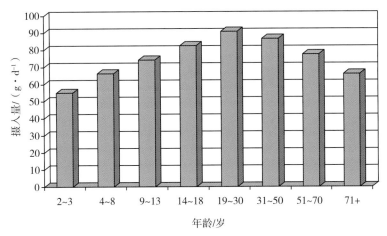

图 6.4　不同年龄的每日蛋白质摄入量（g/d）-NHANES,2003—2004[47]

估蛋白质需求外,IAAO 还用于定量枫糖尿病(MSUD)[45]和 PKU[46]中的氨基酸需求。

由于不同国家和地区对蛋白质需求量有不同的建议,因此我们要紧跟研究进展不断调整认识[47-49]。图 6.4 显示,美国居民的实际蛋白质摄入量高于目前的推荐摄入量。

6.6　遗传代谢病的蛋白质需求

由于氮平衡研究是基于健康人群所获得的,因此对于需要食用氨基酸类特医食品的代谢障碍患者,RDA 可能并不是这些患者合理的蛋白质推荐摄入量。然而代谢障碍患者所需的最佳蛋白质摄入量目前尚不确定。比较 FAO/WHO 与代谢疾病营养学专家经常使用的标准方案[50],可以发现 PKU 患者的蛋白质推荐摄入量存在显著差异[51]。例如,目前 FAO/WHO 推荐的婴儿蛋白质摄入量为 0.9g/kg,而最新的苯丙酮尿症指南推荐的蛋白质摄入量为 2.5~3.5g/kg[52,53]。与美国的 RDA 一致,FAO/WHO 强调提供足量的高生物价值蛋白质,而并不强调以氨基酸为基础的配方奶。再举个例子,给患有 PKU 的婴儿喂食了两种以氨基酸为基础的配方奶粉,其中一种配方奶粉的蛋白质当量(2.74g/100kcal)略低于另一种配方奶粉(3.12g/100kcal)。两种配方奶粉的蛋白质

含量都明显高于《婴儿配方奶粉法》规定的 1.7g/100kcal。6 个月后,接受高蛋白配方奶粉的婴儿体重、身长以及头围显著增加,同时对限制性膳食苯丙氨酸饮食的耐受性明显提高(38%)[54]。

根据 IAAO,轻症 PKU 儿童的蛋白质推荐量可能高于目前的推荐量[55]。Turki 等报道,对于 6~18 岁的儿童,蛋白质需求量可能高达 1.85g/(kg·d),即蛋白质占总能量约 19%[55],高于目前对 PKU 患者的推荐量[53]。由于 PKU 基因的异质性,疾病严重程度不一,有些严重有些轻微,患者对蛋白质需求量也不同。

有报道称,在接受以氨基酸为基础的特医食品治疗 56 个月后,有机酸血症婴幼儿的生长速度和蛋白质状态指数均恢复正常[56]。正常生长曲线的受试者摄入的蛋白质接近 FAO/WHO 蛋白质需求量的 120%,而摄入的能量略低于推荐能量的 100%。然而,尽管生长曲线正常、蛋白质状态指数正常,但是患者血浆异亮氨酸和缬氨酸仍显著低于正常参考值。比较生长发育正常和生长发育不良的丙酸血症患者摄入的蛋白质和能量,无论是通过整蛋白配方奶粉或是氨基酸配方奶粉,只要摄入更多的蛋白质对于患者均是有益的[56,57]。

代谢障碍患者摄入充足的蛋白质和必需

氨基酸,可以促进合成代谢、防止蛋白质和氨基酸不足,并能促进患者正常生长发育。过度限制蛋白质摄入,患者可能会出现蛋白质 - 能量营养不良和生长发育迟缓等严重问题[57-62]。与摄入过多蛋白质的尿素循环障碍患者相比,过度限制蛋白质可导致更高的血清氨浓度。然而,由于过多摄入整蛋白会导致代谢分解,因此过多摄入整蛋白可能是尿素循环障碍患者的禁忌证。

一直以来,美国对患有 PKU 和其他先天性代谢缺陷婴儿推荐的蛋白质摄入量为每千克体重 3.0~3.5g 或更高[51,52],明显高于该年龄段的参考摄入量[20]。一些从事代谢工作的临床医生可能并不完全支持这些较高的推荐摄入量。Van Rijn 等测量了患有 PKU 的成人与健康成人对照组的全身蛋白质代谢情况。运用[1-^{13}C]缬氨酸引物连续输注法,在 RDA 蛋白质参照下,PKU 成人的全身蛋白质代谢与健康对照组没有显著差异[44]。国际遗传代谢营养学家协会(Genetic Metabolic Dietitians International,GMDI)制定的 PKU 营养指南(www.gmdi.org)和东南地区筛查与遗传网络(Southeast Regional Screening and Genetics Network,SERN)制定的 PKU 营养指南建议的蛋白质摄入量接近 RDA,并且安全系数增加 120%~140%[53]。新推荐的婴儿蛋白质摄入量更符合荷兰指南(未发表数据,2009 年),即每千克 2.5g 蛋白质[52,53](表 6.2)。

在遗传代谢病中,不仅要考虑蛋白质总量,还要考虑各种氨基酸的平衡。血浆氨基酸浓度过高或失衡会对人体吸收、蛋白质合成和大脑中必需氨基酸浓度产生负面影响。在 PKU 患者中,血液中高苯丙氨酸导致大脑中苯丙氨酸浓度过高[64,65]。在有机酸血症和枫糖尿病患者中,体内必需氨基酸的失衡会显著影响蛋白质的合成(图 6.5)。

为患有机酸血症等严重代谢紊乱的患者提供充足的蛋白质和能量,维持患者最佳营养状态可能是个挑战。发育迟缓、食欲缺乏、免疫功能受损、呕吐 / 腹泻、代谢紊乱和严重的喂养困难不少见[58,66]。对于有机酸血症患者和尿素循环障碍患者,必须谨慎平衡从全蛋白和氨基酸特医食品中摄取的蛋白质。

表 6.2　GMDI/SERN 推荐的 PKU 患者的苯丙氨酸、酪氨酸和蛋白质的摄入量[52,53]

年龄	苯丙氨酸 /(mg·d⁻¹)	酪氨酸 /(mg·d⁻¹)	蛋白质 ª/(g·kg⁻¹)
婴儿至 4 岁 ᵇ			
0~3 月龄 ᵇˑᶜ	130~430	1 100~1 300	3~3.5
3~6 月龄 ᵇ	135~400	1 400~2 100	3~3.5
6~9 月龄 ᵇ	145~370	2 500~3 000	2.5~3
9~12 月龄 ᵇ	135~330	2 500~3 000	2.5~3
1~4 岁 ᵇˑᵈ	200~320	2 800~3 500	≥30
>4 岁至成人 ᵉ	200~1 100	4 000~6 000	各年龄 RDA 的 120%~140%ᶠ

ª 食用不含苯丙氨酸的特医食品作为部分蛋白质来源的蛋白质推荐。

ᵇ 婴儿和小于 4 岁儿童的推荐量改编自 Acosta[51],针对只限制苯丙氨酸饮食治疗的典型苯丙酮尿症患者。

ᶜ 患有苯丙酮尿症的早产儿对苯丙氨酸的需求量可能更高。

ᵈ 由于苯丙氨酸的需求量是根据体型(随年龄增长而增加)和生长速度(随年龄增长而减少)综合决定的,因此 2~5 岁期间,苯丙氨酸耐受性通常会趋于稳定。对任何个体而言,苯丙氨酸的摄入量都要根据定期的血液苯丙氨酸监测进行调整。

ᵉ 改编自 van Spronsen 等的研究[63],苯丙氨酸摄入量范围适用于所有苯丙酮尿症患者(包括轻度患者和典型患者)。

ᶠ 建议从水解蛋白特医食品中摄入的蛋白质高于 RDA,这些蛋白质对苯丙酮尿症患者的生长至关重要。

膳食蛋白质不足或过量都可能导致代谢紊乱。由于患者年龄、疾病严重程度、血检指标和生长速度不同，其限制性必需氨基酸和全蛋白的确切量也不同[58]（表 6.3）。

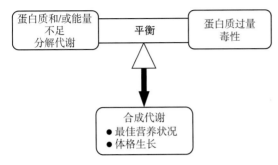

图 6.5　维持蛋白质平衡一方面需要为合成代谢提供足够的蛋白质和 / 或能量，另一方面也要防止由于摄入过量蛋白质和 / 或能量而导致的毒性

表 6.3　蛋白质和 / 或能量摄入不平衡或不足的潜在营养结局

蛋白质和能量摄入量	可能的影响
足够蛋白质 / 足够能量	正常生长
足够蛋白质 / 能量不足	膳食蛋白质用于产生能量而非蛋白质合成
	成人：身体蛋白质丢失
	儿童：抑制生长
蛋白质不足 / 能量充足	身体蛋白质储存减少、体重丢失
	儿童：抑制生长
	体脂可能增加
蛋白质不足 / 能量不足	如果过低，导致体重下降或生长不良
	身体适应后，导致生长缓慢
蛋白质过多 / 能量充足或不足	如果两者过于不成比例，可能会影响骨骼健康
	婴儿：代谢和肾脏压力的风险
	高蛋白 / 低碳水化合物饮食对减重有益
蛋白质过多 / 能量过多	超重和肥胖

改编自 Humphrey 等（2014）[49]。

在先天性代谢缺陷疾病中定量最佳蛋白质能量比（P∶E）还未有详细报道。以 1980 年的《婴儿配方奶粉法》规定为基准，100kcal 的标准婴儿配方奶粉必须至少含有 1.8g 蛋白质（7.2% 的能量来自蛋白质）[67]。足够的 P∶E 比率可以保证婴儿配方奶粉的最低安全比率，使配方奶粉提供同母乳一样的营养支持。同时，我们需要考虑婴儿配方奶粉中蛋白质的质量。水解奶粉和氨基酸配方奶粉的蛋白质含量大于 >1.8g 蛋白质 /100kcal，以促进消化率和保证蛋白质质量。

对于健康状况受损的婴幼儿（包括重症患儿），为了使其能正常生长和达到营养目标，不仅需要考虑蛋白质和能量推荐摄入量，还要关注 P∶E 比率。例如，生长迟缓的婴儿和儿童需要的蛋白质远远高于推荐摄入量，他们需要占总能量 9%~12% 的蛋白质来支持瘦组织的增长[15]。因此，低出生体重儿配方奶粉的蛋白质能量百分比（12%）比标准配方奶粉（8%）高得多[68]。

一项针对 PKU 儿童的研究报告指出，P∶E 比率为 3.0~4.5g 蛋白质 /100kcal 与更好的生长结果有关。在这些患者中，总蛋白质摄入量为 1.5~2.6g/（kg·d）[完整蛋白质 > 0.5g/（kg·d）]有助于改善身体成分[69]。在另一项研究中，全蛋白而非总蛋白（包括特医食品 / 蛋白质替代品）的摄入会影响 PKU 儿童的头围，但不会影响其生长曲线[70]。与所有先天性代谢缺陷一样，要尽可能在能耐受前提下最大限度地提高全蛋白摄入量。未来有必要开展相关前瞻性研究，以确定针对特定疾病的安全 P∶E 比率[49]。

对于有机酸血症和尿素循环障碍的患者来说，约 50% 的蛋白质来自以氨基酸为基础的特医食品。众多氨基酸类特医食品用量报告的临床结果不尽相同，所报道的蛋白质总量和氨基酸类特医食品所占的比例也不相同[56,71]。Touati 等报道（2006 年）称，丙酸血症患者的生长速度接近正常人群，但其膳食中总蛋白质摄入量低于推荐摄入值[71]。这篇研究报道了每个年龄段的总蛋白质摄入量分别为：3岁0.92g/kg，6岁0.78g/kg，11岁0.77g/kg；3岁以后，本研究中的大多数患者都会摄入一些氨基酸类特医食品，并且大多数患者都存在喂养障碍，许多人都要接受夜间喂养。

6.6.1　蛋白质需求的特殊考虑因素

作为医疗管理的一部分，药物可能影响患者对全蛋白和氨基酸的耐受性。有研究表明，丙酸血症或甲基丙二酸血症患者服用N-氨基甲酰谷氨酸，可使整蛋白的摄入量增加20%~50%，体重也随之增加[72]。在PKU患者中，已证实沙丙蝶呤能提高患者对苯丙氨酸耐受性，同时将血浆苯丙氨酸浓度维持在推荐范围内[73]。

药物也会对血浆氨基酸浓度产生影响。在有尿素循环障碍的患者中，服用苯基丁酸钠会导致支链氨基酸缺乏[74]，因此可以通过增加整蛋白（耐受范围内）、L-氨基酸或特医食品补充支链氨基酸，以防止长期缺乏支链氨基酸带来的影响并促进蛋白质的合成。

患有先天性代谢缺陷的运动员是否需要额外补充蛋白质尚未进行广泛的研究，运动员是否需要额外的蛋白质仍存在争议[75]。目前，参与制定膳食指南的研究人员并未发现运动员或经常参加体育锻炼的人比那些久坐不动的人需要更多的蛋白质。由于没有确切证据证实进行力量训练的运动员额外摄入蛋白质有好处，因此目前仍建议其摄入的蛋白质量符合一般蛋白质指南的要求即可，即占总能量的12%~15%[76]。指南建议耐力运动员的蛋白质摄入量为1.2~1.4g/(kg·d)，力量运动员的蛋白质摄入量略高，为1.2~1.7g/(kg·d)。近期有研究报道，运用IAAO评估男性耐力运动员的蛋白质需求量发现：这些研究对象对蛋白质的需求较高，为2.1g/(kg·d)[77]。

对积极运动的PKU患者进行的一系列病例研究表明，运动对血液中苯丙氨酸的浓度没有影响[78]。Mazzola等也报告称，在9名患有PKU的成年人研究中，短时运动与血液中苯丙氨酸的浓度缺乏相关性[79]。

对于运动量大的PKU患者，建议摄入高水平碳水化合物、充足的水分，并且运动后应立即服用蛋白质替代品等特医食品[78]。

有些报道称，建议从全蛋白和/或特医食品中摄入更多蛋白质。本章作者注意到，一名患有PKU的女性竞技游泳运动员的蛋白质和能量需求都有显著的增加，同时她对苯丙氨酸的耐受性也有所提高。当减少特医食品时，这位患者血浆中苯丙氨酸浓度增加，但当重新摄入额外的特医食品时，她血浆中苯丙氨酸的浓度又会下降。适当的能量摄入可以维持运动员最佳的身体机能，这对运动员来说极为重要，而影响能量需求的因素包括训练强度、持续时间、频率和程度等。

与普通人群相同，体育锻炼可以促进遗传代谢病患者骨骼健康、增加心血管益处、增加瘦体重和保持活动能力。在一项针对59名儿童和27名成人的研究中，Jani等报道，体育锻炼和蛋白质摄入会影响PKU患者的体重[80]。研究发现，在成年患者中，较高的全蛋白摄入量与较高的瘦体重相关；而在儿童患者中，特医食品摄入量与瘦体重成正比。另外，成年人的瘦体重还与其活动量相关。这些结果表明，在可耐受的情况下，最大限度地增加总蛋白和全蛋白的摄入量对于PKU患者的瘦体重非常重要[80]。

6.7　治疗氨基酸代谢病、有机酸血症和尿素循环障碍的特医食品/蛋白质补充剂

特医食品，也被称为"特殊医学用途食品"，是治疗众多遗传代谢病的重要组成部分。根据1983年实施的《孤儿药法案》（Orphan Drug Act，ODA）第5（b）条的规定，特医食品是为了满足对某种疾病或病症人群特定的营养需求，专门加工配制而成的配方

食品,该类产品需要遵循科学原则、在医生的监督下服用。婴儿特医食品被定义为"特殊婴儿配方食品"。根据定义,特殊婴儿配方食品是一种用于商业或慈善销售的婴儿配方奶粉,该食品的使用对象是患有先天性代谢缺陷或低出生体重的婴儿,或者有特殊医疗需求或饮食需求的婴儿(21 CFR 107.3)。需要注意的是,由于膳食补充剂是补充人体所需营养素和生物活性物质的口服产品,因此特医食品并不是膳食补充剂。

1958 年,Lofenalac 问世,这是一种含铁、低苯丙氨酸、含酪蛋白酶水解物的婴儿配方奶粉,适用于 PKU 患者。Lofenalac 是目前特医食品和特殊婴儿配方奶粉的前身,而现在有 200 多种特医食品在美国销售。特医食品有包括粉末、液体和胶囊等多种形式和众多口味,其营养成分各不相同。一些特医食品含有全面的宏量和微量营养素,比其他食品营养更充足,并且可满足不同年龄和多种医疗需求。有些特医食品由于几乎不含微量营养素,可能对某些疾病更加有针对性。治疗遗传代谢病的特医食品(例如适用于 PKU 的不含苯丙氨酸的特医食品)由于去除了一种必需营养素,营养上不全面,因此不应作为唯一的营养来源,不然可能会导致严重的营养缺乏症和明显的发育不良。因此,特医食品只能在严格的医疗监督下使用,需要严密监测包括微量营养素在内的全营养素是否充足。

某些疾病需要限制蛋白质摄入总量(如尿素循环障碍)或限制特定氨基酸摄入(如 PKU、MSUD、丙酸血症),特医食品作为这些疾病营养管理的一部分,需要综合评估患者年龄、疾病严重程度、蛋白质需求总量以及对限制性全蛋白的耐受性来合理使用特医食品。由于治疗这些疾病的特医食品不含或仅含少量受限制氨基酸,因此这些特医食品除了可以提供能量和微量营养素外,还可作为基本氨基酸的来源,提供"蛋白质等价物"。对于对全蛋白耐受性低、需要部分摄入特医食品的患者而言,特医食品的使用量差别较大,例如丙酸血症患者所需的 21% 的蛋白质来自特殊医学用途食品,而对非沙丙蝶呤有反应的重度 PKU 患者约 80% 蛋白质需求来自特殊医学用途食品[81]。一项欧洲诊所的调查报告显示,尿素循环障碍患者的特医食品占总蛋白质的比例差别较大,16 岁以上患者平均约为 16%(10%~20%),6 月龄以下婴儿最高可达 45%[82]。

在临床实践中,有机酸血症和尿素循环障碍使用特医食品治疗并不一致[71,83,84]。有证据表明,在营养管理中合理使用特医食品可为丙酸血症和尿素循环障碍患者带来积极的临床疗效[56,85,86]。有报道称,对于一些有机酸血症患者,由于疾病的严重程度不同,使用极少或不使用特医食品也能取得积极的临床疗效。Luder 等于 1989 年报道了 1 名患有严重丙酸血症的婴儿,在不限制饮食的情况下,其生长发育正常[87]。

对一名接受 NTBC 治疗的酪氨酸血症 I 型患者的病例报道显示,该患者 13~17 月龄期间,仅靠低全蛋白饮食[0.9~1.0g/(kg·d)]维持生命,其血浆酪氨酸 + 苯丙氨酸升高,食欲和生长状况不佳。在其 17 月龄时,引入特医食品[总蛋白 1.8~2.3g/(kg·d),特医食品的总蛋白为 0.8g/(kg·d)]后,该患儿体重恢复正常,血浆酪氨酸 + 苯丙氨酸浓度也随之降低[88]。

一般来说,临床医生会根据患者年龄、基因、疾病严重程度以及有无并发症等为其制订饮食计划,其中大约 50% 为特医食品,50% 为全蛋白质,这种情况在有机酸血症和尿素循环障碍疾病中更为常见。可以通过谨慎并持续地监测患者的蛋白质水平等相关指标,及时调整总蛋白 / 整蛋白比例,以适应患者的生长、发育和营养状况。全蛋白质的指导食用量可调整至 FAO/WHO/UNU 或 RDA 针对不同年龄建议量的 100%~120%[89-92]。如果对全蛋白质的耐受性低于该年龄段的建议范围,则应添加特医食品,提供额外的蛋白质当量,以支持氮平衡和蛋白质合成。

平衡有机酸血症患者的特医食品量和全蛋白质量并将其调整到最佳水平仍充满挑战。既要保证生长发育所需的完整蛋白质,又要避免毒性,避免特医食品的使用失衡,因此在两者之间取得适当的平衡较为复杂[93]。幼儿期偶发急性疾病、生物分析物与膳食组成的因果关系不精确、膳食依从性和喂养困难均会导致特医食品处方过多和对优化全蛋白质带来困难。在严重代谢紊乱的情况下,间歇性疾病往往需要减少或减停全蛋白质,以降低中毒风险;而特医食品通常继续作为氮(不含有对疾病有影响的氨基酸)、能量、宏量营养素和微量营养素的来源。由于患者在患病后恢复正常饮食的过程可能很慢,因此仍需特医食品作为蛋白质等价物的主要来源。对于有慢性间歇性疾病患儿的家庭,由于家庭管理可能会长时间不恰当地稀释配方奶粉,而进一步加剧全蛋白质和特医食品的摄入不平衡,因此经常与患者家属沟通并重新评估饮食方案,确保患者摄入足够的全蛋白质至关重要。

过量食用特医食品会改变有机酸血症患者的血清氨基酸浓度[93-95]。Manoli 等在 2016 年的报告称,减少针对疾病的特医食品、增加全蛋白质可显著改善甲基丙二酸血症和钴胺素 C 缺陷病患者的血清支链氨基酸比例,并对其产生积极影响。Bernstein 等在 2020 年也报告了类似的研究结果,并且发现此举后患者血清中异亮氨酸和缬氨酸浓度趋于正常,从而减少了对额外补充异亮氨酸和缬氨酸补充剂的需求[95]。有研究表明,通过改善蛋白质与能量比来优化全蛋白质,可对甲基丙二酸血症、丙酸血症或尿素循环障碍患者的身高 Z 评分产生积极影响[96]。

对沙丙蝶呤无反应的严重 PKU 或 MSUD 患者需要从特医食品中获得更高比例的总蛋白。对于先天性代谢缺陷的患者,需要避免只接受低/中度全蛋白质饮食而不食用特医食品的情况,以确保提供足够的非

蛋白质能量来支持患者蛋白质合成和生长发育。鉴于维生素 B_{12} 的主要来源是动物蛋白,患者可能无法摄入足量的维生素 B_{12},可以通过补充多种维生素和矿物质(尤其是钙和维生素 D)以保持正常的营养状态(框 6.1)。

框 6.1　使用特医食品/蛋白质替代品的提示

- 根据对完整蛋白质的耐受性,提供足够特医食品,以满足不同年龄对蛋白质总摄入量要求。
- 不要过量服用特医食品。
- 根据疾病严重程度、年龄、蛋白质和能量需求,为每位患者制定个性化的特医食品需求。
- 在提供特医食品的同时提供全蛋白质,以提供促进每日蛋白质合成所需的必需氨基酸。
- 从特医食品和食物中获得充足的能量,以支持氨基酸最佳利用,合成蛋白质,而不是只将氨基酸作为能量来源。
- 密切关注患者对特医食品使用的持续性(依从性)。患者应每天摄入足量的特医食品。

6.8　蛋白质充足性以及氨基酸谱的评估

任何标志物都不足以单独确定蛋白质水平,蛋白质水平可通过包括氨基酸谱和甲状腺素转运蛋白(前白蛋白)等几种生物标志物进行评估[53](框 6.2)。

对于有先天性代谢缺陷的患者来说,血浆氨基酸谱是重要的生物标志物,是预防任何必需氨基酸中毒或缺乏的必要条件。建议定期评估,代谢性危象或快速生长期建议增加检测频率。然而,血浆中的氨基酸谱反映

的是即时的膳食蛋白质摄入情况；如果不使用其他生物标志物，就很难衡量机体蛋白质水平[97]。转甲状腺素蛋白（前白蛋白）是一种反映蛋白质短期变化的生物标志物；然而，与疾病相关的炎症也会导致前白蛋白的浓度低于健康状态[98]。前白蛋白可以作为评估PKU 患者蛋白质状态的重要生物标志物：接受治疗的 PKU 患者体内的前白蛋白浓度较低[99]，PKU 患者前白蛋白低水平可能与患者生长曲线呈线性负相关[100]。

框 6.2 评估蛋白质是否充足

- 生化指标
  - 氨基酸谱
  - 前白蛋白（48 小时半衰期）
- 血尿素氮
- 人体测量（体长、身高、体重、头围）
- 营养体检
  - 头发（色素丢失、脱发、暗淡、干燥、易脆）
  - 肌肉萎缩（骨间肌、锁骨、肱二头肌 / 肱三头肌）
  - 愈合不良（如婴儿严重尿布疹）

蛋白质不足可能导致生长不良、脱发、肌肉萎缩和骨质流失。据报道，在接受治疗的各种代谢性疾病患者中（尤其是在那些严重疾病基因型的患者中），出现了许多上述症状和体征[57,101]。对于某些遗传代谢病患者，随着感染、厌食和频繁的急性代谢性危象的风险增加，患者很难获得足够的营养来促进生长和维持良好的营养状态。由于血浆氨基酸可能受到（但不限于）慢性肝功能衰竭[102,103]、肾功能衰竭[104]和餐前膳食成分的影响，因此应评估患者是否存在这些影响血浆氨基酸浓度的临床并发症。有报道称，在患有肝性脑病和 / 或肝硬化成人中，血浆芳香族氨基酸升高，支链氨基酸降低[102]；等待肝移植的终末期肝病患儿，补充支链氨基酸

可改善营养状况[105]；Mager 等报告称，与健康儿童相比，慢性胆汁淤积性肝病儿童对支链氨基酸的需求量更高[106]。

先天性代谢缺陷和终末期肾病患者可能存在营养不良的风险。据报道，在接受血液透析的成人中，血浆氨基酸浓度会受到显著的负面影响[107]。Hendriks 等报告称，一次透析将损失了近 12.0g 氨基酸（其中 3.69g 为必需氨基酸，1.64g 为支链氨基酸），从而导致血浆中这些氨基酸的浓度显著降低。对于有遗传代谢病的患者，在进行急性或慢性血液透析时，必须密切监测血浆中的氨基酸水平，并提供充足的全蛋白质以防止出现氨基酸缺乏。

评估血浆氨基酸浓度时，采用空腹抽血还是餐后 2~4 小时抽血，是多年来的争论点。一份来自欧洲癌症和营养前瞻性研究（European Prospective Investigation into Cancer and Nutrition）的报告显示，相隔两年收集的血清样本检测氨基酸水平，结果提示空腹和非空腹并没有发现统计学差异[108]。但对某些先天性代谢缺陷患者，空腹与非空腹血浆氨基酸的差异对患者来说意义重大。然而，在对患者进行临床管理时，重要的是对每个患者只使用固定的一种方法，以确保检测结果的长期可靠。

对于限制全蛋白摄入的患者，在进行任何饮食调整之前都需要评估实际摄入量。临床医生无法保证患者会完全遵守蛋白质的摄入建议，尤其是尿素循环障碍等患者可能厌恶摄入蛋白质。Boneh 等报告称，与开具的处方相比，患者蛋白质和能量（24 小时回忆法）的摄入量均有显著减少[109]。患有尿毒症的成年女性，其实际蛋白质和能量摄入量与处方建议相比也有类似的下降，但下降幅度较小[110]。

6.9 总结

综上所述，为了使遗传代谢病患者获得

最佳生长发育,当大部分蛋白质由氨基酸类特医食品提供时,总蛋白质摄入建议高于DRI要求。为了保证氨基酸平衡和正氮平衡以促进患者生长发育,依赖氨基酸类特医食品的患者应该摄入比标准推荐量更多的蛋白质和能量,并且如果特医食品在一天中均匀分布,蛋白质合成则会达到最佳状态。大量研究发现,与摄入全蛋白相比,摄入氨基酸类特医食品会降低氮保留率、减少蛋白质合成、增加游离氨基酸消化率和氧化率,这些都证明代谢障碍患者需要摄入的蛋白质总量高于正常人的建议摄入量。因此,评估蛋白质状态和提供充足的蛋白质对于支持患者正常生长和减少疾病并发症至关重要。

(许凯捷 盛金叶 王岭玉 译 冯一 审校)

参考文献

1. Neelima SR, Rajput YS, Mann B. Chemical and functional properties of glycomacropeptide (GMP) and its role in the detection of cheese whey adulteration in milk: a review. Dairy Sci Technol. 2013;93(1):21–43.
2. Fouillet H, Mariotti F, Gaudichon C, Bos C, Tome D. Peripheral and splanchnic metabolism of dietary nitrogen are differently affected by the protein source in humans as assessed by compartmental modeling. J Nutr. 2001;132(1):125–33.
3. Boirie Y, Dangin M, Gachon P, Vasson MP, Maubois JL, Beaufrere B. Slow and fast dietary proteins differently modulate postprandial protein accretion. Proc Natl Acad Sci U S A. 1997;94(26):14930–5.
4. Luiking YC, Deutz NE, Jakel M, Soeters PB. Casein and soy protein meals differentially affect whole-body and splanchnic protein metabolism in healthy humans. J Nutr. 2005;135(5):1080–7.
5. Dangin M, Boirie Y, Garcia-Rodenas C, Gachon P, Fauquant J, Callier P, et al. The digestion rate of protein is an independent regulating factor of postprandial protein retention. Am J Physiol Endocrinol Metab. 2001;280(2):E340–8.
6. Daenzer M, Petzke KJ, Bequette BJ, Metges CC. Whole-body nitrogen and splanchnic amino acid metabolism differ in rats fed mixed diets containing casein or its corresponding amino acid mixture. J Nutr. 2001;131(7):1965–72.
7. Monchi M, Rerat AA. Comparison of net protein utilization of milk protein mild enzymatic hydrolysates and free amino acid mixtures with a close pattern in the rat. JPEN J Parenter Enteral Nutr. 1993;17(4):355–63.
8. Allen JR, Baur LA, Waters DL, Humphries IR, Allen BJ, Roberts DC, et al. Body protein in prepubertal children with phenylketonuria. Eur J Clin Nutr. 1996;50(3):178–86.
9. Jones BJ, Lees R, Andrews J, Frost P, Silk DB. Comparison of an elemental and polymeric enteral diet in patients with normal gastrointestinal function. Gut. 1983;24(1):78–84.
10. Gropper SS, Acosta PB. Effect of simultaneous ingestion of L-amino acids and whole protein on plasma amino acid and urea nitrogen concentrations in humans. JPEN J Parenter Enteral Nutr. 1991;15(1):48–53.
11. Herrmann ME, Brosicke HG, Keller M, Monch E, Helge H. Dependence of the utilization of a phenylalanine-free amino acid mixture on different amounts of single dose ingested. A case report. Eur J Pediatr. 1994;153(7):501–3.
12. Pennings B, Boirie Y, Senden JM, Gijsen AP, Kuipers H, van Loon LJ. Whey protein stimulates postprandial muscle protein accretion more effectively than do casein and casein hydrolysate in older men. Am J Clin Nutr. 2011;93(5):997–1005.
13. Burks W, Jones SM, Berseth CL, Harris C, Sampson HA, Scalabrin DM. Hypoallergenicity and effects on growth and tolerance of a new amino acid-based formula with docosahexaenoic acid and arachidonic acid. J Pediatr. 2008;153(2):266–71.
14. Aggett PJ, Bresson J, Haschke F, Hernell O, Koletzko B, Lafeber HN, et al. Recommended dietary allowances (RDAs), recommended dietary intakes (RDIs), recommended nutrient intakes (RNIs), and population reference intakes (PRIs) are not "recommended intakes". J Pediatr Gastroenterol Nutr. 1997;25(2):236–41.
15. Joint WHO, FAO UNU. Expert consultation. Protein and amino acid requirements in human nutrition. World Health Organ Tech Rep Ser. 2007;935:1–265.
16. Ten Have GA, Engelen MP, Luiking YC, Deutz NE. Absorption kinetics of amino acids, peptides, and intact proteins. Int J Sport Nutr Exerc Metab. 2007;17(Suppl):S23–36.
17. Waterlow JC. Protein turnover with special reference to man. Q J Exp Physiol. 1984;69(3):409–38.
18. Young VR, Steffee WP, Pencharz PB, Winterer JC, Scrimshaw NS. Total human body protein synthesis in relation to protein requirements at various ages. Nature. 1975;253(5488):192–4.
19. Butte NF, Hopkinson JM, Wong WW, Smith EO, Ellis KJ. Body composition during the first 2 years of life: an updated reference. Pediatr Res. 2000;47(5):578–85.
20. Trumbo P, Schlicker S, Yates AA, Poos M. Food, Nutrition Board of the Institute of Medicine TNA. Dietary reference intakes for energy, carbohydrate, fiber, fat, fatty acids, cholesterol, protein and amino acids. J Am Diet Assoc. 2002;102(11):1621–30.
21. Borsheim E, Tipton KD, Wolf SE, Wolfe RR. Essential amino acids and muscle protein

Care. 2014;17(1):5–11.

22. Wilson J, Wilson GJ. Contemporary issues in protein requirements and consumption for resistance trained athletes. J Int Soc Sports Nutr. 2006;3:7–27.

23. Institute of Medicine Food and Nutrition Board. Dietary reference intakes for energy, carbohydrate, fiber, fat, fatty acids, cholesterol, protein and amino acids. Washington, DC: N.A. Press; 2002.

24. Anthony JC, Anthony TG, Kimball SR, Jefferson LS. Signaling pathways involved in translational control of protein synthesis in skeletal muscle by leucine. J Nutr. 2001;131(3):856S–60S.

25. Koopman R, Wagenmakers AJ, Manders RJ, Zorenc AH, Senden JM, Gorselink M, et al. Combined ingestion of protein and free leucine with carbohydrate increases postexercise muscle protein synthesis in vivo in male subjects. Am J Physiol Endocrinol Metab. 2005;288(4):E645–53.

26. Mariotti F, Mahe S, Luengo C, Benamouzig R, Tome D. Postprandial modulation of dietary and whole-body nitrogen utilization by carbohydrates in humans. Am J Clin Nutr. 2000;72(4):954–62.

27. Gaudichon C, Mahe S, Benamouzig R, Luengo C, Fouillet H, Dare S, et al. Net postprandial utilization of [15N]-labeled milk protein nitrogen is influenced by diet composition in humans. J Nutr. 1999;129(4):890–5.

28. Welle S, Matthews DE, Campbell RG, Nair KS. Stimulation of protein turnover by carbohydrate overfeeding in men. Am J Phys. 1989;257(3 Pt 1): E413–7.

29. Pratt EL, Snyderman SE, Cheung MW, Norton P, Holt LE Jr, Hansen AE, et al. The threonine requirement of the normal infant. J Nutr. 1955;56(2):231–51.

30. Rose WC, Wixom RL. The amino acid requirements of man. XIV. The sparing effect of tyrosine on the phenylalanine requirement. J Biol Chem. 1955;217(1):95–101.

31. Thomas JA, Bernstein LE, Greene CL, Koeller DM. Apparent decreased energy requirements in children with organic acidemias: preliminary observations. J Am Diet Assoc. 2000;100(9):1074–6.

32. Layman DK. Dietary guidelines should reflect new understandings about adult protein needs. Nutr Metab (Lond). 2009;6:12.

33. Mamerow MM, Mettler JA, English KL, Casperson SL, Arentson-Lantz E, Sheffield-Moore M, et al. Dietary protein distribution positively influences 24-h muscle protein synthesis in healthy adults. J Nutr. 2014;144(6):876–80.

34. MacDonald A, Rylance G, Davies P, Asplin D, Hall SK, Booth IW. Administration of protein substitute and quality of control in phenylketonuria: a randomized study. J Inherit Metab Dis. 2003;26(4):319–26.

35. Paddon-Jones D, Rasmussen BB. Dietary protein recommendations and the prevention of sarcopenia. Curr Opin Clin Nutr Metab Care. 2009;12(1):86–90.

36. Paddon-Jones D, Leidy H. Dietary protein and muscle in older persons. Curr Opin Clin Nutr Metab

37. MacDonald A, Rylance G, Hall SK, Asplin D, Booth IW. Factors affecting the variation in plasma phenylalanine in patients with phenylketonuria on diet. Arch Dis Child. 1996;74(5):412–7.

38. Acosta PB. Recommendations for protein and energy intakes by patients with phenylketonuria. Eur J Pediatr. 1996;155(Suppl 1):S121–4.

39. Metges CC, El-Khoury AE, Selvaraj AB, Tsay RH, Atkinson A, Regan MM, et al. Kinetics of L-[1-(13) C]leucine when ingested with free amino acids, unlabeled or intrinsically labeled casein. Am J Physiol Endocrinol Metab. 2000;278(6):E1000–9.

40. Elango R, Ball RO, Pencharz PB. Indicator amino acid oxidation: concept and application. J Nutr. 2008;138(2):243–6.

41. Elango R, Ball RO, Pencharz PB. Recent advances in determining protein and amino acid requirements in humans. Br J Nutr. 2012;108(Suppl 2):S22–30.

42. Humayun MA, Elango R, Ball RO, Pencharz PB. Reevaluation of the protein requirement in young men with the indicator amino acid oxidation technique. Am J Clin Nutr. 2007;86(4):995–1002.

43. Elango R, Humayun MA, Ball RO, Pencharz PB. Protein requirement of healthy school-age children determined by the indicator amino acid oxidation method. Am J Clin Nutr. 2011;94(6):1545–52.

44. van Rijn M, Hoeksma M, Sauer P, Szczerbak B, Gross M, Reijngoud DJ, et al. Protein metabolism in adult patients with phenylketonuria. Nutrition. 2007;23(6):445–53.

45. Riazi R, Rafii M, Clarke JT, Wykes LJ, Ball RO, Pencharz PB. Total branched-chain amino acids requirement in patients with maple syrup urine disease by use of indicator amino acid oxidation with L-[1-13C]phenylalanine. Am J Physiol Endocrinol Metab. 2004;287(1):E142–9.

46. Courtney-Martin G, Bross R, Raffi M, Clarke JT, Ball RO, Pencharz PB. Phenylalanine requirement in children with classical PKU determined by indicator amino acid oxidation. Am J Physiol Endocrinol Metab. 2002;283(6):E1249–56.

47. Fulgoni VL 3rd. Current protein intake in America: analysis of the National Health and Nutrition Examination Survey, 2003-2004. Am J Clin Nutr. 2008;87(5):1554S–7S.

48. Panel on Dietetic Products NaA. Scientific opinion on dietary reference values for protein. Eur Food Saf Authority. 2012;10(2):66.

49. Humphrey M, Truby H, Boneh A. New ways of defining protein and energy relationships in inborn errors of metabolism. Mol Genet Metab. 2014;112(4):247–58.

50. Acosta PB. Nutrition management of patients with inherited metabolic disorders. Sudbury: Jones and Bartlett Publishers, LLC; 2010. 476 p.

51. Acosta PB, Yannicelli S. Nutrition protocols updated for the US. 4th ed. A. Laboratories: Columbus; 2001.

52. Vockley J, Andersson HC, Antshel KM, Braverman NE, Burton BK, Frazier DM, et al. Phenylalanine

hydroxylase deficiency: diagnosis and management guideline. Genet Med. 2014;16(2):188–200.

53. Singh RH, Rohr F, Frazier D, Cunningham A, Mofidi S, Ogata B, et al. Recommendations for the nutrition management of phenylalanine hydroxylase deficiency. Genet Med. 2014;16(2):121–31.

54. Acosta PB, Yannicelli S. Protein intake affects phenylalanine requirements and growth of infants with phenylketonuria. Acta Paediatr Suppl. 1994;83:66–7.

55. Turki A, Ueda K, Cheng B, Giezen A, Salvarinova R, Stockler-Ipsiroglu S, et al. The indicator amino acid oxidation method with the use of l-[1-13C]leucine suggests a higher than currently recommended protein requirement in children with phenylketonuria. J Nutr. 2017;147(2):211–7.

56. Yannicelli S, Acosta PB, Velazquez A, Bock HG, Marriage B, Kurczynski TW, et al. Improved growth and nutrition status in children with methylmalonic or propionic acidemia fed an elemental medical food. Mol Genet Metab. 2003;80(1–2):181–8.

57. van der Meer SB, Poggi F, Spada M, Bonnefont JP, Ogier H, Hubert P, et al. Clinical outcome of long-term management of patients with vitamin B12-unresponsive methylmalonic acidemia. J Pediatr. 1994;125(6 Pt 1):903–8.

58. Yannicelli S. Nutrition therapy of organic acidaemias with amino acid-based formulas: emphasis on methylmalonic and propionic acidaemia. J Inherit Metab Dis. 2006;29(2–3):281–7.

59. Hanley WB, Linsao L, Davidson W, Moes CA. Malnutrition with early treatment of phenylketonuria. Pediatr Res. 1970;4(4):318–27.

60. Dhondt JL, Largilliere C, Moreno L, Farriaux JP. Physical growth in patients with phenylketonuria. J Inherit Metab Dis. 1995;18(2):135–7.

61. Verkerk PH, van Spronsen FJ, Smit GP, Sengers RC. Impaired prenatal and postnatal growth in Dutch patients with phenylketonuria. The National PKU Steering Committee. Arch Dis Child. 1994;71(2):114–8.

62. de Baulny HO, Benoist JF, Rigal O, Touati G, Rabier D, Saudubray JM. Methylmalonic and propionic acidaemias: management and outcome. J Inherit Metab Dis. 2005;28(3):415–23.

63. van Spronsen FJ, van Rijn M, Dorgelo B, Hoeksma M, Bosch AM, Mulder MF, et al. Phenylalanine tolerance can already reliably be assessed at the age of 2 years in patients with PKU. J Inherit Metab Dis. 2009;32(1):27–31.

64. Moller HE, Ullrich K, Weglage J. In vivo proton magnetic resonance spectroscopy in phenylketonuria. Eur J Pediatr. 2000;159(Suppl 2):S121–5.

65. Weglage J, Wiedermann D, Denecke J, Feldmann R, Koch HG, Ullrich K, et al. Individual blood-brain barrier phenylalanine transport in siblings with classical phenylketonuria. J Inherit Metab Dis. 2002;25(6):431–6.

66. Evans S, Alroqaiba N, Daly A, Neville C, Davies P, Macdonald A. Feeding difficulties in children with inherited metabolic disorders: a pilot study. J Hum Nutr Diet. 2012;25(3):209–16.

67. Newberry RE. Infant formula act of 1980. J Assoc Off Anal Chem. 1982;65(6):1472–3.

68. Pencharz PB. Protein and energy requirements for 'optimal' catch-up growth. Eur J Clin Nutr. 2010;64(Suppl 1):S5–7.

69. Evans M, Truby H, Boneh A. The relationship between dietary intake, growth and body composition in phenylketonuria. Mol Genet Metab. 2007;122(1–2):36–42.

70. Hoeksma M, Van Rijn M, Verkerk PH, Bosch AM, Mulder MF, de Klerk JB, et al. The intake of total protein, natural protein and protein substitute and growth of height and head circumference in Dutch infants with phenylketonuria. J Inherit Metab Dis. 2005;28(6):845–54.

71. Touati G, Valayannopoulos V, Mention K, de Lonlay P, Jouvet P, Depondt E, et al. Methylmalonic and propionic acidurias: management without or with a few supplements of specific amino acid mixture. J Inherit Metab Dis. 2006;29(2–3):288–98.

72. Burlina A, Cazzorla C, Zanonato E, Viggiano E, Fasan I, Polo G. Clinical experience with N-carbamylglutamate in a single-centre cohort of patients with propionic and methylmalonic aciduria. Mol Genet Metab Rep. 2016;8:34–40.

73. Trefz FK, Burton BK, Longo N, Casanova MM, Gruskin DJ, Dorenbaum A, et al. Efficacy of sapropterin dihydrochloride in increasing phenylalanine tolerance in children with phenylketonuria: a phase III, randomized, double-blind, placebo-controlled study. J Pediatr. 2009;154(5):700–7.

74. Scaglia F, Carter S, O'Brien WE, Lee B. Effect of alternative pathway therapy on branched chain amino acid metabolism in urea cycle disorder patients. Mol Genet Metab. 2004;81(Suppl 1):S79–85.

75. Phillips SM, Moore DR, Tang JE. A critical examination of dietary protein requirements, benefits, and excesses in athletes. Int J Sport Nutr Exerc Metab. 2007;17(Suppl):S58–76.

76. Phillips SM. Protein requirements and supplementation in strength sports. Nutrition. 2004;20(7–8):689–95.

77. Bandegan A, Courtney-Martin G, Rafii M, Pencharz PB, Lemon PWR. Indicator amino acid oxidation protein requirement estimate in endurance-trained men 24 h postexercise exceeds both the EAR and current athlete guidelines. Am J Physiol Endocrinol Metab. 2019;316(5):E741–E8.

78. Rocha JC, van Dam E, Ahring K, Almeida MF, Belanger-Quintana A, Dokoupil K, et al. A series of three case reports in patients with phenylketonuria performing regular exercise: first steps in dietary adjustment. J Pediatr Endocrinol Metab. 2019;32(6):635–41.

79. Mazzola PN, Teixeira BC, Schirmbeck GH, Reischak-Oliveira A, Derks TGJ, van Spronsen FJ, et al. Acute exercise in treated phenylketonuria patients: physical activity and biochemical response. Mol Genet Metab Rep. 2015;5:55–9.

80. Jani R, Coakley K, Douglas T, Singh R. Protein

intake and physical activity are associated with body composition in individuals with phenylalanine hydroxylase deficiency. Mol Genet Metab. 2017;121(2):104–10.

81. Daly A, Pinto A, Evans S, Almeida MF, Assoun M, Belanger-Quintana A, et al. Dietary practices in propionic acidemia: a European survey. Mol Genet Metab Rep. 2017;13:83–9.

82. Adam S, Almeida MF, Assoun M, Baruteau J, Bernabei SM, Bigot S, et al. Dietary management of urea cycle disorders: European practice. Mol Genet Metab. 2013;110(4):439–45.

83. Walter JH, MacDonald A. The use of amino acid supplements in inherited metabolic disease. J Inherit Metab Dis. 2006;29(2–3):279–80.

84. Aguiar A, Ahring K, Almeida MF, Assoun M, Belanger Quintana A, Bigot S, et al. Practices in prescribing protein substitutes for PKU in Europe: no uniformity of approach. Mol Genet Metab. 2015;115(1):17–22.

85. Acosta PB, Yannicelli S, Ryan AS, Arnold G, Marriage BJ, Plewinska M, et al. Nutritional therapy improves growth and protein status of children with a urea cycle enzyme defect. Mol Genet Metab. 2005;86(4):448–55.

86. Singh RH. Nutritional management of patients with urea cycle disorders. J Inherit Metab Dis. 2007;30(6):880–7.

87. Luder AS, Yannicelli S, Green CL. Normal growth and development with unrestricted protein intake after severe infantile propionic acidaemia. J Inherit Metab Dis. 1989;12(3):307–11.

88. Shkurko T. Metabolic university. MetEd: Denver; 2020.

89. Baumgartner MR, Horster F, Dionisi-Vici C, Haliloglu G, Karall D, Chapman KA, et al. Proposed guidelines for the diagnosis and management of methylmalonic and propionic acidemia. Orphanet J Rare Dis. 2014;9:130.

90. Haberle J, Burlina A, Chakrapani A, Dixon M, Karall D, Lindner M, et al. Suggested guidelines for the diagnosis and management of urea cycle disorders: first revision. J Inherit Metab Dis. 2019;42(6):1192–230.

91. Jurecki E, Ueda K, Frazier D, Rohr F, Thompson A, Hussa C, et al. Nutrition management guideline for propionic acidemia: an evidence- and consensus-based approach. Mol Genet Metab. 2019;126(4):341–54.

92. Mobarak A, Dawoud H, Nofal H, Zoair A. Clinical course and nutritional management of propionic and methylmalonic acidemias. J Nutr Metab. 2020;2020:8489707.

93. Manoli I, Myles JG, Sloan JL, Carrillo-Carrasco N, Morava E, Strauss KA, et al. A critical reappraisal of dietary practices in methylmalonic acidemia raises concerns about the safety of medical foods. Part 2: cobalamin C deficiency. Genet Med. 2016;18(4):396–404.

94. Molema F, Gleich F, Burgard P, van der Ploeg AT, Summar ML, Chapman KA, et al. Evaluation of dietary treatment and amino acid supplementation in organic acidurias and urea-cycle disorders: on the basis of information from a European multicenter registry. J Inherit Metab Dis. 2019;42(6):1162–75.

95. Bernstein LE, Burns C, Drumm M, Gaughan S, Sailer M, Baker PR, 2nd. Impact on isoleucine and valine supplementation when decreasing use of medical food in the nutritional management of methylmalonic acidemia. Nutrients. 2020;12(2).

96. Molema F, Gleich F, Burgard P, van der Ploeg AT, Summar ML, Chapman KA, et al. Decreased plasma l-arginine levels in organic acidurias (MMA and PA) and decreased plasma branched-chain amino acid levels in urea cycle disorders as a potential cause of growth retardation: options for treatment. Mol Genet Metab. 2019;126(4):397–405.

97. Pencharz PB. Assessment of protein nutritional status in children. Pediatr Blood Cancer. 2008;50(2 Suppl):445–6. discussion 51.

98. Evans DC, Corkins MR, Malone A, Miller S, Mogensen KM, Guenter P, et al. The use of visceral proteins as nutrition markers: an ASPEN position paper. Nutr Clin Pract. 2021;36(1):22–8.

99. Rocha JC, Almeida MF, Carmona C, Cardoso ML, Borges N, Soares I, et al. The use of prealbumin concentration as a biomarker of nutritional status in treated phenylketonuric patients. Ann Nutr Metab. 2010;56(3):207–11.

100. Arnold GL, Vladutiu CJ, Kirby RS, Blakely EM, Deluca JM. Protein insufficiency and linear growth restriction in phenylketonuria. J Pediatr. 2002;141(2):243–6.

101. Aldamiz-Echevarria L, Bueno MA, Couce ML, Lage S, Dalmau J, Vitoria I, et al. Anthropometric characteristics and nutrition in a cohort of PAH-deficient patients. Clin Nutr. 2014;33(4):702–17.

102. Dejong CH, van de Poll MC, Soeters PB, Jalan R, Olde Damink SW. Aromatic amino acid metabolism during liver failure. J Nutr. 2007;137(6 Suppl 1):1579S–85S; discussion 97S–98S

103. Rossi-Fanelli F, Angelico M, Cangiano C, Cascino A, Capocaccia R, DeConciliis D, et al. Effect of glucose and/or branched chain amino acid infusion on plasma amino acid imbalance in chronic liver failure. JPEN J Parenter Enteral Nutr. 1981;5(5):414–9.

104. Ceballos I, Chauveau P, Guerin V, Bardet J, Parvy P, Kamoun P, et al. Early alterations of plasma free amino acids in chronic renal failure. Clin Chim Acta. 1990;188(2):101–8.

105. Chin SE, Shepherd RW, Thomas BJ, Cleghorn GJ, Patrick MK, Wilcox JA, et al. Nutritional support in children with end-stage liver disease: a randomized crossover trial of a branched-chain amino acid supplement. Am J Clin Nutr. 1992;56(1):158–63.

106. Mager DR, Wykes LJ, Roberts EA, Ball RO, Pencharz PB. Mild-to-moderate chronic cholestatic liver disease increases leucine oxidation in children. J Nutr. 2006;136(4):965–70.

107. Hendriks FK, Smeets JSJ, Broers NJH, van Kranenburg JMX, van der Sande FM, Kooman JP, et al. End-stage renal disease patients lose a substan-

tial amount of amino acids during hemodialysis. J Nutr. 2020;150(5):1160–6.

108. Carayol M, Licaj I, Achaintre D, Sacerdote C, Vineis P, Key TJ, et al. Reliability of serum metabolites over a two-year period: a targeted metabolomic approach in fasting and non-fasting Samples from EPIC. PLoS One. 2015;10(8):e0135437.

109. Boneh A. Dietary protein in urea cycle defects: how much? Which? How? Mol Genet Metab. 2014;113(1–2):109–12.

110. Hook D, Diaz GA, Lee B, Bartley J, Longo N, Berquist W, et al. Protein and calorie intakes in adult and pediatric subjects with urea cycle disorders participating in clinical trials of glycerol phenylbutyrate. Mol Genet Metab Rep. 2016;6:34–40.

第 7 章

遗传代谢病的实验室评估

Curtis R. Coughlin Ⅱ

目录

核心信息

1. 常规实验室检查可及性强,包括电解质、氨、乳酸、酮体和肉碱检测等,这些检查有助于评估患者是否存在代谢障碍。

2. 代谢实验室检查是由生化遗传师审核过的特殊检查,包括氨基酸、酰基肉碱和有机酸检测,这些检查有助于遗传代谢病的确诊或治疗监测。

3. 实验室检查的结果判读始终应考虑患者的临床状态,比如是否存在疾病和禁食时间。

室检查对于遗传代谢病的确诊至关重要。

本章中,实验室评估分为"常规实验室检查"和"代谢实验室检查",前者是指大多数临床实验室可开展的检查,后者是指通常在生化遗传师监管下提供的检查。这种人为区分对读者有益,因为遗传代谢病的诊断和管理通常需要采取多种检查方法。读者应利用本章节的内容及参考资料,以了解实验室检查在代谢病领域中不可或缺的地位。本章将重点介绍用于遗传代谢病诊断的实验室检查;其中许多检查也用于营养管理的监测,这部分内容将在特定疾病的营养管理章节中讨论。

7.1   背景

虽然个体罕见,但总体而言,遗传代谢病的发病率估计为活产儿 $1:2\,500$[1,2]。临床表现通常为无特异性,可能与一些常见病如脓毒症无法区分[3]。此外,某些单个病种,临床表型可能具有异质性,即使是经验丰富的临床医生也难以临床诊断。因此,各种实验

7.2   常规实验室检查

本节中涵盖的常规实验室检查并非遗传代谢病所独有,并在大多数医疗机构中均可实行。这些实验室检查为临床医生提供了有价值的信息,并可能提示遗传代谢病(表7.1)。此外,这些实验室检查结果能在床边或几小时内快速获得,能指导临床医生在疾病确诊前对急性发作进行治疗。

表 7.1   常规实验室检查和遗传代谢病

疾病	pH	氨	葡萄糖	酮尿	乳酸	其他
尿素循环障碍	↑	↑↑↑	正常	正常	正常	在一些尿素循环障碍中,谷氨酰胺、乳清酸增高
有机酸血症	↓↓↓	↑↑	↓/正常	↑↑↑	↑↑	阴离子间隙增高,中性粒细胞减少,血小板降低
枫糖尿病	正常	正常	正常	↓/正常	正常	—
脂肪酸氧化障碍	↓	↑	↓↓↓	↓↓↓	↑	CK、转氨酶升高
糖原贮积症	↓	正常	↓↓↓	正常	↑↑	甘油三酯、尿酸和 ALT 升高
线粒体病	↓↓	正常	正常	正常	↑↑↑	乳酸、丙酮酸、丙氨酸升高
酪氨酸血症	↓/正常	正常	↓/正常	正常	正常	肝衰竭、AFP 增加,肾范科尼综合征

7.2.1 酸中毒

酸中毒指患者酸碱平衡紊乱,血液 pH 低于生理值(7.4),pH<7.35 表示酸中毒,pH>7.45 表示碱中毒。当发现代谢性酸中毒时,应计算阴离子间隙以确定体内是否存在未测量的阴离子(或酸)。阴离子间隙的计算基于一个假设,即主要阳离子(钠)的值相对等于主要阴离子(碳酸氢盐和氯化物)的值[4]。尽管血液中还存在其他阳离子(钾、钙、镁),但将这些阳离子归为一组比较方便,并且这组未测量的阳离子变化较小。因此,阴离子间隙可以通过主要阳离子(Na^+)减去主要阴离子($Cl^- + HCO_3^-$)计算。阴离子间隙正常值为 12mEq/L ± 4mEq/L。

阴离子间隙正常型酸中毒(高氯血症性酸中毒,阴离子间隙 <16mEq/L)的特征是酸中毒,但阴离子间隙正常。这是因为血清中碳酸氢盐的降低与氯化物的升高相等[5]。碳酸氢盐通常从胃肠道(如腹泻)或肾脏(如肾小管性酸中毒)丢失[6]。虽然少数代谢障碍会导致阴离子间隙正常型酸中毒(如 Fanconi-Bickel 综合征,OMIM# 227810),但阴离子间隙正常型酸中毒一般不是先天性代谢缺陷所致。

阴离子间隙增高型酸中毒(阴离子间隙 >16mEq/L)为未测量阴离子增加,阴离子间隙显著升高(>20mEq/L)时需要进一步评估,因为生理性过程不会产生未测量阴离子。阴离子间隙增高型酸中毒高度提示遗传代谢病,但这也可能是医源性的或过度摄入的结果,如过量服用水杨酸(阿司匹林)。当发现酸中毒时,确定有无阴离子间隙增高非常重要。确定阴离子间隙是否正常后,根据指示选择少量检测以进一步寻找酸中毒的病因(图 7.1)。

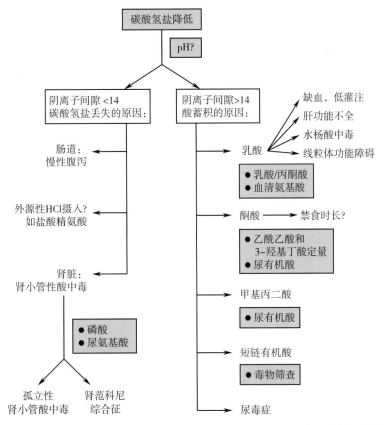

图 7.1　根据阴离子间隙是否增加,低 pH 或低碳酸氢盐的酸中毒患者的评估流程

7.2.2　氨

氨浓度升高可能是原发性或继发性尿素循环障碍的结果。氨的主要来源是氨基酸代谢,也可由肠道脲酶阳性菌产生。尿素循环将氨(或铵,NH_4^+)转化为尿素,经由肾脏排泄以保持血清中氨的浓度较低。尿素循环障碍导致尿素排泄减少和氨滞留。高氨血症对中枢神经系统有毒性作用,可导致认知障碍、癫痫发作、脑性瘫痪和不可逆的脑损伤[7,8]。高氨血症引起中枢神经系统损害的病理生理机制尚不清楚。谷氨酰胺蓄积引起脑渗透调节受损、兴奋性毒性损伤,或能量衰竭,这可能在认知障碍中起主要作用。氨是疾病诊断、控制和提示预后的重要生物标志物[9]。

原发性尿素循环障碍是由于尿素循环的6种酶中的任何一种缺乏引起的(第16章),并导致废氮处理不足。氨以氨和氨的前体,谷氨酰胺和甘氨酸的形式积聚。尿素循环中酶的原发性缺陷导致氨水平常高于继发性尿素循环障碍,但也有例外。

在继发性尿素循环障碍中,例如有机酸和脂肪酸代谢紊乱,毒性代谢物的积聚会损害尿素循环的功能[10]。例如,丙酸血症和甲基丙二酸血症患者积累的丙酰辅酶A被认为竞争性抑制N-乙酰谷氨酸合成酶,导致尿素循环活性降低[11]。继发性缺陷引起的高氨血症通常不如原发性缺陷严重,一般通过治疗原发疾病来解决。氨清除剂是原发性尿素循环缺陷的标准疗法,在这些疾病中可能不需要,不当使用甚至可能造成不良后果[12]。高氨血症在脂肪酸氧化障碍的发生可能被低估了,高氨血症是脂肪酸氧化障碍患者失代偿发作期间主要的生化表现[13]。

对于临床医生来说,甄别高氨血症是由原发性尿素循环缺陷还是继发性尿素循环缺陷引起的非常重要,以便提供适当的治疗。例如,如果患者患有脂肪酸氧化障碍,使用尿素循环障碍的标准治疗方法(如脂肪乳剂)可能是致命的。当发现氨升高时,临床表现

和实验室检查结果能帮助临床医生辨别各种可能的遗传代谢病(附录F)。

高氨血症也可能由一些先天性或后天性原因引起,与遗传代谢病无关。先天性病因包括门体分流、肝外门静脉阻塞等畸形和肝硬化伴门静脉高压[14,15]。新生儿一过性高氨血症通常见于早产儿,对无症状早产儿的神经系统似乎没有影响[16]。肝衰竭也可能导致暴发性高氨血症。在严重的肝功能衰竭中,所有肝脏表达的酶缺乏,导致尿素循环完全受损以及其他重要的肝脏特异性酶(如甘氨酸裂解酶)缺乏[17,18]。

7.2.3　葡萄糖和酮体

低血糖是能量代谢紊乱的标志,如脂肪酸氧化障碍。低血糖通常定义为儿童血糖浓度低于55mg/dL(3mmol/L),常引起一些临床症状,例如颤抖、皮肤苍白、出汗、意识模糊,在极端情况下还会出现抽搐发作和昏迷。通常,随着糖原储存的耗尽,脂肪酸β氧化同时产生葡萄糖和酮体,在某些组织(如大脑),优先利用酮体供能[19]。

脂肪酸氧化障碍由于β氧化受损,酮体产生减少。低血糖的原因是外周组织过度使用葡萄糖和无法合成酮体用作替代性燃料[19]。脂肪酸氧化障碍患者通常有明显的低酮性低血糖,但要注意可能有少量酮体产生,在极少数情况下,会出现严重的酮尿症。脂肪酸氧化障碍患者,即使是有一定残余酶活性的患者,在极长时间空腹或重大疾病情况下,也可能发生重度或致命性低血糖[20]。

糖原贮积症也表现为低血糖,但与脂肪酸氧化障碍相反,酮体产生相对正常。通常,这些疾病的低血糖是肝糖原合成缺陷(糖原合酶缺乏)或肝糖原代谢障碍(糖原贮积)引起。

低血糖也是酮体生成和酮体利用先天性障碍的特征。这些疾病通常是代谢紊乱伴酮症酸中毒[21]。酮体(如乙酰乙酸和β-羟基丁酸)定量对于明确低血糖的病因至关重要。特发性酮症低血糖是低血糖和酮体生成

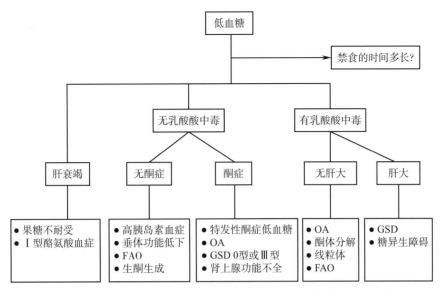

图 7.2　根据是否存在高乳酸血症评估低血糖患者的流程图。FAO,脂肪酸氧化；OA,有机酸血症；GSD,糖原贮积症

正常儿童相对常见的诊断,该诊断只有在已知低血糖病因被充分排除时才应考虑。酮体生成是血糖低时出现的正常生理过程。获取详细的病史,包括禁食时间[22,23]以及体格检查以确定是否存在肝大或心脏受累,有助于分析低血糖的原因(图 7.2)。

7.2.4　乳酸

乳酸以两种立体异构体 L- 乳酸和 D- 乳酸存在,但 L- 乳酸是主要的生理性阴离子,将在下文中重点讨论。血浆乳酸大部分来源于葡萄糖代谢(65%)和丙氨酸降解(15%~20%)[24]。乳酸血症指血液中的血乳酸水平高于参考值(正常约 <2.0mmol/L)。

高乳酸血症可由于乳酸生成增加,乳酸是能量代谢紊乱代偿机制的副产物。如丙酮酸脱氢酶缺乏症导致的丙酮酸代谢缺陷,葡萄糖不能进入三羧酸循环,转而进入糖酵解[25]。同样地,在线粒体呼吸链缺陷病中,ATP 生成受损,细胞依赖于糖酵解供能。糖酵解能够迅速产生 ATP,但该反应的副产物乳酸集聚。高乳酸血症也可能由乳酸清除缺陷导致。糖异生途径是乳酸清除的主要途径,参与该途径的酶(如丙酮酸羧化酶、磷酸烯醇丙酮酸羧化酶、果糖 -1,6- 二磷酸酶和葡糖 -6- 磷酸酶)缺陷会导致高乳酸血症[26]。

高乳酸血症也见于其他疾病,包括败血症、慢性肝病和组织缺氧。值得注意的是,轻度乳酸升高可能是由于样本采集不当,如患者在抽血过程中的应激(挣扎)。此外,一些健康人在无氧运动或快肌的长时间锻炼后,也可能出现乳酸显著升高[27]。

总体来说,很明显,上述实验室检查不是简单的“常规”检查。这些实验室检查提供了有价值且及时的信息,这在患儿急性情况下尤为重要。有经验的临床医生可以利用这些实验室检查结果,优先考虑遗传代谢病特定类型(如脂肪酸氧化障碍)。虽然可通过常规实验室检查疑诊代谢性疾病,但通常难以确诊,例如,是极长链酰基辅酶 A 脱氢酶缺乏症还是长链 3- 羟酰基辅酶 A 脱氢酶缺乏症,不大可能通过常规实验室检查得来。本节后面讨论的代谢实验室检查有助于确立特异性诊断。

7.3　代谢实验室检查

本节中讨论的检查是指在专门的代谢实

验室中进行并由生化遗传师审核的检查。下文中所列的信息是笼统的,检测技术、测试平台、切值和结果判读因实验室而异。基于患者病史解读实验室检查非常重要。这些检查还会受到饮食、禁食时间长短和药物影响。与上述常规实验室不同,单个代谢物并非总是与特定疾病相关,这也是检查结果必须由经验丰富的生化遗传师判读的原因所在。

7.3.1　氨基酸分析

从多方面来说,当代谢领域研究可回溯到单种氨基酸的鉴定和定量,特别是苯丙酮尿症的发现和准确且低成本的苯丙氨酸定量分析[28-30]。单种氨基酸检测后来被多种氨基酸的自动检测方法所取代[31]。目前有多种氨基酸分析仪可购买[32]。无论使用何种方法,氨基酸分析一般可诊断所有氨基酸疾病,如苯丙酮尿症、枫糖尿病和酪氨酸血症。异常的氨基酸谱也有助于非氨基酸疾病的诊断,如尿素循环障碍和丙酮酸羧化酶缺乏症。

推荐使用血液样本来研究氨基酸病,因为血液中氨基酸浓度比较稳定。另外,尿液氨基酸分析适用于氨基酸肾转运障碍,例如胱氨酸尿症。脑脊液氨基酸分析可有助于诊断(如非酮症性高甘氨酸血症)和监测(如大脑氨基酸障碍)多种先天性代谢缺陷。氨基酸谱的组成高度依赖于必需和非必需氨基酸的营养摄入[33]。其他临床状况也与异常的氨基酸谱有关,例如大量限制蛋白质和某些药物等(表 7.2)。

表 7.2　氨基酸异常的某些临床状态

分解代谢	↑亮氨酸、异亮氨酸、缬氨酸
蛋白质限制	↓亮氨酸、异亮氨酸、缬氨酸
高乳酸血症	↑丙氨酸
高氨血症	↑谷氨酰胺
抗癫痫药	↑甘氨酸

7.3.2　有机酸谱

有机酸血症(或有机酸尿症)的特点是排泄有机酸,或称不含氨基的酸。因此,有机酸无法通过与氨基酸分析相同的技术进行分析,而是使用稳定同位素气相色谱 - 质谱法(GC-MS)进行测定[34]。值得注意的是,与肉碱结合的有机酸可以通过下述的其他方法进行测定。有机酸谱检测与其他代谢实验室的检测相似,单个代谢物升高就提示某种遗传代谢病(图 7.3),虽然有机酸谱分析至关重要。有机酸在血液中累积,但肾脏极少重吸收有机酸,导致尿液有机酸浓度远高于血液[34]。与上述的其他检测相似,一些代谢紊乱以外的原因,如药物或生理性酮症,也可导致有机酸谱异常。

7.3.3　肉碱谱

肉碱是一种亲水分子,在正常生理性的 β 氧化过程和异常有机酸的清除中都起着关键作用[35]。大多数肉碱(约 75%)来自肉类和乳制品等膳食,其余的通过内源性合成供给[36]。肉碱通过肾小管高度重吸收。因此,肾小管重吸收肉碱减少导致肉碱病理性的大量丢失。

肉碱谱将总肉碱、游离肉碱或与酰基辅酶 A 的酯键结合的肉碱(酰基肉碱或酯化肉碱)量化(框 7.1)(附录 E)。

框 7.1　肉碱谱

总肉碱	所有种类肉碱,包括游离肉碱和酰基 CoA 结合的肉碱
游离肉碱	未与酰基 CoA 结合的肉碱
酰基或酯化肉碱	酰基 CoA 结合肉碱

原发性肉碱缺乏症是由于细胞膜肉碱转运体的缺陷导致无法重新吸收肉碱,导致尿

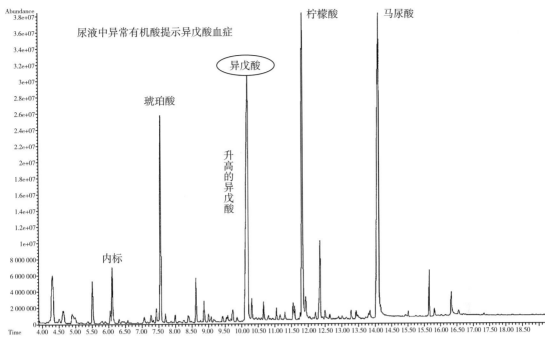

图 7.3　异常尿液有机酸谱提示异戊酰甘氨酸异常积累（图中圈所示），提示异戊酸血症（一种亮氨酸代谢障碍的有机酸病）。有机酸图谱由 Goodman 生化遗传学实验室提供

液中肉碱的大量丢失。因此,血清肉碱浓度极低,反映为游离肉碱浓度极低(<5μmol/L,正常值 25~50μmol/L)[35]。肉碱在体内发挥着重要作用,如协助长链脂肪酸转移到线粒体、与有机酸的酰基结合以清除积累的有机酸。如果大量肉碱与酰基 CoA 结合,则结合肉碱(酰基肉碱)的占比会很高,这提示脂肪酸或有机酸代谢紊乱。此外,如果相当大比例的肉碱与酰基 CoA 结合,则可能会出现游离肉碱的继发性缺乏(即游离肉碱低)。除非怀疑原发性肉碱紊乱,否则异常肉碱谱应提醒临床医生尽快进行酰基肉碱谱和 / 或尿液有机酸检测(附录 E)。

7.3.4　酰基肉碱谱

肉碱与一个脂肪酸分子酯化形成酰基肉碱,酰基肉碱可以穿过线粒体膜,为 β 氧化提供底物。由于脂肪酸或有机酸代谢缺陷,肉碱还可以在线粒体内酯化有机大分子。在脂肪酸氧化缺陷,脂酰基 CoA 分子通过 β 氧化代谢,直至缺陷酶处。在代谢阻滞处,酰

基 CoA 在线粒体内积累。有机酸也与辅酶 A 结合,异常的有机酸也因代谢阻滞而积累。这些积累的酰基 CoA 可以将肉碱酯化成酰基肉碱,然后从细胞内转运到血液中,故血液中很容易检测到酯酰基肉碱升高[37]。

酰基肉碱分析有多种方法,但液相色谱串联质谱(LC-MS/MS)技术的引入革新了酰基肉碱分析在遗传代谢病的使用[38,39]。基于 LC-MS/MS 的酰基肉碱分析可以识别具有 2~18 个碳(C2-C 18)的酰基肉碱的累积,特定的酰基肉碱谱指示某种遗传代谢病(图 7.4)。

必须强调,一个有价值的结果通常为特定的酰基肉碱谱,而不是单一的异常代谢物[40]。酰基肉碱谱由生化遗传师解读非常重要,但代谢病专业医疗提供者也应熟悉特定代谢物与遗传代谢病的关联(表 7.2)。

7.3.5　代谢组学

除非高度怀疑特定疾病,否则患者通常需要多种代谢实验室检查来确诊。氨基酸、

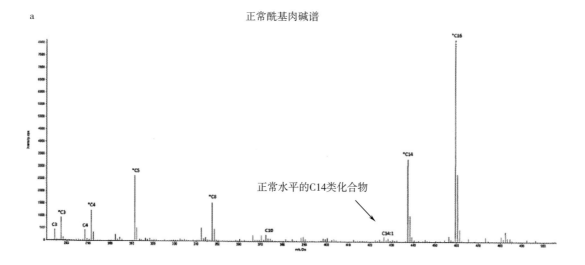

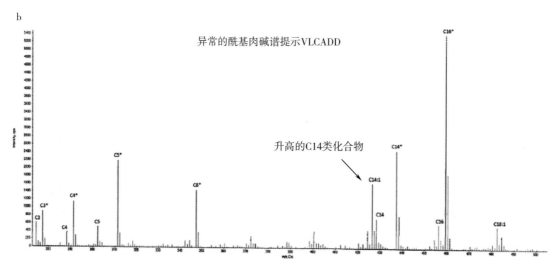

图 7.4   正常酰基肉碱谱（a）和提示 VLCAD 缺乏症的 C14 酰基肉碱增高的酰基肉碱谱（b）。酰基肉碱谱由 Goodman 生化遗传学实验室提供。VLCADD，极长链辅酶 A 脱氢酶缺乏症

有机酸和／或酰基肉碱的靶向检测通常用于疾病管理，但这也错误地指示其他代谢紊乱相对不重要。非靶向代谢组学平台旨在使用高分辨率液相色谱仪与四极杆飞行时间质谱仪（LC-QTOF）鉴定单个样品中的 10 000 多种代谢物[41]。目前，虽鉴定了大量代谢物，但用于治疗监测的重要代谢物量化能力不足[42,43]。与所有检测平台一样，临床医生和实验室技术员应共同努力确定最佳检测方案。

代谢实验室检查的解读：如本章所述，各种因素可能会影响代谢检测结果。例如，患者在病情缓解时代谢实验室检测结果可能完全正常，但在分解代谢时，代谢实验室检测结果可能显著异常[19]。相反地，当患者处于严重疾病状态时，例如重度心力衰竭，代谢过程可能会受影响[44]，使得区分原发性和继发性代谢障碍困难。因此，患者需要在状态良好和分解代谢状态下均进行代谢实验室检查。营养摄入和药物也可以显著影响代谢实验室检测结果。有可能患儿在获取样本之前就开始治疗了，特别是化验指标提示需进行的治疗。这时就要求在正确执行的禁食后或在规定的饭后时间采集样本。在不同的实验室，采样时机可能不同，但一致的样本采集时间

可以让临床医生在一段时间内跟踪化验结果的趋势。

7.4　确诊性检测

根据上述基础和代谢实验室结果做出可疑诊断后,往往还需要进行确诊性检测。确诊性检测通常包括基因或酶学分析。这些测试均存在一定局限性。例如,完整的遗传分析可能需要多种检测(如测序和拷贝数变异分析等)。某些疾病,基因检测可能只能确定一部分受影响的个体。例如,鸟氨酸氨甲酰基转移酶缺乏症(一种近端尿素循环障碍),基因检测仅能检出 80% 患者[45,46]。酶学检测被认为是确诊性检测的金标准。同样地,酶学检测也有局限性,因为它可能需要皮肤活检来建立细胞系,或者可能需要选取特异性表达酶的组织。例如,鸟氨酸氨甲酰基转移酶缺乏症的酶学分析需要进行肝活检以测量肝细胞中的酶活性。酶活性数值通常是连续性的,轻型患者的酶活性与代谢病的杂合子(携带者)的酶活性可能存在重叠[47],导致酶活性的结果判读变得困难。其他局限性将在针对特定疾病的营养管理章节中讨论。

遗传代谢病的临床表现通常是非特异性的,各种实验室检查为确诊提供有价值的信息。通常需要进行多项常规和代谢实验室检查,这些检查是互补的。资深的临床医生可以综合利用这些化验结果,在急性情况下启动紧急治疗,做出可疑先天性代谢缺陷的诊断,并评估患者的长期治疗疗效。

(梁欢　译　张惠文　审校)

参考文献

1. Dionisi-Vici C, Rizzo C, Burlina AB, Caruso U, Sabetta G, Uziel G, et al. Inborn errors of metabolism in the Italian pediatric population: a national retrospective survey. J Pediatr. 2002;140(3):321–7.
2. Applegarth DA, Toone JR, Lowry RB. Incidence of inborn errors of metabolism in British Columbia, 1969-1996. Pediatrics. 2000;105(1):e10.
3. Saudubray JM, Sedel F, Walter JH. Clinical approach to treatable inborn metabolic diseases: an introduction. J Inherit Metab Dis. 2006;29(2–3): 261–74.
4. Carmody JB, Norwood VF. A clinical approach to paediatric acid-base disorders. Postgrad Med J. 2012;88(1037):143–51.
5. Kraut JA, Madias NE. Approach to patients with acid-base disorders. Respir Care. 2001;46(4):392–403.
6. Kraut JA, Madias NE. Differential diagnosis of nongap metabolic acidosis: value of a systematic approach. Clin J Am Soc Nephrol. 2012;7(4):671–9.
7. Enns GM. Neurologic damage and neurocognitive dysfunction in urea cycle disorders. Semin Pediatr Neurol. 2008;15(3):132–9.
8. Braissant O, McLin VA, Cudalbu C. Ammonia toxicity to the brain. J Inherit Metab Dis. 2013;36(4):595–612.
9. Gropman AL, Prust M, Breeden A, Fricke S, VanMeter J. Urea cycle defects and hyperammonemia: effects on functional imaging. Metab Brain Dis. 2013;28(2):269–75.
10. Gauthier N, Wu JW, Wang SP, Allard P, Mamer OA, Sweetman L, et al. A liver-specific defect of Acyl-CoA degradation produces hyperammonemia, hypoglycemia and a distinct hepatic Acyl-CoA pattern. PLoS One. 2013;8(7):e60581.
11. Coude FX, Sweetman L, Nyhan WL. Inhibition by propionyl-coenzyme A of N-acetylglutamate synthetase in rat liver mitochondria. A possible explanation for hyperammonemia in propionic and methylmalonic acidemia. J Clin Invest. 1979;64(6):1544–51.
12. Al-Hassnan ZN, Boyadjiev SA, Praphanphoj V, Hamosh A, Braverman NE, Thomas GH, et al. The relationship of plasma glutamine to ammonium and of glycine to acid-base balance in propionic acidaemia. J Inherit Metab Dis. 2003;26(1):89–91.
13. Baruteau J, Sachs P, Broue P, Brivet M, Abdoul H, Vianey-Saban C, et al. Clinical and biological features at diagnosis in mitochondrial fatty acid beta-oxidation defects: a French pediatric study of 187 patients. J Inherit Metab Dis. 2013;36(5):795–803.
14. Beard L, Wymore E, Fenton L, Coughlin CR, Weisfeld-Adams JD. Lethal neonatal hyperammonemia in severe ornithine transcarbamylase (OTC) deficiency compounded by large hepatic portosystemic shunt. J Inherit Metab Dis. 2017;40(1):159–60.
15. Sokollik C, Bandsma RH, Gana JC, van den Heuvel M, Ling SC. Congenital portosystemic shunt: characterization of a multisystem disease. J Pediatr Gastroenterol Nutr. 2013;56(6):675–81.
16. Batshaw ML, Wachtel RC, Cohen L, Starrett A, Boyd E, Perret YM, et al. Neurologic outcome in premature infants with transient asymptomatic hyperammonemia. J Pediatr. 1986;108(2):271–5.
17. Holecek M. Ammonia and amino acid profiles in liver cirrhosis: effects of variables leading to hepatic encephalopathy. Nutrition. 2015;31(1):14–20.
18. Jayakumar AR, Norenberg MD. Hyperammonemia

in hepatic encephalopathy. J Clin Exp Hepatol. 2018;8(3):272–80.

19. Saudubray JM, de Lonlay P, Touati G, Martin D, Nassogne MC, Castelnau P, et al. Genetic hypoglycaemia in infancy and childhood: pathophysiology and diagnosis. J Inherit Metab Dis. 2000;23(3):197–214.

20. Ficicioglu C, Coughlin CR 2nd, Bennett MJ, Yudkoff M. Very long-chain acyl-CoA dehydrogenase deficiency in a patient with normal newborn screening by tandem mass spectrometry. J Pediatr. 2010;156(3):492–4.

21. Sass JO. Inborn errors of ketogenesis and ketone body utilization. J Inherit Metab Dis. 2012;35(1):23–8.

22. Lamers KJ, Doesburg WH, Gabreels FJ, Lemmens WA, Romsom AC, Wevers RA, et al. The concentration of blood components related to fuel metabolism during prolonged fasting in children. Clin Chim Acta. 1985;152(1–2):155–63.

23. Bonnefont JP, Specola NB, Vassault A, Lombes A, Ogier H, de Klerk JB, et al. The fasting test in paediatrics: application to the diagnosis of pathological hypo- and hyperketotic states. Eur J Pediatr. 1990;150(2):80–5.

24. Adeva-Andany M, Lopez-Ojen M, Funcasta-Calderon R, Ameneiros-Rodriguez E, Donapetry-Garcia C, Vila-Altesor M, et al. Comprehensive review on lactate metabolism in human health. Mitochondrion. 2014;17:76–100.

25. Adeva M, Gonzalez-Lucan M, Seco M, Donapetry C. Enzymes involved in l-lactate metabolism in humans. Mitochondrion. 2013;13(6):615–29.

26. van den Berghe G. Disorders of gluconeogenesis. J Inherit Metab Dis. 1996;19(4):470–7.

27. Robinson BH. Lactic acidemia and mitochondrial disease. Mol Genet Metab. 2006;89(1–2):3–13.

28. Centerwall WR, Centerwall SA. Phenylketonuria (FOLLING's disease). The story of its discovery. J Hist Med Allied Sci. 1961;16:292–6.

29. Guthrie R. Blood screening for phenylketonuria. JAMA. 1961;178(8):863.

30. Guthrie R, Susi A. A simple phenylalanine method for detecting phenylketonuria in large populations of newborn infants. Pediatrics. 1963;32:338–43.

31. Moore S, Stein WH. Chromatographic determination of amino acids on sulfonated polystyrene resins. J Biol Chem. 1951;192:663–81.

32. Woontner M, Goodman S. Chromatographic analysis of amino and organic acids in physiological fluids to detect inborn errors of metabolism. Curr Protoc Hum Genet. 2006. https://doi.org/10.1002/0471142905.hg1702s51

33. Nasset ES, Heald FP, Calloway DH, Margen S, Schneeman P. Amino acids in human blood plasma after single meals of meat, oil, sucrose and whiskey. J Nutr. 1979;109(4):621–30.

34. Goodman SI. An introduction to gas chromatography-mass spectrometry and the inherited organic acidemias. Am J Hum Genet. 1980;32(6):781–92.

35. Longo N, di San A, Filippo C, Pasquali M. Disorders of carnitine transport and the carnitine cycle. Am J Med Genet C Semin Med Genet. 2006;142C(2):77–85.

36. Stanley CA. Carnitine deficiency disorders in children. Ann N Y Acad Sci. 2004;1033:42–51.

37. Santra S, Hendriksz C. How to use acylcarnitine profiles to help diagnose inborn errors of metabolism. Arch Dis Child Educ Pract Ed. 2010;95(5):151–6.

38. Millington DS, Kodo N, Norwood DL, Roe CR. Tandem mass spectrometry: a new method for acylcarnitine profiling with potential for neonatal screening for inborn errors of metabolism. J Inherit Metab Dis. 1990;13(3):321–4.

39. Van Hove JL, Zhang W, Kahler SG, Roe CR, Chen YT, Terada N, et al. Medium-chain acyl-CoA dehydrogenase (MCAD) deficiency: diagnosis by acylcarnitine analysis in blood. Am J Hum Genet. 1993;52(5):958–66.

40. Rinaldo P, Cowan TM, Matern D. Acylcarnitine profile analysis. Genet Med. 2008;10(2):151–6.

41. Coene KLM, Kluijtmans LAJ, van der Heeft E, Engelke UFH, de Boer S, Hoegen B, et al. Next-generation metabolic screening: targeted and untargeted metabolomics for the diagnosis of inborn errors of metabolism in individual patients. J Inherit Metab Dis. 2018;41(3):337–53.

42. Ismail IT, Showalter MR, Fiehn O. Inborn errors of metabolism in the era of untargeted metabolomics and lipidomics. Meta. 2019;9(10):242.

43. Almontashiri NAM, Zha L, Young K, Law T, Kellogg MD, Bodamer OA, et al. Clinical validation of targeted and untargeted metabolomics testing for genetic disorders: a 3 year comparative study. Sci Rep. 2020;10(1):9382.

44. Pierpont ME, Judd D, Goldenberg IF, Ring WS, Olivari MT, Pierpont GL. Myocardial carnitine in end-stage congestive heart failure. Am J Cardiol. 1989;64(1):56–60.

45. Tuchman M, Jaleel N, Morizono H, Sheehy L, Lynch MG. Mutations and polymorphisms in the human ornithine transcarbamylase gene. Hum Mutat. 2002;19(2):93–107.

46. Caldovic L, Abdikarim I, Narain S, Tuchman M, Morizono H. Genotype-phenotype correlations in ornithine transcarbamylase deficiency: a mutation update. J Genet Genomics. 2015;42(5):181–94.

47. Hesse J, Braun C, Behringer S, Matysiak U, Spiekerkoetter U, Tucci S. The diagnostic challenge in very-long chain acyl-CoA dehydrogenase deficiency (VLCADD). J Inherit Metab Dis. 2018;41(6):1169–78.

第 8 章

遗传代谢病的基因治疗

Nicola Longo，Kent Lai

目录

核心要点

1. 基因治疗通过转导基因来治疗疾病，有可能恢复先天性代谢缺陷患者缺失的酶功能。

2. 基因疗法包括基因置换疗法、寡核苷酸疗法、mRNA 疗法和基因组编辑。

3. 一些基因置换和寡核苷酸疗法已被美国食品药品管理局和欧洲药品管理局批准，其他疗法目前正处于临床试验阶段。

8.1　背景

基因治疗有望为既往无法治愈的疾病提供新的治疗手段，改变目前医学领域的观点[1,2]。对于先天性代谢缺陷（inborn errors of metabolism，IEM），基因疗法通过一次性治疗，恢复缺陷基因的功能，为治愈 IEM 创造可能[2]。与反复输注的酶替代疗法相比，基因治疗能够使体内寿命较长的细胞持续产生内源性蛋白质，包括在遗传代谢病中缺陷的酶或转运蛋白。

基因疗法的早期尝试没有呈现显著的临床疗效或严重的毒性反应包括患者死亡[3]。在 21 世纪早期开发出更多靶向基因传递的新载体后，人们在临床试验中观察到持续的基因表达并有一定的临床疗效[4,5]。而新的问题如基因毒性、基因修饰后的细胞免疫破坏以及与载体相关的免疫反应也随之出现[6]。

过去 10 年的进一步发展提高了基因载体的安全性和有效性，一些基因疗法获得批准[1]。在这里，我们将重点关注先天性代谢缺陷疾病的治疗及其预后。

8.2　先天性代谢缺陷

先天性代谢缺陷是遗传性疾病，它会影响个体转化营养物质或利用营养物质产生能量的能力[7]。它们由编码参与代谢途径的特定酶或转运蛋白的基因发生突变引起。大多数 IEM 是常染色体隐性遗传，致病突变导致基因产物功能丧失，影响酶活性。

IEM 导致异常代谢物（底物）积聚或必需产物的缺乏或旁路代谢产物的生成，出现不同严重程度的疾病临床表现[7]。在许多 IEM 中，底物来源于正常饮食。因此，可以通过饮食、辅因子、补充剂和酶替代治疗（enzyme replacement therapy，ERT）等其他治疗将影响降至最小。例如，在半乳糖血症中限制半乳糖摄入[8]和在苯丙酮尿症中限制苯丙氨酸摄入[9]。辅因子疗法已用于治疗钼辅因子缺乏症[10]、各种线粒体疾病[11]和生物蝶呤合成障碍[12]。药物剂量的维生素和辅因子可以部分挽救由某些致病突变引起的酶活性缺陷，例如半胱氨酸 β 合成酶缺乏症中的吡哆醇和苯丙酮尿症中的四氢生物蝶呤[13,14]。最后，ERT 已被用于缓解溶酶体疾病的非神经系统症状[15,16]。尽管这些方法可以预防急性毒性综合征并提高患者的生活质量，但它们并未解决基因问题，并需要终身使用。理论上，基因功能的恢复可以治愈 IEM。基于这些原因，IEM 是基因治疗的主要候选者。

8.3　基因疗法概述

基因疗法是通过转导遗传物质来治疗疾病。致病突变导致基因产物丧失功能，引起代谢性疾病时，转导外源基因在体内长期、大量表达，能够恢复缺失酶 / 转运蛋白的功能。转入的基因通常是受影响基因的转录部分（成熟 mRNA 的互补 DNA 拷贝），它将替代缺失的蛋白质。被转入的基因要么整合到受体细胞的宿主基因组中，要么大多数情况下不整合而被保留下来。从理论上讲，单个基因的转入足以治愈遗传病。作为替代方案，可以采用外源性递送缺失蛋白质的 mRNA 代替互补 DNA，但这需要反复输注,因为 mRNA 最终会被降解,一旦外源性传递的 mRNA 消失,细胞就会缺失该蛋白质(图 8.1)。

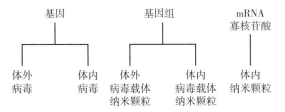

图 8.1　基因治疗概述

基因疗法也可以通过采取 RNA 干扰(RNAi)来抑制有害基因的表达,但这通常不在常见代谢性疾病中采用(卟啉症除外[17])。反义寡核苷酸靶向治疗也可用于纠正特定基因的前体 mRNA 剪接,例如纠正脊髓性肌萎缩症中内源性 SMN2 前体 mRNA 的外显子 7 剪接[18,19]。

基因组编辑技术可以通过与供体模板的同源重组或碱基编辑,精确地在基因座上纠正突变基因。由于该技术可能会出现基因组继发性改变,还没有进入临床试验阶段。在这里,我们将主要关注 IEM 的基因疗法,该疗法使用核酸来替代缺失蛋白质的功能。

8.4　基因疗法的给药途径

基因疗法可以通过体内和体外途径实现。

8.4.1　体外基因替代疗法

取受体的干细胞并在体外对目标基因进行修饰,在某些情况下,修饰后的细胞会在体外进行扩增,然后再重新输入至受体体内。由于修饰的细胞是从受体获得的,因此重新输入受体时不会产生免疫反应。而再输注修饰细胞之前需要对受体进行预处理,以便为这些转基因细胞创造环境,这些细胞将替换带有错误基因的细胞。这种方法需要整合载体,该载体能将 DNA(通常是与缺失蛋白质的 mRNA 互补的 DNA,也称为 cDNA 或微

型基因)插入受体干细胞的基因组。干细胞将保留其自身基因,包括具有导致疾病的致病变异,但细胞将具有额外的(替代)微型基因,它会随机整合到 DNA 中,产生有功能的正常蛋白。当细胞分裂并传递给子细胞时,该替代基因将被复制。这就解释了为什么这种疗法需要能够稳定整合到受体基因组中的载体,因为携带替换基因的非整合载体会在细胞分裂时丢失。造血干细胞(hematopoietic stem cell,HSC)中的体外基因替代疗法就是一个例子。

同种异体骨髓移植治疗遗传免疫缺陷病和血液病的成功推动了体外靶向 HSC 的基因替代疗法的发展。自体患者干细胞移植,其中潜在的遗传缺陷得到纠正,与同种异体移植相比更具有优势,因为它们不需要组织相容性好的供体,而在许多情况下,这种供体很难找到。该疗法可以应用于包括但不限于腺苷脱氨酶缺乏症导致的重症联合免疫缺陷病(severe combined immunodeficiency,SCID)、各种血红蛋白病和地中海贫血。该疗法不用添加免疫抑制剂,因为它们可以避免移植物抗宿主病(graft-versus-host disease,GVHD)的免疫并发症。

使用 γ-逆转录病毒载体的初步临床试验显示,由编码白细胞介素-2 受体 γ 或腺苷脱氨酶的基因缺失突变引起的 SCID 患者的免疫功能得到改善。在该试验中,虽然 HSC 转导效率低,但基因修饰的 T 淋巴细胞具有选择性生长优势,能够扩展并填充空缺的 T 细胞区室,因此尽管基因校正细胞水平极低,但仍能改善免疫功能[20,21]。遗憾的是,在治疗几年后,X-SCID 试验中的患者以及慢性肉芽肿病和 Wiskott-Aldrich 综合征患者由于邻近原病毒插入位点的原癌基因的激活而发展为急性髓系和淋巴系白血病。随后的研究发现这与 γ-逆转录病毒载体中存在的强增强子以及载体倾向插入邻近的启动子有关[22-25]。这些严重的毒副作用促使了增强子缺失载体的设计,这些载体仍然有效地改

善 Wiskott-Aldrich 综合征[26] 和 X-SCID[27]，而不会引起白血病或转导细胞不受控制地克隆扩增。

目前开展的肾上腺脑白质营养不良和溶酶体贮积症异染性脑白质营养不良，法布里病的最新临床试验采用新的慢病毒载体结合移植前细胞减少调节（为转导的细胞在人体内生存创造空间）和更好的体外 HSC 操作技术[28]。

8.4.2　体内基因替代疗法

体内基因替代疗法针对的是寿命较长的有丝分裂后细胞，例如肝脏或肌肉的细胞，至少在一定年龄后很少发生细胞分裂。转导的基因不整合到基因组 DNA 中而是作为游离基因持续存在。在体内靶向不同器官的基因疗法很吸引人，因为它消除了体外细胞基因疗法的操作和调节方面的难关，后者需要烦琐的细胞收集、培养、操作和再输注。另外，体内基因疗法需要特别考虑组织靶向特异性或局部递送和 / 或靶细胞特异性基因表达。当然还存在其他问题，大多与携带目的基因的病毒载体引起的炎症反应有关，目前已经有新的措施解决部分问题（第 8.8 节）。表 8.1 总结了一些针对不同疾病靶向不同器官的体内基因替代疗法的临床前研究以及临床试验阶段。

表 8.1　使用体内基因替代治疗[29-37]针对不同器官 / 组织的临床和临床前研究

器官 / 系统	试验阶段	适应证	参考文献
肝脏	临床前研究	血友病 B	[29]
肝脏	临床试验阶段	血友病 B	[30]
肝脏	临床前研究	血友病 A	[31]
肌肉	临床前研究	血友病 B	[32]
眼	临床试验阶段	RPE65 缺陷——诱发视网膜营养不良症	[32-34]

续表

器官 / 系统	试验阶段	适应证	参考文献
中枢神经系统	临床试验阶段	AADC 缺陷症	[35]
中枢神经系统	临床试验阶段	脊髓性肌萎缩症	[36]
中枢神经系统	临床试验阶段	帕金森病	[37]

8.5　基因治疗的运载工具

8.5.1　病毒介导的基因疗法

从历史上看，在体内和离体环境中，多种病毒家族已被用作病毒载体，将 DNA 递送至靶细胞。每种病毒都有独有的特征、优点和局限性（表 8.2）。过去的 20 年见证了从这些病毒衍生的病毒载体的设计和递送的迅猛发展。腺相关病毒（adeno-associated virus，AAV）和慢病毒成为最流行和有效的载体，在几乎所有临床试验中使用。

8.5.2　非病毒介导的基因转导

与病毒载体相比，非病毒介导的基因转导有几个优点，如非病毒载体免疫原性较低。它们不仅更容易生产，而且还具有更大的包装容量[38]。非病毒载体的主要缺点是转导效率低，不足以治疗大多数遗传病。

8.6　其他基因疗法

8.6.1　寡核苷酸疗法和基因组编辑

寡核苷酸（实验室合成的短核苷酸序列）可通过影响靶基因的 RNA 水平来治疗代谢性疾病。它们可以导致 RNA 降解，减少导致毒副作用的基因表达或调节具有致病变异的基因剪接，或促进通常不被利用的基因形成可用的 RNA[39]。

表 8.2 以往和现在在人体临床试验中使用的病毒载体

	腺病毒	腺相关病毒	慢病毒	逆转录病毒
科	腺病毒科	微小病毒科	逆转录病毒科	逆转录病毒科
基因组	双链 DNA	单链 DNA	单链 RNA	单链 RNA
是否致病	是	否	是	是
靶向细胞类型	分裂细胞和非分裂细胞	分裂细胞和非分裂细胞	分裂细胞和非分裂细胞	分裂细胞
整合到宿主基因组	否	否	是	是
转入基因表达	暂时性	长期	长期	长期
衍生病毒载体的包装能力	最多 8kb	最多 4.5kb	最多 8.5kb	最多 8kb
临床前研究和临床试验中的靶向适应证	曾用于鸟氨酸氨甲酰基转移酶缺乏症,后不再使用	脊髓性肌萎缩症、RPE65 突变相关性视网膜营养不良症等	法布里病、戈谢病	重症联合免疫缺陷,Wiskott-Aldrich 综合征,现不再使用

反义寡核苷酸与其同源 mRNA 转录本结合从而使它们易于被核糖核酸酶 H 降解。注射到眼睛中的 Fomivirsen（福米韦生）可以治疗巨细胞病毒性视网膜炎[40]。Mipomersen 可以减少肝脏中的 APOB mRNA 生成并改善家族性高胆固醇血症[41]。Inotersen 靶向 TTR 基因以减少遗传性甲状腺素转运蛋白相关淀粉样变和多发性神经病[42]。

反义寡核苷酸还可以屏蔽转录物中的特定序列,从而阻断与其他 RNA 或蛋白质（如剪接体复合物）的相互作用而不增强 RNA 降解。这种方法可以诱导杜氏肌营养不良症（eteplirsen、golodirsen）[43,44]中异常外显子的剪接或修饰 SMN2 的剪接以改善脊髓性肌萎缩症（nusinersen）[45]。

寡核苷酸还可用于基因沉默。siRNA 与目标转录本结合,将其引导至 Argonaute 2 蛋白,该蛋白是 RNA 诱导沉默复合物的一部分[46]。这种方法可用于治疗急性肝卟啉症。使用 givosiran 可降低 ALAS1 的表达[47],减少 δ 氨基乙酰丙酸和异常卟啉的形成,从而显著改善患者的临床表现。在淀粉样变性中,patisiran 靶向 TTR 基因[48]。

虽然这些治疗很有吸引力,但所有基于

寡核苷酸的治疗都需要持续进行,并不代表它可以治愈遗传病。相比之下,基因编辑在理论上可用于去除致病突变并永久纠正有缺陷的基因,促使纠正后基因在细胞中持续表达[49]。与基因替代治疗一样,基因校正可以采用取自患者的细胞,在体内或体外使用位点特异性核酸内切酶（如锌指核酸酶和 CRISPR/Cas9 系统）,结合靶向特定组织的递送载体来纠正致病突变。基因编辑的主要缺点是基因校正的效率低,需要利用病毒载体来传递所需的基因编辑工作,以及在目标基因以外的区域修改基因组的可能。尽管存在这些理论上的缺陷,但使用 CRISPR/Cas9 相关碱基编辑器进行基因校正治疗,可使基因组发生不依赖于 DNA 双链断裂和同源重组修复的单碱基置换,该疗法能够在 Pah^enu2 小鼠（一种苯丙酮尿症模型）中提供足够的苯丙氨酸羟化酶活性（超过正常值的 20%）,以恢复生理状态下血液中苯丙氨酸的浓度,而不影响其他基因[50]。

8.6.2 mRNA 治疗

除了在 COVID-19 疫苗开发中取得成功[51-54],递送外源 mRNA 疗法与基因替代疗法具有相同的原理,具有治疗多种疾病的潜力,包括甲基丙二酸血症[55]、经典半乳糖血症[56]、精氨酸酶和 Citrin 蛋白缺乏症[57,58]、丙酸血症[59]、急性间歇性卟啉症[60]、法布里病[61],甚至癌症[62]。与病毒介导的基因治疗不同,mRNA 治疗将 mRNA 封装在脂质纳米颗粒(lipid nanoparticle,LNP)中进行全身给药,这种纳米颗粒主要靶向肝脏[63-65],也可以到其他器官,如肺部[66]。当我们考虑要减少过度的不良反应时,在某些情况下,有限的器官暴露可能是有利因素。与转基因长期表达的基因疗法不同,mRNA 的半衰期相对较短,因此需要反复注射。

针对人类多项疾病的试验性 mRNA 疗法正处于不同的发展阶段[67]。在准备临床试验时,大量的毒理学和免疫原性研究已经证明了脂质纳米颗粒的安全性[55,61,68]。在每周 3 次和 5 次静脉注射后,小鼠血浆细胞因子(IL-6、IFN-γ、TNF-α、IL-1β)或抗药物抗体水平没有增加[69]。在食蟹猴中进行重复剂量毒理学研究,当食蟹猴接受类似脂质纳米颗粒(1mg/kg)包装的不同 mRNA,观察到包括补体和细胞因子在内的炎症标志物有轻微升高[68,69]。对于不能使用基于 AAV 载体基因疗法的患者来说,mRNA 疗法可能是一种理想的替代方法,如果引起不良反应,可以随时停止。

8.7　已批准的基因疗法

表 8.3 列出了已获得监管批准的用于治疗遗传性疾病的基因疗法(有些仅在欧洲获得批准)。欧盟在“特殊情况”下批准使用的第一个基因疗法是 alipogene tiparvovec,它用于治疗脂蛋白脂肪酶缺乏症。这是一种罕见病,发病机制为甘油三酯被肠道吸收后不能释放到周围组织,导致严重的高甘油三酯血症。过多的脂肪导致肝大和脾大,并可能导致致命的严重胰腺炎。在患者肌内注射含有脂蛋白脂肪酶的 AAV1 载体,使甘油三酯暂

时下降 40%,并改善餐后乳糜微粒甘油三酯含量[70]。由于需求不佳,2017 年未续签上市许可。

表 8.3　批准用于代谢 / 遗传疾病的基因疗法

治疗名称	基因	疾病
Alipogene tiparvovec	脂蛋白脂肪酶	脂蛋白脂肪酶缺乏症(撤市)
Betibeglogene autotemcel	β 珠蛋白	β 地中海贫血
Onasemnogene abeparvovec	运动神经元存活	脊髓性肌萎缩症(Ⅰ型)
Strimvelis	腺苷脱氨酶	腺苷脱氨酶缺乏症
Voretigene neparvovec	类视黄醇异构水解酶 RPE65	RPE65 相关性视网膜营养不良(莱伯先天性黑矇)

2017 年,Voretigene neparvovec(AAV2-hRPE65v2)获得 FDA 批准用于治疗由 RPE65 突变引起的视网膜营养不良(莱伯先天性黑矇)。RPE65 基因编码类视黄醇异构水解酶,这是一种将光转化为正常视力所必需的电信号的酶。将含有 RPE65 基因的 Voretigene neparvovec 注射到视网膜下间隙,改善了患者的视力[34]。

Onasemnogene abeparvovec 于 2019 年 5 月获得 FDA 批准用于 2 岁以下患有脊髓性肌萎缩症的儿童,这是一种严重的神经肌肉疾病,通常会导致患者 2 岁前死亡或需要永久机械通气。它是由影响运动神经元存活的基因[运动神经元存活 1(SMN1)基因]缺陷引起的。一次性静脉内输注正常基因可使患有严重 SMA1 的婴儿得到快速而显著的运动功能改善[71]。

腺苷脱氨酶缺乏症是一种代谢性疾病,会导致嘌呤核苷酸的堆积,影响淋巴细胞的功能,导致严重的联合免疫缺陷。该病其他临床表现包括骨骼异常、神经发育缺陷、听力障碍和肺部体征。患者最初接受酶替代治疗

以实现部分免疫重建。造血干细胞移植可以作为一种选择,但在许多情况下无法找到合适的供体。相比之下,基因疗法可以纠正自体造血干细胞的缺陷,并已证明具有免疫学和临床疗效[28]。这是欧盟批准的第一个使用逆转录病毒载体的基因疗法。在某些情况下,载体非随机地整合到原癌基因附近并激活细胞增殖,导致白血病[72]。出于这个原因,该疗法现在已被其他类型的病毒和较弱的启动子所取代。

Betibeglogene autotemcel 于 2019 年在欧洲获得批准,用于治疗由 β 地中海贫血引起的贫血。该疗法在慢病毒中添加了 β 珠蛋白基因以纠正患者的血细胞,并减少或消除了对长期红细胞输注的需求[73]。与腺苷脱氨酶缺乏症的情况一样,该疗法存在插入诱发突变的可能,需要进行长期研究以确定该疗法的安全性。

8.8　先天性代谢缺陷的临床试验

在过去几年里,使用基因疗法治疗先天性代谢缺陷的临床试验数量激增(表 8.4)。在所列出的疗法中,只有一种治疗脂蛋白脂肪酶缺乏症的疗法曾在欧洲被批准用于治疗高甘油三酯血症,但随后被撤回[74]。大多数临床试验都有大量的动物模型临床前数据支持基因治疗的疗效。

目前临床试验主要针对中间代谢障碍疾病、溶酶体疾病和主要影响大脑的疾病(表 8.4)。一些疾病已经有相应的治疗方法,但对于大多数疾病,还没有任何治疗方法,说明开发治疗方法的紧迫性。

表 8.4　基因治疗先天性代谢缺陷的临床试验(临床试验于 2021 年 3 月 20 日获得)

疾病名称	载体 / 药名 / 给药方式	开始日期	临床试验编号
芳香族 *L*- 氨基酸脱羧酶缺乏症	AAV2-hAADC/ 纹状体	2016-07	NCT02852213
CLN2 脂褐质沉积症	AAV2/AAVrh.10CUhCLN2/ 脑内	2010-08-19	NCT0116157
CLN3 脂褐质沉积症	AAV9/AT-GTX-502/ 鞘内	2018-11-13	NCT03770572
CLN6 脂褐质沉积症	AAV9/AT-GTX-501/ 鞘内	2016-03	NCT02725580
胱氨酸贮积症	慢病毒 /CTNS-RD-04/ 体外	2019-07-08	NCT03897361
法布里病	AAV/4D-310/ 体内	2020-09-01	NCT04519749
法布里病	rAAV2/6/ST-920/ 体内	2019-07-23	NCT04046224
法布里病	AAV/FLT190/ 体内	2019-07-08	NCT04040049
法布里病	慢病毒 /AVR-RD-01/ 体外	2018-02-21	NCT03454893
家族性高胆固醇血症	AAV/RGX-501/ 体内	2019-09-30	NCT04080050
家族性高胆固醇血症	AAV/hLDR/ 体内	2016-03	NCT02651675
戈谢病	慢病毒 /AVR-RD-02/ 体外	2019-05-30	NCT04145037
糖原贮积症 Ⅰ a 型	AAV8/DTX401/ 体内	2019-07-15	NCT03970278
GM1 神经节苷脂贮积症	AAV9/GLB1/ 体内	2019-08-19	NCT03952637
GM1 神经节苷脂贮积症	AAVrh10/LYS-GM101/ 鞘内	2021-03	NCT04273269
GM1 神经节苷脂贮积症	AAVHu68/PBGM01/ 鞘内	2021-02	NCT04713475

续表

疾病名称	载体 / 药名 / 给药方式	开始日期	临床试验编号
GM2 神经节苷脂贮积症	AAV9/TSHA101/ 鞘内	2021-03-12	NCT04798235
GM2 神经节苷脂贮积症	AAVrh8/AXO-AAV-GM2/ 鞘内	2021-01-15	NCT04669535
克拉伯病	AAVrh10/FBX-101/ 体内	2021-04	NCT04693598
克拉伯病	AAVHu68/PBKR03/ 鞘内	2021-04	NCT04771416
脂蛋白脂肪酶缺乏症	AAV1/AMT-011/ 体内	2009-02	NCT00891306
异染性脑白质营养不良	慢病毒 /OTL-200/ 体外	2010-04-09	NCT01560182
异染性脑白质营养不良	慢病毒 /TYF-ARFA/ 脑内	2018-10-30	NCT03725670
异染性脑白质营养不良 / 肾上腺脑白质营养不良	慢病毒 /ARSA-ADCD1/ 体外	2015-01	NCT02559830
甲基丙二酸血症	rAAV-LK03/hLB-001/ 体内	2021-02-15	NCT04581785
黏多糖贮积症 Ⅰ 型	AAV9/RGX-111/ 鞘内注射	2019-04-03	NCT03580083
黏多糖贮积症 Ⅰ 型	慢病毒 /IDUA-LV/ 体外	2018-05-11	NCT03488394
黏多糖贮积症 Ⅱ 型	AAV9/RGX-121/ 鞘内注射	2018-09-27	NCT03566043
黏多糖贮积症 ⅢA 型	慢病毒 /CD11b.SGSH/ 体外	2020-01-07	NCT04201405
黏多糖贮积症 ⅢA 型	AAVrh10/SAF301/ 脑内	2011-08	NCT01474343
黏多糖贮积症 ⅢA 型	AAVrh10/LYS-SAF302/ 脑内	2018-12-17	NCT03612869
黏多糖贮积症 ⅢA 型	AAV9/ABO-102/ 体内	2019-10-29	NCT04088734
黏多糖贮积症 ⅢB 型	AAV9/CMV.hNAGLU/ 体内	2017-10-16	NCT03315182
黏多糖贮积症 Ⅵ 型	AAV2/8/TBG.hARSB/ 体内	2017-07-17	NCT03173521
苯丙酮尿症	AAV/BMN307/ 体内	2020-09-24	NCT04480567
苯丙酮尿症	AAVHSC15/HMI-102/ 体内	2019-06-10	NCT03952156
庞贝病	AAV/SPK-3006/ 体内	2020-10-01	NCT04093349
庞贝病	AAV8/AT845/ 体内	2020-10-28	NCT04174105
丙酮酸激酶缺乏症	慢病毒 /RP-L301/ 体外	2020-07-06	NCT04105166
肝豆状核变性	AAV/VTX-801/ 体内	2021-02	NCT04537377

每个临床试验只对应一个疾病。指定部位时，给药方式为体内给药（鞘内、脑内、蛛网膜下腔）。所有体外疗法都是在重新植入前将目标基因引入自体干细胞。

在中间代谢障碍性疾病（如家族性高胆固醇血症、糖原贮积症 Ⅰa 型、脂蛋白脂肪酶缺乏症、甲基丙二酸血症、苯丙酮尿症），静脉输注的 AAV 载体，将大部分与肝细胞结合。在某些情况下，AAV 载体经过修饰后，其转导进入肝细胞的能力增强。由于肝脏是唯一表达苯丙酮尿症缺陷酶的器官，也是糖原贮积症 Ⅰa 型（GSD1A）中受影响最严重的器官，因此对肝细胞进行相关基因纠正能大大改善临床症状。然而，甲基丙二酸血症患者所有器官都会产生有机酸，即使完全矫正缺陷基因，其疗效也与肝移植类似。

在溶酶体疾病（如胱氨酸病、脂褐素病、法布里病、神经节苷脂贮积症、克拉伯病、戈谢病、异染性脑白质营养不良、黏多糖贮积症和庞贝病）中，未被清除的物质积聚在器官内，导致其功能障碍。在许多情况下，这些器官分布着巨噬细胞系来源细胞，因此，通过造血干细胞和自体再植入的方式纠正缺陷基因能够改善疾病的症状。这同样适用于丙酮酸激酶缺乏症，这是一种主要影响红细胞的疾病，其祖细胞通过骨髓移植或自体造血干细胞再植入进行纠正。

同时，病毒的静脉给药可以到达溶酶体疾病患者的多个器官，并纠正它们的代谢障碍。AAV 载体也可被设计成靶向不同的器官，靶向疾病主要受累器官。

影响大脑的疾病会导致更多问题，因为每种遗传病可能只会影响部分脑细胞（神经元或神经胶质细胞），并且在一些情况下只会影响大脑的特定区域。除非采用 AAV9（一种靶向大脑的腺病毒），并且在生命早期使用，否则静脉给药的基因治疗通常不能以足够浓度进入大脑，例如脊髓性肌萎缩症[75]。对于大多数情况，特别诊断时有神经系统症状，基因替代疗法需要直接输送到大脑或鞘内（芳香族 L- 氨基酸脱羧酶缺乏症、脂褐质沉积症、神经节苷脂贮积症、克拉伯病、异染性脑白质营养不良和影响大脑的黏多糖贮积症）。人们希望进一步研发的脑特异性病毒载体，其不仅能够进入大脑，而且能够靶向脑内更被疾病影响的细胞。

8.9　基因治疗的局限性、并发症、挑战和未来

对于经典的基因替代疗法，不必要的插入突变、无意的种系传递以及对载体或替代基因产物的免疫反应是值得关注的问题。然而，其中一些并发症已通过创新的载体设计和方法克服（表 8.5）。同时，许多方法需要更多的患者数据和更长的时间跨度才能确定它们是否有效。

表 8.5　基因治疗的潜在并发症及其补救措施

潜在并发症	缓解策略
基因沉默——抑制启动子	使用内源性细胞启动子，避免病毒衍生的调控序列
基因毒性——插入突变引起的并发症	使用具有更安全整合特征的载体（如自失活的慢病毒载体） 序列特异性整合（即基因编辑）
表型毒性——转基因过度表达或异位表达引起的并发症	在空间上（例如内源性、组织特异性启动子）和时间上（开 / 关转换）控制转基因表达
免疫毒性——对载体或转基因的有害免疫反应	仔细监测 T 细胞对载体和转基因的反应性，以在需要时启动免疫抑制
水平传播的风险——传染性的载体散布到环境中	开发新载体时临床前模型中监测载体脱落情况
垂直传播的风险——所提供的 DNA 的种系传播	使用隔膜避孕用具直到载体脱落为阴性

与基因替代疗法相比，基于 CRISPR-Cas9 核酸酶的体细胞基因编辑存在同样的问题。由于核酸酶介导的非同源末端连接和同源定向修复，对"脱靶"突变的担忧仍然存在。为解决这些问题，已经建立了可降低脱靶切割的新方法，包括设计新的核酸酶或 CRISPR gRNA，以及在临床应用之前或期间预测、筛选和检测核酸酶靶向与脱靶的方法[76]。值得注意的是，最近开发了高保真 CRISPR-Cas9 核酸酶变体，该核酸酶几乎不存在脱靶效应[76-78]。但与标准基因转移中使用的基因转移载体一样，体内基因编辑[79]中核酸酶的免疫原性以及是否能将编辑载体靶向递送至所需组织的问题仍然存在。

基因编辑的快速发展使遗传种系编辑有实现的可能。就在几年前，中国科学家们使用 CRISPR-Cas9 对"无法存活"的植入前人类胚胎中的血红蛋白基因进行了修饰，结果表明转

导效率低下且经常发生脱靶突变[77]。这一事件引起了世界各地专业协会的关注[78]，美国国家科学院、工程院和医科院召开了一系列会议，会议汇集了科学家、临床医生、伦理学家、患者权益倡导者和政府官员，提出了人类基因编辑的监管原则纲要，并提出了最终目的是使用基因编辑技术纠正某些严重疾病种系突变的可能路径[79]。在美国，联邦资金不能用于种系编辑研究，临床试验也不能获得FDA 的批准。许多国家也采用了同样的限制措施。

（陈国庆　译　李大力　审校）

参考文献

1. High KA, Roncarolo MG. Gene therapy. N Engl J Med. 2019;381(5):455–64.
2. Dunbar CE, High KA, Joung JK, Kohn DB, Ozawa K, Sadelain M. Gene therapy comes of age. Science. 2018;359:6372.
3. Raper SE, Chirmule N, Lee FS, Wivel NA, Bagg A, Gao GP, et al. Fatal systemic inflammatory response syndrome in a ornithine transcarbamylase deficient patient following adenoviral gene transfer. Mol Genet Metab. 2003;80(1–2):148–58.
4. Naldini L. Genetic engineering of hematopoiesis: current stage of clinical translation and future perspectives. EMBO Mol Med. 2019;11(3):e9958.
5. Naldini L. Gene therapy returns to centre stage. Nature. 2015;526(7573):351–60.
6. Bushman FD. Retroviral insertional mutagenesis in humans: evidence for four genetic mechanisms promoting expansion of cell clones. Mol Ther. 2020;28(2):352–6.
7. Pasqauli M, Longo N. Newborn screening and inborn errors of metabolism. In: Rifai N, Horvath A, Wittwer C, editors. Fundamentals of clinical chemistry 8th edition. 8th ed. USA: Elsevier; 2020. p. 882–97.
8. Yuzyuk T, Viau K, Andrews A, Pasquali M, Longo N. Biochemical changes and clinical outcomes in 34 patients with classic galactosemia. J Inherit Metab Dis. 2018;41(2):197–208.
9. Jameson E, Remmington T. Dietary interventions for phenylketonuria. Cochrane Database Syst Rev. 2020;7:CD001304.
10. Pearl PL. Amenable treatable severe pediatric epilepsies. Semin Pediatr Neurol. 2016;23(2):158–66.
11. Rahman S. Emerging aspects of treatment in mitochondrial disorders. J Inherit Metab Dis. 2015;38(4):641–53.
12. Manzoni F, Salvatici E, Burlina A, Andrews A, Pasquali M, Longo N. Retrospective analysis of 19 patients with 6-pyruvoyl tetrahydropterin synthase deficiency: prolactin levels inversely correlate with growth. Mol Genet Metab. 2020;131(4):380–9.
13. Trefz FK, Burton BK, Longo N, Casanova MM, Gruskin DJ, Dorenbaum A, et al. Efficacy of sapropterin dihydrochloride in increasing phenylalanine tolerance in children with phenylketonuria: a phase III, randomized, double-blind, placebo-controlled study. J Pediatr. 2009;154(5):700–7.
14. Clayton PT. The effectiveness of correcting abnormal metabolic profiles. J Inherit Metab Dis. 2020;43(1):2–13.
15. Koto Y, Ueki S, Yamakawa M, Sakai N. Experiences of patients with lysosomal storage disorders treated with enzyme replacement therapy: a qualitative systematic review protocol. JBI Evid Synth. 2020;19(3):702–8.
16. Sheth J, Nair A. Treatment for lysosomal storage disorders. Curr Pharm Des. 2020;26(40):5110–8.
17. Sardh E, Harper P, Balwani M, Stein P, Rees D, Bissell DM, et al. Phase 1 trial of an RNA interference therapy for acute intermittent porphyria. N Engl J Med. 2019;380(6):549–58.
18. Baranello G, Darras BT, Day JW, Deconinck N, Klein A, Masson R, et al. Risdiplam in type 1 spinal muscular atrophy. N Engl J Med. 2021;384(10):915–23.
19. Finkel RS, Chiriboga CA, Vajsar J, Day JW, Montes J, De Vivo DC, et al. Treatment of infantile-onset spinal muscular atrophy with nusinersen: a phase 2, open-label, dose-escalation study. Lancet. 2016;388(10063):3017–26.
20. Hacein-Bey-Abina S, Le Deist F, Carlier F, Bouneaud C, Hue C, De Villartay JP, et al. Sustained correction of X-linked severe combined immunodeficiency by ex vivo gene therapy. N Engl J Med. 2002;346(16):1185–93.
21. Aiuti A, Slavin S, Aker M, Ficara F, Deola S, Mortellaro A, et al. Correction of ADA-SCID by stem cell gene therapy combined with nonmyeloablative conditioning. Science. 2002;296(5577):2410–3.
22. Hacein-Bey-Abina S, Von Kalle C, Schmidt M, McCormack MP, Wulffraat N, Lebouch P, et al. LMO2-associated clonal T cell proliferation in two patients after gene therapy for SCID-X1. Science. 2003;302(5644):415–9.
23. Stein S, Ott MG, Schultze-Strasser S, Jauch A, Burwinkel B, Kinner A, et al. Genomic instability and myelodysplasia with monosomy 7 consequent to EVI1 activation after gene therapy for chronic granulomatous disease. Nat Med. 2010;16(2):198–204.
24. Braun CJ, Boztug K, Paruzynski A, Witzel M, Schwarzer A, Rothe M, et al. Gene therapy for Wiskott-Aldrich syndrome--long-term efficacy and genotoxicity. Sci Transl Med. 2014;6(227):227ra33.
25. Wu X, Li Y, Crise B, Burgess SM. Transcription start regions in the human genome are favored targets for MLV integration. Science. 2003;300(5626):1749–51.
26. Aiuti A, Biasco L, Scaramuzza S, Ferrua F, Cicalese MP, Baricordi C, et al. Lentiviral hematopoietic stem cell gene therapy in patients with Wiskott-Aldrich

syndrome. Science. 2013;341(6148):1233151.

27. Hacein-Bey-Abina S, Pai SY, Gaspar HB, Armant M, Berry CC, Blanche S, et al. A modified gamma-retrovirus vector for X-linked severe combined immunodeficiency. N Engl J Med. 2014;371(15):1407–17.

28. Aiuti A, Cattaneo F, Galimberti S, Benninghoff U, Cassani B, Callegaro L, et al. Gene therapy for immunodeficiency due to adenosine deaminase deficiency. N Engl J Med. 2009;360(5):447–58.

29. Mount JD, Herzog RW, Tillson DM, Goodman SA, Robinson N, McCleland ML, et al. Sustained phenotypic correction of hemophilia B dogs with a factor IX null mutation by liver-directed gene therapy. Blood. 2002;99(8):2670–6.

30. Manno CS, Pierce GF, Arruda VR, Glader B, Ragni M, Rasko JJ, et al. Successful transduction of liver in hemophilia by AAV-factor IX and limitations imposed by the host immune response. Nat Med. 2006;12(3):342–7.

31. Nguyen GN, Everett JK, Kafle S, Roche AM, Raymond HE, Leiby J, et al. A long-term study of AAV gene therapy in dogs with hemophilia A identifies clonal expansions of transduced liver cells. Nat Biotechnol. 2021;39(1):47–55.

32. French RA, Samelson-Jones BJ, Niemeyer GP, Lothrop CD Jr, Merricks EP, Nichols TC, et al. Complete correction of hemophilia B phenotype by FIX-Padua skeletal muscle gene therapy in an inhibitor-prone dog model. Blood Adv. 2018;2(5):505–8.

33. Bennett J, Wellman J, Marshall KA, McCague S, Ashtari M, DiStefano-Pappas J, et al. Safety and durability of effect of contralateral-eye administration of AAV2 gene therapy in patients with childhood-onset blindness caused by RPE65 mutations: a follow-on phase 1 trial. Lancet. 2016;388(10045):661–72.

34. Russell S, Bennett J, Wellman JA, Chung DC, Yu ZF, Tillman A, et al. Efficacy and safety of voretigene neparvovec (AAV2-hRPE65v2) in patients with RPE65-mediated inherited retinal dystrophy: a randomised, controlled, open-label, phase 3 trial. Lancet. 2017;390(10097):849–60.

35. Hwu WL, Muramatsu S, Tseng SH, Tzen KY, Lee NC, Chien YH, et al. Gene therapy for aromatic L-amino acid decarboxylase deficiency. Sci Transl Med. 2012;4(134):134ra61.

36. Mendell JR, Al-Zaidy S, Shell R, Arnold WD, Rodino-Klapac LR, Prior TW, et al. Single-dose gene-replacement therapy for spinal muscular atrophy. N Engl J Med. 2017;377(18):1713–22.

37. Muramatsu S, Fujimoto K, Ikeguchi K, Shizuma N, Kawasaki K, Ono F, et al. Behavioral recovery in a primate model of Parkinson's disease by triple transduction of striatal cells with adeno-associated viral vectors expressing dopamine-synthesizing enzymes. Hum Gene Ther. 2002;13(3):345–54.

38. Sung YK, Kim SW. Recent advances in the development of bio-reducible polymers for efficient cancer gene delivery systems. Cancer Med J. 2019;2(1):6–13.

39. Roberts TC, Langer R, Wood MJA. Advances in oligonucleotide drug delivery. Nat Rev Drug Discov. 2020;19(10):673–94.

40. de Smet MD, Meenken CJ, van den Horn GJ. Fomivirsen - a phosphorothioate oligonucleotide for the treatment of CMV retinitis. Ocul Immunol Inflamm. 1999;7(3–4):189–98.

41. Santos RD, Raal FJ, Catapano AL, Witztum JL, Steinhagen-Thiessen E, Tsimikas S. Mipomersen, an antisense oligonucleotide to apolipoprotein B-100, reduces lipoprotein(a) in various populations with hypercholesterolemia: results of 4 phase III trials. Arterioscler Thromb Vasc Biol. 2015;35(3):689–99.

42. Brannagan TH, Wang AK, Coelho T, Waddington Cruz M, Polydefkis MJ, Dyck PJ, et al. Early data on long-term efficacy and safety of inotersen in patients with hereditary transthyretin amyloidosis: a 2-year update from the open-label extension of the NEURO-TTR trial. Eur J Neurol. 2020;27(8):1374–81.

43. Dowling JJ. Eteplirsen therapy for Duchenne muscular dystrophy: skipping to the front of the line. Nat Rev Neurol. 2016;12(12):675–6.

44. Frank DE, Schnell FJ, Akana C, El-Husayni SH, Desjardins CA, Morgan J, et al. Increased dystrophin production with golodirsen in patients with Duchenne muscular dystrophy. Neurology. 2020;94(21):e2270–e82.

45. de Holanda MR, Jorge Polido G, Ciro M, Jorge Fontoura Solla D, Conti Reed U, Zanoteli E. Clinical outcomes in patients with spinal muscular atrophy type 1 treated with nusinersen. J Neuromuscul Dis. 2021;8(2):217–24.

46. Yuan YR, Pei Y, Chen HY, Tuschl T, Patel DJ. A potential protein-RNA recognition event along the RISC-loading pathway from the structure of A. aeolicus Argonaute with externally bound siRNA. Structure. 2006;14(10):1557–65.

47. de Paula Brandao PR, Titze-de-Almeida SS, Titze-de-Almeida R. Leading RNA interference therapeutics part 2: silencing delta-aminolevulinic acid synthase 1, with a focus on givosiran. Mol Diagn Ther. 2020;24(1):61–8.

48. Milani P, Mussinelli R, Perlini S, Palladini G, Obici L. An evaluation of patisiran: a viable treatment option for transthyretin-related hereditary amyloidosis. Expert Opin Pharmacother. 2019;20(18):2223–8.

49. Schneller JL, Lee CM, Bao G, Venditti CP. Genome editing for inborn errors of metabolism: advancing towards the clinic. BMC Med. 2017;15(1):43.

50. Richards DY, Winn SR, Dudley S, Nygaard S, Mighell TL, Grompe M, et al. AAV-mediated CRISPR/Cas9 gene editing in murine phenylketonuria. Mol Ther Methods Clin Dev. 2020;17:234–45.

51. Callaway E. COVID vaccine excitement builds as Moderna reports third positive result. Nature. 2020;587(7834):337–8.

52. Lu J, Lu G, Tan S, Xia J, Xiong H, Yu X, et al. A COVID-19 mRNA vaccine encoding SARS-CoV-2 virus-like particles induces a strong antiviral-like immune response in mice. Cell Res. 2020;30(10):936–9.

53. Mahase E. Covid-19: Moderna applies for US and EU approval as vaccine trial reports 94.1% efficacy. BMJ.

2020;371:m4709.

54. Polack FP, Thomas SJ, Kitchin N, Absalon J, Gurtman A, Lockhart S, et al. Safety and efficacy of the BNT162b2 mRNA Covid-19 vaccine. N Engl J Med. 2020;383(27):2603–15.

55. An D, Frassetto A, Jacquinet E, Eybye M, Milano J, DeAntonis C, et al. Long-term efficacy and safety of mRNA therapy in two murine models of methylmalonic acidemia. EBioMedicine. 2019;45:519–28.

56. Balakrishnan B, An D, Nguyen V, DeAntonis C, Martini PGV, Lai K. Novel mRNA-based therapy reduces toxic galactose metabolites and overcomes galactose sensitivity in a mouse model of classic galactosemia. Mol Ther. 2020;28(1):304–12.

57. Truong B, Allegri G, Liu XB, Burke KE, Zhu X, Cederbaum SD, et al. Lipid nanoparticle-targeted mRNA therapy as a treatment for the inherited metabolic liver disorder arginase deficiency. Proc Natl Acad Sci U S A. 2019;116(42):21150–9.

58. Cao J, An D, Galduroz M, Zhuo J, Liang S, Eybye M, et al. mRNA therapy improves metabolic and behavioral abnormalities in a murine model of citrin deficiency. Mol Ther. 2019;27(7):1242–51.

59. Jiang L, Park JS, Yin L, Laureano R, Jacquinet E, Yang J, et al. Dual mRNA therapy restores metabolic function in long-term studies in mice with propionic acidemia. Nat Commun. 2020;11(1):5339.

60. Jiang L, Berraondo P, Jerico D, Guey LT, Sampedro A, Frassetto A, et al. Systemic messenger RNA as an etiological treatment for acute intermittent porphyria. Nat Med. 2018;24(12):1899–909.

61. Zhu X, Yin L, Theisen M, Zhuo J, Siddiqui S, Levy B, et al. Systemic mRNA therapy for the treatment of Fabry disease: preclinical studies in wild-type mice, Fabry mouse model, and wild-type non-human primates. Am J Hum Genet. 2019;104(4):625–37.

62. Tang X, Zhang S, Fu R, Zhang L, Huang K, Peng H, et al. Therapeutic prospects of mRNA-based gene therapy for glioblastoma. Front Oncol. 2019;9:1208.

63. Kauffman KJ, Mir FF, Jhunjhunwala S, Kaczmarek JC, Hurtado JE, Yang JH, et al. Efficacy and immunogenicity of unmodified and pseudouridine-modified mRNA delivered systemically with lipid nanoparticles in vivo. Biomaterials. 2016;109:78–87.

64. Pardi N, Tuyishime S, Muramatsu H, Kariko K, Mui BL, Tam YK, et al. Expression kinetics of nucleoside-modified mRNA delivered in lipid nanoparticles to mice by various routes. J Control Release. 2015;217:345–51.

65. Weissman D, Kariko K. mRNA: fulfilling the promise of gene therapy. Mol Ther. 2015;23(9):1416–7.

66. Kaczmarek JC, Patel AK, Kauffman KJ, Fenton OS, Webber MJ, Heartlein MW, et al. Polymer-lipid nanoparticles for systemic delivery of mRNA to the lungs. Angew Chem Int Ed Engl. 2016;55(44):13808–12.

67. Moderna's Clinical Trials 2021. Available from: https://www.modernatx.com/pipeline/modernas-mrna-clinical-trials-cmv-mma-zika-several-types-cancer-and-other-diseases.

68. Sabnis S, Kumarasinghe ES, Salerno T, Mihai C, Ketova T, Senn JJ, et al. A novel amino lipid series for mRNA delivery: improved endosomal escape and sustained pharmacology and safety in non-human primates. Mol Ther. 2018;26(6):1509–19.

69. An D, Schneller JL, Frassetto A, Liang S, Zhu X, Park JS, et al. Systemic messenger RNA therapy as a treatment for methylmalonic acidemia. Cell Rep. 2017;21(12):3548–58.

70. Wierzbicki AS, Viljoen A. Alipogene tiparvovec: gene therapy for lipoprotein lipase deficiency. Expert Opin Biol Ther. 2013;13(1):7–10.

71. Day JW, Finkel RS, Chiriboga CA, Connolly AM, Crawford TO, Darras BT, et al. Onasemnogene abeparvovec gene therapy for symptomatic infantile-onset spinal muscular atrophy in patients with two copies of SMN2 (STR1VE): an open-label, single-arm, multicentre, phase 3 trial. Lancet Neurol. 2021;20(4):284–93.

72. Fischer A, Hacein-Bey-Abina S, Cavazzana-Calvo M. 20 years of gene therapy for SCID. Nat Immunol. 2010;11(6):457–60.

73. Thompson AA, Walters MC, Kwiatkowski J, Rasko JEJ, Ribeil JA, Hongeng S, et al. Gene therapy in patients with transfusion-dependent beta-thalassemia. N Engl J Med. 2018;378(16):1479–93.

74. Bryant LM, Christopher DM, Giles AR, Hinderer C, Rodriguez JL, Smith JB, et al. Lessons learned from the clinical development and market authorization of Glybera. Hum Gene Ther Clin Dev. 2013;24(2):55–64.

75. Al-Zaidy SA, Mendell JR. From clinical trials to clinical practice: practical considerations for gene replacement therapy in SMA type 1. Pediatr Neurol. 2019;100:3–11.

76. Tsai SQ, Joung JK. Defining and improving the genome-wide specificities of CRISPR-Cas9 nucleases. Nat Rev Genet. 2016;17(5):300–12.

77. Liang P, Xu Y, Zhang X, Ding C, Huang R, Zhang Z, et al. CRISPR/Cas9-mediated gene editing in human tripronuclear zygotes. Protein Cell. 2015;6(5):363–72.

78. Friedmann T, Jonlin EC, King NMP, Torbett BE, Wivel NA, Kaneda Y, et al. ASGCT and JSGT joint position statement on human genomic editing. Mol Ther. 2015;23(8):1282.

79. Human genome editing: science, ethics, and governance. Washington, DC; 2017.

第二部分

氨基酸代谢障碍

第 9 章

9

苯丙酮尿症：苯丙氨酸的神经毒性

Maria Giżewska

目录

核心信息

1. 苯丙酮尿症（PKU）是第一种通过新生儿筛查发现、并通过饮食治疗来预防智力障碍的遗传代谢病。

2. 苯丙酮尿症基于以下条件进行的严重程度分型：苯丙氨酸羟化酶（PAH）基因的变异体、饮食中苯丙氨酸的耐受性、治疗前血液中苯丙氨酸的浓度，以及是否有必要引入治疗以达到目标血苯丙氨酸浓度。

3. PKU 脑损伤的病因尚未完全阐明；不过，目前认为，高血苯丙氨酸浓度阻碍大分子中性氨基酸跨越血脑屏障、神经递质合成减少、大脑结构（灰质和白质）改变，以及参与大脑代谢的多种酶功能障碍。

1934 年发现了 PKU，他在有智力障碍的同胞尿液中检测到了苯丙酮酸，随后发现苯丙氨酸代谢障碍是 PKU 的原因[3,4]。PAH 在辅因子四氢生物蝶呤（BH$_4$）、氧分子和非血红素铁的作用下将苯丙氨酸转化为酪氨酸的酶[5]（图 9.1）。PAH 活性丧失导致血液中苯丙氨酸浓度升高，称为高苯丙氨酸血症（hyperphenylalaninemia，HPA）或苯丙酮尿症。

PKU 是新生儿筛查成效的典范，它是第一个通过新生儿筛查确诊，并可在出现智力障碍出现之前通过饮食治疗有效阻止 PKU 相关脑损伤的遗传代谢病。如果不进行治疗或治疗不规范没得到有效管理，PKU 可以导致严重的智力障碍，以及复杂的神经和行为障碍。严重型患者无法独立生活，往往需要专门的和持续的监护。相反地，早期治疗和持续治疗的患者通常具有正常或接近正常的智力发育[6-8]。

9.1 背景

苯丙酮尿症（PKU）是最常见的遗传性常染色体隐性遗传氨基酸代谢障碍，其特征是苯丙氨酸羟化酶（PAH）的活性降低[1,2]。挪威生物化学家、医生 Asbjorn Fölling 于

9.2 生物化学

苯丙氨酸是一种必需氨基酸，人体不可合成（第 6 章）。它占所有膳食蛋白质的 3%~7%。蛋白质摄入和消化后，苯丙氨酸从胃肠道经门静脉被吸收到肝脏。苯丙氨

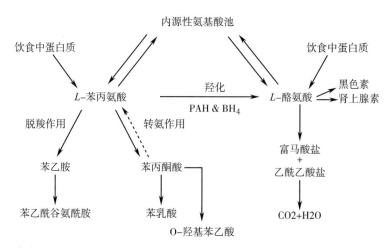

图 9.1　苯丙氨酸羟化酶（PAH）和四氢生物蝶呤（BH$_2$）在氧分子（O$_2$）和非血红素铁的作用下将苯丙氨酸转化为酪氨酸。苯丙氨酸代谢旁路途径导致血苯丙氨酸升高的同时，苯乳酸和其他苯丙酮酸积聚，并从尿中排出（Adapted from Acosta[1]和 Donlon J et al.[5]）。

酸在肝脏中被 PAH 羟化为酪氨酸，或者被用于合成新的蛋白质[5]。PAH 活性降低导致不同程度的高苯丙氨酸血症（严重 PKU、中度 PKU、轻度 PKU 以及非 PKU 的高苯丙氨酸血症）。PAH 辅因子——四氢生物蝶呤（BH4）的活性缺陷代表了另一组遗传代谢病，它们不仅导致高苯丙氨酸血症，还导致酪氨酸和色氨酸代谢障碍。BH4 也是酪氨酸羟化酶、色氨酸羟化酶，以及一氧化氮合成酶三种异构体的辅因子。因此，BH4 正常功能对多巴胺、儿茶酚胺、5- 羟色胺、黑色素和一氧化氮的合成至关重要[9]。作为经 PAH 羟化的替代途径，苯丙氨酸也可以经转氨成为苯丙酮酸。苯丙酮酸和其他酮类物质在尿液中以苯乙酸、苯乙酰谷氨酰胺、苯乳酸的形式排出。这种苯丙氨酸的代谢途径相比羟化途径是次要的[1,5]（图 9.1）。

苯丙氨酸羟化酶（PAH）和 BH4 在氧分子（O2）和非血红素铁存在下将苯丙氨酸转化为酪氨酸。苯丙氨酸代谢的替代途径导致苯丙氨酸以及苯丙酮酸和其他酮类的积累，并在尿液中排出（改编自 Acosta[1] 和 Donlon J 等[5]）。

PAH 酶有一个复杂的结构，由三个结构域组成：调节域、催化域和 C 端结构域。调节域包含一个丝氨酸残基，参与磷酸化的激活。催化域负责辅因子和铁的结合，而 C 端结构域参与亚单位之间结合[10]。肝脏是PAH 发挥活性的主要部位，也可在肾脏、胰腺和大脑合成。

9.3　遗传学

苯丙酮尿症是一种常染色体隐性遗传病。大多数（98%）与 PKU 有关的遗传变异发生在 12 号染色体长臂 q22-q24.1 区域的苯丙氨酸羟化酶[5,11]。迄今为止，已描述了近 1 291 种 PAH 基因变异，其中 60% 是错义突变[12]。全球估计有 45 万人患有 PKU，全球发病率为 1：23 930[2]。在全球范围内，经

筛查得到的人群发病率估计为 1：12 000，携带者的频率为 1：55[13]（框 9.1）。

框 9.1　PKU 的全球发病率[2]

国家	发病率
意大利	1：4 000
爱尔兰	1：4 545
伊朗,约旦	1：5 000
土耳其	1：6 667
德国	1：5 360
奥地利	1：5 764
爱沙尼亚	1：7 143
波兰	1：8 039
法国	1：9 091
英国	1：10 000
沙特阿拉伯	1：14 245
加拿大	1：15 000
中国	1：15 924
美国	1：25 000
墨西哥	1：27 778
秘鲁	1：46 970
日本	1：125 000
泰国	1：227 273

PKU 发病率在不同种族和地区差异很大，在欧洲和一些中欧国家最高。

基因型与生化表型、治疗前苯丙氨酸浓度和苯丙氨酸耐受性之间的相关性已得到证实；然而，基因型与临床表型，包括神经系统、智力和行为结局之间的相关性较弱[13]。

9.4　诊断

在大多数发达国家，PKU 是通过新生儿筛查发现的，即在出生后的前几天至一周内收集的干血斑中检测到苯丙氨酸和 / 或苯

丙氨酸与酪氨酸(Phe：Tyr)的比值升高(第2章)。串联质谱法(MS/MS)是检测血斑的首选方法；然而，其他方法，如酶学技术或高压液相色谱法(HPLC)在一些实验室也被使用。新生儿筛查结果呈现阳性后，患者需要在代谢中心进行评估，进行确诊性检测，并通过二氢蝶啶还原酶(DHPR)活性测定及尿蝶呤分析排除 BH_4 缺乏症。许多中心通常行 BH_4 负荷试验来确定对 BH_4 有反应的 PKU 患者，并用于鉴别由 BH_4 的产生和/或循环障碍引起的 BH_4 缺乏症[14]。表 9.1 描述了 PAH 缺乏症的分类。

表 9.1　苯丙酮尿症、高苯丙氨酸血症和四氢生物蝶呤缺乏症诊断分类

苯丙酮尿症的分类	治疗前血苯丙氨酸浓度	PAH 残余酶活性
正常人	50~100μmol/L (0.50~1.8mg/dL)	不适用
BH_4 缺乏症	120~2 120μmol/L (2~35mg/dL)[a]	可变
轻度高苯丙氨酸血症	120~360μmol/L (2~6mg/dL)	>5%
轻度苯丙酮尿症	360~900μmol/L (6~15mg/dL)	1%~5%
中度苯丙酮尿症	900~1 200μmol/L (15~20mg/dL)	1%~5%
重度(经典型)苯丙酮尿症	>1 200μmol/L (>20mg/dL)	<1%

改编自 Camp 等[15]。

[a] 在部分 BH_4 缺乏症患者(如显性的 GTP 环化水解酶缺乏症和墨蝶呤还原酶缺乏症)，治疗前血液中的苯丙氨酸浓度 <120μmol/L[14]。

是否需要饮食治疗取决于基线苯丙氨酸浓度；是否需要饮食治疗存在争议。

9.5　临床表现

未治疗、治疗较晚或控制不佳的患者，其血液中的苯丙氨酸浓度长期升高，导致进行性、不可逆转的神经、心理、行为以及体格损伤，严重影响生活质量。损害的程度取决于血液中苯丙氨酸的浓度，未经治疗的重症(经典)患者症状最为严重。虽然严重的智力障碍(IQ 分数通常低于 50)是最典型的表现，由于苯丙氨酸持续升高，未经治疗的患者还可能表现出许多其他症状(框 9.2)。

框 9.2　经典 PKU 未治疗的症状

● "霉味"(尿液和身体)
● 皮肤、头发和虹膜的色素降低
● 湿疹
● 智力障碍
● 神经系统(癫痫发作、震颤)
● 行为(多动症、自残)
● 心理(抑郁症、焦虑症、恐高症)

若早期发现和治疗，PKU 预后一般较好；然而，即使有良好的代谢控制，一些患者仍然可能表现出较高的神经心理学并发症的发生率，包括执行功能下降、内化障碍和自卑。一些患者，尤其是成年 PKU 患者，终身有较高的风险发展为坏脾气、焦虑和注意障碍[16-18]。

9.6　营养管理

PKU 饮食管理的基石是限制苯丙氨酸的摄入。一般来说，饮食中要限制所有的高蛋白食物，并补充只含少量或不含苯丙氨酸但能提供其他氨基酸的特医食品(第 10 章)。

患者每天可摄入的苯丙氨酸量取决于 PAH 的残余活性和其他因素，如患者的年龄和生长速度[19,20]。20 世纪 50 年代初，Bickel 等首次验证了限制饮食中苯丙氨酸治疗 PKU 的理念，他们在一名年轻 PKU 患者身上发现了低苯丙氨酸饮食对其行为具有积极的影响[6]。低苯丙氨酸但含有其他氨基酸特医食品的开发使 PKU 饮食治疗成为可能。在 PKU 饮食治疗的早期，人们普遍认为，低苯丙

氨酸饮食可以在大约 6 岁后停止使用，没有副作用[21-23]。然而，现在观点认为"终身治疗"才是最佳的治疗模式[24-27]。根据美国国家卫生研究院 2014 年的建议和 2017 年的第一个欧洲 PKU 指南，所有血液中苯丙氨酸浓度大于或等于 360μmol/L 的高苯丙氨酸血症患者都应尽早接受治疗[14,15]。许多中心 PKU 长期随访目标苯丙氨酸浓度根据年龄不同而设定值不同。欧洲国家/中心遵循欧洲 PKU 指南建议，即 12 岁以下儿童最佳血苯丙氨酸水平在 120~360μmol/L，12 岁以上的患者血苯丙氨酸应控制在 600μmol/L 以下[14,15]。美国对所有年龄段的患者，目标都是将血苯丙氨酸浓度控制在 360μmol/L 以下[15,24,28]。

9.7　苯丙氨酸神经毒性

在发现 PKU 的 80 年后，脑功能障碍和苯丙氨酸神经毒性的确切机制仍有待于阐明。公认 PKU 患者的血苯丙氨酸浓度与认知结局具有相关性，苯丙氨酸浓度过高和大脑中其他大分子中性氨基酸的缺乏被认为是引起神经毒性的主要因素。血液中高苯丙氨酸浓度的影响是复杂和多方面的，高苯丙氨酸的毒性作用在婴儿早期尤其强[11,18,29-36]（框 9.3）。

未治疗 PKU 患者的典型症状是高苯丙氨酸对中枢神经系统神经毒性作用的表现。PKU 患者大脑同时表现白质和灰质的形态学变化。小头畸形，即大脑质量可能只有健康人的 80%，是许多未治疗 PKU 患者的一个典型特征[37]。这种症状是由髓鞘结构异常引起的髓鞘体积减小、皮质神经元发育障碍、弥漫性皮质萎缩，以及普遍的蛋白质合成异常[33,37-42]。

在生长和发育的关键时期，苯丙氨酸的神经毒性影响大脑和相关结构。特别是在快速生长期，神经细胞特别容易受到过量的有毒代谢物（如苯丙氨酸）或最佳发育所需物质减少的影响[43]。

框 9.3　PKU 的主要发病机制

- 大分子中性氨基酸（large neutral amino acid，LNAA）穿透血脑屏障（blood brain barrier，BBB）障碍，神经递质代谢紊乱[11,29,32-35,37]。
- 胆固醇合成受损，髓鞘代谢紊乱[29,32,34,38,39]。
- 脑蛋白质合成异常[11,33,37]。
- 直接参与大脑发育的谷氨酸系统受损[30,33,37,40,41]。
- 通过抑制丙酮酸激酶和其他参与大脑能量代谢的酶，抑制糖酵解[31,33]。
- 损伤细胞 DNA、蛋白质和脂质，抗氧化能力下降[33]。

与其他遗传性的氨基酸代谢障碍相似，快速生长的 PKU 胎儿其大脑受到母亲酶活性的保护。脑损伤出现在患儿出生后，中枢神经系统直至完全发育成熟之前一直有受损伤的风险[44]。尽管大脑质量的增加和突触连接的建立主要发生在出生后的第一年，但某些区域（如前额叶皮质或白质髓鞘化）的完全发育要到成年后才能完成（框 9.4）。

框 9.4　大脑发育

- 大脑质量的增加和突触连接的形成主要发生在出生后的第一年。
- 某些脑区的全面发育（如前额叶皮质和白质髓鞘化）直到成年才完成。

前额叶皮质中最后成熟的区域是负责认知功能的背外侧区域[45]。在出生后最初几年，PKU 患者如果治疗不当，血苯丙氨酸浓度控制不佳，大脑皮质的生长将受到抑制，髓鞘化过程出现障碍。例如，由于结构性髓鞘损伤导致的视觉空间速度障碍如果在生命早期已经发生，并在随后的几年里代谢控制不佳，即使成年后苯丙氨酸得到严格控制，这种

障碍难以得到改善[46]。因此,在婴儿期和幼儿期代谢控制不佳的PKU患者,成年后出现进行性神经精神表现的风险更高。值得注意的是,苯丙氨酸的神经毒性存在于整个生命周期。这就是为什么所有PKU患者都需要终生接受多学科治疗、保持血苯丙氨酸浓度在治疗目标范围内的原因。例如,相比儿童期血苯丙氨酸,当前和成年期的血苯丙氨酸浓度与复杂的执行功能具有更好的相关性。这表明即使在成年后,严格的治疗和随访仍然非常重要。此外,保持稳定的血苯丙氨酸浓度,尽量减少其波动具有重要意义[46,47]。

血液苯丙氨酸浓度高导致大脑对苯丙氨酸吸收增加,同时对其他大分子中性氨基酸(LNAA)吸收减少。苯丙氨酸被LNAA载体之一的L-氨基酸转运子1(LAT-1)转运到大脑[18,32,48-51]。这种转运子还能选择性地转运缬氨酸、异亮氨酸、甲硫氨酸、苏氨酸、色氨酸、酪氨酸和组氨酸等氨基酸。LNAA与LAT-1转运子的结合是一个竞争过程;运输速度与所运输的氨基酸血浓度成正比[52]。该系统对苯丙氨酸具有最高的亲和力。在血液苯丙氨酸高浓度时,更多的苯丙氨酸被运输到大脑,其他LNAA的运输就会明显减少。由于高浓度苯丙氨酸减少了脑组织对酪氨酸和色氨酸摄取,以及酪氨酸羟化酶和色氨酸羟化酶的代谢改变,脑中儿茶酚胺和5-羟色胺的合成减少[5,18,54]。

多巴胺合成分布明显改变了前额叶皮质多巴胺能神经元的活动,特别是背外侧区,该区域接受大量的多巴胺投射,并具有非常高的多巴胺代谢率[49]。已证实,多巴胺缺乏和神经递质平衡紊乱可能是认知和执行功能缺陷以及情绪问题的原因,甚至在早期治疗的患者中也是如此。这些功能障碍的强度与高苯丙氨酸血症的浓度相关。这些观察结果构成了酪氨酸-多巴胺理论的基本假设,该理论解释了继发于酪氨酸缺乏的脑内多巴胺减少导致的复杂的神经心理功能异常[18,43,53,55]。

除了多巴胺减少的临床意义重大,Pilotto

等的研究表明,5-羟色胺合成减少在PKU神经损伤中也发挥着非常重要的作用,而且苯丙氨酸导致5-羟色胺合成减少可能会发生在比影响多巴胺合成的脑苯丙氨酸浓度更低的情况。基于对10名早期治疗的PKU成人的研究,作者推测:5-羟色胺轴更容易受到高苯丙氨酸浓度的影响,而且5-羟色胺和多巴胺的缺乏在成年PKU患者很常见。此外,这些患者头颅3T磁共振形态学研究显示,多巴胺和5-羟色胺的合成减少与特定区域的灰质萎缩相关。这些发现支持在成人中进行严格代谢控制的必要性,以预防因衰老导致的神经递质耗竭和脑损伤加速[32]。

9.8　白质病理学

PKU脑损伤是弥漫性的,包括脑白质病变,在早期治疗并持续治疗的患者中均可以观察到[44]。作为神经元网络的一个组成部分,脑白质在大脑功能中发挥着关键作用。脑白质是运动和感觉功能以及感觉器官正常活动的基础。即使灰质的皮质和皮质下区域保持完整,脑白质损伤仍会导致复杂的神经行为综合征[56]。幼年血苯丙氨酸控制不佳的患者大脑会出现髓鞘化不良和星形胶质增生[44]。此外,还可能出现节段性脱髓鞘病灶和海绵样改变[37,39,40,49]。在小鼠组织病理学研究,Malamud等将上述现象描述为发生在神经纤维旁或少突胶质细胞和髓鞘层附近的弥漫性空泡形成[57]。PKU患者髓鞘代谢的复杂紊乱被称为"髓鞘形成障碍"[58,59]。围绕轴突的髓鞘主要功能是促进动作电位沿轴突快速传导,以实现信号传输和神经递质的合成[60]。髓鞘参与了轴突的成熟,因此,它的损伤会导致神经系统功能紊乱。这意味着髓鞘合成本身的改变是继发性神经元功能障碍和神经递质合成异常(包括多巴胺合成障碍)的主要原因,此为髓鞘-多巴胺理论。髓鞘诱导的轴突成熟也是大脑发育过程中树突正确分支的必要条件,这对大脑的网络形成至关重要[18,34,40,60,61]。

大脑苯丙氨酸浓度升高会影响少突胶质细胞（负责产生髓鞘的胶质细胞）的功能，从而影响轴突的正常运作。中枢神经系统中存在两种类型的少突胶质细胞。第一种类型是苯丙氨酸敏感型少突胶质细胞，在出生后有髓鞘的神经元网络附近发现。除小脑外，这些通路都定位在额叶脑结构（视束、胼胝体、皮质下白质和脑室周围白质）。这组少突胶质细胞对苯丙氨酸浓度很敏感，甚至在早期治疗的患者中也是如此，因此，当脑暴露在高浓度的苯丙氨酸中时，髓鞘的合成会被破坏。这导致轴突缺乏适当的髓鞘，进一步减少了树突连接的数量，降低了神经传导性和突触前区域神经递质的产生。第二种类型的少突胶质细胞是苯丙氨酸不敏感的少突胶质细胞。这些细胞在出生前就已将轴突髓鞘化，

它们主要位于后脑结构（内囊和脑干）和脊髓[18,53,60]。

苯丙氨酸和相关代谢物会抑制 3- 羟基 -3- 甲基戊二酰辅酶 A（HMG-CoA）还原酶的活性（图 9.2）。该酶是位于大脑额叶，特别是前额叶皮质的对苯丙氨酸敏感的少突胶质细胞胆固醇正常合成的关键酶。局部合成的胆固醇约占脑组织所有髓鞘脂质的 30%。胆固醇的功能不仅在于维持细胞结构，而且也是正常神经元信号传输所必需的[18,60]。苯丙氨酸对 HMG-CoA 还原酶的抑制在某些患者是部分可逆的。血苯丙氨酸浓度控制不佳的患者在加强饮食控制血苯丙氨酸浓度降低后，脑 MRI 扫描可观察到髓鞘化改善。苯丙氨酸浓度下降使得对苯丙氨酸敏感的少突胶质细胞群能适当地形成髓鞘[18,53,60,62]（图 9.3）。

苯丙氨酸及其代谢物抑制HMG-CoA（3-羟基-3-甲基戊二酰辅酶A）还原酶（胆固醇生物合成的关键酶）

胆固醇参与了约30%的髓鞘膜脂质，对髓鞘的形成至关重要，并参与信号转导

苯丙氨酸升高时，出生后形成髓鞘的少突胶质细胞无法上调HMG-CoA还原酶

PKU小鼠额叶低髓鞘区的HMG-CoA还原酶活性低和胆固醇浓度降低

少突胶质细胞转为非髓鞘化表型

脱髓鞘

图 9.2　脑内高浓度的苯丙氨酸通过抑制 HMG-CoA 还原酶导致神经元髓鞘化不良[18,60]

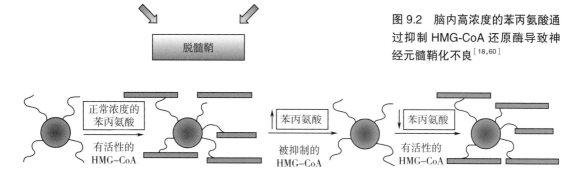

| 不成熟的少突胶质细胞 | 髓鞘化的少突胶质细胞 | 未髓鞘化的少突胶质细胞 | 再髓鞘化的少突胶质细胞 |

图 9.3　苯丙氨酸浓度升高对前脑中苯丙氨酸敏感的少突胶质细胞表型的影响假说[18,60]

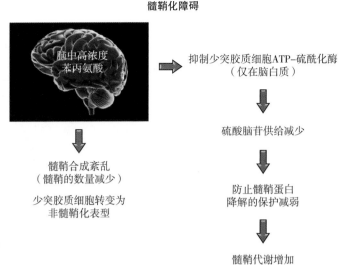

髓鞘化障碍

脑中高浓度
苯丙氨酸

→ 抑制少突胶质细胞ATP–硫酰化酶
（仅在脑白质）

↓

髓鞘合成紊乱
（髓鞘的数量减少）

少突胶质细胞转变为
非髓鞘化表型

硫酸脑苷供给减少

↓

防止髓鞘蛋白
降解的保护减弱

↓

髓鞘代谢增加

图 9.4　PKU 患者脑髓鞘化
异常[49,57,63–65]

苯丙氨酸的神经毒性还包括苯丙氨酸浓度升高对少突胶质细胞中的苯丙氨酸敏感的ATP- 硫酰化酶的影响。该酶参与脑硫醚合成，而脑硫醚负责保护防止髓鞘降解的髓鞘基础蛋白。脑硫醚缺乏导致髓鞘降解过程加速，如果不能通过适当的合成来补偿，就会导致复杂的髓鞘化不良[42,49]（图 9.4）。

根据 Dyer 等的研究，未经治疗的 PKU 的白质病变是一个动态过程，高浓度的苯丙氨酸阻止了髓鞘化过程，导致髓鞘形成减少和髓鞘化不足。在早期治疗的患者中，髓鞘病变反映了脱髓鞘或髓鞘障碍，代表了先前合成髓鞘的丢失或损害[60]（框 9.5）。

框 9.5　PKU 的髓鞘异常[40,44,58]

白质异常是由以下特征造成的：
- 接受治疗的患者出现脱髓鞘现象（已形成的髓鞘丢失）。
- 未治疗的患者髓鞘化不足（髓鞘形成缺乏）。

PKU 白质病变的多种特征可能会损害多个通路，导致运动技能、协调、视觉功能、处理速度、语言、记忆和学习以及注意力和执行功能等方面的不同缺陷[44]。

20 世纪 90 年代末，PKU 患者脑白质异常（white matter abnormalities，WMA）被首次报道[66,67]。MRI 显示白质髓鞘发育不良为明显的病变，T_2 加权图像上显示出皮质 - 皮质下萎缩，脑室周围白质出现高信号。WMA 可能是由细胞毒性水肿和髓鞘功能障碍的变化引起的，伴随着被局限在髓鞘的游离水增加[47]。WMA 的大小和分布因患者而异，主要定位在白质的颞叶和枕叶[39,44]（图 9.5，图 9.6）。

9.9　灰质病理学

苯丙氨酸也会影响灰质，对新皮质的影响最大。慢性高苯丙氨酸血症状态，特别是在新生儿中，会在多个层面上对新皮质产生深远的影响（框 9.6）。

框 9.6　高苯丙氨酸血症对灰质的影响[37,41]

- 锥体束通路的生长过程受到抑制。
- 树突生长中断，导致连接形成减少。
- 前额叶皮质细胞密度增加。
- 突触发生减少，导致突触密度降低。

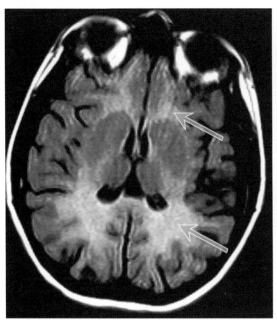
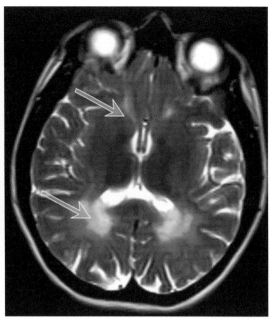

FLAIR　　　　　　　　　　　　　　FSE

图 9.5　脑磁共振成像(MRI):使用 FLAIR(流体衰减反转恢复)和 FSE(快速自旋回波)的 T_2 加权图像显示,箭头所示患者脑叶信号强度增强,提示白质异常(WMA)。患者为 27 岁女性(MM),从 3~8 岁低苯丙氨酸饮食治疗,DQ 为 32。行 MRI 时血液中苯丙氨酸浓度为 1 571μmol/L

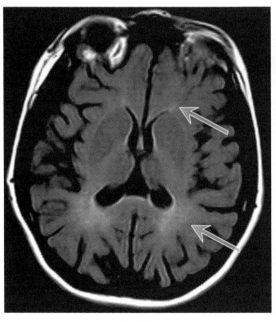
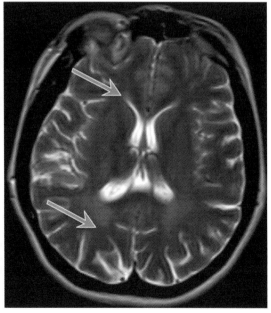

FLAIR　　　　　　　　　　　　　　FSE

图 9.6　同一患者(图 9.5)的头颅 MRI(T_2 加权图像,FLAIR 和 FSE)显示,低苯丙氨酸饮食治疗 7 个月后,所有脑叶的白质异常(WMA)的高信号病变得到缓解(箭头)。血液中苯丙氨酸的平均浓度为 724μmol/L,行 MRI 时的血液中苯丙氨酸浓度为 690μmol/L

这种影响的主要部位是后脑(顶叶和枕叶皮质),与血苯丙氨酸浓度密切相关[38]。

9.10　总结

如果不治疗或控制不好,特别是在儿童早期,PKU 可以导致严重的智力障碍、神经系统缺陷和 / 或心理 / 精神表现。早期诊断、早期治疗和持续治疗可以使 PKU 患者获得正常的智力发育;但是,他们仍然可能表现出各种神经心理学上的困难。PKU 的苯丙氨酸神经毒性发病机制非常复杂,仍远未被完全理解。脑损伤与高浓度的苯丙氨酸相关,涉及白质和灰质。神经毒性的主要机制之一是大脑神经递质代谢损害,特别是前额叶皮质。很难预测早期治疗的 PKU 患者在成人期停止治疗的后果;然而,鉴于高浓度血苯丙氨酸对脑功能的多方面影响,我们建议对 PKU 患者进行持续监测,终生保持代谢控制。

(梁黎黎 译　张惠文 审校)

参考文献

1. Acosta PB. Nutrition management of patients with inherited metabolic disorders. Sudbury: Jones and Bartlett Publishers, LLC; 2010.
2. Hillert A, Anikster Y, Belanger-Quintana A, Burlina A, Burton BK, Carducci C, et al. The genetic landscape and epidemiology of phenylketonuria. Am J Hum Genet. 2020;107(2):234–50.
3. Christ SE. Asbjorn Folling and the discovery of phenylketonuria. J Hist Neurosci. 2003;12(1):44–54.
4. Scriver CR. The PAH gene, phenylketonuria, and a paradigm shift. Hum Mutat. 2007;28(9):831–45.
5. Donlon J, Sarkissian C, Levy H, Scriver C. Hyperphenylalaninemia: phenylalanine hydroxylase deficiency. The online metabolic & molecular bases of inherited disease. McGraw Hill; 2021.
6. Bickel H, Gerrard AJ, Hickman EM. Influence of phenylalanine intake on phenylketonuria. Lancet. 1953;2:812–9.
7. Guthrie R, Susi A. A simple phenylalanine method for detecting phenylketonuria in large populations of newborn infants. Pediatrics. 1963;32:338–43.
8. Chace DH, Millington D, Terada N, Kahler SG, Roe CR, Lindsay FH. Rapid diagnosis of phenylketonuria by quantitative analysis for phenylalanine and tyrosine in neonatal blood spots by tandem mass spectrometry. Clin Chem. 1993;39(1):66–71.
9. Gibson M, Duran M. Simple tests. In: Blau N, editor. Physician's guide to the diagnosis, treatment, and follow-up of inherited metabolic diseases. New York: Springer; 2014.
10. Williams RA, Mamotte CD, Burnett JR. Phenylketonuria: an inborn error of phenylalanine metabolism. Clin Biochem Rev. 2008;29(1):31–41.
11. Blau N, van Spronsen FJ, Levy HL. Phenylketonuria. Lancet. 2010;376(9750):1417–27.
12. http://www.biopku.org/home/home.asp as of March 21, 2021.
13. Burgard P, Lachmann RH, Walter J. Hyperphenylalaninemia: 251–263, In: Saudubray JM, Baumgartner MR, Walter J, editors. Inborn metabolic diseases. Diagnosis and treatment. 6th edn. New York: Springer Medizin; 2016.
14. van Wegberg AMJ, MacDonald A, Ahring K, Belanger-Quintana A, Blau N, Bosch AM, et al. The complete European guidelines on phenylketonuria: diagnosis and treatment. Orphanet J Rare Dis. 2017;12(1):162.
15. Camp KM, Parisi MA, Acosta PB, Berry GT, Bilder DA, Blau N, et al. Phenylketonuria Scientific Review Conference: state of the science and future research needs. Mol Genet Metab. 2014;112(2):87–122.
16. Janos AL, Grange DK, Steiner RD, White DA. Processing speed and executive abilities in children with phenylketonuria. Neuropsychology. 2012;26(6):735–43.
17. Brumm VL, Bilder D, Waisbren SE. Psychiatric symptoms and disorders in phenylketonuria. Mol Genet Metab. 2010;99(Suppl 1):S59–63.
18. Ashe K, Kelso W, Farrand S, Panetta J, Fazio T, De Jong G, et al. Psychiatric and cognitive aspects of phenylketonuria: the limitations of diet and promise of new treatments. Front Psych. 2019;10:561.
19. MacDonald A, van Wegberg AMJ, Ahring K, Beblo S, Belanger-Quintana A, Burlina A, et al. PKU dietary handbook to accompany PKU guidelines. Orphanet J Rare Dis. 2020;15(1):171.
20. Cleary M, et al. Fluctuations in phenylalanine concentrations in phenylketonuria: a review of possible relationships with outcomes. Mol Genet Metab. 2013;110(4):418–23.
21. Horner FA, Streamer CW, Alejandrino LL, Reed LH, Ibbott F. Termination of dietary treatment of phenylketonuria. N Engl J Med. 1962;266:79–81.
22. Vandeman P. Termination of dietary treatment for phenylketonuria. Arch J Dis Child. 1963;106:492–5.
23. Hudson FP. Termination of dietary treatment of phenylketonuria. Arch J Dis Child. 1967;42:198–200.
24. Singh RH, et al. Recommendations for the nutrition management of phenylalanine hydroxylase deficiency. Genet Med. 2014;16(2):121–31.

25. Cerone R, et al. Phenylketonuria: diet for life or not? Acta Paediatr. 1999;88(6):664–6.

26. Smith I, et al. Effect of stopping low-phenylalanine diet on intellectual progress of children with phenylketonuria. Br Med J. 1978;2(6139):723–6.

27. Seashore MR, et al. Loss of intellectual function in children with phenylketonuria after relaxation of dietary phenylalanine restriction. Pediatrics. 1985;75(2):226–32.

28. Vockley J, Andersson HC, Antshel KM, Braverman NE, Burton BK, Frazier DM, et al. Phenylalanine hydroxylase deficiency: diagnosis and management guideline. Genet Med. 2014;16(2):188–200.

29. van Spronsen FJ, Hoeksma M, Reijngoud DJ. Brain dysfunction in phenylketonuria: is phenylalanine toxicity the only possible cause? J Inherit Metab Dis. 2009;32(1):46–51.

30. Martynyuk AE, et al. Impaired glutamatergic synaptic transmission in PKU brain. Mol Genet Metab. 2005;86(Suppl 1):434–42.

31. Feksa LR, et al. Characterization of the inhibition of pyruvate kinase caused by phenylalanine and phenylpyruvate in rat brain cortex. Brain Res. 2003;968(2):199–205.

32. Pilotto A, Blau N, Leks E, Schulte C, Deuschl C, Zipser C, et al. Cerebrospinal fluid biogenic amines depletion and brain atrophy in adult patients with phenylketonuria. J Inherit Metab Dis. 2019;42(3):398–406.

33. Schuck PF, Malgarin F, Cararo JH, Cardoso F, Streck EL, Ferreira GC. Phenylketonuria pathophysiology: on the role of metabolic alterations. Aging Dis. 2015;6(5):390–9.

34. Schlegel G, Scholz R, Ullrich K, Santer R, Rune GM. Phenylketonuria: direct and indirect effects of phenylalanine. Exp Neurol. 2016;281:28–36.

35. Pilotto A, Zipser CM, Leks E, Haas D, Gramer G, Freisinger P, et al. Phenylalanine effects on brain function in adult phenylketonuria. Neurology. 2021;96(3):e399–411.

36. van Spronsen FJ, van Wegberg AM, Ahring K, Belanger-Quintana A, Blau N, Bosch AM, et al. Key European guidelines for the diagnosis and management of patients with phenylketonuria. Lancet Diabetes Endocrinol. 2017;5(9):743–56.

37. Huttenlocher PR. The neuropathology of phenylketonuria: human and animal studies. Eur J Pediatr. 2000;159(Suppl 2):S102–6.

38. Christ SE, Price MH, Bodner KE, Saville C, Moffitt AJ, Peck D. Morphometric analysis of gray matter integrity in individuals with early-treated phenylketonuria. Mol Genet Metab. 2016;118(1):3–8.

39. Clocksin HE, Hawks ZW, White DA, Christ SE. Inter- and intra-tract analysis of white matter abnormalities in individuals with early-treated phenylketonuria (PKU). Mol Genet Metab. 2021;132(1):11–8.

40. Joseph B, Dyer CA. Relationship between myelin production and dopamine synthesis in the PKU mouse brain. J Neurochem. 2003;86(3):615–26.

41. Hartwig C, Gal A, Santer R, Ullrich K, Finckh U, Kreienkamp HJ. Elevated phenylalanine levels interfere with neurite outgrowth stimulated by the neuronal cell adhesion molecule L1 in vitro. FEBS Lett. 2006;580(14):3489–92.

42. Brenton DP, Pietz J. Adult care in phenylketonuria and hyperphenylalaninaemia: the relevance of neurological abnormalities. Eur J Pediatr. 2000;159(Suppl 2):S114–20.

43. Antshel KM, Waisbren SE. Timing is everything: executive functions in children exposed to elevated levels of phenylalanine. Neuropsychology. 2003;17(3):458–68.

44. Anderson PJ, Leuzzi V. White matter pathology in phenylketonuria. Mol Genet Metab. 2010;99(Suppl 1):S3–9.

45. Sijens PE, Oudkerk M, Reijngoud DJ, Leenders KL, de Valk HW, van Spronsen FJ. 1H MR chemical shift imaging detection of phenylalanine in patients suffering from phenylketonuria (PKU). Eur Radiol. 2004;14(10):1895–900.

46. Romani C, Palermo L, MacDonald A, Limback E, Hall SK, Geberhiwot T. The impact of phenylalanine levels on cognitive outcomes in adults with phenylketonuria: effects across tasks and developmental stages. Neuropsychology. 2017;31(3):242–54.

47. Daelman L, Sedel F, Tourbah A. Progressive neuropsychiatric manifestations of phenylketonuria in adulthood. Rev Neurol (Paris). 2014;170(4):280–7.63.

48. de Groot MJ, Hoeksma M, Blau N, Reijngoud DJ, van Spronsen FJ. Pathogenesis of cognitive dysfunction in phenylketonuria: review of hypotheses. Mol Genet Metab. 2010;99(Suppl 1):S86–9.

49. Surtees R, Blau N. The neurochemistry of phenylketonuria. Eur J Pediatr. 2000;159(S2):109–13.

50. van Spronsen FJ, et al. Large neutral amino acids in the treatment of PKU. From theory to practice. J Inherit Metab Dis. 2010;33(6):671–6.

51. Pardridge WM. Blood-brain barrier carrier-mediated transport and brain metabolism of amino acids. Neurochem Res. 1998;23(5):635–44.

52. Smith QR. Glutamate and Glutamine in the Brain. J Nutr. 2000;130:1016S–22S.

53. Dyer CA. Comments on the neuropathology of phenylketonuria. Eur J Pediatr. 2000;159(Suppl 2):S107–8.

54. Christ SE, Huijbregts SC, de Sonneville LM, White DA. Executive function in early-treated phenylketonuria: profile and underlying mechanisms. Mol Genet Metab. 2010;99(Suppl 1):S22–32.

55. Diamond A, Prevor MB, Callender G, Druin DP. Prefrontal cortex cognitive deficits in children treated early and continuously for PKU. Monogr Soc Res Child Dev. 1997;62(4):i–v, 1–208.

56. Filley CM. The behavioral neurology of cerebral white matter. Neurology. 1998;50(6):1535–40.

57. Malamud N. Neuropathology of phenylketonuria. J Neuropathol Exp Neurol. 1966;25(2):254–68.

58. Pietz J. Neurological aspects of adult phenylketonuria. Curr Opin Neurol. 1998;11(6):679–88.

59. Pearsen KD, Gean-Marton AD, Levy HL, Davis KR. Phenylketonuria: MR imaging of

the brain with clinical correlation. Radiology. 1990;177(2):437–40.

60. Dyer CA. Pathophysiology of phenylketonuria. Ment Retard Dev Disabil Res Rev. 1999;5:104.

61. Kirkpatrick LL, Brady ST. Modulation in the axonal microtubule cytoskeleton by myelinating Schwann cells. J Neurosci. 1994;14(12):7440–50.

62. Cleary MA, Walter JH, Wraith JE, White F, Tyler K, Jenkins JP. Magnetic resonance imaging in phenylketonuria: reversal of cerebral white matter change. J Pediatr. 1995;127(2):251–5.

63. Shah SN, Peterson NA, McKean CM. Cerebral lipid metabolism in experimental hyperphenylalaninaemia: incorporation of 14C-labelled glucose into total lipids. J Neurochem. 1970;17(2):279–84.

64. Dyer CA, Kendler A, Philibotte T, Gardiner P, Cruz J, Levy HL. Evidence for central nervous system glial cell plasticity in phenylketonuria. J Neuropathol Exp Neurol. 1996;55(7):795–814.

65. Hommes FA. Amino acidaemias and brain maturation: interference with sulphate activation and myelin metabolism. J Inherit Metab Dis. 1985;8(Suppl 2):121–2.

66. Villasana D, Butler IJ, Williams JC, Roongta SM. Neurological deterioration in adult phenylketonuria. J Inherit Metab Dis. 1989;12(4):451–7.

67. Shaw DW, Weinberger E, Maravilla KR. Cranial MR in phenylketonuria. J Comput Assist Tomogr. 1990;14(3):458–60.

第 10 章

10

苯丙酮尿症的营养管理

Sandy van Calcar

目录

核心信息

1. 苯丙酮尿症（PKU）的营养管理目标是保持血中苯丙氨酸浓度在 120~360μmol/L（2~6mg/dL）。

2. PKU 饮食包括低苯丙氨酸或不含苯丙氨酸的特医食品和有限数量的来自完整蛋白质的苯丙氨酸。

3. 频繁监测血苯丙氨酸浓度是成功饮食管理的关键。

4. 需要频繁调整饮食以达到期望的血苯丙氨酸浓度，同时促进正常生长和喂养发展。

5. 有多种 PKU 特医食品和改良型低蛋白质食品，用来适应不同年龄段的营养需求和口味偏好。

6. 对于许多 PKU 患者，维持特殊饮食具有挑战性；可用替代疗法来增加苯丙氨酸耐受性和饮食可持续性。

10.1　背景

苯丙酮尿症（PKU）是一种因苯丙氨酸羟化酶（PAH）缺陷导致的苯丙氨酸先天性代谢异常（图 10.1）。苯丙氨酸羟化酶的辅因子是四氢生物蝶呤（BH₄）。PKU 患者苯丙氨酸在血液和脑中积累，影响髓鞘和神经递质的产生（框 10.1）[1]（第 9 章）。

框 10.1　苯丙酮尿症的营养管理原则

限制：苯丙氨酸
补充：酪氨酸
毒性代谢产物：苯丙氨酸

由于 PAH 遗传缺陷，苯丙氨酸不能转化为酪氨酸；因此，酪氨酸成为一种条件性必需氨基酸，必须在饮食中补充。北欧血统人群 PKU 的发病率约为 1/10 000，其他人群发病率不同[2,3]。PKU 以常染色体隐性遗传方式遗传。父母都是 PKU 的携带者，但不显示出任何疾病的症状。每次怀孕，有 25% 的概率生下患 PKU 的孩子。目前已报道了超过 1 200 种 PAH 基因变异。

未经治疗的 PKU 表型最初是由 Asbjorn Fölling 首次报道，描述了一对 PKU 兄弟表现为严重的认知和发育迟缓[4]。未经治疗的 PKU 的其他临床症状包括癫痫和类孤独症行为。体征可见湿疹，浅色的头发和浅色的肤色，这些是由于酪氨酸缺乏导致，酪氨酸是黑色素产生的前体[5]。PKU 的筛查检测是由 Robert Guthrie 开发的，PKU 新生儿筛查最早于 1961 年在美国马萨诸塞州进行[6]。这项公共卫生举措使早期诊断和饮食治疗成为可能，并改善了患者的临床表型（第 2 章）。

自新生儿筛查开始以来，PKU 的饮食选择大大扩展，有较多可用的特医食品，包括以 L- 氨基酸和糖巨肽（GMP）为主要蛋白质来源的特医食品。补充大中性氨基酸（LNAA）可为传统特医食品提供替代方案。药物治疗包括合成四氢生物蝶呤（BH₄）作为 PAH 的辅酶（Kuvan）。本章稍后将讨论 LNAA 和 BH₄ 药物。用于治疗 PKU 的最新药物是苯丙氨酸解氨酶（Palynziq），一种酶替代疗法，在第 11 章中讨论。

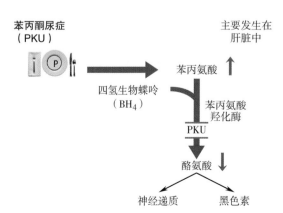

图 10.1　苯丙氨酸转化为酪氨酸的代谢途径

10.2 婴儿期的 PKU 营养管理

10.2.1 营养管理的概述

PKU 的饮食治疗传统上包括限制苯丙氨酸的饮食和不含苯丙氨酸的基于氨基酸的特医食品。大多数 PKU 特医食品提供所有其他必需氨基酸、条件必需氨基酸——酪氨酸、脂肪、碳水化合物和微量营养素。PKU 患者所需蛋白质的大部分来源于特医食品中的蛋白质等效物（蛋白质等效物是指由不完全蛋白质来源提供的蛋白质，例如 PKU 特医食品，它提供除苯丙氨酸以外的所有氨基酸）。特别是对于经典型 PKU 患者，满足苯丙氨酸需求所需的完整蛋白质量通常非常有限，如果不使用特医食品，可能会出现蛋白质缺乏[7]。特医食品还提供了大部分能量，特别是在婴儿和幼儿的饮食中。

当婴儿因 PKU 新生儿筛查呈阳性而被转诊至代谢病专科并确诊时，第一步是将血液中的苯丙氨酸浓度降至治疗范围 120~360µmol/L（2~6mg/dL）[8]。一旦血苯丙氨酸浓度降至治疗范围，就会添加完整蛋白质来源的食物以满足婴儿的苯丙氨酸需求。目标是提供足够的苯丙氨酸，以促进适当的生长和蛋白质营养，但防止过量的苯丙氨酸摄入导致血苯丙氨酸浓度超过治疗范围。饮食中所需的苯丙氨酸量取决于疾病的严重程度以及其他因素，例如婴儿的生长速度。经常监测血苯丙氨酸浓度对于成功管理 PKU 至关重要[9]。

10.2.2 新诊断新生儿起始饮食治疗

初始的饮食管理有几种不同的方法，取决于新生儿筛查血苯丙氨酸浓度和确诊时血浆氨基酸水平（图 10.2）。在规定时间内通过完全去除饮食中的苯丙氨酸，提供不含苯丙氨酸的特医食品，可迅速降低血苯丙氨酸浓度，这通常被称为清洗期[10]。初始血苯丙氨酸浓度越高，降低苯丙氨酸浓度到治疗范围所需的时间就越长（框 10.2）。从实验室获得血苯丙氨酸结果所需的时间可能会影响是否将苯丙氨酸完全从饮食中去除的决定。如果预计血苯丙氨酸浓度降低至推荐范围之前无法获得结果，则应添加苯丙氨酸来源的食品以防止血浓度过低。对于初始苯丙氨酸浓度较低的患儿，最好是预计 25%~50% 的苯丙氨酸需求量来源于完整的蛋白质，以避免血苯丙氨酸浓度降低至治疗范围以下。

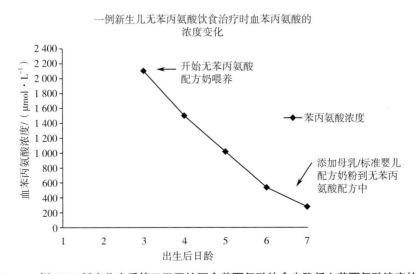

图 10.2 一例 PKU 新生儿生后第三天开始不含苯丙氨酸饮食来降低血苯丙氨酸浓度的案例

框 10.2 初始治疗时推荐的无苯丙氨酸饮食时间

诊断时血苯丙氨酸浓度	无苯丙氨酸饮食的时间
360~600μmol/L （6~10mg/dL）	24h
600~1 200μmol/L （10~20mg/dL）	48h
1 200~2 400μmol/L （20~40mg/dL）	72h
>2 400μmol/L （>40mg/dL）	96h

一旦血苯丙氨酸浓度接近或在治疗范围内,下一步就是计算一定量的婴儿配方奶粉或将母乳加入特医食品中,以提供婴儿的苯丙氨酸需求[9,10]。使用婴儿配方奶粉或母乳喂养,其算法有些不同(框 10.3,框 10.4)。

框 10.3 使用标准婴儿配方作为苯丙氨酸来源开始对苯丙酮尿症婴儿进行饮食治疗

目标:将血浆苯丙氨酸浓度降至120~360μmol/L（2~6mg/dL）。

步骤如下:

1. 根据婴儿诊断时血苯丙氨酸浓度、临床表现和实验室值确定摄入目标。

2. 确定所需的标准婴儿配方量,以提供满足婴儿需求的苯丙氨酸量。确定该剂量的标准配方所提供的能量和蛋白质的量。

3. 从婴儿总蛋白质需求中减去标准婴儿配方提供的蛋白质。计算需要多少特医食品以满足剩余的蛋白质需求。

4. 确定标准婴儿配方和无苯丙氨酸特医食品提供的能量总和。从无苯丙氨酸特医食品中提供剩余所需的能量。

5. 计算标准婴儿配方和无苯丙氨酸特医食品提供的酪氨酸量。

6. 确定需要多少液体才能提供0.67~0.83kcal/mL（20~25kcal/oz）的能量密度。

7. 将这一体积的特医食品分配到24 小时的进食中(本章末提供了饮食计算示例)。

框 10.4 使用母乳作为苯丙氨酸来源开始为苯丙酮尿症婴儿进行饮食治疗

目标:将血浆苯丙氨酸浓度降至120~360μmol/L（2~6mg/dL）。

步骤如下:

1. 根据婴儿诊断时血苯丙氨酸浓度、临床表现和实验室值确定摄入目标。

2. 注意:母乳喂养的婴儿,通常较低的蛋白质目标已足够,因为母乳中含有比婴儿配方奶粉少的蛋白质,但具有高生物学价值。

3. 确定所需母乳的量,以提供婴儿预估的苯丙氨酸需求量。确定该体积的母乳提供的能量和蛋白质的量。

4. 从婴儿的总蛋白质需求中减去母乳提供的蛋白质。计算需要的无苯丙氨酸特医食品的量以满足剩余的蛋白质需求。

5. 确定母乳和无苯丙氨酸特医食品提供的能量。提供额外的无苯丙氨酸特医食品以提供剩余的能量。

6. 计算母乳和无苯丙氨酸特医食品提供的酪氨酸量。

7. 确定所需的液体量,配制成0.67kcal/mL（20kcal/oz）能量密度的特医食品配方。

新生儿饮食所需的苯丙氨酸为25~70mg/（kg·d）或130~430mg/d。在初始清洗期后,饮食中需要多少苯丙氨酸是一个判断问题——通常那些治疗前血苯丙氨酸浓度较高的患儿需要更少的苯丙氨酸来满足他们的需求。例如，一个初始血苯丙氨酸浓度为 1 600μmol/L 的婴儿可能建议在 72 小时清洗后，按 45mg/kg 的苯丙氨酸摄入量计算，而初始血苯丙氨酸浓度为 900μmol/L 的婴儿，建议在 48 小时清洗后按 55mg/kg 的苯丙氨酸的摄入量计算。以下表格可作为清洗后饮食中苯丙氨酸摄入量的推荐指南[10]（表 10.1）。

表 10.1　无苯丙氨酸饮食（清洗期）后饮食中苯丙氨酸摄入量的推荐

营养素	诊断时苯丙氨酸浓度	清洗期后，处方苯丙氨酸量 / (mg·kg⁻¹)
苯丙氨酸	<600μmol/L (<10mg/dL)	70
	600~1 200μmol/L (10~20mg/dL)	55
	1 200~1 800μmol/L (20~30mg/dL)	45
	1 800~2 400μmol/L (30~40mg/dL)	35

然而，由于现在比以前能更快地获得新生儿筛查的结果，非常高的苯丙氨酸浓度不再经常出现，因此可能难以确定最初应给予多少苯丙氨酸的摄入量。在这种情况下，可以按照建议范围的中间值 [45~50mg/（kg·d）] 作为计算苯丙氨酸的起始估算量。此外，早产儿由于生长所需的蛋白质需求较高，其初始苯丙氨酸摄入量比足月儿更高[11]。

PKU 婴儿摄入配方奶或母乳的量与正常发育的婴儿相似。因此，初始的特医食品的能量密度应该约为 0.67kcal/mL（20kcal/oz），除非其他因素导致需要更高的能量密度。如果配方能量密度大于 0.8kcal/mL（24kcal/oz），则应确定渗透压和肾溶质负荷。应指导照顾者按需喂养，因为婴儿能够自我调节喂养频率和配方奶摄入量。

如果使用标准婴儿配方奶粉作为苯丙氨酸的来源，则最好提供一份配方，将标准婴儿配方奶粉与 PKU 特医食品混合在一起喂养，以确保在每个 24 小时周期内苯丙氨酸的均匀分布。要求父母记录几天内婴儿摄入配方奶粉的频率和数量。如果患儿摄入的配方奶粉总量大于医生的估算量，则需调整配方处方，增加 PKU 特医食品的量。如果婴儿摄入配方奶粉的量小于预期量，则通过减少 PKU 特医食品的量来调整配方。目标是确保婴儿在 24 小时内摄入全部的标准婴儿配方奶粉，以满足苯丙氨酸的需求。此外，照顾者还可获得一份不含标准婴儿配方奶粉的"纯 PKU 配方"，这与清洗期使用的配方相同。如果婴儿已经摄入了预期的苯丙氨酸量，但在下一个 24 小时开始之前需要额外喂养，可以给予这样的"纯 PKU 配方"。

如果婴儿为母乳喂养，应该设计一份 PKU 食谱，让其继续母乳喂养。与等量的标准婴儿配方奶粉相比，成熟的母乳含有更少的蛋白质，因此苯丙氨酸也更少（表 10.2）。目的是提供适量的母乳，以满足婴儿对苯丙氨酸的需求，并将血苯丙氨酸浓度维持在治疗范围内。这是通过母乳和 PKU 特医食品组合配方来实现的。

表 10.2　经典的标准婴儿配方奶粉和成熟母乳的营养成分的比较

每 100mL（标准稀释）	婴儿配方奶粉	成熟母乳
苯丙氨酸	60mg	47mg
酪氨酸	58mg	54mg
蛋白质	1.4g	1.06g
能量	68kcal	72kcal

有几种方法可以设计母乳作为苯丙氨酸来源的食谱（框 10.4）。首先，根据婴儿苯丙氨酸需求量估算母乳的摄入量；然后，根据

婴儿能量需求[12]或总蛋白质的需求量（第
10.9 节）来确定 PKU 特医食品的处方量。

在婴儿喂养中，最好是单独食用特医食
品，而不是和母乳混合喂养。这样有利于母
亲在母乳喂养期间完全清空乳房。一种方法
是确定 24 小时内摄入的 PKU 特医食品的总
量，分特定的次数喂养。然后，在 24 小时内
其他任何时间允许即兴母乳喂养。通常，可
以母乳喂养和 PKU 配方奶粉喂养交替进行，
或者一次母乳喂养之后是两次 PKU 配方奶
喂养。

另外，不含苯丙氨酸的特医食品可以以
较小的体积（例如 30~60mL，1~2 盎司）分配
到 24 小时内的多次喂养中。在完成 PKU 特
医食品的摄入量后，可通过母乳喂养直到婴
儿吃饱。如果需要相对大量的特医食品，这
种方法可能不起作用，因为母亲维持母乳供
应可能更加困难。这时，对于选择母乳喂养
的母亲来说，重要的是她要挤奶或抽吸母乳
以保持足够的母乳供应。

10.2.3　监测血苯丙氨酸调整饮食处方

明确是否需要调整饮食处方的唯一方法
是测量血液或血浆苯丙氨酸浓度。国际遗传
代谢营养师组织（Genetic Metabolic Dietitians
International，GMDI）[9,13]提出了建议的监测
频率。图 10.3 展示了无论患儿是从婴儿配
方奶粉还是母乳中获取苯丙氨酸，都应进行
饮食调整。如果婴儿从标准婴儿配方奶粉中
摄入苯丙氨酸，若血苯丙氨酸浓度过低，则增
加标准婴儿配方奶粉的摄入量；若血苯丙氨
酸浓度过高，则减少其摄入量。如果婴儿以
母乳为苯丙氨酸来源，则当血苯丙氨酸浓度
过高时，PKU 特医食品的用量将会增加；当
血苯丙氨酸浓度过低时，则减少 PKU 特医食
品的用量。PKU 特医食品摄入量的调整实
际上增加或减少了婴儿对母乳的摄入量。

在出生后的前两个月，预计需要频繁调
整饮食处方。根据血苯丙氨酸浓度调整苯
丙氨酸摄入量。通常以 10% 的增量或减量

调整膳食处方

过高：
超过6mg/dL
（360µmol/L）

理想范围
2～6mg/dL
（120～
360µmol/L）

过低：低于
2mg/dL
（120µmol/L）

如果应用婴儿配方奶粉作为
苯丙氨酸来源，需调整婴儿
配方奶粉的量：
浓度过高时降低配方奶粉的量
浓度过低时增加配方奶粉的量

如果应用母乳作为苯丙氨酸来
源，需调整PKU特医食品的量：
浓度过高时增加特医食品的量
浓度过低时降低特医食品的量

图 10.3　血苯丙氨酸浓度和推荐的饮食调整策略

来调整，但如果血苯丙氨酸浓度 <60µmol/L
（<1mg/dL）或 >480µmol/L（>8mg/dL），调整的
百分比可更大。然而，这种饮食处方必须为
每位患儿进行个性化调整。

10.2.4　辅食引入

美国儿科学会建议婴儿在 4~6 月龄开
始摄入固体食品[14]。此时，婴儿配方奶粉或
母乳中提供的苯丙氨酸将会减少，并逐渐被
固体食品中的苯丙氨酸所替代。制定一个
过渡计划，逐步减少标准婴儿配方奶粉的质
量数或者母乳哺喂次数，使婴儿逐渐适应固
体食品。对于母乳喂养的婴儿，随着固体食
品的引入，维持充足的母乳供应可能会更加
困难。

苯丙酮尿症婴儿初始添加辅食时，许多
专科推荐先引入低苯丙氨酸的水果和蔬菜，
尤其是在使用简化饮食方法监测苯丙氨酸摄
入量时（见第 10.2.5 节）。在引入固体食品之
前，照顾者需要学习如何计算食物中苯丙氨
酸的含量。当使用简化饮食法时，可以监测
所有食物中的苯丙氨酸毫克数，也可以只监
测高苯丙氨酸食物中的苯丙氨酸含量（见第
10.2.5 节）。可通过网络应用程序，如"How
Much Phe®"获取各种食物中准确苯丙氨酸和
蛋白质的含量，包括改良的低蛋白产品。在

第一年中,应鼓励从奶瓶过渡到杯子。为避免这一转变带来的困难,杯子中只应给予特医食品或水。至少最初不应在杯子中提供果汁或其他甜饮料,以确保特医食品有更好接受度,并减少体重过度增加的风险[14]。

10.2.5 简化饮食

对于许多 PKU 患者,简化饮食比传统方法更易于监测苯丙氨酸的摄入量。传统的监测方法包括食物交换法(1 个交换单位 = 15mg 苯丙氨酸)或计算一天中所摄入的所有食物中苯丙氨酸的毫克数。首先由 MacDonald 等提出,简化饮食是将患者苯丙氨酸需求量中的一部分留给苯丙氨酸含量低到不需要限制摄入的食物,且不需要计入患者每日苯丙氨酸处方量[15-18]。这种方法已在欧洲和澳大利亚使用,最近也被美国的诊所广泛采用[15]。

虽然这种饮食管理方法简化了流程,但对苯丙氨酸摄入量的限制并没有放宽,因为患者的苯丙氨酸处方仍然没变。尽管饮食计算的逻辑有所不同,但最常见的方法是将患者总苯丙氨酸摄入量的 30% 保留给"不受限"或"未计入"的食物。此类食物包括苯丙氨酸含量低于 75mg/100g 的所有食物,这包括所有水果(除了某些干果)和许多苯丙氨酸含量较低的蔬菜。如果经过改良的低蛋白食品苯丙氨酸含量 <20mg/ 份,则大多数也被视为"不受限"或"未计入"的食品(附录 G)。这些食品传统上被归类为"不受限食品",但绝大多数确实含有一些苯丙氨酸,"不受限"标识可能会使照顾者和患者感到困惑。因此,"未计入"可能是这些食品的更合适的术语[15]。

患者剩余 70% 的苯丙氨酸摄入量包括苯丙氨酸含量较高的食物,需要像传统的饮食方法一样进行测量或称重并计数。此类食物包括苯丙氨酸含量较高的蔬菜(特别是淀粉类蔬菜)和所有豆类,以及面包、麦片、意大利面、米饭和由谷物、玉米和其他碳水

化合物成分制成的零食。这些食物可以用苯丙氨酸的毫克数或蛋白质的克数来计算(框 10.5)。

框 10.5 实施简化饮食

为了达到良好的控制,患者推荐的苯丙氨酸(PHE)摄入量是多少?
- 30% 的 PHE 推荐摄入量"保留"给水果和未计入的蔬菜。
- PHE<75mg/100g 的食物是"未计入"的。
- PHE<20mg/ 份的低蛋白产品是"未计入"的。
- 剩余的 70%PHE 推荐摄入量来源于"需计入"的食物。
- 如果计算蛋白质,则使用 50mg PHE = 1g 蛋白质进行转换。
- 举例:
  - 日常摄入量:300mg PHE
  - 确定平常 PHE 摄入量的 30% = 90mg PHE
  - 从日常摄入总量中减去 90mg PHE
  - 新处方 = 210mg PHE 来源于"需计入"食物
  - "未计算"的食物没有摄入限制
  - 如果计算蛋白质:"需计入"食物中蛋白质摄入量 4g/d
- 请参阅附录 G 以获取简化饮食列表。

目前简化饮食法在婴儿 4~6 月龄引入固体食物时就已被采用,而且一直作为所有年龄段首选的苯丙氨酸监测方法[15]。婴儿期通常采用苯丙氨酸计算法,不常采用蛋白质转换法(50mg 苯丙氨酸 = 1g 蛋白质),后者适用于较大年龄患儿,特别是在教患儿自我监测苯丙氨酸摄入量时。对于某些患者来说,以蛋白质计算可能更容易,因为可以参照食品标签的营养成分表。作者所在的专科门诊通常在婴儿期引入固体食物时介绍蛋白质

计算法,并且没有观察到这种方法与计算苯丙氨酸毫克数在维持代谢控制的能力方面有什么差异。

10.3　婴儿期后的 PKU 营养管理

在婴儿期后,患者的饮食仍然包括天然低蛋白食物,如水果、大多数蔬菜以及含中等量蛋白质的食物(如淀粉类蔬菜和根据苯丙氨酸耐受性而定的常规谷物制品)。由于少量食物即可提供相当数量的苯丙氨酸,对于 PKU 患者来说,很容易摄入过量的含中等量蛋白质的食物。这些食物需要称重或计量以维持良好的代谢控制[9,13]。

PKU 饮食通常包括改良的低蛋白制品,例如低蛋白意大利面、面包和烘焙混合物,这些混合物是由小麦或其他淀粉制成的,从而降低了苯丙氨酸含量。这些产品通常需从专门的食品公司订购,杂货店也提供无麸质食品,部分无麸质产品蛋白质含量较低。使用改良的低蛋白食品的好处在于增加了饮食中的能量含量和食物种类,而且大多数苯丙氨酸含量非常低[19]。有一些出版书和在线资源提供低蛋白烹饪方法,可以帮助家庭提供饮食的多样性,并学习如何使用改良的低蛋白食品[20-22]。PKU 饮食还包括"不受限食品",这些食品基于碳水化合物和/或脂肪,不含苯丙氨酸或含量极低。除了增加饮食的额外能量外,这些食物通常营养价值较低,需要适度使用或与更健康的食物结合使用。阿斯巴甜(Nutrasweet/Equal)由天冬氨酸和苯丙氨酸制成。PKU 患者应避免摄入含阿斯巴甜的食品。

过去认为 PKU 患者的苯丙氨酸耐受性在整个生命周期保持一致,尤其是在幼儿期后。Van Spronsen 等发现,通过 2 岁或 3 岁时的苯丙氨酸耐受性可以可靠地预测 10 岁时的苯丙氨酸需求[23](表 10.3)。

然而,随着年龄体重的变化,苯丙氨酸耐受性可能会增加[26]。最近的一项研究针对 40 名维持良好代谢控制的 PKU 患者(年龄范围 12~29 岁),其中 65% 的患者增加天然蛋白质的摄入量,仍能将苯丙氨酸浓度维持在正常范围内,即使在严重 PKU 患者中也是如此[27]。这些结果表明,一些 PKU 患者可能会耐受更多的天然蛋白质,因此应考虑定期重新评估苯丙氨酸的需求。

像其他慢性疾病一样,PKU 青少年和成年患者,保持饮食治疗变得更加困难[28]。然而,维持良好的代谢控制与长期认知预后的改善密切相关[29]。研究还表明,苯丙氨酸浓度随时间变化的变异性也可能是长期预后的重要预测因素[30,31]。因此,应努力支持和激励该年龄段的患者继续饮食治疗。为增加其

表 10.3　不同年龄段 PKU 患者蛋白质、苯丙氨酸、酪氨酸的推荐摄入量[9,10]

年龄	蛋白质 /(g·kg⁻¹)	苯丙氨酸 ª/(mg·kg⁻¹)	苯丙氨酸 ª/(mg·d⁻¹)	酪氨酸 ª/(mg·d⁻¹)
出生后 ~3 月龄	2.5~3.0	25~70	130~430	1 000~1 300
3~<6 月龄	2.0~3.0	20~45	135~400	1 400~2 100
6~<9 月龄	2.0~2.5	15~35	145~370	2 500~3 000
9~<12 月龄	2.0~2.5	10~35	135~330	2 500~3 000
1~4 岁	1.5~2.0	—	200~320	2 800~3 500
4 岁 ~ 成人	120%~140% DRI	—	200~1 100	4 000~6 000

ª 数值代表了经典型 PKU 患者的建议摄入量。轻度 PKU 和/或接受四氢生物蝶呤治疗的患者可能耐受更多的苯丙氨酸和酪氨酸。
能量、维生素和矿物质的摄入量应该满足 DRI 和正常的液体需求[24,25](附录 D)。

饮食治疗的依从性,采用简化饮食法并计算蛋白质克数而不是苯丙氨酸毫克数可能会有所帮助[16]。

10.3.1　重返饮食管理

曾接受 PKU 饮食治疗但目前没有继续遵循的成年患者往往几乎不摄入特医食品,同时饮食中也尽量避免了大部分高蛋白食物、饮料以及含阿斯巴甜的食物。这增加了微量营养素缺乏的风险,故而可能需要补充相应的微量元素[32-34]。已停止饮食治疗的青少年和成年患者可以再次回到代谢门诊重新开始饮食管理,这需要按照框 10.6 中列出的几个步骤进行。

框 10.6　重返饮食管理

重新开始 PKU 饮食的推荐步骤:

1. 重新引入特医食品。
2. 从饮食中去除任何高蛋白食物。
3. 试用 BH₄ 作为辅助治疗。
4. 重新引入计算 / 限制中等蛋白质含量的食品。
5. 考虑引入简化饮食计划。
6. 重新引入改良低蛋白食品。
7. 与其他饮食治疗的成年患者建立联系

〔有关更多信息,请参见 National PKU Alliance(NPKUA)网站〕。

10.3.2　急性期管理

在疾病或其他代谢应激期间(如萌牙、手术、骨折等),PKU 患者血苯丙氨酸浓度通常会升高。部分遗传代谢病(如有机酸血症或尿素循环障碍),在急性期需要减少天然蛋白质的摄入,而 PKU 与这类疾病不同,在急性期通常不需要进行饮食调整。建议患者在治疗疾病时遵循医生的建议。一些药物含有阿斯巴甜,如果有不含阿斯巴甜的替代药物可用,则应避免使用含阿斯巴甜的药物,但如果没有相应的替代药物,则治疗疾病的优先级高于避免药物中的苯丙氨酸。

10.4　PKU 的特医食品

婴儿期后,特医食品仍然是 PKU 饮食治疗的关键。特医食品几乎提供了个体所需的所有蛋白质和酪氨酸,并且通常提供大部分能量需求,尤其是对于严重 PKU 患者。

对于 2 岁以上的儿童,有各种各样的特医食品可选用。这个年龄段,大多数专科会调整患儿的饮食处方,从为婴儿设计的完整特医食品过渡到为幼儿和儿童设计的特医食品;然而,在这个决策中要考虑许多因素,包括儿童对特医食品的接受程度、对固体食品的兴趣、苯丙氨酸耐受性和能量需求。为这些年龄较小的群体设计的特医食品提供了碳水化合物、脂肪和全面的微量营养素,而 *L*-氨基酸或糖巨肽提供了蛋白质等效物。

针对年龄较大的群体,有许多种类的特医食品。一些特医食品的设计是为了减少特医食品的摄入量并同时满足其蛋白质需求、提高便利性和 / 或提供不同的口味。其中许多特医食品含有很少的脂肪,另一些则富含蛋白质但脂肪和碳水化合物含量较低。这些特医食品可以用较小摄入量满足蛋白质需求,并且通常用于需要低能量配方的患者。然而,使用这些低能量特医食品也可能导致从食物中摄取过多的苯丙氨酸。还有各种各样的方便型特医食品,如棒、片剂和即饮产品等。表 10.4 总结了截至 2021 年 4 月在美国 PKU 患者可获得的特医食品。

10.4.1　基于糖巨肽的特医食品

乳清蛋白糖巨肽(GMP)是奶酪生产的副产品,纯化后的 GMP 不含芳香族氨基酸,包括苯丙氨酸,因此这种天然蛋白质被设计为 PKU 特医食品。然而,从奶酪乳清中分离 GMP 会导致其他乳清蛋白质的污染;因此,

表 10.4　精选部分治疗 PKU 的特医食品

婴儿 / 幼儿 (全营养[a])	儿童 / 成人 (全营养[a])	年长的儿童 / 成人 (部分营养[b])	
		粉剂	液体、片剂和其他形式
PKU Periflex Early Years[c]	Glytactin BetterMilk[f,g]	Glytactin Restore Powder[f,g]	CaminoPro Drinks[f]
PKU Periflex Junior Plus[c]	Glytactin RTD and RTD Lite[f,g]	Glytactin Restore Lite Powder[f,g]	Glytactin Restore[f,g]
Phenex-1[d]	Glytactin Swirl[f,g]	Glytactin Build 10[f,g]	Glytactin Restore Lite[f,g]
Phenyl-Free 1[e]	Phenex-2[d]	Glytactin Build 20/20[f,g] Lanaflex[c,i]	Glytactin Complete
	Phenyl-Free 2[e]	Lophlex Powder[c]	10 and 15 Bar[f,g] Phenactin
	Phenyl-Free 2HP[e] PhenylAde Essential[c] PhenylAde GMP Ready[c,g]	PhenylAde Drink Mix 40 and 60[c]	AA Plus[f]
		Phlexy 10 Drink Mix[c]	Lophlex LQ[c]
	PhenylAde GMP Drink Mix[c,g]	PhenylAde MTE Amino Acid Blend[c]	Periflex LQ[c]
	Periflex Advance[c]	PhenylAde PheBLOC[c,i] PhenylAde GMP Mix-Ins[c,g]	PKU Coolers[h]
	PKU Trio[h]	XPhe Maxamum[c]	PKU Air[h]
		PKU Express[h]	Phlexy 10 Tablets[c]
		PKU Sphere 15 and 20[g,h]	PKU Sphere Liquid[g,h]

　　[a] 含有 L- 氨基酸(不含苯丙氨酸)作为蛋白质来源,除非注明,还有脂肪,碳水化合物,维生素和矿物质,为全面营养的医学配方食品。

　　[b] 含有 L- 氨基酸(不含苯丙氨酸)作为蛋白质来源,除非注明。低脂或不含脂肪、碳水化合物、维生素或矿物质的非全面营养的医学配方食品。

　　[c] 北美纽迪希亚。

　　[d] 雅培营养品。

　　[e] 美赞臣营养品。

　　[f] Cambrooke Therapeutics(美国食品公司)。

　　[g] 以糖巨肽作为蛋白质来源。

　　[h] 美国 Vitaflo。

　　[i] 以大中性氨基酸作为蛋白质来源。

市售的 GMP 每 1g 蛋白质含有约 1.8mg 苯丙氨酸[35]。此外,GMP 不包含完整的氨基酸谱,故而在以 GMP 为基础的饮食配方中需要添加一些氨基酸,包括 L- 酪氨酸[35,36]。

　　有多种 GMP 特医食品可供选择。与氨基酸为基础的特医食品相比,患者常常有更好的主观接受度(即口感、质地)和增加饱腹感[37,38]。住院和门诊的临床试验均提示与基于 L- 氨基酸的特医食品相比,GMP 在 PKU 治疗中的优势包括更好的苯丙氨酸利用和饱腹感的指标[36,39]。

　　一项主要针对青少年和成年 PKU 患者的荟萃分析发现,尽管从 GMP 中额外摄入了苯丙氨酸,与基于 L- 氨基酸的特医食品相比,GMP 在控制血苯丙氨酸水平方面没有显著差异[40]。然而,在小年龄患者(5~16 岁)的试验中发现与基于氨基酸的特医食品相比,当受试者食用 GMP 时,血苯丙氨酸浓度显著增高[41,42]。这可能反映了小年龄患者血苯丙氨酸浓度控制更好,而 GMP 中额外的苯丙氨酸可能对严格控制苯丙氨酸摄入和 / 或具有较低苯丙氨酸耐受性的患者产生更大的影响。因此,是否将 GMP 中的苯丙氨酸"计入"总体饮食苯丙氨酸处方必须进行个性化评估。

10.5　代谢和营养监测

　　监测是成功管理 PKU 的关键。 特别重要的是频繁监测血苯丙氨酸和酪氨酸水平。参考这些数值调整饮食,以确保血苯丙氨酸保持在治疗范围内,即 120~360μmol/dL(2~6mg/L)[8]。门诊随访患者通过居家采集血滤纸片检测苯丙氨酸。这些标本通常由新生儿筛查实验室进行检测。从滤纸血斑中检测的苯丙氨酸与血浆氨基酸谱分析的苯丙氨酸结果可能会有差异。一项研究发现,滤纸血斑中苯丙氨酸浓度平均比氨基酸谱分析血浆中的浓度低了 26%[43],尽管这种差异可能在其他实验室、使用不同收集管和方法的情况下有所变化[44]。应定期评估人体测量、营养摄入、生化指标和神经认知发育[8,9,13](框 10.7)。

框 10.7　苯丙酮尿症患者的营养监测 a

- 常规评估,包括人体测量学、饮食摄入、体格检查
- 实验室监测
  - 特异性诊断 - 血浆氨基酸
    - 苯丙氨酸
    - 酪氨酸
  - 行蛋白质限制性饮食的患者进行营养相关的实验室监测,可能包括以下标志物
    - 蛋白质充足性(血浆氨基酸、前白蛋白)
    - 营养性贫血(血红蛋白、血细胞比容、平均红细胞体积、血清维生素 B_{12} 和 / 或甲硫丙二酸、总同型半胱氨酸、铁蛋白、铁、叶酸、总铁结合力)
    - 维生素和矿物质(25- 羟基维生素 D、锌、微量元素)
    - 必需脂肪酸:血浆或红细胞脂肪酸谱
    - 其他,根据临床特征指示

a 参见 GMDI/SERN PKU 指南,了解监测建议频率[9]。

10.6　大中性氨基酸作为替代饮食治疗 PKU

大中性氨基酸(LNAA)包括芳香族氨基酸苯丙氨酸、酪氨酸和色氨酸;支链氨基酸亮氨酸、缬氨酸和异亮氨酸;以及甲硫氨酸、组氨酸和苏氨酸(框 10.8)。除了酪氨酸是 PKU 患儿的条件性必需氨基酸,其他所有 LNAA 都是必需氨基酸。这些氨基酸在血脑屏障和小肠黏膜上皮细胞上具有与苯丙氨酸相同的转运体。在血脑屏障上,LAT-1 转运体负责将 LNAA 从血液运输到脑中[45,46]。LAT-1 转运体对苯丙氨酸有选择性亲和力,使得苯丙氨酸的运输更为高效,但牺牲了其他 LNAA 的运输[46]。这会减少色氨酸和酪氨酸合成的 5- 羟色胺和多巴胺,并降低中枢神经系统的蛋白质合成,因此控制较差的 PKU 患者出现不良的神经心理表型(图 10.4)。

框 10.8　大中性氨基酸

- 组氨酸(HIS)
- 异亮氨酸(ILE)
- 亮氨酸(LEU)
- 甲硫氨酸(MET)
- 苯丙氨酸(PHE)
- 苏氨酸(THR)
- 色氨酸(TRP)
- 酪氨酸(TYR)
- 缬氨酸(VAL)

LNAA 补充的基本原理是通过在血脑屏障上竞争性抑制苯丙氨酸的摄取并促进其他 LNAA 的摄取来改善神经递质和蛋白质合成[47](图 10.5)。尽管补充 LNAA 的主要作用是降低大脑中苯丙氨酸的摄取,但通过减少小肠黏膜对苯丙氨酸的吸收,血苯丙氨酸浓度也可能会轻微降低[49,50]。在一项双盲交叉临床试验中,Schindeler 等报道了 16 名

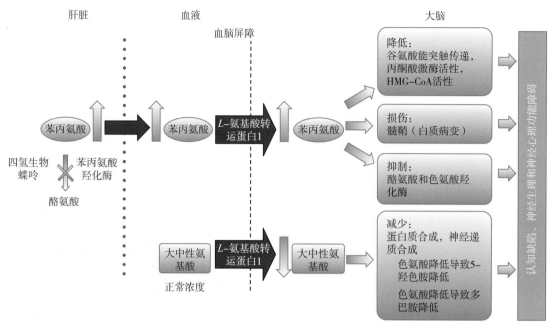

图 10.4   血和大脑中高苯丙氨酸的神经毒性[48]

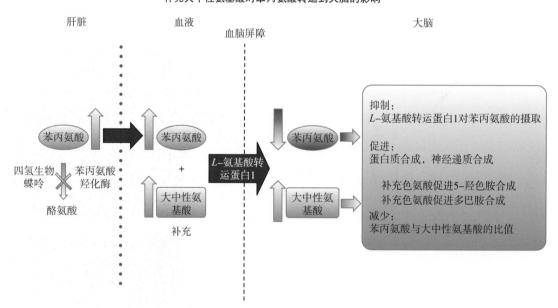

图 10.5   补充大中性氨基酸对苯丙氨酸转运到大脑的影响[48]

PKU 受试者 LNAA 治疗对其执行能力具有积极影响[51];10 名控制欠佳的 PKU 患者接受 12 个月的 LNAA 治疗后在执行能力、注意力、警觉性方面的得分也有类似改善[52]。

对于年幼儿童或孕妇(或计划怀孕)的 PKU 患者,不建议补充 LNAA,但对于控制欠佳并且不能遵守其他治疗方案的成年患者,这可能是一个有用的选择[13](框 10.9)。

- 处于"良好"代谢控制的患者
- 孕妇或计划怀孕的女性
- 婴幼儿

LNAA 饮食限制成年人的总蛋白质量 (0.8g/kg)[24],其中约 70%~80% 的总蛋白质来自天然的蛋白质,20%~30% 的蛋白质来自 LNAA。另一种方法是 LNAA 剂量 0.25~0.5g/(kg·d)[50,51,53],其余蛋白质来自天然蛋白质(框 10.10)。LNAA 被分配到一天中含蛋白质的餐食中。

框 10.10　LNAA 饮食的引入方法

一、按照 0.25g/(kg·d) 计算 LNAA 的总量
1. 获取患者的实际体重(例如,60kg)。
2. 计算每天所需的 LNAA 克数。
$60kg \times 0.25g/(kg \cdot d) = 15g/d$ LNAA
二、按照蛋白质来源计算,70%~80% 来源于天然蛋白质、20%~30% 来自 LNAA
1. $60kg \times 0.8g/kg =$ 每天需要 48g 蛋白质。
2. 80% 的蛋白质来自天然蛋白质 = 38g。
3. 20% 的蛋白质来自 LNAA = 10g。
三、将 LNAA 总克数除以餐数

血液或血浆苯丙氨酸浓度并不能准确反映脑内苯丙氨酸浓度,接受 LNAA 治疗的患者监测血苯丙氨酸意义不大,因为血苯丙氨酸仍会升高。在开始 LNAA 饮食前后分别使用标准问卷评估抑郁、焦虑和/或行为可评价该治疗对神经心理功能的影响。此外,Yano 等建议,测量血清褪黑素可能是一种潜在的替代指标,以量化 LNAA 的效果,因为褪黑素是在脑内由 5-羟色胺合成,可反映饮食的干预效果[54,55]。

10.7　四氢生物蝶呤治疗 PKU

四氢生物蝶呤(BH4)的制药形式,羟化四氢生物蝶呤盐酸盐,分别于 2007 年被美国食品药品管理局(FDA)和 2008 年被欧洲药品管理局批准用于治疗苯丙酮尿症患者。四氢生物蝶呤可激活残留的苯丙酸羟化酶(PAH)活性,从而显著降低血中苯丙氨酸浓度[56],并改善了 30%~50%PKU 患者对苯丙氨酸的耐受性[57,58]。四氢生物蝶呤还可减少血苯丙氨酸浓度的波动[59],减轻注意缺陷症状,改善执行能力[60]。部分患者,PAH 基因型可以预测潜在的反应性[61]。Waisbren 等对 65 名 6 岁前开始使用四氢生物蝶呤治疗的婴幼儿进行了为期 7 年的随访研究,发现 60% 的患者在整个研究期间平均血苯丙氨酸水平维持在治疗范围内。这一队列中,患者的全量表智商(FSIQ)得分保持在或高于普通正常人群的预期值,并且保持着预期的生长模式[62]。

BH4 负荷试验可以确定患者是否对 BH4 有反应。相对于重型 PKU 患者,轻型患者更有可能对 BH4 有反应[63];然而,来自美国医学遗传学学院(American College of Medical Genetics,ACMG)的指南建议无论病情的严重程度如何,除非存在两种无义突变,应对其他所有 PKU 患者进行 BH4 负荷试验[8]。该负荷试验的实施方案,在不同国家和同一国家的不同医院之间存在差异。一项国际委员会评估了当前的一些实施方案,确定了最佳方法,建议对婴儿进行 24 小时的负荷试验,每 4 小时采集一次血液[64];对于年龄较大的婴幼儿,建议进行 >48 小时或 4 周的负荷试验;对于单纯饮食治疗无法将血苯丙氨酸浓度降至 <360μmol/L 的孕妇,可以进行 48 小时 BH4 负荷试验[64]。负荷试验中 BH4 的推荐剂量为 20mg/kg,对 BH4 有反应通常定义为血苯丙氨酸浓度降低 ≥30%[56,64]。然而,

一些患者可能对 BH₄ 反应稍低,但仍可显著降低血苯丙氨酸的浓度和 / 或改善患者的行为或认知[9,57](框 10.11)。

框 10.11　BH₄(Kuvan)负荷试验建议

一、除了携带两个 PAH 无义突变的患者,其他所有患者均应进行 BH₄ 负荷试验[a]

1. 起始剂量:20mg/(kg·d)。
2. 试验至少持续 4 周。
3. 收集基线苯丙氨酸水平并每周重复检测一次。

二、BH₄ 反应性
1. 降低血中苯丙氨酸水平。
传统定义:降低≥30%
2. 增加饮食苯丙氨酸的耐受性。
3. 改善神经心理和行为结局。

[a] 来自美国医学遗传和基因组学学院,2014 年[8]。

在美国,BH₄ 负荷试验最常用的方案是进行为期 4 周的试验,并在实施前收集血苯丙氨酸基线水平。在试验期间,至少每周收集一次苯丙氨酸浓度。部分患者可以在 24 小时内检测到对药物有反应,而其他人可能需要 2~4 周才检测到血苯丙氨酸的降低[57]。对于代谢控制良好的受试者,可能无法检测到血苯丙氨酸的显著降低。在这种情况下,可以通过逐渐增加苯丙氨酸的摄入并仍能维持血苯丙氨酸水平在治疗范围内来确定其对 BH₄ 的反应性[57,64]。一般建议逐步增加约 20% 的苯丙氨酸摄入量,并从特医食品中减少相应的蛋白质摄入量。如果连续三次苯丙氨酸浓度仍保持在治疗范围内,则可以考虑增加天然蛋白质的摄入量[63]。当血苯丙氨酸浓度超出推荐范围时,建议逐步降低 10%~30%[63]。向特医食品中添加正常奶粉是一种增加苯丙氨酸摄入量而又不改变患者膳食模式的方法。一旦确定了患者新的苯丙

氨酸耐受性后,可以用富含苯丙氨酸的食物替换正常奶粉[57]。

最近的一项荟萃分析纳入了 18 项研究,共 306 名长期接受四氢生物蝶呤治疗的患者,研究发现患者摄入苯丙氨酸的耐受性较 BH₄ 治疗前增加了 1.5~4.3 倍。对 BH₄ 有反应的患者中,51% 能够停止特医食品的使用,而 49% 仍需特医食品的治疗。对于需要继续使用特医食品的患者,其摄入量较 BH₄ 使用前降低了 40%~80%[63]。

对于一些患者,特别是婴儿和幼儿,即使他们对天然蛋白质的耐受性符合年龄推荐,继续使用一些特医食品可能会有益处,因为一旦停用特医食品,再恢复使用会很困难[9,57,63]。随着特医食品摄入的减少或停用,患者出现营养素缺乏的风险会增加,特别是如果他们没有完全放开饮食(包括富含蛋白质的食物)。当特医食品减少超过 50% 时,维生素 D、维生素 B₁₂、叶酸、铁、锌和钙的摄入量显著降低,尽管未检测到这些营养素血清浓度的降低[65]。在这些情况下应考虑使用多种维生素和矿物质的补充剂和 / 或有针对性的微量营养素补充剂。

10.8　总结

PKU 的早诊断和早治疗可预防与疾病相关的智力障碍,是新生儿筛查和饮食治疗成功的典型例子。PKU 管理的目标是在提供足够营养的同时,维持全生命周期血苯丙氨酸浓度在 120~360μmol/L(2~6mg/dL)。饮食治疗基于低苯丙氨酸或不含苯丙氨酸的特医食品,以及限制性摄入含天然蛋白质的食物。因为患者的苯丙氨酸耐受性和食物偏好不同,饮食呈现高度个性化。必须频繁监测血苯丙氨酸和酪氨酸,以及评估生长和生化指标等营养参数,从而在限制性饮食的同时确保营养充足。坚持饮食治疗是具有挑战性的,而替代疗法可能会增加部分患者的苯丙氨酸耐受性。

10.9　PKU 患儿饮食计算示例

示例 1

使用婴儿标准配方食品作为天然蛋白质来源的 PKU 饮食计算示例

患者病史

新生儿在新生儿筛查提示 PKU 阳性。出生第 6 天采集的血苯丙氨酸浓度为 1 800μmol/L（30mg/dL）。基于此结果，给予不含苯丙氨酸饮食持续 72 小时。现该患儿为出生后第 10 天，最近一次血苯丙氨酸浓度为 310μmol/L（5.1mg/dL），饮食中需要引入苯丙氨酸。根据引入饮食前收集的血苯丙氨酸浓度（1 800μmol/L），建议饮食中摄入苯丙氨酸的量为 45mg/kg。

患者信息和营养摄入目标
体重：4.0kg
年龄：10 天；不含苯丙氨酸饮食 72 小时后（清洗期）
目前每日饮用 650mL（22oz）PKU 特医食品
苯丙氨酸目标：45mg/kg（范围 25~70mg/kg 或 130~430mg/d）
蛋白质目标：3.0g/kg（范围 2.5~3.0g/kg）
能量目标：100~120kcal/kg
酪氨酸目标：300~350mg/kg（表 10.5）

表 10.5　选择医学配方奶粉和标准婴儿配方奶粉制订 PKU 膳食处方的计算举例（使用标准婴儿配方奶粉作为天然蛋白质来源）

特医食品	剂量	苯丙氨酸 /mg	酪氨酸 /mg	蛋白质 /g	能量 /kcal
PKU Periflex Early Years powder[a]	100g	0	1 400	13.5	473
Enfamil Premium Newborn powder[b]	100g	430	500	10.8	510

[a] 北美纽迪希亚。

[b] 美赞臣营养品。

注意：查看商品官网，了解最新的营养成分。

计算步骤

第 1 步　计算每天所需苯丙氨酸的量

苯丙氨酸目标［mg/(kg·d)］× 婴儿体重（kg）= 每天所需苯丙氨酸的毫克数（mg/d）

即 45mg/kg × 4kg = 每天所需苯丙氨酸 180mg

第 2 步　计算所需标准婴儿配方奶粉的量，以满足每日苯丙氨酸的需求

每天所需的苯丙氨酸的量 ÷100 克标准配方奶中苯丙氨酸的含量

每日所需苯丙氨酸 180mg ÷ 每 100g Enfamil 含 430mg 苯丙氨酸 = 0.42

每日 0.42 × 100 = 42g Enfamil 配方奶粉，以满足每日苯丙氨酸需求

第 3 步　计算标准婴儿配方奶粉提供的蛋白质和能量

标准配方奶粉的量 ×100g 标准配方奶粉提供的蛋白质

0.42 × 10.8g 蛋白质 = Enfamil 提供 4.5g 的蛋白质

标准配方奶的量 ×100g 标准配方奶粉提供的能量

0.42×510kcal = Enfamil 提供 214kcal 的能量

第 4 步   计算满足饮食需求所需剩余蛋白质的量

蛋白质目标[g/(kg·d)] × 婴儿体重(kg)

3.0g/(kg·d)×4kg = 每天需要 12g 蛋白质

婴儿总需蛋白质的量 - 标准婴儿配方提供蛋白质的量

即 12g - 4.5g = 膳食处方还要提供 7.5g 蛋白质

第 5 步   计算无苯丙氨酸特医食品的量,以满足剩余蛋白质需求

剩余所需蛋白质的量 ÷ 每 100g 特医食品提供的蛋白质的量

即 7.5g 所需剩余蛋白质 ÷ 每 100g Periflex PKU Early Years 提供的 13.5g 蛋白质 = 0.55

0.55×100 = 膳食处方 Periflex PKU Early Years 55g

第 6 步   计算标准婴儿配方奶粉和无苯丙氨酸特医食品所提供的酪氨酸的量

标准配方奶粉的量 ×100g 标准配方奶粉中的酪氨酸含量

0.42(Enfamil Premium)×500mg 酪氨酸 = 210mg 酪氨酸

无苯丙氨酸特医食品的量 ×100 克无苯丙氨酸特医食品中酪氨酸的含量

0.55(Periflex PKU Early Years)×1 400mg 酪氨酸 = 770mg 酪氨酸

将标准配方奶粉和无苯丙氨酸特医食品中酪氨酸的含量相加,计算饮食处方中提供的总酪氨酸含量

来自 Enfamil 的 210mg + 来自 Periflex 的 770mg = 980mg

980mg/4kg = 每日提供 245mg/kg 酪氨酸

第 7 步   计算标准婴儿配方奶粉和无苯丙氨酸特医食品提供的总能量

标准婴儿配方奶粉的量 ×100g 标准婴儿配方奶粉中提供的能量

0.42(Enfamil)×510kcal = 214kcal

无苯丙氨酸特医食品的量 ×100g 无苯丙氨酸特医食品提供的能量

0.55(Periflex PKU Early Years)×473kcal = 260kcal

将标准配方奶粉提供的能量和无苯丙氨酸特医食品提供的能量相加,得出膳食中提供的总能量。

Enfamil 中提供的 214kcal + Periflex 提供的 260kcal = 474kcal

474kcal/4kg = 118kcal/kg

第 8 步   按照 0.67kcal/mL(20kcal/oz)的浓度计算最后的配方容积

膳食处方提供的总能量 ÷0.67kcal/mL(20kcal/oz)= 毫升(盎司)数(表 10.6)

即 473kcal÷0.67kcal/mL(20kcal/oz)=710mL(24oz)

表 10.6   使用标准婴儿配方奶粉作为天然蛋白质来源的 PKU 膳食处方的案例总结 [a]

特医食品	量	苯丙氨酸 /mg	酪氨酸 /mg	蛋白质 /g	能量 /kcal
PKU Periflex Early Years powder[b]	55g	0	770	7.4	260
Enfamil Premium Newborn powder[c]	42g	180	210	4.5	214

续表

特医食品	量	苯丙氨酸 /mg	酪氨酸 /mg	蛋白质 /g	能量 /kcal
每日总计		180	980	11.9	474
每千克总计		45mg/kg	245mg/kg	3.0g/kg	118kcal/kg

[a] 对于配方奶粉、苯丙氨酸、酪氨酸及能量的数值四舍五入到最接近的整数,蛋白质的量四舍五入到 0.1g。
[b] 北美纽迪希亚。
[c] 美赞臣营养品。

示例 2
以母乳为天然蛋白质来源的苯丙酮尿症膳食处方计算示例

患者信息和营养摄入目标

体重:4.0kg
年龄:10 天;不含苯丙氨酸饮食 72 小时后(清洗期)
苯丙氨酸目标:45mg/kg(范围 25~70mg/kg 或 130~430mg/d)
蛋白质目标:2.5g/kg(范围 2.5~3.0g/kg)
能量目标:100~120kcal/kg
酪氨酸目标:300~350mg/kg(表 10.7)

表 10.7 选择医学配方奶粉和母乳制订 PKU 膳食处方的计算举例(使用母乳作为天然蛋白质来源)

特医食品	剂量	苯丙氨酸 /mg	酪氨酸 /mg	蛋白质 /g	能量 /kcal
PKU Periflex Early Years powder[a]	100g	0	1 400	13.5	473
母乳	100mL	47	54	1.06	72

[a] 北美纽迪希亚。

计算步骤
第 1 步 计算每天所需苯丙氨酸(PHE)的总量
PHE 目标需求量[mg/(kg·d)]× 婴儿体重(kg)= 每天所需苯丙氨酸的毫克数(mg/d)
即 45mg/kg×4kg = 每天所需苯丙氨酸 180mg
第 2 步 计算需要的母乳量,以满足每日 PHE 需求
每日所需的 PHE 量 ÷ 每 100mL 母乳中的 PHE 的含量
180mg PHE 需求量 ÷100mL 母乳中含 47mg PHE = 3.8
3.8×100 = 每日需要 380mL 母乳来满足 PHE 需求
第 3 步 计算 380mL 母乳所提供蛋白质的量
380mL 母乳 ×1.06g/mL 蛋白质 = 母乳提供 4.0g 蛋白质
第 4 步 计算无苯丙氨酸特医食品所需的量,以满足总蛋白质需求
每日蛋白质的需求量[g/(kg·d)]× 婴儿体重(kg)= 总蛋白质需求量(g)
2.5g/(kg·d)×4kg = 10g/d 蛋白质总量
蛋白质总量 - 母乳提供蛋白质的量 = 无苯丙氨酸特医食品提供蛋白质的量
10g/d - 4.0g/d = 需要 Periflex PKU Early Years 提供蛋白质 6g/d

无苯丙氨酸特医食品提供蛋白质的量 ÷ 每100g Periflex PKU Early Years 提供蛋白质的量

6g/d ÷ 13.5g 蛋白质 / 每100g Periflex PKU Early Years = 0.44

0.44 × 100 = 需要 44g Periflex PKU Early Years 来满足总蛋白质需求

第5步　计算母乳和无苯丙氨酸特医食品中酪氨酸的含量

母乳体积 × 每100mL 母乳中酪氨酸的含量

3.8（母乳）× 每100mL 母乳含 54mg 酪氨酸 = 205mg 酪氨酸

无苯丙氨酸特医食品的用量 × 每100g 无苯丙氨酸特医食品中酪氨酸含量

0.44（Periflex）× 每100g Periflex PKU Early Years 提供 1 400mg 酪氨酸 = 616mg 酪氨酸

总酪氨酸含量 = 母乳 205mg + Periflex 616mg = 821mg 酪氨酸

第6步　计算母乳和无苯丙氨酸特医食品提供的能量

母乳量（体积）× 100mL 母乳提供的能量

3.8 × 100mL 母乳提供 72kcal = 274kcal

无苯丙氨酸特医食品的用量 × 每100g 无苯丙氨酸特医食品提供的能量

0.44（Periflex）× 每 100g Periflex PKU Early Years 提供 473kcal = 208kcal

总能量（kcal）= 母乳提供的 274kcal + Periflex 提供的 208kcal = 482kcal（表 10.8）

380mL（13oz）母乳和 44g Periflex（10oz）配置成 0.67kcal/mL（20kcal/oz）的能量密度

该饮食可以通过两种不同的方式提供：

选项 1：将 Periflex 喂养限制在 300mL/d，要求母亲在其他时间自由哺乳。采用这种选择，母亲需要完成 24 小时内提供一定量的 Periflex 的目标（和限制）。该年龄段每日需瓶喂 60~90mL（2~3oz）。一个可能的情景是轮流哺乳和瓶喂。一旦婴儿完成了 300mL Periflex 的喂养，那么一天内剩余的喂养可以都是母乳喂养。

选项 2：母亲先挤奶，并将 380mL（13oz）母乳加入 44g（10oz）的 Periflex 中（使用上面的处方），制成一种 680mL（23oz）的混合配方，然后瓶喂。这种方法仅用于母亲选择不亲喂，而是挤奶后瓶喂。

表 10.8　使用母乳作为天然蛋白质来源的 PKU 膳食处方的案例总结 [a]

特医食品	量	苯丙氨酸 /mg	酪氨酸 /mg	蛋白质 /g	能量
母乳	380mL	180	205	4.0	274
PKU Periflex Early Years powder[b]	44g	0	616	5.9	208
每日总计		180	821	9.9	482
每千克体重总计		45mg/kg	205mg/kg[c]	2.5g/kg	120kcal/kg

[a] 对于配方奶粉，苯丙氨酸、酪氨酸及能量的数值四舍五入到最接近的整数，蛋白质的量四舍五入到0.1g。

[b] 北美纽迪希亚。

[c] 按体重（kg）计算的酪氨酸低于推荐量，监测血酪氨酸水平，但不需要额外补充，除非血酪氨酸水平一直很低。

（陆德云 译　张惠文 审校）

参考文献

1. Anderson PJ, Leuzzi V. White matter pathology in phenylketonuria. Mol Genet Metab. 2010;99(Suppl 1):S3–9.
2. Hillert A, Anikster Y, Belanger-Quintana A, Burlina A, Burton BK, Carducci C, et al. The genetic landscape and epidemiology of phenylketonuria. Am J Hum Genet. 2020;107(2):234–50.
3. Regier DS, Greene CL. Phenylalanine hydroxylase deficiency. In: Adam MP, Ardinger HH, Pagon RA, Wallace SE, Bean LJH, Mirzaa G, et al., editors. GeneReviews. Seattle (WA)1993–2021, updated 2017 Jan 5.
4. Christ SE. Asbjorn Folling and the discovery of phenylketonuria. J Hist Neurosci. 2003;12(1):44–54.
5. van Spronsen FJ, Reijngoud DJ, Smit GP, Nagel GT, Stellaard F, Berger R, et al. Phenylketonuria. The in vivo hydroxylation rate of phenylalanine into tyrosine is decreased. J Clin Invest. 1998;101(12):2875–80.
6. Guthrie R. The introduction of newborn screening for phenylketonuria. A personal history. Eur J Pediatr. 1996;155 Suppl 1:S4–5.
7. MacDonald A, Rocha JC, van Rijn M, Feillet F. Nutrition in phenylketonuria. Mol Genet Metab. 2011;104(Suppl):S10–18.
8. Vockley J, Andersson HC, Antshel KM, Braverman NE, Burton BK, Frazier DM, et al. Phenylalanine hydroxylase deficiency: diagnosis and management guideline. Genet Med. 2014;16(2):188–200.
9. Singh RH, Cunningham AC, Mofidi S, Douglas TD, Frazier DM, Hook DG, et al. Updated, web-based nutrition management guideline for PKU: an evidence and consensus based approach. Mol Genet Metab. 2016;118(2):72–83.
10. Acosta PB, Yannicelli S. Nutrition protocols updated for the US. 4th ed. Abbott Laboratories: Columbus OH; 2001.
11. Weiss K, Lotz-Havla A, Dokoupil K, Maier EM. Management of three preterm infants with phenylketonuria. Nutrition. 2020;71:110619.
12. Greve LC, Wheeler MD, Green-Burgeson DK, Zorn EM. Breast-feeding in the management of the newborn with phenylketonuria: a practical approach to dietary therapy. J Am Diet Assoc. 1994;94(3):305–9.
13. Singh RH, Rohr F, Frazier D, Cunningham A, Mofidi S, Ogata B, et al. Recommendations for the nutrition management of phenylalanine hydroxylase deficiency. Genet Med. 2014;16(2):121–31.
14. American Academy of Pediatrics, Section on Breastfeeding. Breastfeeding and the use of human milk. Pediatrics. 2012;129(3):e827–41.
15. Hansen J, Hollander S, Drilias N, Van Calcar S, Rohr F, Bernstein L. Simplified diet for nutrition management of phenylketonuria: a survey of U.S. metabolic dietitians. JIMD Rep. 2020;53(1):83–9.
16. MacDonald A, Rylance G, Davies P, Asplin D, Hall SK, Booth IW. Free use of fruits and vegetables in phenylketonuria. J Inherit Metab Dis. 2003;26(4):327–38.
17. Bernstein L, Burns C, Sailer-Hammons M, Kurtz A, Rohr F. Multi-clinic observations on the simplified diet in PKU. J Nutr Metab. 2017;2017:4083293.
18. Rohde C, Mutze U, Weigel JF, Ceglarek U, Thiery J, Kiess W, et al. Unrestricted consumption of fruits and vegetables in phenylketonuria: no major impact on metabolic control. Eur J Clin Nutr. 2012;66(5):633–8.
19. Daly A, Evans S, Pinto A, Ashmore C, Rocha JC, MacDonald A. A three year longitudinal prospective review examining the dietary profile and contribution made by special low protein foods to energy and macronutrient intake in children with phenylketonuria. Nutrients. 2020;12(10):3153.
20. Schuett VE. Low protein cookery for phenylketonuria, 3rd ed. Madison: University of Wisconsin Press; 1997.
21. Schuett VE, Corry D. Apples to Zucchini. A collection of favorite low protein recipes: National PKU News; 2005.
22. Winiarska B. Cook for love- low protein recipes. Available from: https://cookforlove.org.
23. van Spronsen FJ, van Rijn M, Dorgelo B, Hoeksma M, Bosch AM, Mulder MF, et al. Phenylalanine tolerance can already reliably be assessed at the age of 2 years in patients with PKU. J Inherit Metab Dis. 2009;32(1):27–31.
24. Institute of Medicine (U.S.) Panel on Macronutrients. Standing Committee on the Scientific Evaluation of Dietary Reference Intakes. Dietary reference intakes for energy, carbohydrate, fiber, fat, fatty acids, cholesterol, protein, and amino acids. Washington, D.C.: National Academies Press; 2005. xxv, 1331 p.
25. Holliday MA, Segar WE. The maintenance need for water in parenteral fluid therapy. Pediatrics. 1957;19(5):823–32.
26. MacLeod EL, Gleason ST, van Calcar SC, Ney DM. Reassessment of phenylalanine tolerance in adults with phenylketonuria is needed as body mass changes. Mol Genet Metab. 2009;98(4):331–7.
27. Pinto A, Almeida MF, MacDonald A, Ramos PC, Rocha S, Guimas A, et al. Over restriction of dietary protein allowance: the importance of ongoing reassessment of natural protein tolerance in phenylketonuria. Nutrients. 2019;11(5):995-1005.
28. Jurecki ER, Cederbaum S, Kopesky J, Perry K, Rohr F, Sanchez-Valle A, et al. Adherence to clinic recommendations among patients with phenylketonuria in the United States. Mol Genet Metab. 2017;120(3):190–7.
29. Camp KM, Parisi MA, Acosta PB, Berry GT, Bilder DA, Blau N, et al. Phenylketonuria scientific review conference: state of the science and future research needs. Mol Genet Metab. 2014;112(2):87–122.
30. Anastasoaie V, Kurzius L, Forbes P, Waisbren S. Stability of blood phenylalanine levels and IQ in children with phenylketonuria. Mol Genet Metab. 2008;95(1-2):17–20.
31. Hood A, Grange DK, Christ SE, Steiner R, White

DA. Variability in phenylalanine control predicts IQ and executive abilities in children with phenylketonuria. Mol Genet Metab. 2014;111(4):445–51.

32. Montoya Parra GA, Singh RH, Cetinyurek-Yavuz A, Kuhn M, MacDonald A. Status of nutrients important in brain function in phenylketonuria: a systematic review and meta-analysis. Orphanet J Rare Dis. 2018;13(1):101.

33. Hochuli M, Bollhalder S, Thierer C, Refardt J, Gerber P, Baumgartner MR. Effects of inadequate amino acid mixture intake on nutrient supply of adult patients with phenylketonuria. Ann Nutr Metab. 2017;71(3–4):129–35.

34. Rohde C, von Teeffelen-Heithoff A, Thiele AG, Arelin M, Mutze U, Kiener C, et al. PKU patients on a relaxed diet may be at risk for micronutrient deficiencies. Eur J Clin Nutr. 2014;68(1):119–24.

35. van Calcar SC, Ney DM. Food products made with glycomacropeptide, a low-phenylalanine whey protein, provide a new alternative to amino acid-based medical foods for nutrition management of phenylketonuria. J Acad Nutr Diet. 2012;112(8):1201–10.

36. van Calcar SC, MacLeod EL, Gleason ST, Etzel MR, Clayton MK, Wolff JA, et al. Improved nutritional management of phenylketonuria by using a diet containing glycomacropeptide compared with amino acids. Am J Clin Nutr. 2009;89(4):1068–77.

37. Lim K, van Calcar SC, Nelson KL, Gleason ST, Ney DM. Acceptable low-phenylalanine foods and beverages can be made with glycomacropeptide from cheese whey for individuals with PKU. Mol Genet Metab. 2007;92(1–2):176–8.

38. Ney DM, Stroup BM, Clayton MK, Murali SG, Rice GM, Rohr F, et al. Glycomacropeptide for nutritional management of phenylketonuria: a randomized, controlled, crossover trial. Am J Clin Nutr. 2016;104(2):334–45.

39. MacLeod EL, Clayton MK, van Calcar SC, Ney DM. Breakfast with glycomacropeptide compared with amino acids suppresses plasma ghrelin levels in individuals with phenylketonuria. Mol Genet Metab. 2010;100(4):303–8.

40. Pena MJ, Pinto A, Daly A, MacDonald A, Azevedo L, Rocha JC, et al. The use of glycomacropeptide in patients with phenylketonuria: a systematic review and meta-analysis. Nutrients. 2018;10(11):1794–1809.

41. Daly A, Evans S, Chahal S, Santra S, Pinto A, Jackson R, et al. Glycomacropeptide: long-term use and impact on blood phenylalanine, growth and nutritional status in children with PKU. Orphanet J Rare Dis. 2019;14(1):44.

42. Daly A, Evans S, Pinto A, Jackson R, Ashmore C, Rocha JC, et al. The impact of the use of glycomacropeptide on satiety and dietary intake in phenylketonuria. Nutrients. 2020;12(9):2443–56.

43. Groselj U, Murko S, Zerjav Tansek M, Kovac J, Trampus Bakija A, Repic Lampret B, et al. Comparison of tandem mass spectrometry and amino acid analyzer for phenylalanine and tyrosine monitoring--implications for clinical management of patients with hyperphenylalaninemia. Clin Biochem. 2015;48(1–2):14–18.

44. van Vliet K, van Ginkel WG, van Dam E, de Blaauw P, Koehorst M, Kingma HA, et al. Dried blood spot versus venous blood sampling for phenylalanine and tyrosine. Orphanet J Rare Dis. 2020;15(1):82.

45. Hawkins RA, O'Kane RL, Simpson IA, Vina JR. Structure of the blood-brain barrier and its role in the transport of amino acids. J Nutr. 2006;136(1 Suppl):218S–26S.

46. Pardridge WM. Blood-brain barrier biology and methodology. J Neurovirol. 1999;5(6):556–69.

47. Hoeksma M, Reijngoud DJ, Pruim J, de Valk HW, Paans AM, van Spronsen FJ. Phenylketonuria: high plasma phenylalanine decreases cerebral protein synthesis. Mol Genet Metab. 2009;96(4):177–82.

48. Feillet F, van Spronson FJ, MacDonald A, Trefz FK, Demirkol M, et al. Challenges and pitfalls in the management of phenylketonuria. Pediatrics. 2010;126(2):333–41.

49. Sanjurjo P, Aldamiz L, Georgi G, Jelinek J, Ruiz JI, Boehm G. Dietary threonine reduces plasma phenylalanine levels in patients with hyperphenylalaninemia. J Pediatr Gastroenterol Nutr. 2003;36(1):23–6.

50. Matalon R, Michals-Matalon K, Bhatia G, Burlina AB, Burlina AP, Braga C, et al. Double blind placebo control trial of large neutral amino acids in treatment of PKU: effect on blood phenylalanine. J Inherit Metab Dis. 2007;30(2):153–8.

51. Schindeler S, Ghosh-Jerath S, Thompson S, Rocca A, Joy P, Kemp A, et al. The effects of large neutral amino acid supplements in PKU: an MRS and neuropsychological study. Mol Genet Metab. 2007;91(1):48–54.

52. Scala I, Riccio MP, Marino M, Bravaccio C, Parenti G, Strisciuglio P. Large neutral amino acids (LNAAs) supplementation improves neuropsychological performances in adult patients with phenylketonuria. Nutrients. 2020;12(4):1092.

53. Koch R, Moseley KD, Yano S, Nelson M Jr, Moats RA. Large neutral amino acid therapy and phenylketonuria: a promising approach to treatment. Mol Genet Metab. 2003;79(2):110–3.

54. Yano S, Moseley K, Azen C. Large neutral amino acid supplementation increases melatonin synthesis in phenylketonuria: a new biomarker. J Pediatr. 2013;162(5):999–1003.

55. Yano S, Moseley K, Fu X, Azen C. Evaluation of tetrahydrobiopterin therapy with large neutral amino acid supplementation in phenylketonuria: effects on potential peripheral biomarkers, melatonin and dopamine, for brain monoamine neurotransmitters. PLoS One. 2016;11(8):e0160892.

56. Levy HL, Milanowski A, Chakrapani A, Cleary M, Lee P, Trefz FK, et al. Efficacy of sapropterin dihydrochloride (tetrahydrobiopterin, 6R-BH4) for reduction of phenylalanine concentration in patients with phenylketonuria: a phase III randomised placebo-controlled study. Lancet. 2007;370(9586):504–10.

57. Singh RH, Quirk ME. Using change in plasma phenylalanine concentrations and ability to liberalize diet to classify responsiveness to tetrahydrobiopterin

therapy in patients with phenylketonuria. Mol Genet Metab. 2011;104(4):485–91.

58. Trefz FK, Burton BK, Longo N, Casanova MM, Gruskin DJ, Dorenbaum A, et al. Efficacy of sapropterin dihydrochloride in increasing phenylalanine tolerance in children with phenylketonuria: a phase III, randomized, double-blind, placebo-controlled study. J Pediatr. 2009;154(5):700–7.

59. Burton BK, Bausell H, Katz R, Laduca H, Sullivan C. Sapropterin therapy increases stability of blood phenylalanine levels in patients with BH4-responsive phenylketonuria (PKU). Mol Genet Metab. 2010;101(2–3):110–4.

60. Burton B, Grant M, Feigenbaum A, Singh R, Hendren R, Siriwardena K, et al. A randomized, placebo-controlled, double-blind study of sapropterin to treat ADHD symptoms and executive function impairment in children and adults with sapropterin-responsive phenylketonuria. Mol Genet Metab. 2015;114(3):415–24.

61. Anjema K, van Rijn M, Hofstede FC, Bosch AM, Hollak CE, Rubio-Gozalbo E, et al. Tetrahydrobiopterin responsiveness in phenylketonuria: prediction with the 48-hour loading test and genotype. Orphanet J Rare Dis. 2013;8:103.

62. Waisbren S, Burton BK, Feigenbaum A, Konczal LL, Lilienstein J, McCandless SE, et al. Long-term preservation of intellectual functioning in sapropterin-treated infants and young children with phenylketonuria: a seven-year analysis. Mol Genet Metab. 2021;132(2):119–27.

63. Ilgaz F, Marsaux C, Pinto A, Singh R, Rohde C, Karabulut E, et al. Protein substitute requirements of patients with phenylketonuria on tetrahydrobiopterin treatment: a systematic review and meta-analysis. Nutrients. 2021;13(3):1040.

64. Muntau AC, Adams DJ, Belanger-Quintana A, Bushueva TV, Cerone R, Chien YH, et al. International best practice for the evaluation of responsiveness to sapropterin dihydrochloride in patients with phenylketonuria. Mol Genet Metab. 2019;127(1):1–11.

65. Thiele AG, Rohde C, Mutze U, Arelin M, Ceglarek U, Thiery J, et al. The challenge of long-term tetrahydrobiopterin (BH4) therapy in phenylketonuria: effects on metabolic control, nutritional habits and nutrient supply. Mol Genet Metab Rep. 2015;4:62–7.

第 11 章

苯丙酮尿症的医疗和营养管理

Nicola Longo，Ashley Andrews，Fran Rohr

目录

核心信息

1. 苯丙氨酸氨裂解酶（PAL）将苯丙氨酸转化为氨和反式肉桂酸，可以降低苯丙酮尿症（PKU）患者的苯丙氨酸浓度。

2. 注射用佩格瓦利酶［在大肠杆菌中生产的重组多变鱼腥藻 PAL 与聚乙二醇（PEG）共轭以降低免疫原性］，在 1 期、2 期和 3 期临床试验中，已被证明可降低大多数 PKU 患者的血液中苯丙氨酸浓度。

3. 最经常报道的不良事件是注射部位反应、关节痛、头晕和皮肤反应。存在过敏性休克的风险，这需要用组胺受体阻断剂和抗炎药物预防性地使用药物，并备有肾上腺素。

4. 长期使用佩格瓦利酶会使血液中的苯丙氨酸浓度持续下降、执行功能持续改善。

5. 患者营养管理的重点是一旦血液中的苯丙氨酸达到治疗范围，可增加天然蛋白质的摄入。这种饮食过渡对某些患者来说可能是一种挑战。

11.1 背景

苯丙酮尿症（PKU）的标准疗法是终身限制蛋白质和苯丙氨酸的饮食[1]。如果随着

患者年龄增长，对这种严格饮食方案的坚持有所下降，这将导致苯丙氨酸浓度增加；长期高苯丙氨酸血症导致认知和执行功能障碍以及精神问题[2,3]。沙丙蝶呤是四氢生物蝶呤的一种人工合成形式，它可以增加苯丙氨酸羟化酶的残余活性并降低苯丙氨酸的浓度，PKU 患者中约有三分之一的患者在与饮食管理同时使用[4,5]。严重的 PKU 患者通常对沙丙蝶呤没有反应，当他们到达成人年龄时，只能通过努力来维持严格的饮食以控制苯丙氨酸水平。由于这个原因，人们正在开发更多的疗法来治疗 PKU[4]。

佩格瓦利酶［PEG 化重组多变鱼腥藻（*Anabaena variabilis*）苯丙氨酸氨裂解酶（PAL）］是一种新型的酶替代疗法，通过皮下注射降低血液中的苯丙氨酸，与饮食无关[6,7]。PAL（EC 4.3.1.24）是一种哺乳动物中不存在的酶，它将苯丙氨酸转化为氨和反式肉桂酸（图 11.1）[8]。

氨被尿素循环清除，而反式肉桂酸通过一个未知的机制被转化为苯甲酸，并在与甘氨酸 N- 酰基转移酶结合后，生成马尿酸，并在尿液排出[9]。口服 PAL 在人类的最初试验使血苯丙氨酸浓度中等程度下降[10]。随后在动物模型中的研究让人们开发了一种重组多变鱼腥藻 PAL，经过基因改造，改善了对蛋白酶的抵抗性，并通过 PEG 化来降低免疫原性（rAvPAL-PEG；佩格瓦利酶）[11]。在缺乏 PAH 活性的 PKU 小鼠模型［BTBRPahenu2（ENU2）］，每周皮下注射 rAvPAL-PEG，可

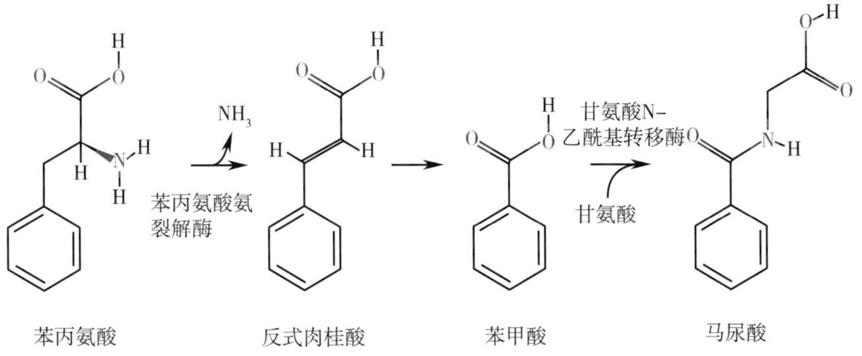

图 11.1 苯丙氨酸在 PAL 的作用下降解为反式肉桂酸和氨。氨在肝脏中通过尿素循环转化为尿素。反式肉桂酸通过未知过程转化为苯甲酸。苯甲酸与甘氨酸结合形成马尿酸，并在尿液中排泄[8]

苯丙氨酸　　反式肉桂酸　　苯甲酸　　马尿酸

降低血液中苯丙氨酸浓度超过 3 个月，口服 PEG 化的 PAL 降低血苯丙氨酸逆浓度相对较小[11,12]。PEG 化对于掩盖细菌蛋白质和保持持续的酶活性必不可少。

11.2　人体临床试验

佩格瓦利酶作为 PKU 酶替代疗法的 3 期试验开始于 2013 年，于 2018 年 5 月 24 日被 FDA 批准用于在已有治疗方案下血苯丙氨酸浓度 >600μmol/L 的成年 PKU 患者。

2008 年开始在成年 PKU 患者进行 1 期临床试验，证明单次皮下注射 0.1mg/kg 的佩格瓦利酶能降低血浆苯丙氨酸浓度[13]。不良事件包括注射部位反应、头晕和皮疹（局部或全身）。没有观察到实验室可检测到的安全性问题，但所有患者都出现了抗药性抗体。血液中的 PAL 水平在用药后约 5 天达到峰值，此时，血液中的苯丙氨酸浓度平均下降 54%，注射药物后约 6 天血苯丙氨酸达到最低点（图 11.2a）。药物和血浆中的苯丙氨酸浓度呈负相关（图 11.2b）[9]。单次注射 rAvPAL-PEG 后约 21 天，苯丙氨酸浓度恢复到接近基线的浓度。

11.3　疗效和安全性

多项 2 期研究考察了 PKU 受试者重复使用佩格瓦利酶的效果（表 11.1）。这些试验的目的是确定逐步增加佩格瓦利酶剂量的最佳方法，使苯丙氨酸浓度以最快速度下降，同时尽量减少副作用。三项 2 期研究非常缓慢地增加了佩格瓦利酶的剂量（PAL-002）[7]，然后非常迅速地增加（PAL-004）[7,14]，直到发现可以接受的中间剂量（165~205）[15]。大多数患者继续进入 2 期扩展研究（PAL-003）[15]，以确定长期的疗效和安全性[7]。患者保持与治疗前一致的饮食（其中许多人未限制饮食），治疗前平均基线血苯丙氨酸浓度 >1 200μmol/L（图 11.3）。随着佩格瓦利酶剂量的增加，血浆中的苯丙氨酸水平逐渐下降［与患者最初是否从低剂量（PAL-002，图 11.3a）或高剂量（PAL-004，图 11.3b）开始无关］。在这两种情况下，一旦每周的佩格瓦利酶剂量增加到 >80mg，血液中的苯丙氨酸就会明显下降，每周 140~280mg 的剂量下，苯丙氨酸的浓度 <600μmol/L（图 11.3）。2 期数据表明，需要逐渐增加佩格瓦利酶的剂量以避免严重的反

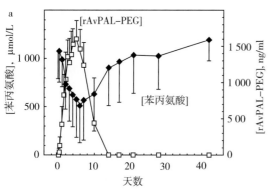
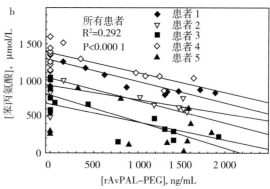

图 11.2　图（a）苯丙酮尿症患者在注射一剂 0.1mg/kg 的 rAvPAL-PEG 后（时间为零），血浆中苯丙氨酸（实心圆圈）和 rAvPAL-PEG（空心方块）的浓度。点是平均数，SD 在单方向表示。图（b）rAvPAL-PEG 和苯丙氨酸的血浆浓度之间的相关性。请注意血浆中 rAvPAL-PEG 和苯丙氨酸浓度之间的显著负相关关系。这些受试者患有苯丙酮尿症，接受了单剂量 0.1mg/kg 的 rAvPAL-PEG。粗线表示使用所有参数点的回归结果。每条线是单个受试者的回归线。这些差异都是非常显著的（P<0.01），除了受试者 5（P<0.05）。rAvPAL-PEG = 佩格瓦利酶[13]

表 11.1 佩格瓦利酶的临床试验

类型/期	临床研究注册号	持续时长/周	方案	日期	目标	结果
1	NCT00634660（PAL-001）	6	单剂量 0.001~0.1mg/kg	5/2008-4/2009	安全性、苯丙氨酸浓度下降效果	相当安全, 针对 PEG 和 PAL 的抗体产生, 0.1mg/kg 剂量下降低苯丙氨酸浓度
2	NCT00925054（PAL-002）	22	重复剂量每周 0.001~1mg/kg	9/2009-12/2012	苯丙氨酸浓度的降低, 安全性, 抗体反应, 药代动力学	所有 2 期研究的组合显示苯丙氨酸浓度较基线降低
2	NCT01212744（PAL-004）	16	重复剂量 0.06~0.8mg/（kg·d）	3/2011-1/2013	苯丙氨酸浓度的降低, 安全性, 抗体反应, 药代动力学	总体耐受良好, 但需缓慢增加药物剂量至全量
2	NCT01560286（165-205）	24	重复剂量每周 2.5~375mg, 分为每周 1~5 次注射	5/2012-1/2014	苯丙氨酸浓度的降低, 安全性, 抗体反应, 药代动力学	关于不良反应, 超敏反应最常见
2	NCT00924703（PAL-003）	261	平稳增加剂量至每周 5mg/kg	1/2010-1/2019	苯丙氨酸浓度的降低, 安全性, 抗体反应, 药代动力学	长期佩格瓦利酶（20~40mg/d）治疗可使苯丙氨酸浓度维持在治疗范围, 不需要饮食控制。随时间推移, 执行功能改善
3	NCT01819727（165-301；Prism-1）	15~44	重复剂量 20, 40mg/d	5/2013-11/2015	安全性, 苯丙氨酸浓度的降低, 饮食蛋白摄入	
3	NCT01889862（165-302；Prism-2）	172	重复剂量 20mg/d, 40mg/d 或安慰剂, 随机停药	7/2013-1/2016	安全性, 认知和情绪症状, 苯丙氨酸浓度的降低, 饮食蛋白摄入	随机停用佩格瓦利酶导致苯丙氨酸浓度再次上升, 停药期间神经认知功能没有变化
3	NCT02468570（165-303；Prism-3）	63	重复剂量 20mg/d, 40mg/d 或安慰剂	7/2015-2/2017	评估执行功能的变化	
3	NCT03694353（165-304）	37	重复剂量, >40~60mg/d	9/2018 至今	安全性, 高药物剂量下苯丙氨酸浓度的降低	在佩格瓦利酶 >40mg/d 的剂量下, 可降低既往无反应患者的苯丙氨酸浓度

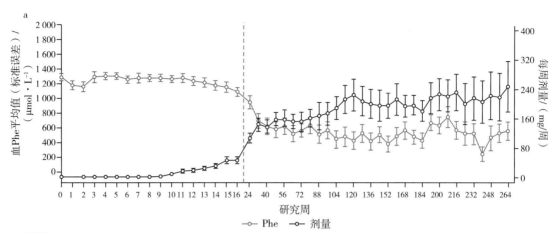

Phe 受试者:　40 39 40 39 38 37 39 38 40 38 39 38 37 36 38 38 36 30 28 28 28 27 26 25 24 26 25 25 23 24 25 24 25 22 22 21 19 19 16 17 15 14 14 12
剂量受试者:　40　　37 35 36 36 37 39 36 35 38 34 36 34 36 32 31　30 27 28 26 27 25 24 24 25 24 25 25 23 24 24 24 21 21 21 21 18 17 16 16 14 14 13

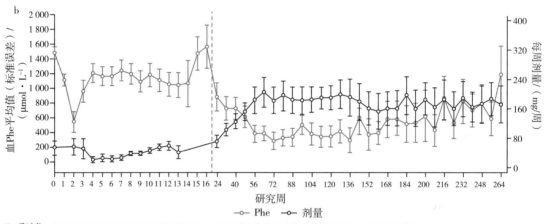

Phe 受试者:　16 16 16 13 16 15 15 15 15 14 15 15 4　4　4　13 14 15 15 15 14 14 14 13 12 12 11 8　8　8　8　8　8　8　7　7　8　6　8　6　7　7　8　7
剂量受试者:　16　　11 8　15 14 15 15 14 15 15 15 7　　　12 14 15 15 15 14 14 14 13 12 13 12 11 9　8　8　8　8　8　8　7　7　8　7　8　7　8　7

图 11.3 （a）PAL-002 和（b）PAL-004 持续到 PAL-003 的平均血液苯丙氨酸浓度和佩格瓦利酶剂量随时间的变化。数据以平均值（标准误差）表示。虚线表示参与者从 PAL-002 或 PAL-004 研究过渡到 PAL-003 研究。样本量反映了在指定时间点有数据的参与者,并且在数据采集截止时已经达到该时间点;在进行数据分析时,该研究正在进行[7]

应,大多数继续用药的患者在每天 20mg 或 40mg 佩格瓦利酶的剂量下可显著降低血浆苯丙氨酸浓度。所有患者都产生了针对佩格瓦利酶的抗体,血浆苯丙氨酸的减少取决于个体免疫反应、药物剂量和治疗时间。大多数(81%)进入长期扩展研究的 2 期受试者在平均 26 周的治疗后,至少连续两次达到血苯丙氨酸浓度≤600μmol/L[15,16]。三项 3 期研究评估了成人 PKU 患者自我注射佩格瓦利酶的疗效和安全性(165~301〔Prism301〕

和 165~302〔Prism302〕),包括一项旨在确定成人苯丙氨酸浓度降低引起的执行功能变化的子研究(Prism003)。最近的一项试验(165~304)正在评估较高剂量的佩格瓦利酶(最高 60mg/d)对降低苯丙氨酸浓度的影响。

没有办法预测哪些患者会在没有出现剂量相关副作用的情况下,产生降低苯丙氨酸浓度的效应,人们进行了一项关键性的为期 8 周的双盲、安慰剂对照的随机停药试验。在该试验中,通过适当的诱导治疗苯丙氨酸浓度降低的受试者被随机分配接受安慰剂、每天 20mg 或 40mg 的佩格瓦利酶[6]。安慰剂的使用和佩格瓦利酶的停用使分配到安慰剂组的患者血浆苯丙氨酸浓度显著增加（图 11.4），从 504~564μmol/L 增加到 1 173~1 513μmol/L，但在每日接受 20mg 或 40mg 佩格瓦利酶的患者中，血浆苯丙氨酸没有明显增加（图 11.4）[6]。在 8 周的随机停药试验中，没有观察到可测量心理指标的显著变化[6]。

继续使用佩格瓦利酶治疗可进一步降低 PKU 患者的苯丙氨酸浓度，超过 60% 的参与者在治疗 24 个月后保持血浆苯丙氨酸浓度 <360μmol/L[16]。苯丙氨酸浓度的降低与基线时高分患者的 ADHD 评分逐步改善有关（图 11.5）[16]。尽管这部分研究是开放性的，但持续改善的连贯性和患者提供的描述都表明了真实的效果。

在安全性方面，3 期研究（165-205）表明，每周一次的低剂量引入治疗，然后逐渐增加剂量和频率，耐受性良好，超敏事件仅限于轻度或中度。最常见的超敏反应包括由注射部位反应、皮肤反应和 / 或关节疼痛（表 11.2）[14]。

虽然在最初的用药过程中，几乎所有的受试者都出现了超敏反应，但这些反应一般是轻度到中度的，而且是自限性的。大多数有这些反应的受试者都成功地重新接受了治疗。在长期扩展研究中，最常见的不良事件是注射部位反应（72.5%）、注射部位红斑（67.5%）、头痛（67.5%）和关节痛（65.0%）[15]。急性全身性超敏反应事件，包括潜在的过敏性休克事件，与免疫球蛋白 E 没有关系，所有不良事件都消退，没有后遗症。

不良事件随着治疗开始和剂量的增加而更加频繁，在治疗前 24 周与抗 PEG 抗体有关（图 11.6）[15]。随着抗体浓度降低，副作用频率和严重程度都有所改善。预防性地使用药物，并制定具体的处理这些副作用的指南提高了受试者对药物的耐受性[17]。

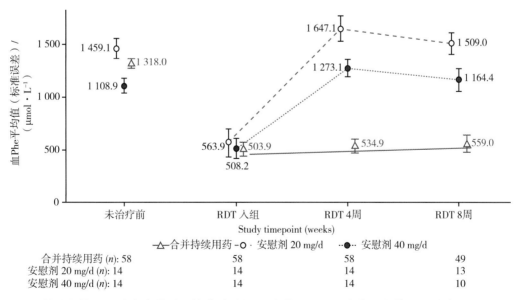

图 11.4　接受佩格瓦利酶治疗的随机停药试验（RDT）苯丙酮尿症患者血浆苯丙氨酸浓度。不同组别中的基线苯丙氨酸浓度在 1 109~1 459μmol/L。采用开放标签的佩格瓦利酶治疗，苯丙氨酸浓度下降到 504~564μmol/L。停用佩格瓦利酶和服用安慰剂使苯丙氨酸的浓度在 8 周后上升到 1 164~1 509μmol/L。而继续使用佩格瓦利酶，每天 20mg 或 40mg，苯丙氨酸浓度保持在 559μmol/L。点代表患者群体的平均数，显示为 ± 标准差[6]

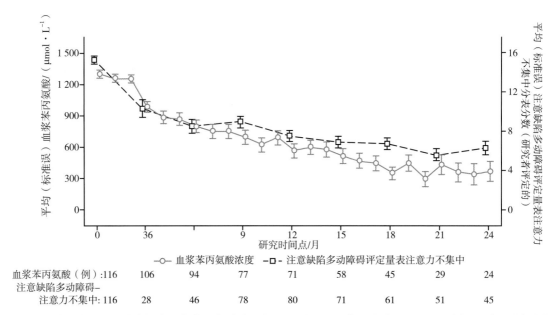

图 11.5   基线得分 >9 的参与者血浆苯丙氨酸浓度（连续线）和研究者评定的 ADHD RS-Ⅳ ⅠA 得分（虚线）（注意力不集中亚组，N = 116）。样本量反映了在数据采集截止时已达到研究时间点并在该研究时间点上有数据的参与者；研究仍正在进行。ADHD RS-Ⅳ ⅠA 为注意缺陷多动障碍评定量表Ⅳ注意力不集中分表，SE 为标准误[16]

表 11.2   按发生率（n）、事件率（事件 / 人年）和事件总数报告的与佩格瓦利酶有关的最常见不良事件

	早期治疗（≤24 周）		长期治疗（>24 周）	
	组 A（n = 11）	组 B（n = 13）	组 A（n = 10）	组 B（n = 10）
暴露,人年	5.16	5.42	22.96	27.16
事件发生率（事件总数）				
不良事件	n = 10	n = 13	n = 10	n = 10
	24.40（126）	59.38（322）	9.15（210）	13.92（378）
关节痛	n = 7	n = 11	n = 4	n = 5
	5.23（27）	9.59（52）	0.91（21）	0.81（22）
注射部位反应	n = 5	n = 13	n = 3	n = 5
	3.49（18）	19.36（105）	0.13（3）	0.26（7）
注射部位红斑	n = 2	n = 11	n = 4	n = 2
	1.94（10）	5.53（30）	0.39（9）	0.15（4）
皮疹	n = 3	n = 5	n = 5	n = 3
	1.16（6）	0.92（5）	1.00（23）	0.37（10）
荨麻疹	0	n = 3	n = 5	n = 5
		1.11（6）	3.05（70）	4.79（130）
瘙痒症	n = 1	n = 4	n = 3	n = 2
	0.39（2）	0.74（4）	0.30（7）	0.15（4）

续表

	早期治疗（≤24 周）		长期治疗（>24 周）	
	组 A（$n=11$）	组 B（$n=13$）	组 A（$n=10$）	组 B（$n=10$）
注射部位瘙痒症	$n=3$	$n=2$	$n=4$	0
	1.36（7）	0.74（4）	0.44（10）	
注射部位皮疹	$n=4$	$n=4$	0	0
	2.13（11）	0.92（5）		
全身性的皮疹	$n=2$	$n=3$	0	$n=1$
	1.16（6）	0.74（4）		0.11（3）

　　A 组：在治疗前 24 周达到维持剂量；B 组：在治疗前 24 周没有达到维持剂量。事件发生率的计算方法是事件总数除以暴露的人年[14]。

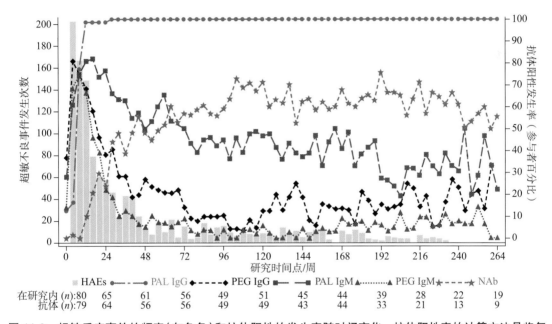

图 11.6　超敏反应事件的频率（灰色条）和抗体阳性的发生率随时间变化。抗体阳性率的计算方法是将每次研究访问中检测为阳性的参与者人数除以参与者总人数。所有 2 期的数据都包括在内。样本量反映了在研究时间点上有数据的参与者；研究正在进行。IgG，免疫球蛋白 G；IgM，免疫球蛋白 M；PAL，苯丙氨酸氨裂解酶；PEG，聚乙二醇；NAb，中和抗体[15]

11.4　低苯丙氨酸血症

　　在 PAL-003，大多数受试者至少有一次血样中，佩格瓦利酶使苯丙氨酸的浓度低于正常范围（≤30μmol/L）。低苯丙氨酸浓度和不良反应之间未发现有相关性。增加饮食中的蛋白质和 / 或减少佩格瓦利酶的每周剂量能有效地使苯丙氨酸浓度恢复正常。关于低苯丙氨酸血症的详细研究尚未被发表。

11.5　免疫原性

　　所有接受佩格瓦利酶治疗的受试者都产生了针对 PAL 和聚乙二醇（PEG）的抗体。针对 PAL 的抗药性抗体在 6 个月内达到高峰,然后稳定下来(图 11.6)。大多数患者对 PEG 产生了短暂的抗体反应,在 3 个月内达到高峰,然后在 9 个月前恢复到基线(图 11.6)。佩格瓦利酶与抗药性抗体结合形成循环免疫复合物,引起补体激活,血清补体浓度降低[18]。补体激活在治疗早期是最高的,并随着时间的推移而减少。随着循环免疫复合物浓度和补体激活的下降以及佩格瓦利酶剂量的增加,血浆苯丙氨酸浓度也随之下降[18,19]。超敏反应不良事件在治疗初期最为常见,并随着时间推移而减少(图 11.6)。没有一个急性全身性超敏反应事件的受试者在事件发生时检测出佩格瓦利酶特异性 IgE。即使在耗尽 IgG 和 IgM 这些可能阻止 IgE 检测的免疫球蛋白后,也无法检测到 IgE[20]。实验室证据符合免疫复合物介导的Ⅲ型超敏反应。目前尚没有佩格瓦利酶相关的免疫复合物介导的终端器官损伤的证据[19]。

11.6　佩格瓦利酶在苯丙酮尿症中的实际应用

由于佩格瓦利酶上市后应用相对较新,各诊所在实践中存在差异。本节介绍了美国犹他大学代谢诊所对接受佩格瓦利酶治疗患者的管理。

对 PKU 患者的治疗是个体化的。通常情况下,佩格瓦利酶治疗用于那些使用现有疗法不能维持苯丙氨酸浓度 <600μmol/L 的成年 PKU 患者。然而,因长期 PKU 饮食的巨大限制,越来越多的成年患者,包括对沙丙蝶呤有反应的患者和能够通过饮食达到稳定苯丙氨酸浓度 <360μmol/L 的,也开始使用佩格瓦利酶。佩格瓦利酶治疗包括进行相关风险宣教、正确用药,必要时预防性使用药物和抢救性治疗。目前,已经为患者和与他们一起生活的照顾者开发了教育视频,用于宣教正确的使用流程[17]。

根据现有的免疫原性数据,佩格瓦利酶会诱发Ⅲ型超敏反应,导致超敏不良事件。超敏不良事件往往在诱导期/剂量滴定期间达到高峰,随着治疗的继续,超敏反应会逐渐减少[18]。我们诊所已经制定了一个诱导、滴定和维持用药方案,以及患者需要了解和遵守的事件时间表(表 11.3)。

在每次就诊时,患者会带来 3 天的饮食记录,与营养师讨论,回顾病史,并观察患者自我注射药物。如果有家庭保健护士的协助,也可以进行线上问诊,可以观察注射过程并监测患者至少 60 分钟,是否发生严重反应。佩格瓦利酶的剂量逐渐增加,直到观察到反应(苯丙氨酸下降)为止。作为标准检测,苯丙氨酸和酪氨酸的水平可在门诊时通过血浆氨基酸或者滤纸片检测(至少每月一次)。对于诊断时苯丙氨酸浓度非常高(>3 000μmol/L)或有高抗药性抗体的患者,通常需要使用最高剂量(60mg/d)。

因为不良事件常见,要对患者进行教育,让他们了解可能的副作用。在治疗最初的 16 周内,用药后至少要有一个可负责的成人在场,并要求携带自动注射的肾上腺素,注射药物后至少观察 1 小时才能离开[17,18]。降低风险策略包括预先使用 H_1 受体拮抗剂(西替利嗪 10mg/d 或非索非那定 180mg/d)、H_2 受体拮抗剂(法莫替丁 20mg/d)、抗炎药物(布洛芬 600mg/d,与食物同服)。一旦患者进入维持治疗期并且没有任何不良反应,通常可以停止使用预防性药物。一旦发生超敏反应不良事件,需要对患者密切观察并延长滴定期。

所有患者都应有诊所的联系信息,有万一发生不良事件时可以拨打的电话号码。下班后,患者会被告知与值班的遗传学家/研究员联系。应与诊所及时沟通不良事件,并在当面或远程访问中对不良事件进行总结。超敏反应不良事件通常由远程医疗指导使用苯海拉明,少数情况需使用类固醇。如果出现严重反应,应指示患者到最近的急诊室就诊。

表 11.3　新治疗患者的剂量举例和随访安排

周	基线剂量 /mg	频率	诊所 / 远程医疗	复诊	实验室
基线	0		X	X	PAA,营养实验室[**]
周 1	2.5	1 每周	X	X（在诊室）	PAA,营养实验室[**]
周 2	2.5	1 每周		X 线上	
周 3	2.5	1 每周		X 线上	
周 4	2.5	1 每周			
周 5	2.5	2 每周		X 线上（2nd）	滤纸片
周 6	10	1 每周	X		PAA
周 7	10	2 每周		X 线上（2nd）	滤纸片
周 8	10	4 每周		X 线上（4th）	滤纸片
周 9	10	每日			滤纸片
周 10	20	每日	X		PAA
周 14	20	每日			滤纸片
周 18	20	每日			滤纸片
周 20	20	每日			滤纸片
周 26	20	每日			滤纸片
周 30	20	每日			滤纸片
周 34	40	每日	X		PAA
周 38	40	每日			滤纸片
周 40	40	每日			滤纸片
周 46	40	每日			滤纸片
周 52	40	每日	X		PAA,营养实验室

52 周后,每 6 个月就诊一次。

PAA,血浆氨基酸。营养性实验室:CMP 前白蛋白、血浆铁、TIBC、铁蛋白、维生素 B_{12}、25- 羟基维生素 D、锌。

如果观察到低苯丙氨酸血症(苯丙氨酸 <30μmol/L),每周增加天然蛋白质 10~20g/d,同时减少特医食品中的蛋白质 10~20g/d,直到达到目标蛋白质摄入量并且维持适当的血液中苯丙氨酸浓度。如果饮食限制放开后,苯丙氨酸浓度仍 <30μmol/L,则佩格瓦利酶剂量减少 10%。每次减少剂量约 2 周后测量苯丙氨酸浓度,直到苯丙氨酸浓度上升到治疗范围(45~360μmol/L)。持续治疗很长时间(>5 年)的患者,有时需要减少剂量以维持苯丙氨酸的浓度 >0μmol/L。

所有患者在开始使用佩格瓦利酶前 30 天内要进行神经心理学评估。在开始治疗后约 12 个月或患者达到疗效后(苯丙氨酸浓度 <360μmol/L),再次进行评估,达到其中一条即开始评估。目前指南建议怀孕期间不使用佩格瓦利酶[17];药品说明书上说没有人类的数据,该药可能会对胎儿造成伤害[21]。但是,血中苯丙氨酸浓度升高对胎儿的致畸作用是众所周知的[22],应权衡使用佩格瓦利酶的风险与苯丙氨酸浓度升高的风险。有一个病例报告,一名妇女在怀孕期间继续使用佩

格瓦利酶,结果是成功的[23]。有几位妇女在怀孕前停用佩格瓦利酶,在广泛的教育和支持下,重新开始限制苯丙氨酸饮食,并使血液中的苯丙氨酸达到母源性 PKU 的治疗范围,也迎来了成功的妊娠结局。佩格瓦利酶不太可能进入母乳[24],从一个案例的有限证据支持了这一点[25]。如果妇女在哺乳期接受佩格瓦利酶治疗,重要的是要密切监测产妇血液中的苯丙氨酸,避免出现低苯丙氨酸血症,以确保婴儿获得足够的苯丙氨酸用于生长[21]。

尚未对 16 岁以下的儿童或 65 岁以上的老年人进行佩格瓦利酶的安全性和疗效研究。

11.7 接受佩格瓦利酶治疗的 PKU 患者的营养管理

Palynziq 或佩格瓦利酶于 2018 年获批的一种注射型酶替代疗法,用于同时进行其他疗法时,包括饮食治疗和 / 或盐酸沙丙蝶呤,血苯丙氨酸浓度超过 600μmol/L 的成人 PKU 患者[21]。虽然限制苯丙氨酸饮食长期以来一直是 PKU 患者的主要治疗模式,但现在已经转向医疗管理,为 PKU 成人提供了食用"正常"饮食(至少含有推荐量的食物来源蛋白质)的同时,使血中苯丙氨酸浓度 <360μmol/L 的可能性。对于使用佩格瓦利酶的患者,营养管理仍然是治疗的重要组成部分,特别是在从限制苯丙氨酸饮食向正常饮食过渡的过程中,需分阶段对这些患者进行营养管理。

11.7.1 佩格瓦利酶起始和滴定期间的营养管理

应对所有开始使用佩格瓦利酶的患者在基线时进行全面的营养评估,以确定患者平时的苯丙氨酸摄入量和佩格瓦利酶试验前的营养状况[17]。营养评估包括人体测量学、饮食摄入的营养素分析,以及第 10 章中描述的 PKU 患者的实验室检查。有建议进行骨密度和身体成分评估,以及食物恐惧症和生活质量的评分[26]。也可以进行炎症标志物如 C 反应蛋白和红细胞沉降率的检测[27]。

详细评估患者在基线时的蛋白质摄入量尤其重要,包括评估饮食中蛋白质的量和来源。患有 PKU 的成人可能出现 PKU 饮食谱系中的各种情况,有正在服用特医食品并限制完整蛋白质的患者,也有已经"脱离饮食限制"并食用各种各样食物的人。在临床试验中,15.7% 的受试者被认为是"在饮食治疗中",意思是至少有 75% 的每日蛋白质来自特医食品[16]。然而,大多数人(57%)报告说在他们生活中食用一些特医食品,这表明他们并不是完全不限制饮食[16]。从特医食品和 / 或完整蛋白质来源的蛋白质摄入量应达到 DRI 的 0.8g/(kg·d)[28],对于素食患者(没有食用特医食品),要求蛋白质略高 [0.9g/(kg·d)][17]。如果没有达到蛋白质的摄入目标,在开始药物治疗之前,应进行营养咨询,在患者饮食中增加特医食品或高质量蛋白质。

一旦确定患者的蛋白质摄入量是足够的,代谢营养师会指导他们在开始用药和滴定到目标剂量时保持稳定的蛋白质摄入。这样就确保血液中苯丙氨酸的变化可以归因于药物,而不是饮食或生活方式的改变。保持一致的饮食意味着要避免食物摄入量的急剧变化,如添加高蛋白食物或者开始减重饮食。一些诊所要求患者,如临床试验所要求的一样,在进行血液苯丙氨酸监测的同时保留食物记录,以确认蛋白质摄入量保持在基线的 10% 以内[16],但食物记录在评估摄入量方面的可靠性有限[29]。

在血液苯丙氨酸达到目标范围和营养师建议改变饮食之前,患者不得调整饮食。在临床试验期间,随着时间的推移,受试者的平均蛋白质摄入量有所增加[16,25];虽然有些增加是因为建议如此,但有些是受试者自行增加含蛋白质的食物。

由于佩格瓦利酶治疗可能需要一年或更

长的时间才能看到血液中苯丙氨酸的减少，所以药物滴定期是探索患者对新饮食愿望的时机，包括他们希望尝试或避免的食物种类、体重目标、对烹饪的兴趣以及是否有经济困难。

药物滴定期也是讨论患者是否对添加新食物有厌恶或恐惧的好时机[17]。有几种工具可用于评估食物恐惧症[30]。在一项对接受佩格瓦利酶治疗的患者至少 6 个月正常饮食的研究中，大多数人报告了低度到中度的食物恐新症，这和食物的享受增加有关[31]。需要更多的研究来评估这一人群食物恐惧症的程度，以及解决可能伴随着饮食剧变时情绪方面问题的营养咨询方法。

在起始和滴定阶段，每 1~4 周监测一次血液中的苯丙氨酸[17]。临床上方法各不相同。如果对药物的起效时间较长，监测过于频繁可能会让人泄气，但重要的是监测频率要足以捕捉到血苯丙氨酸的减少。应以同样的频率监测血液中的酪氨酸，如果餐后血苯丙氨酸持续偏低，则补充 L- 酪氨酸[17]。

11.7.2　饮食正常化期间的营养管理

佩格瓦利酶治疗目的是让患者在食用正常饮食的同时将血液中的苯丙氨酸维持在治疗范围内[17]。正常饮食被认为是符合或超过蛋白质 DRI 的饮食[28]，并且不含特医食品。对于一直限制蛋白质和 / 或食用特医食品的患者，一旦血液中的苯丙氨酸达到目标范围，就在饮食中添加天然蛋白质，减少特医食品中的蛋白质。目前的指导意见是，一旦血苯丙氨酸达到或低于 120μmol/L，就添加天然蛋白质[17]；但是，一些诊所建议他们的患者在血苯丙氨酸低于 240~360μmol/L 时，就在饮食中添加天然蛋白质，特别是在血苯丙氨酸突然下降时，以防止低血苯丙氨酸。

在监测血苯丙氨酸的情况下，蛋白质每次增加量为 10~20g；如果血苯丙氨酸保持在治疗范围或以下，则继续增加蛋白质每日摄入量[17]。关于饮食调整的营养咨询是高度个性化的，取决于患者的血苯丙氨酸浓度、诊疗共识和患者的偏好。如果血液中的苯丙氨酸迅速下降，一些营养师会建议患者以较大的增量（如 40g）增加天然蛋白质，而对其他人来说，则采取较慢的方法，特别是当患者血苯丙氨酸没有下降到低于正常生理浓度 30μmol/L 时[32]。

在饮食中增加天然蛋白质对一些以前没有或仅有限地吃高蛋白食物的患者来说具有挑战性。充分的营养咨询对于帮助患者过渡到新的饮食方式至关重要，包括关于高蛋白食物选择、计算蛋白质量以达到摄入目标、食物准备和安全、杂货店购物和预算，以及以健康的方式摄入更多的蛋白质等方面的个性化教育。此外，一些患者发现吃以前被禁止的食物在心理上具有挑战性，可能需要更深入地咨询。

对于食用特医食品的患者，随着天然蛋白质的引入，饮食中将被去除等量的特医食品中的蛋白质[17]。对于许多 PKU 患者来说，坚持食用推荐量的特医食品在成年后一直是个难题[33]，不必食用特医食品是一个深受欢迎的改变。但对另一些患者来说，特医食品的摄入与饱腹感和健康有关，停止食用特医食品并不是一个容易的过渡。此外，特医食品是蛋白质替代品以外的许多营养物质的来源，如能量、酪氨酸、维生素和矿物质，随着特医食品的减少，对营养物质的摄入进行全面评估是非常必要的。此外，建议定期监测营养状况（第 10 章）。补充维生素和矿物质可能是必要的[17]。

如果患者餐后血液中的酪氨酸持续低于 30μmol/L，则建议补充 L- 酪氨酸。血液中的酪氨酸浓度随时间波动，空腹血液中的酪氨酸比餐后血液中的酪氨酸可能更低[34]。在佩格瓦利酶的临床试验中，推荐补充 1 500mg 的 L- 酪氨酸（500mg 片剂，每日 3 次）[16]。在整个研究过程中，平均血液中的酪氨酸保持正常。预计一旦患者摄入高蛋白饮食，酪氨酸的摄入量将是足够的。在佩格瓦利酶批准上市使用后，一项研究表明，56% 的患者空腹血酪氨酸浓度较低，即使在蛋白质摄入正常化之后也是如此[31]。

低苯丙氨酸血症，或低血苯丙氨酸，定义为 2 次或 2 次以上检测出血苯丙氨酸浓度低于 30μmol/L，在 3 期佩格瓦利酶临床试验中，有 35% 的受试者出现这种情况。与没有低血苯丙氨酸的受试者相比，低血苯丙氨酸的受试者对佩格瓦利酶的反应更快，出现的不良事件更少，停药的频率也更低[35]。低血苯丙氨酸患者唯一更多出现的不良事件是脱发[35]。然而，两组受试者都出现了脱发，而且脱发的患者即使在血苯丙氨酸浓度低的情况下仍有新的头发生长。对于血液中苯丙氨酸低于 30μmol/L 的患者，建议首先摄入天然蛋白质使饮食正常化，然后再降低佩格瓦利酶的剂量[17]。

11.7.3　饮食正常化后的营养管理

对不再使用 PKU 限制性饮食的患者而言，营养咨询频次可以减少，但更加侧重监测日常摄入和营养状况。患者饮食正常化后，营养咨询至少在短期内是有帮助的，可确保患者的蛋白质摄入量继续满足 DRI 的要求、体重适当、维生素 / 矿物质摄入足够。有关健康饮食的指导可能是必要的；初步证据显示，使用佩格瓦利酶患者的饮食未达到健康饮食目标[31]。从长远来看，代谢营养师对使用佩格瓦利酶治疗患者的作用还有待观察。

（梁黎黎 译　张惠文 审校）

参考文献

1. Camp KM, Parisi MA, Acosta PB, Berry GT, Bilder DA, Blau N, et al. Phenylketonuria scientific review conference: state of the science and future research needs. Mol Genet Metab. 2014;112(2):87–122.
2. Bilder DA, Burton BK, Coon H, Leviton L, Ashworth J, Lundy BD, et al. Psychiatric symptoms in adults with phenylketonuria. Mol Genet Metab. 2013;108(3):155–60.
3. Viau KS, Wengreen HJ, Ernst SL, Cantor NL, Furtado LV, Longo N. Correlation of age-specific phenylalanine levels with intellectual outcome in patients with phenylketonuria. J Inherit Metab Dis. 2011;34(4):963–71.
4. Blau N, Longo N. Alternative therapies to address the unmet medical needs of patients with phenylketonuria. Expert Opin Pharmacother. 2015;16(6):791–800.
5. Blau N. Sapropterin dihydrochloride for the treatment of hyperphenylalaninemias. Expert Opin Drug Metab Toxicol. 2013;9(9):1207–18.
6. Harding CO, Amato RS, Stuy M, Longo N, Burton BK, Posner J, et al. Pegvaliase for the treatment of phenylketonuria: a pivotal, double-blind randomized discontinuation phase 3 clinical trial. Mol Genet Metab. 2018;124(1):20–6.
7. Burton BK, Longo N, Vockley J, Grange DK, Harding CO, Decker C, et al. Pegvaliase for the treatment of phenylketonuria: results of the phase 2 dose-finding studies with long-term follow-up. Mol Genet Metab. 2020;130(4):239–46.
8. Sarkissian CN, Gamez A. Phenylalanine ammonia lyase, enzyme substitution therapy for phenylketonuria, where are we now? Mol Genet Metab. 2005;86(Suppl 1):S22–6.
9. Hoskins JA, Holliday SB, Greenway AM. The metabolism of cinnamic acid by healthy and phenylketonuric adults: a kinetic study. Biomed Mass Spectrom. 1984;11(6):296–300.
10. Hoskins JA, Jack G, Wade HE, Peiris RJ, Wright EC, Starr DJ, et al. Enzymatic control of phenylalanine intake in phenylketonuria. Lancet. 1980;1(8165):392–4.
11. Sarkissian CN, Gamez A, Wang L, Charbonneau M, Fitzpatrick P, Lemontt JF, et al. Preclinical evaluation of multiple species of PEGylated recombinant phenylalanine ammonia lyase for the treatment of phenylketonuria. Proc Natl Acad Sci U S A. 2008;105(52):20894–9.
12. Sarkissian CN, Kang TS, Gamez A, Scriver CR, Stevens RC. Evaluation of orally administered PEGylated phenylalanine ammonia lyase in mice for the treatment of phenylketonuria. Mol Genet Metab. 2011;104(3):249–54.
13. Longo N, Harding CO, Burton BK, Grange DK, Vockley J, Wasserstein M, et al. Single-dose, subcutaneous recombinant phenylalanine ammonia lyase conjugated with polyethylene glycol in adult patients with phenylketonuria: an open-label, multicentre, phase 1 dose-escalation trial. Lancet. 2014;384(9937):37–44.
14. Zori R, Thomas JA, Shur N, Rizzo WB, Decker C, Rosen O, et al. Induction, titration, and maintenance dosing regimen in a phase 2 study of pegvaliase for control of blood phenylalanine in adults with phenylketonuria. Mol Genet Metab. 2018;125(3):217–27.
15. Longo N, Zori R, Wasserstein MP, Vockley J, Burton BK, Decker C, et al. Long-term safety and efficacy of pegvaliase for the treatment of phenylketonuria in adults: combined phase 2 outcomes through PAL-003 extension study. Orphanet J Rare Dis. 2018;13(1):108.

16. Thomas J, Levy H, Amato S, Vockley J, Zori R, Dimmock D, et al. Pegvaliase for the treatment of phenylketonuria: results of a long-term phase 3 clinical trial program (PRISM). Mol Genet Metab. 2018;124(1):27–38.

17. Longo N, Dimmock D, Levy H, Viau K, Bausell H, Bilder DA, et al. Evidence- and consensus-based recommendations for the use of pegvaliase in adults with phenylketonuria. Genet Med. 2019;21(8):1851–67.

18. Hausmann O, Daha M, Longo N, Knol E, Muller I, Northrup H, et al. Pegvaliase: immunological profile and recommendations for the clinical management of hypersensitivity reactions in patients with phenylketonuria treated with this enzyme substitution therapy. Mol Genet Metab. 2019;128(1–2):84–91.

19. Gupta S, Lau K, Harding CO, Shepherd G, Boyer R, Atkinson JP, et al. Association of immune response with efficacy and safety outcomes in adults with phenylketonuria administered pegvaliase in phase 3 clinical trials. EBioMedicine. 2018; 37:366–73.

20. Larimore K, Nguyen T, Badillo B, Lau K, Zori R, Shepherd G, et al. Depletion of interfering IgG and IgM is critical to determine the role of IgE in pegvaliase-associated hypersensitivity. J Immunol Methods. 2019;468:20–8.

21. FDA. PALYNZIQ (pegvaliase-pqpz) injection, for subcutaneous use. Initial U.S. Approval 2018. Available from: https://www.accessdata.fda.gov/drugsatfda_docs/label/2018/761079s000lbl.pdf.

22. Lenke RR, Levy HL. Maternal phenylketonuria and hyperphenylalaninemia. An international survey of the outcome of untreated and treated pregnancies. N Engl J Med. 1980;303(21):1202–8.

23. Boyer M, Skaar J, Sowa M, Tureson JR, Chapel-Crespo CC, Chang R. Continuation of pegvaliase treatment during pregnancy: a case report. Mol Genet Metab Rep. 2021;26:100713.

24. Pegvaliase [Internet]. Drugs and lactation database.

25. Rohr F, Burton BK, Longo N, Thomas J, Harding C, Rosen O, et al. Evaluating change in diet with Pegvaliase treatment in adults with phenylketonuria: results from phase 2 and 3 clinical trials. American College of Medical Genetics and Genomics Annual Meeting 2020.

26. Rocha JC, Bausell H, Belanger-Quintana A, Bernstein LB, Gokmen-Ozel H, Jung A, et al. Practical dietitian road map for the nutritional management of phenylketonuria (PKU) patients on pegvaliase treatment. Mol Genet Metab Rep. 2021;28:100771. https://doi.org/10.1016/j.ymgmr.2021.100771. PMID: 34094869; PMCID: PMC8167196.

27. Sacharow S, Papaleo C, Almeida K, Goodlett B, Kritzer A, Levy H, et al. First 1.5 years of pegvaliase clinic: experiences and outcomes. Mol Genet Metab Rep. 2020;24:100603.

28. Institute of Medicine (U.S.). Panel on Macronutrients., Institute of Medicine (U.S.). Standing Committee on the Scientific Evaluation of Dietary Reference Intakes. Dietary reference intakes for energy, carbohydrate, fiber, fat, fatty acids, cholesterol, protein, and amino acids. Washington, D.C.: National Academies Press; 2005. xxv, 1331 p. p.

29. Shim JS, Oh K, Kim HC. Dietary assessment methods in epidemiologic studies. Epidemiol Health. 2014;36:e2014009.

30. Damsbo-Svendsen M, Frost MB, Olsen A. A review of instruments developed to measure food neophobia. Appetite. 2017;113:358–67.

31. Viau K, Wessel A, Martell L, Sacharow S, Rohr F. Nutrition status of adults with phenylketonuria treated with pegvaliase. Mol Genet Metab. 2021;133(4):345–51.

32. Bernstein LB, Rohr F. Palynziq in practice: one year after FDA approval (Survey) 2019.

33. Jurecki ER, Cederbaum S, Kopesky J, Perry K, Rohr F, Sanchez-Valle A, et al. Adherence to clinic recommendations among patients with phenylketonuria in the United States. Mol Genet Metab. 2017;120(3):190–7.

34. van Spronsen FJ, van Rijn M, Bekhof J, Koch R, Smit PG. Phenylketonuria: tyrosine supplementation in phenylalanine-restricted diets. Am J Clin Nutr. 2001;73(2):153–7.

35. Thomas J, Jurecki E, Lane P, Olbertz J, Wang B, Longo N, et al. Dietary intakes and adverse events in pegvaliase-treated phenylketonuria adults who had low blood phenylalanine levels. American College of Medical Genetics and Genomics Annual Meeting. 2020.

第 12 章

12

母源性代谢病的营养管理

Fran Rohr，Sandy van Calcar

目录

核心信息

1. 患有苯丙酮尿症（PKU）的母亲在怀孕期间血液中苯丙氨酸含量升高，出生后孩子有患智力残疾、小头症、先天性心脏缺陷、低出生体重和面部畸形的风险增加。

2. 患有 PKU 的妇女在怀孕前和怀孕期间应将血苯丙氨酸维持在 360μmol/L 以下，以获得最佳的妊娠结局。

3. 在除 PKU 以外的遗传代谢病中，胎儿似乎没有危险；然而，除非能量摄入足够，否则母亲在怀孕期间或产后就有与分解代谢相关风险的增加。

4. 氨基酸和有机酸疾病的母亲饮食中作为蛋白质主要来源是特医食品，此外还需要少量的天然蛋白质，以及充足的能量、脂肪、维生素和矿物质来支持胎儿生长。

12.1　背景

从研究了几十年的妊娠合并苯丙酮尿症（PKU）到其他罕见代谢性疾病的病例报告，妊娠期遗传性代谢障碍的营养管理各不相同。越来越多患有尿素循环障碍、枫糖尿病和有机酸血症的女性从出生起就得到了良好的治疗，现在已经逐步达到了生育年龄。代谢性疾病对妊娠的影响因具体疾病而异。众所周知，在 PKU 母亲血液中苯丙氨酸浓度高会影响发育中的胎儿，而在其他遗传性代谢紊乱中，母亲的风险更大，尤其是在产后蛋白质分解代谢最大的时期。与 PKU 不同的是，在这些疾病中，婴儿出现不良后果的风险似乎没有增加。但无论代谢紊乱情况如何，适当的营养管理和监测对于确保良好的妊娠结局都很重要。

12.2　母源性苯丙酮尿症

母源性苯丙酮尿症（maternal PKU，MPKU）指的是患有 PKU 的妇女怀孕和生育。苯丙氨酸对发育中的胎儿有致畸作用，因此，在 MPKU 中，母亲的代谢紊乱会对婴儿产生危险。患有 PKU 的母亲在孕前和孕期没有控制好血液中的苯丙氨酸水平，其生下的孩子可能会出现智力障碍、小头畸形、先天性心脏缺陷（congenital heart defects，CHD）、低出生体重和面部畸形[1,2]。MPKU 不良妊娠结局的发生率与母亲血液中的苯丙氨酸水平有关，在母亲怀孕期间血液中的苯丙氨酸水平没有达到推荐的治疗范围的情况下，其出生的孩子产生不良结果的风险最高。在整个怀孕期间，推荐的母体血苯丙氨酸浓度为 120~360μmol/L[3-6]。这一建议是基于 MPKU 合作研究（MPKU Collaborative Study），该研究对 413 例妊娠病例进行了 12 年的随访，结果显示妊娠期间平均血苯丙氨酸浓度超过 360μmol/L 的母亲，其后代智力较低[7]。

英国登记处对 228 名活产婴儿进行了调查后发现，后代的智力水平与母体血液中苯丙氨酸浓度超过 300μmol/L 之间呈负相关；因此，在英国，建议将血液中苯丙氨酸维持在 100~250μmol/L，以获得最佳临床结局[8]。在澳大利亚，建议在怀孕期间将血液中的苯丙氨酸浓度降低至 60~120μmol/L[9]。美国也建议女性将血液中的苯丙氨酸维持在 240μmol/L 以下[5]。然而，有证据表明，低血苯丙氨酸浓度（<120μmol/L）可能同样与胎儿生长不良有关[10]，并应避免过低血苯丙氨酸浓度。随着 PKU 医疗管理的出现，女性在怀孕期间持续低血苯丙氨酸发生的可能性比目前单纯饮食管理模式下更大，所以，我们必须注意确保有足够数量的苯丙氨酸可用于支持胎儿的正常生长。

一项研究发现[11]，整个孕期血苯丙氨酸的稳定性与 MPKU 后代的更好发育有关，此外,即使是代谢控制良好的妇女,母亲血苯丙氨酸浓度水平的差异性对后代 1 岁、8 岁和 14 岁的智力结果也有影响。血苯丙氨酸的差异性可能是 PKU 严重程度的标志;患有严重 PKU 的妇女对饮食中苯丙氨酸摄入量变化的耐受性较差,因此,血苯丙氨酸浓度的差异性较大。在 MPKU 合作研究中,妇女被赋予了一个严重性评分(基于基因分型、未经治疗时血苯丙氨酸浓度和饮食苯丙氨酸耐受性),该评分是预测怀孕期间母体血苯丙氨酸浓度和母体血苯丙氨酸浓度变化的重要因素[12]。

除苯丙氨酸外,其他营养素对 MPKU 临床结局也很重要,包括蛋白质、脂肪、能量和维生素 B_{12}。母亲蛋白质、脂肪、能量摄入与血苯丙氨酸浓度[13]呈负相关。能量摄入不足与产妇体重增加不佳和低出生体重有关。在总蛋白质摄入量(天然食物和医用食品所提供的蛋白质)较低的妇女所生的孩子中,先天性心脏缺陷的发生率较高,特别是当同时观察到维生素 B_{12} 和叶酸摄入量较低时[14]。

12.3　MPKU 营养管理

MPKU 营养管理的原则是将血苯丙氨酸浓度维持在目标范围内,支持正常的怀孕体重增加(表 12.1),并为怀孕提供足够的营养。除了苯丙氨酸、蛋白质和酪氨酸外,患有 PKU 的孕妇的营养需求与正常膳食参考摄入量(表 12.2)没有差异[15]。然而,在苯丙氨酸受限的饮食中获得孕期足够的营养素摄入可能是一个挑战。

12.3.1　苯丙氨酸和酪氨酸

应提供所需苯丙氨酸的量,以保持血苯丙氨酸浓度在目标范围内。对于在怀孕期间到诊所就诊的 PKU 女性来说,尽快减少苯丙氨酸的摄入量是很重要的。在血苯丙氨酸浓度下降到所需的范围内之前,一些中心建议尝试清洗期,即饮食中只包括特医食品、水果、

表 12.1　基于孕前 BMI 对孕期总增重和增重率的建议[22]

孕前 BMI	BMI[a]/ (kg·m^{-2})	总增重 / 磅	妊娠中期和晚期的体重增加率[b](每周增加的磅数)
体重不足	<18.5	28~40	1(1~1.3)
正常体重	18.5~24.9	25~35	1(0.8~1)
超重	25.0~29.9	15~25	0.6(0.5~0.7)
肥胖	>30	11~20	0.5(0.4~0.6)

[a] 计算 BMI 可使用网站在线计算。
[b] 计算时假设在怀孕的前 3 个月体重增加 0.5~2kg(1.1~4.4 磅)[74-76]。
1 磅约为 0.45kg。

表 12.2　MPKU 患者妊娠期和哺乳期每日苯丙氨酸、酪氨酸和蛋白质推荐摄入量[13]

	苯丙氨酸 /mg	酪氨酸 /mg	蛋白质 /g
孕早期	265~770	6 000~7 600	≥70
孕中期	400~1 650	6 000~7 600	≥70
孕晚期	700~2 275	6 000~7 600	≥70
哺乳期	700~2 275	6 000~7 600	≥70

低苯丙氨酸蔬菜和低蛋白质食物。重度 PKU 患者,推荐苯丙氨酸的平均摄入量为 250~300mg/d;如果患者的苯丙氨酸耐受性不清楚,这也是一个合适的起始推荐摄入量。在孕早期,苯丙氨酸的摄入量为 265~770mg/d[5]。

通过频繁监测血苯丙氨酸浓度和食物摄入情况,可以调整膳食苯丙氨酸,直到达到目标范围。如果血苯丙氨酸浓度在几天内没有得到很好的控制,应考虑妇女是否获得了足够的蛋白质(特医食品来源)和 / 或能量(框 12.1)。

晨吐或妊娠剧吐也可能是高血苯丙氨酸的原因。长时间的晨吐可以用止吐药治疗。在因妊娠剧吐导致代谢控制受损的情况下,可能需要住院治疗以逆转分解代谢并降低血苯丙氨酸浓度。同时,为了强化饮食教育,住院也是必要的。

框 12.1　如果血液中苯丙氨酸过高,应考虑的要点

- 特医食品摄入是否充足?
- 苯丙氨酸摄入量过多吗?
- 能量摄入足够吗?
- 体重增加是否合适?
- 是否发生了其他疾病?

如果血苯丙氨酸浓度过低,则需要在饮食中额外添加 10%~25% 的苯丙氨酸。随着怀孕的进展和女性体重的增加,苯丙氨酸耐受性会增加。在妊娠中期和晚期,胎儿生长迅速,苯丙氨酸摄入量可以达到孕前摄入量的两倍或三倍[5]。

酪氨酸是 MPKU 饮食中的一种条件必需氨基酸。特医食品是饮食中酪氨酸的主要来源;因此,如果一位女性存在血酪氨酸水平下降,则需要检查她所食用的特医食品以确保她正确食用。血酪氨酸水平每日不同时刻存在波动,往往在禁食一晚后最低。所以,在添加酪氨酸补充剂之前,监测非空腹血酪氨酸浓度,以评估是否有必要补充[16]。

12.3.2　蛋白质

妊娠期正常蛋白质的膳食推荐摄入量(DRI)为 71g/d[15]。为了支持胎盘和胎儿组织的正常生长,推荐量比非孕期的蛋白质建议增加了 21g。特医食品是仅实施饮食治疗的 PKU 患者的主要蛋白质来源。当蛋白质以含有 L- 氨基酸的特医食品形式提供时,它比完整的蛋白质更容易被氧化,因此,需要的蛋白质量比正常需要量要多(DRI 的 1.2 倍或 85g/d)。在严重的 PKU 中,特医食品提供了大约 80% 的蛋白质(即大约 68g/d 的蛋白质)。仅从特医食品中满足 DRI 的蛋白质要求,是确保在怀孕期间提供足够的蛋白质的一个简单方法。

特医食品的营养成分差别很大。如果使用高蛋白、低热量的特医食品,所需的特医食品数量较少,但脂肪和能量含量也较低,必须在饮食的其他方面提供足够的能量。相反地,当使用低蛋白、高脂肪的特医食品时,需要更多的特医食品来满足蛋白需求。对医疗食品的选择要因人而异,可以根据孕妇的需要和喜好来选择,有时组合使用特医食品是最好的。随着妊娠的进展,通常需要额外的特医食品或完整的蛋白质,如果血浆前白蛋白或血浆氨基酸的浓度在妊娠期间较低,则应添加特医食品(表 12.3)。

表 12.3　怀孕期间各氨基酸浓度 [无 PKU 妇女中;均值 ± 标准差(μmol/L)][77]

	<20 周	20~30 周	>30 周
异亮氨酸	53 ± 23	53 ± 15	46 ± 15
亮氨酸	114 ± 38	107 ± 30	91 ± 23
甲硫氨酸	34 ± 54	20 ± 7	27 ± 7
苯丙氨酸	67 ± 30	60 ± 18	54 ± 12
苏氨酸	118 ± 34	168 ± 42	193 ± 50
酪氨酸	55 ± 22	50 ± 11	50 ± 17
缬氨酸	196 ± 60	179 ± 43	162 ± 43

含有糖肽(GMP)的特医食品(第 10 章)已成功用于 MPKU。虽然 GMP 特医食品含有少量苯丙氨酸(每克蛋白质当量低于 2mg)[17],但所提供的量通常耐受性良好,尤其是在如孕期等的合成代谢期间。在病例报告中,不需要额外计算特医食品中提供的苯丙氨酸量,来减少食物中的苯丙氨酸来源[18]。然而,对于妊娠前苯丙氨酸耐受性非常低的女性,可能需要在饮食处方中计算 GMP 额外提供的苯丙氨酸。理想情况下,需要在怀孕前确定特医食品中额外的苯丙氨酸对妇女血苯丙氨酸浓度的影响。

大分子中性氨基酸(LNAA)作为 MPKU 妇女的唯一蛋白质来源是禁忌的,因为 LNAA 不能充分地将血液中的苯丙氨酸降低到 120~360μmol/L 的理想治疗范围内[19]。建议 LNAA 是因为,其作用机制是通过补

充其他共享 LAT-1 运输系统的氨基酸来阻断苯丙氨酸穿越血脑屏障进入大脑。使用 LNAA 后,血液中的苯丙氨酸有所减少,但没有达到保护胎儿所需的程度[20]。

12.3.3 能量

患有 PKU 的女性在怀孕期间的能量需求与其他个体[21]相同。充足的能量在 MPKU 中尤其重要,充足能量摄入可以防止蛋白质被用作能量来源,从而增加血苯丙氨酸浓度。如果患有 PKU 的妇女体重适当增加,则表示能量摄入是足够的(表 12.1)[22]。

12.3.4 脂肪和必需脂肪酸

脂肪在怀孕期间是必需的,它可以提供足够的能量,以及胎儿大脑发育所需的必需脂肪酸的前体。在怀孕期间,大约 30%~35% 的卡路里来自脂肪[15]。对于一个 2 400cal 的饮食,这意味着需要摄入 93g 脂肪,相当于大约 6 汤匙的食用油。对于服用无脂或低脂医疗食品的孕妇来说,必须特别注意提供脂肪的其他膳食来源。

脂肪的类型也很重要,我们需要确保满足必需脂肪酸、亚油酸和 α- 亚麻酸的要求(框 12.2)。必需脂肪酸会竞争相同的去饱和酶,所以 ω-6 和 ω-3 脂肪酸必须以大约 5∶1 的适当比例提供,否则由 ω-3 脂肪酸合成的二十二碳六烯酸(DHA)和二十碳五烯酸(EPA)可能不足。为了确保提供充足的 DHA,建议摄入 650mgω-3 脂肪酸,其中 300mg 为 DHA[2]。

框 12.2　关于 MPKU 饮食中脂肪的注意点

- 脂肪提供 30%~35% 的能量。
- 必需脂肪酸的 DRI[15]:
  - 亚油酸(ω-6):13g/d。
  - α- 亚麻酸(ω-3):1.4g/d。

- 大豆油和菜籽油是很容易获得的必需脂肪酸来源。
- 建议摄入 300mg/d 的 DHA。

12.3.5 维生素和矿物质

所有维生素和矿物质都应达到怀孕时的 DRI。特医食品是 MPKU 饮食中许多维生素和矿物质的来源;然而,如果不按处方服用,或者如果特医食品不含有充分的维生素和矿物质,饮食中的摄入量可能会低。MPKU 中特别关注的维生素和矿物质是维生素 B_{12} 和叶酸[14],因为母亲摄入量低与后代先天性心脏缺陷风险增加有关。患有 PKU 的女性也有缺乏锌、铁和维生素 B_6 的风险,因为这些营养素通常存在于高蛋白食物中,而 PKU 患者通常不食用这些食物。如果监测摄入和 / 或营养生物标志物表明存在缺乏问题,那么产前补充剂或特定的维生素和矿物质补充剂可能是必要的。

过量摄入维生素 A 会导致维生素 A 过多症,这与出生缺陷有关,包括眼、头骨、肺和心脏的畸形[23]。如果含有维生素 A 的特医食品与产前补充剂或鱼油一起服用,MPKU 的饮食中可能会大量摄入维生素 A。怀孕期间维生素 A 摄入量的安全上限为 2 800~3 000μg/d,约为 10 000IU(1μg 视黄醇活性当量等于 3.3IU)[24]。动物来源的维生素 A(鱼油,或维生素 A 棕榈酸酯,视黄醇和醋酸酯)是需要被关注的,但作为类胡萝卜素提供的维生素 A 不会引起维生素 A 过多症,因为 β- 胡萝卜素转化为活性形式的维生素 A 受到身体的精密调节。产前维生素补充剂经常明确说明维生素 A 的来源。

12.4　哺乳期及产后营养管理

建议患有 PKU 的女性终身控制饮食,包括在产后。患有 PKU 的妇女可以母乳喂养她的婴儿。如果女性在怀孕后不控制饮食，但仍在母乳喂养，母乳中的苯丙氨酸含量会略高，但只要婴儿没有PKU，这对婴儿的血苯丙氨酸浓度没有影响。即便如此，也建议母乳与不含苯丙氨酸的婴儿配方奶粉结合使用。虽然保持限制苯丙氨酸的饮食对母乳喂养来说不是必需的，但为了保持最佳的神经心理功能，我们鼓励这样做，因为这对照顾婴儿很重要[25]。

由于生产母乳需要大量的蛋白质、苯丙氨酸和能量，因此母乳喂养的女性，其营养需求与妊娠晚期时相同。我们仍需要对其血液中的苯丙氨酸进行监测，并对患有PKU的妇女提供持续的支持，但是一旦母亲的注意力从自身饮食和怀孕转移到照顾婴儿上，这往往很难做到。

12.5　妊娠合并苯丙酮尿症的医疗管理

12.5.1　盐酸沙丙蝶呤

PKU的医疗管理包括盐酸沙丙蝶呤（Kuvan）和pegvaliase-pqpz（Palynziq）。基因治疗试验正在进行中（第8章）。由于高血苯丙氨酸对发育中的胎儿有众所周知的不良影响，对于那些仅靠饮食不能将血苯丙氨酸控制在治疗范围内的妇女，保健提供者必须考虑所有的治疗方案。然而，关于在孕妇中使用医疗的信息是随着时间的推移在商业化使用中逐渐获得的。

关于盐酸沙丙蝶呤的证据来自一个在怀孕期间服用过沙丙蝶呤妇女的记录，记录显示她们对药物的耐受性良好，并在怀孕期间血液中的苯丙氨酸保持在良好的控制状态，且有正常的分娩结果[25]。典型的沙丙蝶呤剂量在怀孕初期为20mg/kg，并且没有根据怀孕期间的体重增长进行调整。同样，欧洲一项对使用沙丙蝶呤治疗孕妇的研究认为，其使用是安全和有效的[26]。共识是，

如果PKU妇女是已知对四氢生物蝶呤有反应或其无法达到良好的代谢控制水平，则应将沙丙蝶呤用于计划怀孕的妇女。如果患有PKU的妇女在怀孕期间才被确诊，只要不延迟其他治疗的开始，就可以尝试沙丙蝶呤[27]。但是，目前没有证据表明在哺乳期使用盐酸沙丙蝶呤的安全性[3]。

12.5.2　佩格瓦利酶

根据美国的佩格瓦利酶标签，佩格瓦利酶在妊娠期和哺乳期没有明确禁忌；因此，关于其使用的决定由医疗机构的临床判断决定。应逐一考虑继续使用佩格瓦利酶治疗的好处和风险与高苯丙氨酸血症的致畸作用[28]。关于怀孕期间使用佩格瓦利酶的证据非常有限。在一个案例研究中，一名孕妇在怀孕期间继续使用佩格瓦利酶，结果是良好的[29]。我们仍需要密切监测和调整饮食，防止母体苯丙氨酸浓度过低，以支持胎儿正常生长。

如果决定因计划怀孕而停用佩格瓦利酶，应建议妇女在怀孕前至少4周停用佩格瓦利酶，因为药理学数据显示，这段时间足以降低药物浓度[28]。在正常饮食后恢复低苯丙氨酸饮食用于计划怀孕是可能的，但很显然并不容易[30]。佩格瓦利酶治疗可以在产后再次重新引入[30]。

关于母乳中是否存在佩格瓦利酶的信息有限；一个案例研究报告称，单个母乳样本中不存在佩格瓦利酶。因此，在使用佩格瓦利酶期间，是否允许母乳喂养的决定应综合考虑对母亲（较低的血苯丙氨酸水平）和婴儿（最佳营养摄取）的益处以及心理因素。尽管没有可用的研究数据，但没有证据表明佩格瓦利酶在备孕的男性是禁忌的。

12.6　监测

对患有PKU的孕妇进行仔细的代谢和营养监测对于确保胎儿不暴露于高血苯丙氨酸，并为胎儿的正常发育提供充足的营养至

关重要。经常(每周一次或两次)监测血液中的苯丙氨酸是特别重要的,常规监测蛋白质状态包括血浆氨基酸和前白蛋白水平也是如此(框 12.3)。包括氨基酸在内的许多实验室检查的参考范围,在怀孕期间是不同的。实验室监测可以由代谢门诊完成,如果孕妇住得离代谢门诊很远,或者在怀孕后期交通变得不方便,只要产科医生和代谢科医生之间有沟通,就可以由产科医生完成。孕妇应定期监测体重增加情况,并在怀孕期间进行两次超声检查,一次在怀孕早期,以确定胎儿是否存活,另一次在怀孕 18 周,以排除心脏和其他异常情况[22]。

框 12.3 妊娠合并 PKU 患者的营养监测 [a]

- 常规评估包括人体测量学、饮食摄入、体格检查
- 实验室监测:
  - 诊断特异性
    血浆氨基酸
    - 苯丙氨酸
    - 酪氨酸
  - 对限制苯丙氨酸饮食的患者进行营养实验室监测,可包括以下标志物:
    - 蛋白质是否充足(血浆氨基酸、前白蛋白、白蛋白)
    - 营养性贫血(血红蛋白、血细胞比容、MCV、血清维生素 B_{12} 和 / 或甲基丙二酸、总同型半胱氨酸、铁蛋白、铁、叶酸、总铁结合力)
    - 维生素和矿物质状况:25- 羟基维生素 D、锌、微量元素、叶酸
    - 基本脂肪酸是否充足:血浆或红细胞脂肪酸。
    - 其他根据临床要求

[a] 建议监测频率参考 southeastgenetics 网站。

12.7 妊娠合并枫糖尿病

患有典型枫糖尿病(MSUD)的妇女的怀孕需要在整个怀孕、分娩和产后期间进行密切监测。有 8 篇文章描述了产妇 MSUD 的情况[31-38],MSUD 家庭支持组织也了解其他成功的怀孕情况[39]。据报道,由于产妇和胎儿的生长需要额外的亮氨酸,特别是在妊娠中晚期,对亮氨酸的耐受性明显增加(是怀孕前亮氨酸需求量的 2~3 倍)。在所有的案例中,分娩时都提供了额外的热量支持(口服和 / 或静脉注射)。在产后,由于分娩后子宫迅速内陷,蛋白质分解增加,因此亮氨酸明显浓度升高[40]。据报道,有 3 名妇女在产后第 9 天或第 10 天的血浆亮氨酸浓度 > 1 000μmol/L[31,32,35];其中 1 名妇女没有坚持孕后建议,在产后 51 天死亡[33],所以对这些妇女产后继续监测和治疗是十分重要的。在所有的案例中,都报告了正常的婴儿结果,即使是一个在整个怀孕期间亮氨酸控制不佳的妇女所生的婴儿也是如此[33]。在保持产妇代谢控制的同时,进行母乳喂养是可能的[34,38]。

12.8 妊娠合并丙酸血症

目前有 4 份已发表的关于患有丙酸血症的妇女成功怀孕的报告[31,41-43],此外还有一些患有轻度丙酸血症(7% 和 9% 的残留丙酰辅酶 A 羧化酶活性)的妇女怀孕被报道。在整个怀孕期间,需要经常监测以调整饮食治疗和肉碱补充,并在分娩和产后初期提供额外的热量支持(口服和 / 或静脉注射葡萄糖)。并发症包括前置胎盘[41]、子痫前期(病例报告 2)、甲状腺功能减退和妊娠糖尿病[44]。一名妇女在产后两天出现心力衰竭症状,但对包括静脉注射葡萄糖和胰岛素的积极治疗有反应[44]。目前报道中,婴儿期的发育结果正常,没有一个婴儿出现先天畸形。

12.9 妊娠合并甲基丙二酸血症

文献中有一些关于患有各种形式的甲基丙二酸血症(methylmalonic acidemia,MMA)的妇女怀孕的报告,包括突变酶、钴胺 A 和轻度钴胺 C 缺陷;这些报告中包括钴胺反应型和无反应型表型[41,45-51]。一项对 10 例 MMA 女性妊娠的总结发现,孕期的治疗存在多种方案,包括饮食、L-肉碱补充和／或肌内注射(intramuscular,IM)羟钴胺[50]。已完成的妊娠中有一半出现早产(妊娠 32~36 周),10 例妊娠中有 7 例需要剖宫产,原因通常是胎儿窘迫[50]。在分娩时,所有妇女都接受了产后 8 天的静脉注射葡萄糖(+/- 静脉注射肉碱)治疗。尽管整个怀孕期间血清甲基丙二酸浓度升高,但没有关于婴儿不良后果的报告。

12.10 妊娠合并尿素循环障碍

文献中许多案例描述了各种尿素循环障碍(urea cycle disorders,UCD)妇女的妊娠和胎儿结局[52-60]。MSUD 和有机酸血症的妊娠相似,患有 UCD 的妇女在能量摄入不足的情况下会存在代谢紊乱的风险,比如在妊娠早期、出现任何并发疾病期间、分娩时间延长期间和产后。女性产后尤其容易患高氨血症,据报道,即使是患有轻度高氨血症的女性,产后也会出现严重的精神状态变化、昏迷和死亡[52,53,60]。甚至在一些报告中,患者在产后出现症状时才被诊断为 UCD[53,54,60]。

在患有 UCD 的妇女怀孕期间,需要经常监测以防止必需氨基酸(EAA)缺乏,必要时需要重新引入以 EAA 为基础的特医食品[56]。在分娩过程中,静脉注射葡萄糖,并辅以或不辅以口服补充剂(即葡萄糖聚合物溶液)是典型的做法。为了防止分娩后氨浓度升高,可能需要额外的能量支持,增加清氮药物和 L-精氨酸,并逐渐重新引入蛋白质来

源的特医食品[56,60]。两名患有鸟氨酸转氨酶(OTC)缺乏症的妇女在整个分娩过程中开始静脉注射清氮药物和 L-精氨酸,防止了产前被诊断为严重 OTC 缺乏症的男性新生儿的初始高氨血症[61]。

12.11 蛋白质代谢障碍患者妊娠期营养管理建议概述

根据已发表的病例和作者的经验,有一些建议可适用于所有的患有蛋白质代谢障碍疾病的妊娠期妇女。

12.11.1 妊娠期保持正常体重增长

一般来说,遗传代谢病患者妊娠期的体重增加目标与普通人群相同(表 12.1)。应避免体重减轻以防止蛋白质分解以及氨基酸、氨和其他相关代谢产物的增加。随着妊娠的进展,患者能量需求会增加,尤其是在胎儿生长最快的孕晚期[24]。

12.11.2 整个孕期保证充足的能量和蛋白质

随着妊娠的进展,需要增加能量和蛋白质的供给以满足母体和胎儿生长发育的需求(图 12.1)[24]。为了防止蛋白质缺乏,在怀孕前需要食用特医食品的女性在整个妊娠期间都要继续维持。即使患者的疾病程度较轻且成年后不需要特医食品,在妊娠期间也可能需要重新引入特医食品[43]。相比于完全由

$EER_{非妊娠期}$+妊娠期额外能量+能量沉积	
能量	蛋白质
孕早期:(EER+0+0)kcal	无需额外增加
孕中期:(EER+160+180)kcal	+14.7 g/d
孕晚期:(EER+272+180)kcal	+27.3 g/d
DRI=0.88 g/(kg·d) 或+21 g/d	
RDA=1.1 g/(kg·d) 或+25 g/d	

图 12.1 孕早期、孕中期、孕晚期能量及蛋白质需求量[24]

完整蛋白质来源组成的饮食结构,食用氨基酸类特医食品的患者对蛋白质的需求也更高(见第 6 章)。

12.11.3　将血浆氨基酸浓度维持在参考范围内,随着妊娠的进展,预计对完整蛋白质会有更高的耐受性

随着妊娠期间母体血浆容量、尿蛋白排泄和胎儿利用率的增加,许多氨基酸的血液浓度随着妊娠的进展而降低[62]。在解释血浆氨基酸谱时需要考虑这一点(表 12.3)。

与总蛋白质一样,随着妊娠的进展,患者对单个氨基酸的需求也会增加,尤其是在胎儿生长最快的孕中期和孕晚期[22,31]。即使对于具有经典表型的患者,在妊娠末期也可能需要高蛋白的食物来维持正常的血浆氨基酸浓度。如果可以耐受的话,在特医食品中添加牛奶是一个简单的方法。

对患有 MSUD 和 MMA 的孕妇过度限制氨基酸可能会导致胎儿在孕中晚期出现生长发育不良[31,50]。如果补充某单一氨基酸(作为治疗方案的一部分),则可能需要额外增加补充剂量以防止其低血浆浓度。即使随着妊娠的进展,完整蛋白质的摄入量也会增加。

根据作者对 MSUD 孕妇的经验,即使是在那些怀孕前不需要补充缬氨酸和异亮氨酸来维持正常血浆浓度的女性中,妊娠期也可能需要补充缬氨酸和异亮氨酸。如果血浆亮氨酸浓度在目标范围内,但缬氨酸和 / 或异亮氨酸升高,则应减少补充剂的量,而不是减少完整蛋白质的摄入量。尽管支链氨基酸(branched-chain amino acids,BCAA)的致畸性仍不确定,但有限的经验表明,缬氨酸和异亮氨酸的中度升高可能不会对母亲或胎儿造成伤害。

12.11.4　提前计划好如何应对会影响膳食摄入的并发症

与其他孕妇一样,患者妊娠期可能会出现持续的恶心、呕吐和并发的疾病。对于有代谢障碍的患者,需要积极处理这些分解代谢事件,以防止氨基酸和相关有毒代谢产物的浓度增加。比如可以使用止吐药。对于难以进食的女性,可能需要考虑使用胃造瘘管[63]。应提前制订必要的入院计划,并更新应急方案[64]。

12.11.5　转诊到高危妊娠专病门诊

考虑到妊娠期和产后代谢紊乱的风险,患有氨基酸代谢障碍、有机酸血症或尿素循环障碍的妇女应到专门治疗高危妊娠的产科门诊就诊[31]。通常需要频繁地对胎儿进行生长发育评估。为了获得良好的妊娠结局,需要产科和代谢病相关科室进行多学科协作诊疗[34,56,59]。

12.11.6　预测产后分解代谢情况

由于患者分娩和产后处于分解代谢过程,患有氨基酸代谢障碍、有机酸血症或尿素循环障碍的女性在这段时间内有很高的代谢紊乱风险。经典表型的患者此类风险可能最高。尽管据报道,表型较轻的女性也会出现严重的失代偿[52,57]。如果分娩时间延长和 / 或在分娩和产后没有提供足够的能量和蛋白质等价物,代谢紊乱的风险会增加。

产后分解代谢是由与激素变化和子宫内陷相关的蛋白质快速周转引起的。分娩后的前 10 天,子宫质量下降约 50%[40]。根据作者对 MSUD 患者妊娠的经验,分娩后 3~14 天内发生代谢紊乱的风险最高。文献中报道的许多病例都提到在这段时间内,氨基酸或相关代谢物的浓度会增加。即使在出院后,也需要定期随访和监测,以确保充足的能量摄入并评估是否有代谢紊乱的症状。产后代谢逐渐减缓,但可能需要 6~8 周的时间,蛋白质代谢才能恢复到孕前状态(框 12.4)[40,64]。

框 12.4　蛋白质代谢障碍患者妊娠期营养干预

- 促进妊娠期间孕妇体重正常增加。
- 在整个妊娠期间提供充足的能量和蛋白质。
- 保持血浆氨基酸浓度在参考范围内。
- 随着妊娠的进展，完整蛋白质的耐受性预计会提高。
- 提前计划如何应对会影响饮食摄入的并发症。
- 转诊至高危妊娠专科门诊。
- 预测产后分解代谢状况并提供充足的营养。

12.12　脂肪酸氧化障碍合并妊娠

妊娠、分娩和产后的代谢变化和能量需求对患有长链脂肪酸氧化障碍（long-chain fatty acid oxidation，LC-FAOD）的女性来说是一个挑战，并可能受到该疾病严重程度的影响。已有 8 名患有极长链酰基辅酶 A 脱氢酶缺乏症（very-long-chain acyl-CoA dehydrogenase deficiency，VLCAD）的妇女[65-68] 和 1 名长链 3-羟基酰基辅酶 A 脱氢酶缺乏症（long-chain 3-hydroxyacyl-CoA dehydrogenase deficiency，LCHAD）的妇女[69] 共计 12 次妊娠过程和产后进程被报道，但已知还有一些患有 LCHAD 和三功能蛋白缺乏症（trifunctional protein deficiency，TFP）的妇女成功怀孕[65-70]。妊娠相关的恶心和呕吐导致的分解代谢是一个令人担忧的问题。肌酸激酶（creatine kinase，CK）升高伴肌痛和肌肉溶解是常见的并发症，可通过静脉注射葡萄糖和卧床休息缓解[65,67,68]。妊娠期间的营养管理指导包括尽量减少空腹时间，遵循饮食中长链脂肪摄入的限制和补充中链甘油三酯（medium-chain triglycerides，MCT），使用左旋肉碱，以及在妊娠中晚期通过碳水化合物和蛋白质来

源提供额外能量[65,67-69,71]。此外，LCHAD 孕妇妊娠期管理还包括补充 ω-3 脂肪酸和夜间使用玉米淀粉[69,71]。妊娠期间的实验室监测可包括 CK、血浆肉碱和血浆酰基肉碱谱[65-69]。有报告显示，由于胎盘的脂肪酸氧化作用，孕中晚期 CK 和酰基肉碱的浓度有所下降[65,67,68]。分娩后，这些代谢产物的浓度会升高[67,68]。据报道，阴道分娩和剖宫产都能成功分娩[65-67,69]。分娩计划包括使用持续的静脉注射葡萄糖和口服能量来源来满足代谢需求，防止分解代谢、横纹肌溶解和肾功能不全[67,68]。

患有 LC-FAOD 的女性在产后也有横纹肌溶解和实验室指标异常的风险，这是由于产褥期能量摄入不足和组织分解代谢。产褥期指产后约 6 周，此时女性的生殖器官恢复到其非孕期时的状态[67,68]。据报道，一名患有 VLCAD 的女性在分娩后出现心肌病引起的急性心力衰竭，该女性在妊娠第 14 周时出现妊娠剧吐并伴有严重的代谢紊乱[66]。另一名患有 LCHAD 的女性在妊娠第 34 周时因出现无法解决的心动过速而进行剖宫产分娩[69]。

母乳喂养不是被禁止的。但是如果母亲的能量需求没有得到满足，它可能会促进分解代谢[68]。对患者的营养摄入和实验室指标的监测应至少持续到产后 8 周，并且只要女性正在哺乳，就应继续密切监测[68]。

12.13　碳水化合物代谢障碍合并妊娠

在 GSD Ⅰa 型、Ⅰb 型和Ⅲ型的妇女中，已经有成功怀孕和婴儿出生的记录[72,73]。妊娠期孕妇对碳水化合物的需求会增加，尤其是在孕早期。一些妇女在怀孕期间出现低血糖的频率和严重程度都有所增加。在妊娠期间，密切监测血糖、增加玉米淀粉剂量和 / 或夜间肠内喂养已被用于维持孕妇血糖正常。预防母亲低血糖是首要目标，因为据报道，在

孕期控制不佳会导致宫内生长发育迟缓和低出生体重[73]。密切监测已发生的母体并发症(如肝腺瘤、心功能不全)是必要的,因为这些并发症在妊娠期间可能会加剧[72,73]。在分娩时和产后静脉注射葡萄糖以降低发生低血糖的风险。在妊娠期进行最佳代谢控制的情况下,婴儿的结局是积极的[72]。

另一种需要医学营养治疗的碳水化合物代谢障碍是由于 1- 磷酸半乳糖尿苷酸转移酶缺乏引起的半乳糖血症。90% 以上患有这类疾病的女性受原发性卵巢功能不全影响,会导致不孕[71]。然而,随着越来越多接受治疗的妇女达到生育年龄,有报道称有生育能力的人数有所增加[71]。在对患有这种疾病的妇女进行治疗和咨询时,需要考虑到这一点。

12.14　总结

患有 PKU 的孕妇　患有 PKU 的妇女在妊娠前和妊娠期间必须将血苯丙氨酸浓度保持在 360μmol/L 以下,以预防 MPKU 综合征。由于苯丙氨酸对胎儿有致畸作用,应考虑所有控制血苯丙氨酸的治疗方案,包括限制苯丙氨酸饮食、沙丙蝶呤和苯丙氨酸解氨酶。低苯丙氨酸饮食必须提供足够的蛋白质、能量、脂肪和微量营养素来支持发育中的胎儿。可能会需要使用能提供低或无苯丙氨酸的蛋白质等价物、补充能量、脂肪、必需脂肪酸、维生素和矿物质的针对 PKU 的特医食品。PKU 妇女饮食中蛋白质和维生素 B_{12} 不足与胎儿先天性心脏缺陷有关。建议密切监测血苯丙氨酸浓度和其他实验室指标,并评估体重增加和营养摄入情况。鼓励患有 PKU 的妇女进行母乳喂养,并在产后保持饮食结构。仍需要更多关于妊娠期医学治疗的数据。

其他 IMD　尽管经验还很有限,但似乎有遗传代谢障碍疾病且出现了代谢紊乱的女性发生不良结局的风险比子代更高。产后应

尤为关注代谢紊乱。据报道,婴儿的结局通常是正常的,尽管在大多数情况下,儿童在学步期后没有进行随访,正式的发育测试也没有完成。然而,尽管有些孕妇妊娠期控制不佳,但她们的子代并没有像控制不佳的 PKU 孕妇所生婴儿那样,出现畸形、小头症、心脏缺陷或发育障碍。在提供明确的结论和标准化的建议之前,仍需要系统地收集更多患者妊娠期的数据。

其他遗传代谢病合并妊娠的信息包括经典型同型半胱氨酸尿症(第 14 章)和遗传性酪氨酸血症(第 13 章)。

12.15　病例报告

一名患有经典型 MSUD 的女性和一名患有轻度丙酸血症的女性的妊娠期病例报告将被讨论以说明本章中所述的建议。

病例报告 1:枫糖尿病合并妊娠

一名患有经典型 MSUD 的 22 岁女性在妊娠约 4 周时在代谢控制良好的情况下来到代谢诊所,病史包括在出生后第 4 天出现严重的新生儿期临床表现,并在儿童时期多次因疾病入院。然而在青少年期和成年期,患者能够在家里处理出现的大多数症状。患者一生都保持着良好的代谢控制,没有证据表明其有认知障碍或其他与 MSUD 治疗效果不佳的相关的并发症。

每周监测 1~2 次血浆氨基酸浓度。妊娠期的管理目标包括将亮氨酸和异亮氨酸的浓度维持在 100~300μmol/L,缬氨酸的浓度保持在 200~400μmol/L。每月监测一次前白蛋白、白蛋白和其他营养标志物。孕早期后患者被转诊到高危妊娠门诊,每月进行一次胎儿超声检查。在整个妊娠期中,孕期增重和胎儿生长发育都是正常的。

在妊娠早期,患者晨吐严重,需要服用止吐药物。患者对亮氨酸的耐受性在孕早期基本保持不变,但在孕中晚期迅速增加(图 12.2b)。患者最初可耐受亮氨酸 550mg/d,

在分娩前增加到 3 400mg/d。亮氨酸供给每周需增加 >100mg/d，以防止孕 25 周后亮氨酸浓度降低（图 12.2a,b）。

该患者原计划进行阴道分娩，但由于胎儿处于臀位，在孕 39 周时进行了剖宫产。由于分娩时和产后机体处于分解代谢过程，所以在分娩前留置了一条中心 PICC，用来输注不含 BCAA、含葡萄糖和脂质的静脉注射液以提供能量。异亮氨酸和缬氨酸通过口服补充。为了减少产后分解代谢，所提供的能量和蛋白质与孕晚期相同。每天测量血浆氨基酸浓度，并根据血浆亮氨酸浓度重新引入膳食中的亮氨酸。

患者能够在分娩后 12 小时内重新开始进食特医食品。到产后第 2 天，患者摄入的特医食品与孕晚期时摄入的一样多。亮氨酸浓度仍保持在正常范围内。因此在 2 天后，

停止使用肠外营养，且口服亮氨酸的剂量逐渐增加到孕前的 550mg/d。然而，在分娩后第 5 天，患者血浆亮氨酸浓度开始升高，因此从饮食中去除了完整的蛋白质来源，并通过重新引入静脉注射葡萄糖和脂质溶液提供了额外的能量。但是血浆亮氨酸浓度仍然继续升高，直到使用不含 BCAA 的肠外氨基酸溶液作为蛋白质来源后，血浆亮氨酸浓度才降低。到第 6 天，通过口服和静脉注射，产妇摄入 3.0g/kg 蛋白质（50% 来自配方奶粉，50% 来自静脉注射）和 4 500kcal 能量。在这个方案中，亮氨酸浓度迅速下降。

为了防止血浆亮氨酸再次激增，静脉注射补充的能量和氨基酸来源持续了 4 天。患者在分娩后第 11 天出院。出院后，每周检测两次血浆氨基酸浓度。2 周后减少到每周检测一次。患者对膳食中亮氨酸的耐受性恢复

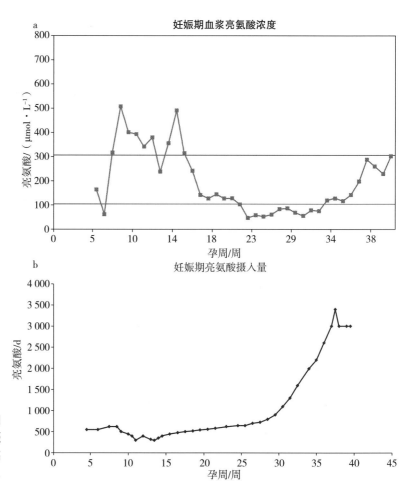

图 12.2（a,b） MUSD 孕妇在孕 25 周后膳食亮氨酸摄入量显著增加以维持血浆亮氨酸浓度在 100~300μmol/L

得非常缓慢,直到分娩 30 天后,才能耐受孕前的亮氨酸摄入量 550mg/d。

婴儿出生时 APGAR 评分正常,体重在第 25 百分位数,身长在第 50 百分位数。患者目前试图母乳喂养,尽管使用吸奶器,产奶量仍然很少。目前尚不清楚这是否与 MSUD 有关;但是之后的一份报告显示一名患有 MSUD 的女性已成功母乳喂养[34]。直到 3 岁,这个孩子的生长发育没有任何问题。

与第一次一样,这名女性在第二次妊娠时,随着妊娠的进展,BCAA 的耐受性急剧增加。为了避免出现像前一次那样的产后亮氨酸浓度升高,肠外补充的能量和蛋白质持续 7 天,缓慢减少,并更缓慢地引入口服来源的亮氨酸。分娩后 10 天出院时,患者的亮氨酸摄入量仅为孕前的 60%。直到分娩 6 周后,患者对亮氨酸的耐受性才达到孕前的水平。

病例报告 2:丙酸血症合并妊娠

该病例是一位丙酰辅酶 A 羧化酶基因变异的 28 岁患者,这是她第二次怀孕。她在 4 岁时被诊断为代谢性昏迷。患者有癫痫发作史和长 QT 综合征相关的心脏并发症。成年后,患者不吃特医食品,但控制蛋白质摄入量在 0.6~0.8g/kg。第一次怀孕时因为先兆子痫且超声检查显示胎儿生长缓慢,患者在孕 31 周时行剖宫产。尽管有早产相关的并发症,孩子在 10 岁前没有表现出认知发育迟缓或生长发育迟缓。

不同于第一次怀孕时直到孕 14 周才开始食用特医食品,此次患者在怀孕前就开始食用特医食品,以确保有较好的蛋白质营养。患者孕期增重在正常范围内。为了维持正常的缬氨酸、异亮氨酸、甲硫氨酸和苏氨酸血浆浓度,患者对完整蛋白质的摄入量随着妊娠的进展而增加。即使增加了完整蛋白质的摄入量,为了保证血浆缬氨酸和异亮氨酸水平,在怀孕后期也添加了这两种氨基酸补充剂。患者在整个孕期持续补充生物素(10mg/d)和左旋肉碱。经常监测血浆肉碱浓度,并将左旋肉碱剂量从 50mg/kg 逐渐增加到 150mg/kg

以维持妊娠期游离肉碱浓度。

超声检查显示,在患者第二次怀孕期间胎儿生长情况有所改善。尽管进行了更积极的治疗,还是再次出现先兆子痫,并在孕 32 周时行剖宫产。在分娩期间和产后 3 天通过外周提供 10% 葡萄糖溶液。尽管有早产相关的并发症,但孩子在 7 岁前没有表现出认知发育迟缓或生长发育迟缓。

在第二次妊娠期间,能量和蛋白质营养的改善可能对胎儿更好的生长起到了作用。图 12.3 展示了两次妊娠期间的总蛋白摄入量、孕期增重和胎儿生长发育测量结果。

目前尚不清楚该患者出现的先兆子痫是否与丙酸血症有关。作者所知的其他 3 例丙酸血症妇女妊娠均为足月分娩。在所有 5 例妊娠中,儿童均未出现认知发育迟缓或其他并发症。

12.16　PKU 孕妇膳食举例

患者信息	摄入目标量
患有严重 PKU 的 29 岁女性 孕 4 周 血苯丙氨酸浓度:960µmol/L(16mg/dL)	特医食品来源的蛋白质:至少 70g/d 完整食物来源的苯丙氨酸(蛋白质):清洗;尽可能少 能量:至少 2 200kcal/d 脂肪:73g/d(总能量的 30%) 补充剂:产前 300mg/d DHA

最初,医生建议孕妇在血液中的苯丙氨酸达到治疗范围之前,避免食用所有"需计算苯丙氨酸摄入量的食物"。在清洗过程中,她应该食用低蛋白食物和不需计算苯丙氨酸摄入量的食物(不计数食物)(附录 G)。

表 12.4 是一个含有 2 300kcal 和 80g 蛋白质的饮食示例。数量显示供营养师使用;建议患者在简化饮食中加入不限量的不计数食物(附录 G)。根据饮食分析(MetabolicPro),这种饮食含有 220mg 苯丙氨酸。

	◆ 首次妊娠	■ 第二次妊娠
孕前总蛋白摄入量	0.7g/kg	1.0g/kg
孕20周时总蛋白摄入量	1.1g/kg	1.3g/kg
分娩时总蛋白摄入量	1.4g/kg	1.6g/kg
开始使用特医食品的时间	14周	孕前
孕期总增重	15kg（33 lbs）	13kg（28 lbs）
分娩时左旋肉碱剂量	150mg/kg	100mg/kg
分娩孕周	31 1/7周	32 0/7周
出生体重	1 170g	1 826g

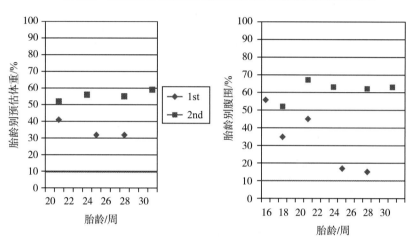

图 12.3　一名轻度丙酸血症妇女在两次妊娠中能量和蛋白质摄入量及通过超声测量的预估胎儿体重（estimated fetal weight，EFW）和腹围（abdominal circumference，Abd Circus）的比较。超声测量是基于胎龄的百分位数进行报告

表 12.4　PKU 孕妇饮食举例   续表

食物	数量	食物	数量
特医食品	4 份	法式调味汁	1 汤匙
不计数食物		晚餐	
早餐		樱桃番茄	10 个
低蛋白面包	2 片	生菜	1 杯
黄油	2 块	芹菜	1 茎
果酱	2 汤匙	意大利沙拉酱	2 汤匙
咖啡,低因	1 杯	低蛋白意大利面	2 杯
无乳咖啡奶精	29.57mL	橄榄油	2 汤匙
葡萄	10 粒	大蒜	2 瓣
午餐		零食	
低蛋白奶酪	1 片	低蛋白饼干	2 块
低蛋白面包	2 片	雪糕	1 杯
烧烤用黄油	2 茶匙		
小胡萝卜	10 根		

（茅晓蒙　陆雯昳　译　冯一　审校）

参考文献

1. Lenke RR, Levy HL. Maternal phenylketonuria and hyperphenylaninemia. An international survey of the outcome of untreated and treated pregnancies. N Engl J Med. 1980;303(21):1202–8.

2. Rouse B, Azen C. Effect of high maternal blood phenylalanine on offspring congenital anomalies and developmental outcome at ages 4 and 6 years: the importance of strict dietary control preconception and throughout pregnancy. J Pediatr. 2004;144(2):235–9.

3. Camp KM, Parisi MA, Acosta PB, Berry GT, Bilder DA, Blau N, et al. Phenylketonuria scientific review conference: state of the science and future research needs. Mol Genet Metab. 2014;112(2):87–122.

4. Vockley J, Andersson HC, Antshel KM, Braverman NE, Burton BK, Frazier DM, et al. Phenylalanine hydroxylase deficiency: diagnosis and management guideline. Genet Med. 2014;16(2):188–200.

5. Singh RH, Rohr F, Frazier D, Cunningham A, Mofidi S, Ogata B, et al. Recommendations for the nutrition management of phenylalanine hydroxylase deficiency. Genet Med. 2014;16(2):121–31.

6. van Spronsen FJ, van Wegberg AM, Ahring K, Belanger-Quintana A, Blau N, Bosch AM, et al. Key European guidelines for the diagnosis and management of patients with phenylketonuria. Lancet Diabetes Endocrinol. 2017;5(9):743–56.

7. Koch R, Hanley W, Levy H, Matalon K, Matalon R, Rouse B, et al. The maternal phenylketonuria international study: 1984–2002. Pediatrics. 2003;112(6 Pt 2):1523–9.

8. Lee PJ, Ridout D, Walter JH, Cockburn F. Maternal phenylketonuria: report from the United Kingdom Registry 1978–97. Arch Dis Child. 2005;90(2):143–6.

9. Ng TW, Rae A, Wright H, Gurry D, Wray J. Maternal phenylketonuria in Western Australia: pregnancy outcomes and developmental outcomes in offspring. J Paediatr Child Health. 2003;39(5):358–63.

10. Teissier R, Nowak E, Assoun M, Mention K, Cano A, Fouilhoux A, et al. Maternal phenylketonuria: low phenylalaninemia might increase the risk of intrauterine growth retardation. J Inherit Metab Dis. 2012;35(6):993–9.

11. Maillot F, Lilburn M, Baudin J, Morley DW, Lee PJ. Factors influencing outcomes in the offspring of mothers with phenylketonuria during pregnancy: the importance of variation in maternal blood phenylalanine. Am J Clin Nutr. 2008;88(3):700–5.

12. Widaman KF, Azen C. Relation of prenatal phenylalanine exposure to infant and childhood cognitive outcomes: results from the International Maternal PKU Collaborative Study. Pediatrics. 2003;112(6 Pt 2):1537–43.

13. Acosta PB, Matalon K, Castiglioni L, Rohr FJ, Wenz E, Austin V, et al. Intake of major nutrients by women in the Maternal Phenylketonuria (MPKU) Study and effects on plasma phenylalanine concentrations. Am J Clin Nutr. 2001;73(4):792–6.

14. Matalon KM, Acosta PB, Azen C. Role of nutrition in pregnancy with phenylketonuria and birth defects. Pediatrics. 2003;112(6 Pt 2):1534–6.

15. USDA. Dietary reference intakes: recommended intakes for individuals by age, size, sex and life stage. 2014. Available from: http://fnic.nal.usda.gov/dietary-guidance/dietary-reference-intakes/dri-tables.

16. van Spronsen FJ, van Rijn M, Bekhof J, Koch R, Smit PG. Phenylketonuria: tyrosine supplementation in phenylalanine-restricted diets. Am J Clin Nutr. 2001;73(2):153–7.

17. Lim K, van Calcar SC, Nelson KL, Gleason ST, Ney DM. Acceptable low-phenylalanine foods and beverages can be made with glycomacropeptide from cheese whey for individuals with PKU. Mol Genet Metab. 2007;92(1–2):176–8.

18. Pinto A, Almeida MF, Cunha A, Carmona C, Rocha S, Guimas A, et al. Dietary management of maternal phenylketonuria with glycomacropeptide and amino acids supplements: a case report. Mol Genet Metab Rep. 2017;13:105–10.

19. Lindegren ML, Krishaswami S, Fonnesbeck C, Reimschisel T, Fisher J, Jackson K, et al. Adjuvant treatment for Phenylketonuria (PKU). Rockville: Agency for Healthcare Research and Quality; 2012.

20. Matalon R, Michals-Matalon K, Bhatia G, Burlina AB, Burlina AP, Braga C, et al. Double blind placebo control trial of large neutral amino acids in treatment of PKU: effect on blood phenylalanine. J Inherit Metab Dis. 2007;30(2):153–8.

21. Butte NF, Wong WW, Treuth MS, Ellis KJ, O'Brian SE. Energy requirements during pregnancy based on total energy expenditure and energy deposition. Am J Clin Nutr. 2004;79(6):1078–87.

22. Institute of Medicine. Weight gain during pregnancy: re-examining the guidelines. 2014. Available from: http://iom.edu/Reports/2009/Weight-Gain-During-Pregnancy-Reexamining-the-Guidelines.aspx.

23. Simopoulos AP, Leaf A, Salem N Jr. Essentiality of and recommended dietary intakes for omega-6 and omega-3 fatty acids. Ann Nutr Metab. 1999;43(2):127–30.

24. Institute of Medicine (U.S.). Standing Committee on the Scientific Evaluation of Dietary Reference Intakes. Dietary reference intakes for energy, carbohydrate, fiber, fat, fatty acids, cholesterol, protein, and amino acids, vol. xxv. Washington, D.C.: National Academies Press; 2005. p. 1331.

25. Waisbren S. Maternal Phenylketonuria: Long-term outcomes in offspring and post-pregnancy maternal characteristics. JIMD Ref. 2014;21:23.

26. Feillet F, Muntau AC, Debray FG, Lotz-Havla AS, Puchwein-Schwepcke A, Fofou-Caillierez MB, et al. Use of sapropterin dihydrochloride in maternal phenylketonuria. A European experience of eight cases. J Inherit Metab Dis. 2014;37(5):753–62.

27. Muntau AC, Adams DJ, Belanger-Quintana A, Bushueva TV, Cerone R, Chien YH, et al. International best practice for the evaluation of responsiveness to

sapropterin dihydrochloride in patients with phenyl-ketonuria. Mol Genet Metab. 2019;127(1):1–11.

28. Longo N, Dimmock D, Levy H, Viau K, Bausell H, Bilder DA, et al. Evidence- and consensus-based recommendations for the use of pegvaliase in adults with phenylketonuria. Genet Med. 2019;21(8):1851–67.

29. Boyer M, Skaar J, Sowa M, Tureson JR, Chapel-Crespo CC, Chang R. Continuation of pegvaliase treatment during pregnancy: a case report. Mol Genet Metab Rep. 2021;26:100713.

30. Rohr F, Kritzer A, Harding CO, Viau K, Levy HL. Discontinuation of Pegvaliase therapy during maternal PKU pregnancy and postnatal breastfeeding: a case report. Mol Genet Metab Rep. 2020;22:100555.

31. Van Calcar SC, Harding CO, Davidson SR, Barness LA, Wolff JA. Case reports of successful pregnancy in women with maple syrup urine disease and propionic acidemia. Am J Med Genet. 1992;44(5):641–6.

32. Grunewald S, Hinrichs F, Wendel U. Pregnancy in a woman with maple syrup urine disease. J Inherit Metab Dis. 1998;21(2):89–94.

33. Yoshida S, Tanaka T. Postpartum death with maple syrup urine disease. Int J Gynaecol Obstet. 2003;81(1):57–8.

34. Wessel AE, Mogensen KM, Rohr F, Erick M, Neilan EG, Chopra S, et al. Management of a woman with maple syrup urine disease during pregnancy, delivery, and lactation. JPEN J Parenter Enteral Nutr. 2015;39(7):875–9.

35. Tchan M, Westbrook M, Wilcox G, Cutler R, Smith N, Penman R, et al. The management of pregnancy in maple syrup urine disease: experience with two patients. JIMD Rep. 2013;10:113–7.

36. Heiber S, Zulewski H, Zaugg M, Kiss C, Baumgartner M. Successful pregnancy in a woman with maple syrup urine disease: case report. JIMD Rep. 2015;21:103–7.

37. Brown J, Tchan M, Nayyar R. Maple syrup urine disease: tailoring a plan for pregnancy. J Matern Fetal Neonatal Med. 2018;31(12):1663–6.

38. Grunert SC, Rosenbaum-Fabian S, Schumann A, Schwab KO, Mingirulli N, Spiekerkoetter U. Successful pregnancy in maple syrup urine disease: a case report and review of the literature. Nutr J. 2018;17(1):51.

39. Bulcher S. MSUD Family Support Group. Personal Communication, 2020.

40. Berens P. Overview of the postpartum period: normal physiology and routine maternal care. UpToDate Website 2019. Available from: https://www-uptodate-com.liboff.ohsu.edu/contents/overview-of-the-postpartum-period-normal-physiology-and-routine-maternal-care.

41. Langendonk JG, Roos JC, Angus L, Williams M, Karstens FP, de Klerk JB, et al. A series of pregnancies in women with inherited metabolic disease. J Inherit Metab Dis. 2012;35(3):419–24.

42. Scott Schwoerer J, van Calcar S, Rice GM, Deline J. Successful pregnancy and delivery in a woman with propionic acidemia from the Amish community. Mol Genet Metab Rep. 2016;8:4–7.

43. Mungan NO, Kor D, Buyukkurt S, Atmis A, Gulec U, Satar M. Propionic acidemia: a Turkish case report of a successful pregnancy, labor and lactation. J Pediatr Endocrinol Metab. 2016;29(7):863–6.

44. Wojtowicz A, Hill M, Strobel S, Gillett G, Kiec-Wilk B. Successful in vitro fertilization, twin pregnancy and labor in a woman with inherited propionic acidemia. Ginekol Pol. 2019;90(11):667.

45. Wasserstein MP, Gaddipati S, Snyderman SE, Eddleman K, Desnick RJ, Sansaricq C. Successful pregnancy in severe methylmalonic acidaemia. J Inherit Metab Dis. 1999;22(7):788–94.

46. Lubrano R, Bellelli E, Gentile I, Paoli S, Carducci C, Carducci C, et al. Pregnancy in a methylmalonic acidemia patient with kidney transplantation: a case report. Am J Transplant. 2013;13(7):1918–22.

47. Boneh A, Greaves RF, Garra G, Pitt JJ. Metabolic treatment of pregnancy and post delivery period in a patient with cobalamin A disease. Am J Obstet Gynecol. 2002;187(1):225–6.

48. Deodato F, Rizzo C, Boenzi S, Baiocco F, Sabetta G, Dionisi-Vici C. Successful pregnancy in a woman with mut- methylmalonic acidaemia. J Inherit Metab Dis. 2002;25(2):133–4.

49. Brunel-Guitton C, Costa T, Mitchell GA, Lambert M. Treatment of cobalamin C (cblC) deficiency during pregnancy. J Inherit Metab Dis. 2010;33(Suppl 3):S409–12.

50. Raval DB, Merideth M, Sloan JL, Braverman NE, Conway RL, Manoli I, et al. Methylmalonic acidemia (MMA) in pregnancy: a case series and literature review. J Inherit Metab Dis. 2015;38(5):839–46.

51. Grandone E, Martinelli P, Villani M, Vecchione G, Fischetti L, Leccese A, et al. Prospective evaluation of pregnancy outcome in an Italian woman with late-onset combined homocystinuria and methylmalonic aciduria. BMC Pregnancy Childbirth. 2019;19(1):318.

52. Enns GM, O'Brien WE, Kobayashi K, Shinzawa H, Pellegrino JE. Postpartum "psychosis" in mild argininosuccinate synthetase deficiency. Obstet Gynecol. 2005;105(5 Pt 2):1244–6.

53. Peterson DE. Acute postpartum mental status change and coma caused by previously undiagnosed ornithine transcarbamylase deficiency. Obstet Gynecol. 2003;102(5 Pt 2):1212–5.

54. Eather G, Coman D, Lander C, McGill J. Carbamyl phosphate synthase deficiency: diagnosed during pregnancy in a 41-year-old. J Clin Neurosci. 2006;13(6):702–6.

55. Potter MA, Zeesman S, Brennan B, Kobayashi K, Gao HZ, Tabata A, et al. Pregnancy in a healthy woman with untreated citrullinemia. Am J Med Genet A. 2004;129A(1):77–82.

56. Lamb S, Aye CY, Murphy E, Mackillop L. Multidisciplinary management of ornithine transcarbamylase (OTC) deficiency in pregnancy: essential to prevent hyperammonemic complications. BMJ Case Rep. 2013;2013.

57. Arn PH, Hauser ER, Thomas GH, Herman G, Hess D, Brusilow SW. Hyperammonemia in women with a mutation at the ornithine carbamoyltransferase locus. A cause of postpartum coma. N Engl J Med.

1990;322(23):1652–5.

58. Kotani Y, Shiota M, Umemoto M, Tsuritani M, Hoshiai H. Carbamyl phosphate synthetase deficiency and postpartum hyperammonemia. Am J Obstet Gynecol. 2010;203(1):e10–1.

59. Mendez-Figueroa H, Lamance K, Sutton VR, Aagaard-Tillery K, Van den Veyver I. Management of ornithine transcarbamylase deficiency in pregnancy. Am J Perinatol. 2010;27(10):775–84.

60. Torkzaban M, Haddad A, Baxter JK, Berghella V, Gahl WA, Al-Kouatly HB. Maternal ornithine transcarbamylase deficiency, a genetic condition associated with high maternal and neonatal mortality every clinician should know: a systematic review. Am J Med Genet A. 2019;179(10):2091–100.

61. Wilnai Y, Blumenfeld YJ, Cusmano K, Hintz SR, Alcorn D, Benitz WE, et al. Prenatal treatment of ornithine transcarbamylase deficiency. Mol Genet Metab. 2018;123(3):297–300.

62. Herrera E. Metabolic adaptations in pregnancy and their implications for the availability of substrates to the fetus. Eur J Clin Nutr. 2000;54(Suppl 1): S47–51.

63. Schwoerer JA, Obernolte L, Van Calcar S, Heighway S, Bankowski H, Williams P, et al. Use of gastrostomy tube to prevent maternal PKU syndrome. JIMD Rep. 2012;6:15–20.

64. Lee PJ. Pregnancy issues in inherited metabolic disorders. J Inherit Metab Dis. 2006;29(2–3):311–6.

65. Laforet P, Acquaviva-Bourdain C, Rigal O, Brivet M, Penisson-Besnier I, Chabrol B, et al. Diagnostic assessment and long-term follow-up of 13 patients with Very Long-Chain Acyl-Coenzyme A dehydrogenase (VLCAD) deficiency. Neuromuscul Disord. 2009;19(5):324–9.

66. Murata KY, Sugie H, Nishino I, Kondo T, Ito H. A primigravida with very-long-chain acyl-CoA dehydrogenase deficiency. Muscle Nerve. 2014;49(2): 295–6.

67. Mendez-Figueroa H, Shchelochkov OA, Shaibani A, Aagaard-Tillery K, Shinawi MS. Clinical and biochemical improvement of very long-chain acyl-CoA dehydrogenase deficiency in pregnancy. J Perinatol. 2010;30(8):558–62.

68. Yamamoto H, Tachibana D, Tajima G, Shigematsu Y, Hamasaki T, Tanaka A, et al. Successful management of pregnancy with very-long-chain acyl-coenzyme A dehydrogenase deficiency. J Obstet Gynaecol Res. 2015;41(7):1126–8.

69. van Eerd DC, Brusse IA, Adriaens VF, Mankowski RT, Praet SF, Michels M, et al. Management of an LCHADD patient during pregnancy and high intensity exercise. JIMD Rep. 2017;32:95–100.

70. Vockley J. Pittsburgh Children's Hospital. Personal Communication, 2018.

71. Van Erven B, Berry GT, Cassiman D, Voss R, Wortmann SB, Rubio-Gozalbo E. Fertility in adult women with classic galactosemia and primary ovarian insufficiency. Fertil Steril. 2017;108(1):168–74.

72. Ferrecchia IA, Guenette G, Potocik EA, Weinstein DA. Pregnancy in women with glycogen storage disease Ia and Ib. J Perinat Neonatal Nurs. 2014;28(1):26–31.

73. Ramachandran R, Wedatilake Y, Coats C, Walker F, Elliott P, Lee PJ, et al. Pregnancy and its management in women with GSD type III – a single centre experience. J Inherit Metab Dis. 2012;35(2):245–51.

74. Siega-Riz AM, Evenson KR, Dole N. Pregnancy-related weight gain–a link to obesity? Nutr Rev. 2004;62(7 Pt 2):S105–11.

75. Abrams B, Carmichael S, Selvin S. Factors associated with the pattern of maternal weight gain during pregnancy. Obstet Gynecol. 1995;86(2):170–6.

76. Carmichael S, Abrams B, Selvin S. The pattern of maternal weight gain in women with good pregnancy outcomes. Am J Public Health. 1997;87(12):1984–8.

77. Acosta PB, Evaluation of nutrition status. In: Acosta PB, editor. Nutrition management of patients with inherited metabolic disorders. boston: Jones and Bartlett Publishers; c2010. p. 87.

第 13 章

13

遗传性酪氨酸血症

Austin Larson

目录

核心信息

1. 未经治疗的酪氨酸血症 I 型会导致肝衰竭、肝细胞癌、肾小管功能障碍和反复发作的周围神经病，进而缩短患者预期寿命。

2. 尼替西农（Nitisinone，NTBC）治疗可阻止该疾病出现严重临床表现，但会造成血酪氨酸升高。

3. 酪氨酸血症 I 型的营养管理，旨在通过限制苯丙氨酸和酪氨酸的摄入以防止接受 NTBC 治疗的患者出现严重的高酪氨酸血症及相关并发症。低苯丙氨酸 / 酪氨酸营养管理亦适用于酪氨酸血症 II 型[*1]。

13.1　背景

由于酶缺陷致代谢通路阻滞的位置不同，导致不同的生化紊乱和不同的临床表型。本章主要关注酪氨酸血症 I 型，包括治疗和未治疗下的表型，也将讨论酪氨酸血症 II 型和 III 型。其他酪氨酸分解代谢疾病，如黑尿症和霍金辛尿症，不在讨论之列。

13.2　生化基础

酪氨酸血症 I 型是由延胡索酰乙酰乙酸水解酶（fumarylacetoacetate hydrolase，FAH）缺陷造成的，这使得苯丙氨酸 / 酪氨酸分解代谢的最后一步受阻（图 13.1）。FAH 功能缺失造成酪氨酸代谢的中间代谢产物或相关衍生物如延胡索酰乙酰乙酸、马来酰乙酰乙酸、琥珀酰乙酰乙酸和琥珀酰丙酮在体内累积，进而对肝细胞和肾细胞产生直接毒性作用[1]。另外，由于琥珀酰丙酮是胆色素原合成酶的抑制剂，在部分患者中，这种抑制作用会造成具有神经毒性的血红素前体在体内累积，使患者在生化和临床上表现出急性类卟啉症性神经危象[2]。尽管被称为酪氨酸血症，由于阻滞发生在酪氨酸分解代谢通路的下游，酪氨酸血症 I 型不一定会呈现血酪氨酸水平显著升高；作为一种继发性结果，血酪

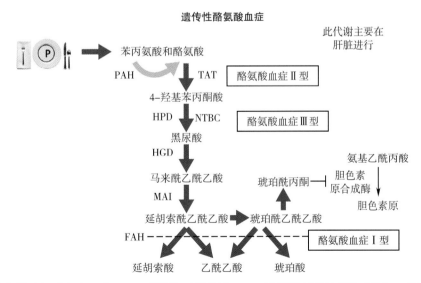

图 13.1　遗传性酪氨酸血症。酶：PAH，苯丙氨酸羟化酶；TAT，酪氨酸氨基转移酶；HPD，4- 羟基苯丙酮酸双加氧酶；HGD，尿黑酸氧化酶；MAI，马来酰乙酰乙酸异构酶；FAH，延胡索酰乙酰乙酸水解酶

---

*1 译者注：低苯丙氨酸 / 酪氨酸营养管理亦适用于治疗存在血酪氨酸浓度偏高的酪氨酸血症 III 型患者。

氨酸浓度可能是轻度升高。

酪氨酸血症Ⅱ型［酪氨酸氨基转移酶（tyrosine aminotransferase，TAT）缺陷所致］和酪氨酸血症Ⅲ型[*2]［4-羟基苯丙酮酸双加氧酶（4-hydroxyphenylpyruvate dioxygenose，HPD）缺陷所致］可引起血酪氨酸浓度的显著升高，因引起这两型酪氨酸血症的通路阻滞位于酪氨酸分解代谢途径的上游。不同于酪氨酸血症Ⅰ型，造成酪氨酸血症Ⅱ型和Ⅲ型主要疾病表现的有毒代谢物是酪氨酸本身。

13.3　诊断

酪氨酸血症Ⅰ型已被列入美国推荐统一筛查目录（Recommended Uniform Screening Panel，RUSP），目前多经新生儿筛查发现并诊断。琥珀酰丙酮和酪氨酸都可经干血斑检测。对酪氨酸血症Ⅰ型，琥珀酰丙酮是比酪氨酸具有更高灵敏度和特异度的诊断指标，是首选的检测指标[3]。近年来，美国仍有部分州未将琥珀酰丙酮检测纳入新生儿筛查指标，导致部分患儿在出现症状后才得到诊断。琥珀酰丙酮在加拿大魁北克地区被纳入新生儿筛查指标的历史比其他地区长，因当地人群中存在 FAH 的常见致病性突变（c.1 065 + 5G>A），造成该地区酪氨酸血症Ⅰ型发病率较高[4]。提出症状前筛查诊断治疗与有症状患者确诊后治疗两种诊治策略会造成自然病史有差异的最早文献都源自魁北克的经验。

酪氨酸血症Ⅱ型和Ⅲ型在美国 RUSP 中被列为新生儿筛查"次级疾病"[*3]，代谢物酪

氨酸被用于识别这两种疾病，然而，血酪氨酸水平显著上升也有可能继发于其他情况。暂时性酪氨酸血症是一种相对常见且在早产儿中患病率较高的良性疾病，异常指标通常在出生后前几个月内可在不需要干预的情况下自行消退。另外，各种病因的肝病患者，血酪氨酸浓度也可能升高[5]。同时，甲硫氨酸和苯丙氨酸浓度通常也会升高。

所有遗传性酪氨酸血症都是常染色体隐性遗传病，基于生化和临床特征疑诊遗传性酪氨酸血症患儿，用分子遗传学方法测出致病性（或可能致病性）双等位基因突变可确诊。酪氨酸血症Ⅰ型由 FAH 双等位基因突变导致，Ⅱ型由 TAT 突变导致，Ⅲ型则由 HPD 突变导致。

血琥珀酰丙酮测量值多次升高应被视为酪氨酸血症Ⅰ型初步诊断的依据，在确诊结果出来之前就应开始进行相应治疗[*4]。血琥珀酰丙酮检测比尿琥珀酰丙酮检测更敏感，是首选检测项目[6]。

13.4　临床表现与自然病史

大多数未在症状出现前确诊和治疗的酪氨酸血症Ⅰ型患儿，会在1周岁前表现出肝病，包括需要接受肝移植的急性肝衰竭或慢性肝病。如果未能及时接受肝移植治疗，急性肝衰竭对患儿有致命风险。未经治疗的酪氨酸血症Ⅰ型患儿肝细胞癌常见，4~5岁时肝细胞癌达到发病率高峰，是未经治疗的酪氨酸血症Ⅰ型患儿的常见死因[7]。甲胎蛋白浓度显著上升是酪氨酸血症导致肝病的非特

---

*2　译者注：4-羟基苯丙酮酸双加氧酶，原文"4-hydroxyphenylpyruvate dioxygenase（HPD）"，又名"hydroxyphenylpyruvic acid dioxygenase（HPPD）"［见国家卫生健康委罕见病诊疗与保障专家委员会办公室（中国医学科学院北京协和医院）牵头制定的《罕见病诊疗指南（2019年版）》］，二者均在英文文献中常见。

*3　译者注：RUSP 目录中将纳入筛查的疾病分为核心对象（core conditions）和次级对象（secondary conditions），核心对象是指应被筛查的疾病。次级对象是指在对核心对象疾病进行筛查和鉴别诊断的过程中也可被发现的疾病。其中酪氨酸血症Ⅰ型被列为"核心对象"。

*4　译者注：酪氨酸血症Ⅰ型的治疗时机对预后有较大影响，基于生化和临床特征做出诊断后（在获得基因检测结果前）应立即开始使用 NTBC 配合低蛋白饮食治疗以阻止持续的肝肾损伤。

异性生物标志物。在分析甲胎蛋白浓度变化时,很重要的一点是要考虑预期的正常值与年龄相关,甲胎蛋白的正常浓度在婴儿出生后的前几个月发生跨数量级的显著变化[8]。

未以肝病为首发症状的酪氨酸血症Ⅰ型患儿可能会因肾病而引起临床关注。这些患者体内可能存在残余活性的 FAH,因而病情进展较慢。肾小管功能障碍会造成酸中毒和磷酸盐流失。肾小管酸中毒会造成生长障碍。低磷血症会导致佝偻病,这也会抑制患儿的线性生长速度。对有酪氨酸血症Ⅰ型肾脏表现的患者进行尿检,可发现多种氨基酸尿和肾小管磷重吸收障碍[9]。

大约 40% 酪氨酸血症Ⅰ型患者会出现反复发作的神经危象。这些神经系统症状的发病机制与急性间歇性卟啉病相似,是由于琥珀酰丙酮抑制胆色素原合成酶所致。血红素合成途径受阻导致血红素前体在体内积累,而血红素前体对中枢和周围神经系统均产生毒性。患者出现酪氨酸血症相关性神经危象时,表现为急性发作的神经病变,导致肌张力减退、胃肠道运动障碍和肌无力,可能膈肌无力,需要气管插管和机械通气[10]。某些患者神经危象有致命风险。

酪氨酸血症Ⅱ型的临床表现包括角膜病变,表现为畏光、流泪和角膜溃疡,这些症状是酪氨酸高的直接表现。通过治疗降低血酪氨酸水平,这些症状大概率是可逆的[11]。此外,患者还会出现掌跖角化,手掌和脚底皮肤角化过度和起泡也与高酪氨酸血症有关。酪氨酸血症Ⅱ型和Ⅲ型的患者,发育迟缓和智力障碍的患病率增加,这可能是由于大脑中异常增高的酪氨酸干扰神经递质代谢[12]。

13.5 酪氨酸血症Ⅰ型的药物治疗

在药物治疗出现之前,已经明确限制饮食中的苯丙氨酸和酪氨酸,不足以减少酪氨酸血症Ⅰ型患者体内有毒代谢物的产生而改变自然病程。治疗仅是密切监测肝病、肝细

胞癌或神经危象,在其中一种或几种同时出现的情况下进行肝移植。肝移植可以显著降低但不能完全消除琥珀酰丙酮的产生。接受肝移植的酪氨酸血症Ⅰ型患者 5 年生存率为 90%,且没有出现移植物中肝细胞癌复发的情况[13]。即使接受了肝移植,患者仍可能面临出现肾病风险,这种风险与持续低水平的琥珀酰丙酮生成有关[14]。

2-(2-硝基-4-三氟甲基苯甲酰基)-1,3-环己二酮(NTBC),也被称为尼替西农,是一种 4-羟基苯基丙酮酸双加氧酶的抑制剂,并因此在 20 世纪 90 年代初期在欧洲被医疗监管机构批准尝试用于治疗酪氨酸血症Ⅰ型[15]。NTBC 可以在酪氨酸分解代谢的上游阻断代谢途径,进而防止延胡索酰乙酰乙酸和琥珀酰丙酮的积累[16]。在症状出现前及时诊断配合 NTBC 的应用使酪氨酸血症Ⅰ型的自然病史发生了巨大变化。通过将患者体内的 NTBC 维持在治疗浓度以充分阻断琥珀酰丙酮产生,可以使患者的肝病、肝细胞癌、肾病、神经危象的发生率降至极低水平。这些并发症在接受 NTBC 治疗的患者中很少见,若出现可能是和患者治疗依从性不高有关。

尽管 NTBC 治疗已经被证明是一种有效的疗法,但需要在治疗开始的同时限制患者饮食中摄入苯丙氨酸和酪氨酸,否则会造成高酪氨酸血症及相关症状。如果血酪氨酸浓度没有通过饮食干预,显著升高,接受 NTBC 治疗的患者将面临角膜病变和掌跖角化过度的风险。患者如果出现任何眼部症状(特别是畏光、疼痛或过度流泪),需由眼科医生进行裂隙灯检查。对于接受 NTBC 治疗的患者,饮食干预的目标是将血酪氨酸浓度维持在 200~600μmol/L[6]。血酪氨酸水平低于 600μmol/L 时,患者不太可能出现与高酪氨酸血症相关的眼部或皮肤症状。

对长期接受 NTBC 治疗的患者进行随访发现,许多患者出现全面智商(full-scale intelligence quotient,FSIQ)降低和注意力及行为问题[17-19]。一部分患者被发现其 FSIQ

随时间逐渐降低[20]。NTBC 对患者认知和行为造成影响的机制尚不明确,但高酪氨酸血症被认为是一个可能的原因,因此即便对于没有眼部和皮肤症状的患者,也需要进行生化和临床密切监测和严谨的营养管理。部分酪氨酸血症Ⅲ型患者出现神经认知功能异常的表型,也表明高酪氨酸血症可能是导致接受 NTBC 治疗的Ⅰ型患者出现行为、发育和智力相关症状的主要因素。未接受 NTBC 治疗的情况下,酪氨酸血症Ⅰ型通常与智力障碍无关。但未经治疗的酪氨酸血症Ⅰ型患者,肝衰竭和癌症的发病率和死亡率极高,因此风险收益比支持对大多数患者使用 NTBC。

患者所需的 NTBC 剂量可能因基因型、年龄和其他因素而异。一旦诊断为酪氨酸血症Ⅰ型,应尽快开始 NTBC 治疗。常规剂量为 1mg/(kg·d),分两次给药[6]。NTBC 的半衰期相对较长,一岁后也可以每天给药一次。NTBC 治疗的主要目的是抑制琥珀酰丙酮产生。如果血液中琥珀酰丙酮浓度高于参考值范围,则应考虑提高 NTBC 剂量。如果血琥珀酰丙酮浓度正常,则可以尝试适当降低 NTBC 剂量,尤其是当患者已经接受了恰当的营养管理,血酪氨酸浓度仍高于 600μmol/L 时。除了依据血琥珀酰丙酮和酪氨酸浓度指导给药外,NTBC 本身在血液中的浓度也可在商业实验室被定量检测,是有价值的指导用药的参考依据。推荐的血 NTBC 浓度在 30~70μmol/L,但琥珀酰丙酮受到有效抑制是调整药物剂量的首要考虑因素[6]。

目前已报告 3 例孕期服用 NTBC 的女性,血酪氨酸浓度最高达到 800μmol/L,这些女性生下的孩子健康且发育正常。就孕期用药安全性而言,NTBC 被归类为 C 类药物[*5]。

基于动物模型结果,NTBC 诱发的高酪氨酸血症可能有致畸作用,因此在怀孕期间需要对孕妇进行密切监测和严格的营养管理。鉴于停用 NTBC 对患者的潜在风险,目前对于在怀孕期间是否应继续使用 NTBC 尚无共识[6,21]。

13.6 营养管理

对接受 NTBC 治疗的患者进行营养管理,主要目的是将血酪氨酸水平维持在目标范围内(200~600μmol/L)。由于膳食中大多数苯丙氨酸会在体内转化为酪氨酸,因此需要同时限制苯丙氨酸和酪氨酸的摄入量。对大多数患者而言,特医食品需要满足患者总体的蛋白质和能量需求的同时充分限制苯丙氨酸和酪氨酸摄入。这类不含苯丙氨酸和酪氨酸的特医食品可向多家制造商购买[*6]。

对于通过新生儿筛查确诊并随即开始接受 NTBC 治疗的婴儿,标准的初始营养管理方案是通过母乳或婴儿配方奶粉提供一定量的天然蛋白质摄入,同时添加特医食品(包括特殊医学用途配方奶粉)以满足患儿的总体蛋白质摄入需求。患者所需天然蛋白质与特医食品的量需要通过频繁检测血氨基酸浓度确定,苯丙氨酸和酪氨酸的标准初始摄入量为苯丙氨酸 185~550mg/d 和酪氨酸 95~275mg/d[22]。血酪氨酸浓度若高于 600μmol/L,则表明需要进一步限制天然蛋白质的摄入(或在条件允许的情况下降低 NTBC 用量)[*7]。反之,当血苯丙氨酸浓度低于参考值范围时,则意味着可能需要适当提高天然蛋白质的摄入,或者补充苯丙氨酸。

不同于本书中探讨的其他疾病,酪氨酸

---

*5 译者注:2015 年之前,美国 FDA 规定的药物妊娠风险类别分为 A,B,C,D,X 五级。其中 C 类指动物生殖研究表明对胎儿有不利影响,且没有对人类进行过充分和良好控制的研究。尽管存在潜在风险,但用药的潜在益处使得可能需要对孕妇使用该药物。

*6 译者注:截至翻译成稿,我国目前尚无厂商生产针对酪氨酸血症的特殊医学用途配方奶粉。

*7 译者注:不造成琥珀酰丙酮水平上升的情况下。

血症 I 型患者对苯丙氨酸和酪氨酸的耐受性不仅与致病基因突变及相应残余酶活性相关。患者这种对苯丙氨酸和酪氨酸的不耐受是医源性的,与患者服用 NTBC 的剂量直接相关。为避免接受 NTBC 治疗的患者出现严重的高酪氨酸血症,需要注意 NTBC 剂量和血液中的药物浓度,以及膳食中苯丙氨酸和酪氨酸的摄入量。医生应为患者开具最低有效剂量的 NTBC,并调整饮食。

酪氨酸血症 II 型和 III 型患者的营养管理与接受 NTBC 治疗的酪氨酸血症 I 型患者相同。

13.7　疗效监测

为了确定合适的 NTBC 剂量和患者对膳食酪氨酸及苯丙氨酸的耐受性,需要频繁监测患者的血氨基酸、血琥珀酰丙酮和血 NTBC 的浓度。目前推荐的频率是在患儿 1 岁前每月进行一次检测,1~5 岁间每 3 个月检测一次,之后每 6 个月检测一次。此外,患者应监测甲胎蛋白、凝血功能、转氨酶、电解质、钙和磷酸盐浓度评估肝肾功能。患者还应每年进行肝脏影像学检查以发现潜在的肿瘤[6]。

13.8　总结

酪氨酸血症 I 型是酪氨酸分解代谢途径下游的酶缺陷及代谢阻滞造成的代谢紊乱。代谢阻滞造成琥珀酰丙酮和其他相关代谢物的积累,进而导致肝衰竭、肝细胞癌和肾小管功能障碍。琥珀酰丙酮还抑制血红素合成途径并造成有毒的血红素前体积累,引起在生化和临床特征上与急性卟啉症类似的神经危象。NTBC 是一种靶向酪氨酸分解代谢途径上游酶的抑制剂,可以减少琥珀酰丙酮的积累及相关临床后果。由于能使致命并发症的发生率显著降低,NTBC 治疗被认为是酪氨酸血症 I 型的标准治疗手段。

在不限制饮食的情况下,NTBC 治疗可造成类似酪氨酸血症 III 型的生化和临床表型,伴有严重的高酪氨酸血症。持续的严重高酪氨酸血症会导致患者出现角膜和皮肤病变,并可能造成发育迟缓和认知障碍。无论是由酪氨酸血症 II 型、酪氨酸血症 III 型,还是 NTBC 治疗引起的高酪氨酸血症,升高的血酪氨酸水平都可以通过减少饮食中的酪氨酸和苯丙氨酸摄入量来控制和治疗。通常将特医食品使用与减少天然蛋白质摄入结合起来,以降低患者的血酪氨酸水平。

作为新生儿筛查的一项,医生常通过检测干血斑中的琥珀酰丙酮来诊断酪氨酸血症 I 型[*8]。最佳治疗方案为在生命早期开始 NTBC 治疗,定期监测血琥珀酰丙酮和酪氨酸水平,以确保患者接受能有效抑制琥珀酰丙酮积累的最低剂量 NTBC[*9]。维持 NTBC 的最低有效剂量,再结合营养管理,可以预防高酪氨酸血症的诸多临床表现及后果。虽然将体内 NTBC 维持在治疗水平的患者不大可能出现肾脏和肝脏疾病,但仍建议持续监测这些并发症。

（刘洋　译）

参考文献

1. Endo F, Sun MS. Tyrosinaemia type I and apoptosis of hepatocytes and renal tubular cells. J Inherit Metab Dis. 2002;25(3):227–34.
2. Lindblad B, Lindstedt S, Steen G. On the enzymic defects in hereditary tyrosinemia. Proc Natl Acad Sci U S A. 1977;74(10):4641–5.
3. Grenier A, Lescault A, Laberge C, Gagne R, Mamer O. Detection of succinylacetone and the use of its measurement in mass screening for hereditary tyrosinemia. Clin Chim Acta. 1982;123(1–2):93–9.

---

*8 译者注:我国目前有少数地方将酪氨酸血症纳入免费新生儿筛查项目。

*9 译者注:最佳治疗方案还应包括定期监测血苯丙氨酸水平,以防止血苯丙氨酸浓度过低造成新生儿发育受限。

4. Giguere Y, Berthier MT. Newborn screening for hereditary tyrosinemia type I in Quebec: update. Adv Exp Med Biol. 2017;959:139–46.

5. Morgan MY, Marshall AW, Milsom JP, Sherlock S. Plasma amino-acid patterns in liver disease. Gut. 1982;23(5):362–70.

6. Chinsky JM, Singh R, Ficicioglu C, van Karnebeek CDM, Grompe M, Mitchell G, et al. Diagnosis and treatment of tyrosinemia type I: a US and Canadian consensus group review and recommendations. Genet Med. 2017;19(12):1380.

7. van Ginkel WG, Pennings JP, van Spronsen FJ. Liver cancer in tyrosinemia type 1. Adv Exp Med Biol. 2017;959:101–9.

8. Wu JT, Book L, Sudar K. Serum alpha fetoprotein (AFP) levels in normal infants. Pediatr Res. 1981;15(1):50–2.

9. Morrow G, Tanguay RM. Biochemical and clinical aspects of hereditary tyrosinemia type 1. Adv Exp Med Biol. 2017;959:9–21.

10. Mitchell G, Larochelle J, Lambert M, Michaud J, Grenier A, Ogier H, et al. Neurologic crises in hereditary tyrosinemia. N Engl J Med. 1990;322(7):432–7.

11. Macsai MS, Schwartz TL, Hinkle D, Hummel MB, Mulhern MG, Rootman D. Tyrosinemia type II: nine cases of ocular signs and symptoms. Am J Ophthalmol. 2001;132(4):522–7.

12. Thimm E, Herebian D, Assmann B, Klee D, Mayatepek E, Spiekerkoetter U. Increase of CSF tyrosine and impaired serotonin turnover in tyrosinemia type I. Mol Genet Metab. 2011;102(2):122–5.

13. Arnon R, Annunziato R, Miloh T, Wasserstein M, Sogawa H, Wilson M, et al. Liver transplantation for hereditary tyrosinemia type I: analysis of the UNOS database. Pediatr Transplant. 2011;15(4):400–5.

14. Pierik LJ, van Spronsen FJ, Bijleveld CM, van Dael CM. Renal function in tyrosinaemia type I after liver transplantation: a long-term follow-up. J Inherit Metab Dis. 2005;28(6):871–6.

15. Lindstedt S, Holme E, Lock EA, Hjalmarson O, Strandvik B. Treatment of hereditary tyrosinaemia type I by inhibition of 4-hydroxyphenylpyruvate dioxygenase. Lancet. 1992;340(8823):813–7.

16. van Ginkel WG, Rodenburg IL, Harding CO, Hollak CEM, Heiner-Fokkema MR, van Spronsen FJ. Long-term outcomes and practical considerations in the pharmacological management of tyrosinemia type 1. Paediatr Drugs. 2019;21(6):413–26.

17. Thimm E, Richter-Werkle R, Kamp G, Molke B, Herebian D, Klee D, et al. Neurocognitive outcome in patients with hypertyrosinemia type I after long-term treatment with NTBC. J Inherit Metab Dis. 2012;35(2):263–8.

18. van Ginkel WG, Jahja R, Huijbregts SCJ, van Spronsen FJ. Neurological and neuropsychological problems in tyrosinemia type I patients. Adv Exp Med Biol. 2017;959:111–22.

19. van Ginkel WG, Jahja R, Huijbregts SC, Daly A, MacDonald A, De Laet C, et al. Neurocognitive outcome in tyrosinemia type 1 patients compared to healthy controls. Orphanet J Rare Dis. 2016;11(1):87.

20. Garcia MI, de la Parra A, Arias C, Arredondo M, Cabello JF. Long-term cognitive functioning in individuals with tyrosinemia type 1 treated with nitisinone and protein-restricted diet. Mol Genet Metab Rep. 2017;11:12–6.

21. Mitchell GA, Yang H. Remaining challenges in the treatment of tyrosinemia from the clinician's viewpoint. Adv Exp Med Biol. 2017;959:205–13.

22. Acosta PB. Nutrition management of patients with inherited metabolic disorders. Sudbury: Jones and Bartlett Publishers, LLC; 2010.

第 14 章

14

同型半胱氨酸尿症和钴胺素障碍性疾病

Janet A.Thomas

目录

核心信息

1. 同型半胱氨酸尿症是由于胱硫醚 -β- 合成酶（cystathionine-β-synthase，CBS）的缺陷引起的，可导致同型半胱氨酸和甲硫氨酸的积聚。

2. 同型半胱氨酸尿症是一种多系统疾病，如不予以治疗其发病率和死亡率都很高。

3. 治疗的目的是减少总同型半胱氨酸的水平。

4. 治疗方法是多方面的，包括饮食上限制甲硫氨酸和补充甜菜碱、维生素 B_6、维生素 B_{12} 和叶酸等。

5. 通过新生儿筛查早期诊断和治疗可改善预后。

6. 对于出现高同型半胱氨酸血症的患者应考虑钴胺素代谢紊乱。

14.1　同型半胱氨酸尿症的背景

同型半胱氨酸尿症（homocystinuria）（OMIM# 236200）于 1962 年由 Carson、Neill 及其同事首次报道[1]。两年后确定了该疾病相关联的酶缺陷[2]。同型半胱氨酸尿症在世界各地都有发生，但由于种族和确诊方法的不同，其发病率也不同。同型半胱氨酸尿症的发病率尚不清楚，从 1/1 800（卡塔尔）到 1/100 万不等，总体发病率估计约为 1：200 000 至 1：300 000[3-5]。

同型半胱氨酸尿症是一种由胱硫醚 -β- 合成酶（CBS）缺陷引起的常染色体隐性遗传病，可导致同型半胱氨酸和甲硫氨酸的积聚以及胱硫醚和半胱氨酸的缺乏。而当出现同型半胱氨酸浓度升高时还需考虑其他疾病。

这些疾病包括伴或不伴相关甲基丙二酸的升高的维生素 B_{12} 的吸收或活化缺陷，严重的 5,10- 亚甲基四氢叶酸还原酶缺乏症，和 5- 甲基 -THF- 同型半胱氨酸甲基转移酶缺乏症。后两种疾病通常表现为同型半胱氨酸升高，伴低浓度的甲硫氨酸，因此相对容易与同型半胱氨酸尿症鉴别。同样重要的是要考虑到引起高同型半胱氨酸血症的非遗传性原因的存在，如饮食缺乏，特别是叶酸和维生素 B_{12} 缺乏，终末期肾病和几种药物的使用等[3,6]。吡哆醇（维生素 B_6）是胱硫醚 -β- 合成酶的辅因子。因此，两种形式的高同型半胱氨酸尿症被特征性地总结：一种是对维生素 B_6 治疗有反应型（维生素 B_6 反应性高同型半胱氨酸尿症）和另一种对维生素 B_6 无反应型（维生素 B_6 无反应性高同型半胱氨酸尿症）。对吡哆醇有反应的患者通常有残留一些酶的活性[4]。

高同型半胱氨酸尿症可以通过检测到新生儿筛查滤纸干血斑上的甲硫氨酸升高来诊断。尽管串联质谱法（MS/MS）在识别甲硫氨酸浓度升高方面比过去的方法更灵敏，但据估计，20%~50% 的维生素 B_6 无反应型患者可能在新生儿筛查时被遗漏；大多数维生素 B_6 有反应型的患者也可能被遗漏[4,6,7]。因此，通过新生儿筛查诊断的患者很少为维生素 B_6 有反应型。通过分析总同型半胱氨酸作为次级标志物并计算甲硫氨酸：总同型半胱氨酸的比值可以提高筛查的特异度[6,7]。

14.2　生物化学

同型半胱氨酸是甲硫氨酸代谢途径中产生的一种中间代谢物（一种必需的含硫氨基酸）。同型半胱氨酸尿症中涉及的生化途径包括两个重要过程：转硫酸盐化和再甲基化（图 14.1）。

转硫酸盐化作用是通过两个维生素 B_6 依赖性酶的作用来促进的，即 CBS（同型半胱氨酸尿症患者缺乏的酶）和胱硫醚 -γ- 裂解酶（cystathionine-γ-lyase，CTH）。CBS 催化同型半胱氨酸和丝氨酸缩合为胱硫醚，CTH 随后催化胱硫醚水解为半胱氨酸和 α- 酮丁酸。半胱氨酸在蛋白质合成、牛磺酸合成中

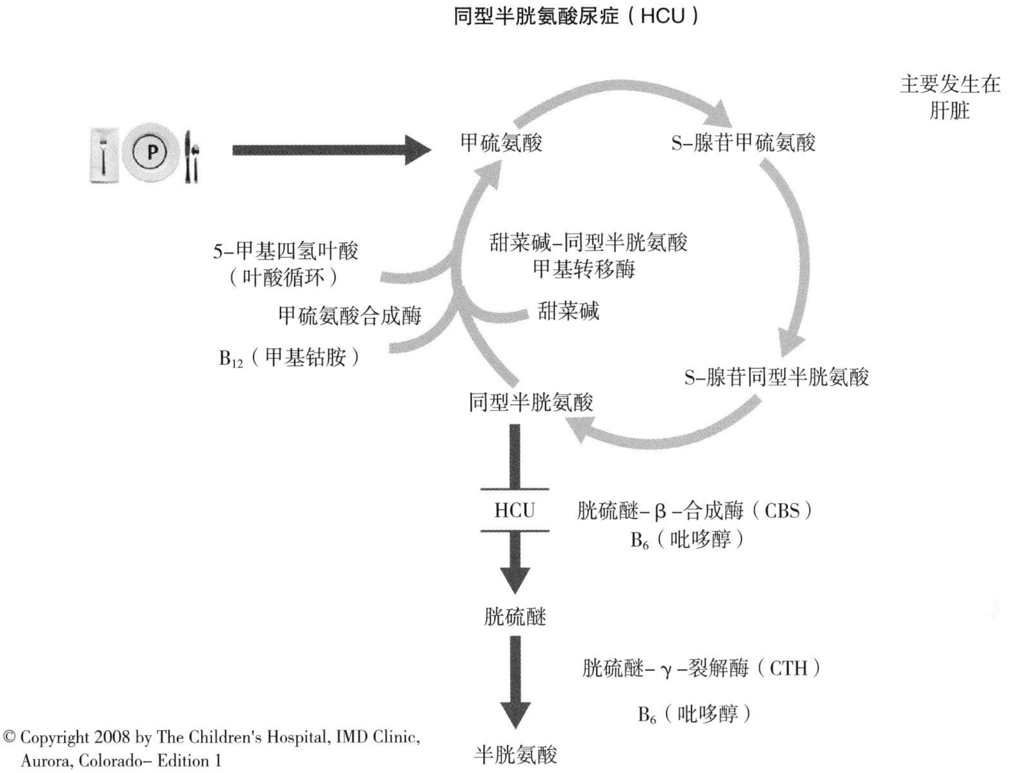

同型半胱氨酸尿症（HCU）

图 14.1　同型半胱氨酸尿症的生化途径中的转硫酸盐化和再甲基化

是重要的,并且是谷胱甘肽的前体,谷胱甘肽是强抗氧化剂和许多外源性物质解毒的必需化合物[5,8,9]。

再甲基化循环允许同型半胱氨酸通过两种途径转化为甲硫氨酸。第一个,也是主要途径,由甲硫氨酸合成酶催化,并将叶酸循环与同型半胱氨酸代谢联系起来。甲硫氨酸合成酶需要辅因子甲基钴胺素。第二种途径利用甜菜碱 - 同型半胱氨酸甲基转移酶[5]。这条途径使用一个从胆碱氧化形成的甜菜碱来源的甲基对同型半胱氨酸进行再甲基化,估计可使达 50% 的同型半胱氨酸再甲基化[8]。甲硫氨酸和同型半胱氨酸在蛋白质合成、折叠和功能中均起重要作用。

14.3　临床表现

同型半胱氨酸尿症累及四个主要器官或身体系统（框 14.1）。

> **框 14.1　同型半胱氨酸尿症累及的器官系统**
>
> ● 眼
>   晶状体异位（晶状体移位）、近视、青光眼、视网膜脱离、视神经萎缩、白内障
> ● 骨骼
>   骨质疏松、脊柱侧凸、骨折、身材高大和四肢长、膝外翻、高弓足、漏斗胸、关节活动受限
> ● CNS
>   智力残疾、癫痫发作、精神疾病
> ● 血管
>   血栓栓塞性疾病、血栓性静脉炎、肺栓塞、缺血性心脏病

14.3.1　眼睛

晶状体异位（晶状体移位）通常是未确

诊患者的第一个体征,多出现在 5~10 岁[3,4]。它可能表现为严重或快速进行性的近视或虹膜脱落(虹膜震颤)[6]。该疾病典型的症状为晶状体向下脱位,与经常需要鉴别的马方综合征形成对比,马方综合征患者通常表现为晶状体向上脱位。例外情况时有发生,晶状体脱位可能会导致视网膜脱落、斜视和青光眼[6]。其他眼部表现可能包括视神经萎缩、白内障和圆锥角膜[10]。

14.3.2 骨骼

骨骼系统也有特征性的症状并且特征非常突出。同型半胱氨酸尿症的患者通常但不总是表现为身材高大、四肢长、手指和脚趾长。他们经常被描述为具有马方综合征的体型,因此,对于任何被评估为高大身材和 / 或马方综合征的个体,都应考虑同型半胱氨酸尿症(NBS 章节)。低骨矿物质密度是同型半胱氨酸尿症患者的一个常见表型[11]。骨质疏松症几乎总是在儿童期后被发现,并有骨折的倾向,可能导致椎体塌陷。其他骨骼特征包括脊柱侧凸、膝外翻(双膝盖紧靠)、足底凹陷(高足弓)、鸡胸或漏斗胸,以及关节活动受限[4]。值得注意的是,在同型半胱氨酸尿症患者的临床特征中结缔组织相关的症状占重要部分。

14.3.3 中枢神经系统

约 60% 的患者有程度不一的发育迟缓[3]。癫痫发作、EEG 异常和精神疾病也有报道。在一个 63 名患者的队列中,有一半以上的患者出现了精神症状,如精神分裂症、抑郁症和人格障碍[12]。在最近的一项研究中,64% 的患者(25 名患者中的 16 名)出现了心理症状,特别是焦虑和抑郁,并且与较低的智商得分(<85)相关联[13]。这与诊断年龄(NBS 和 <2 岁与 >2 岁)或医学并发症没有关联[13]。局部神经系统体征可被视为血栓栓塞事件的结果[3]。此外,还报道了可逆性脑白质病变、基底节信号异常和 MRI 所示的颅内压升高

的表现,并与生化控制不良相关[14,15]。

14.3.4 血管系统

发病率和死亡率的最大原因来自血管系统的受累,特别是在动脉和静脉中都可能发生的血栓栓塞事件,尽管静脉血栓比动脉血栓更常见,并在所有大内径的血管中都是如此[3]。血栓性静脉炎和肺栓塞是最常见的血管意外,而大、中动脉,特别是颈动脉和肾动脉的血栓形成则是常见的死亡原因[4]。脑静脉血栓可能是儿童和成人的共同表现特征[6,16]。缺血性心脏病并不常见。神经影像学可能显示出梗死或血栓的表现。与其他和血管疾病风险增加相关的基因型,如 V 因子莱顿和热敏性亚甲基四氢叶酸还原酶,可能会增加同型半胱氨酸尿症患者的血栓风险[17,18]。

14.3.5 其他

自发性气胸、胰腺炎、下消化道出血和小肠自发性穿孔是同型半胱氨酸尿症的罕见症状[19-21]。此外,急性肝衰竭伴有神经系统受累也有报道[22,23]。一部分患者可能有孤立的主动脉根部扩张,类似于马方综合征中观察到的情况[24]。

14.4 自然疾病史

在出生时同型半胱氨酸尿症的患者看起来很正常,通常在新生儿期或儿童早期没有症状。这一特点使同型半胱氨酸尿症成为新生儿筛查的极佳候选疾病。在未诊断的情况下,该疾病是渐进式的,随着时间的推移,会累及眼睛、骨骼、中枢神经系统和血管系统。临床异常的范围很广,发病年龄和症状进展的速度也是如此。然而,经过治疗其并发症的风险可以显著降低,这可能与总同型半胱氨酸的降低直接相关。对治疗建议的良好依从可预防眼病、骨质疏松症和血栓栓塞事件,并可维持正常的智力发育[6]。维生素 B_6 有反应型的患者通常症状较轻。

Mudd 等根据 629 名患者的详细资料,计算了同型半胱氨酸尿症主要临床表现的时间 - 事件曲线[25]。数据显示,对于维生素 B_6 有反应型和无反应型的同型半胱氨酸尿症患者,16 岁时发生血管事件的风险为 25%,30 岁时为 50%(图 14.2)。在发生事件的患者中,51% 有外周静脉血栓(其中 25% 有肺栓塞),32% 有脑血管意外,11% 有外周动脉闭塞,4% 有心肌梗死,2% 有其他缺血事件[25]。

Mudd 等人的数据也表明,在维生素 B_6 无反应型的同型半胱氨酸尿症患者中,50% 的患者在 6 岁前就发生了晶状体异位,而在维生素 B_6 有反应型的患者则在 10 岁前发生晶状体异位[25]。86% 的同型半胱氨酸尿症患者是在晶状体异位的基础上确诊的。最后,时间 - 事件曲线表明,到大约 16 岁时,影像学上脊柱骨质疏松症的发生率大于 50%。

值得注意的是,上述的自然疾病史研究,即计算事件发生时间的数据是在 1985 年发表的,其后在治疗和新生儿筛查方面也有了进展。因此,同型半胱氨酸尿症的自然疾病史可能已经发生改变。新的报告表明,许多同型半胱氨酸尿症患者可能没有症状,或在生命后期才出现血管疾病[26-28]。利用已知常见突变的频率预测,增加了人群预估的疾病发生频率。然而,已知的同型半胱氨酸尿症患者,比按照已知的基因突变率所预测的要少[26,27]。这表明许多患者可能是无症状的。这也表明,也许较早的数据代表了同型半胱氨酸尿症自然疾病史的诊断偏倚。

14.5　诊断

2017 年,Morris 等在系统回顾文献和专家意见的基础上发表了 CBS 缺乏症的诊断和管理指南[6]。这篇指南值得回顾一下。同型半胱氨酸尿症的诊断是基于对其临床表型的识别,同时确定血浆总同型半胱氨酸和血浆甲硫氨酸浓度的升高(或高于正常)(通过血浆氨基酸定量分析)。也可见胱氨酸浓度降低和胱硫醚正常低值至浓度降低(框 14.2)。此外,在尿氨基酸分析中可以发现同型半胱氨酸以及半胱氨酸二硫化物排泄增加。值得注意的是,对于在生化检测前正在服用吡哆醇或强化吡哆醇的多种维生素和食品的轻症患者,诊断可能被掩盖[6]。诊断

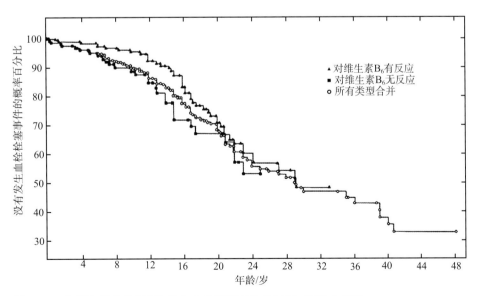

图 14.2　未经治疗的患者首次发生血栓栓塞事件的时间 - 事件曲线图

的确认可以通过酶测定完成,通常在培养的皮肤成纤维细胞、淋巴细胞或肝组织上进行,或通过分子研究完成。每种方法都可能错过诊断,因此,在某些情况下可能需要组合的方法来确认诊断[6]。分子研究是产前诊断的首选技术,尽管酶学分析可以在培养的羊膜细胞上进行,但不能在绒毛组织中进行[6]。

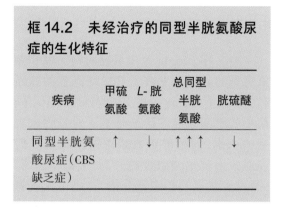

框 14.2   未经治疗的同型半胱氨酸尿症的生化特征

疾病	甲硫氨酸	*L*-胱氨酸	总同型半胱氨酸	胱硫醚
同型半胱氨酸尿症(CBS缺乏症)	↑	↓	↑↑↑	↓

14.6   病理生理学

同型半胱氨酸尿症的病理生理学似乎非常复杂,而且尚未被完全了解。大部分的病理生理学可能是由于同型半胱氨酸的积累,众所周知,通过降低同型半胱氨酸的浓度可以改善预后。已知同型半胱氨酸诱导的血小板、内皮细胞和凝血因子异常导致高凝状态和/或动脉壁稳定性改变,从而增加血栓栓塞事件的风险[3,29]。同型半胱氨酸也是早期动脉粥样硬化的已知风险因素[29,30]。氧化应激也与高同型半胱氨酸血症的血管损伤和重塑密切相关[31]。升高的同型半胱氨酸引起内质网应激,伴有内皮功能障碍、谷胱甘肽耗竭、过氧化氢产生和活性氧簇形成,随之而来的是氧化损伤和氧化抗氧化防御降低,导致蛋白质、脂质和 DNA 损伤[6,31-36]。升高的同型半胱氨酸还增强平滑肌增殖并改变细胞内信号转导,包括对钙激活钾通道信号转导的影响[6,31]。

越来越多的证据表明硫化氢(H₂S)缺乏

在同型半胱氨酸尿症和其他心血管疾病中的作用[6,31]。CBS 和胱硫醚 -γ- 裂解酶是从同型半胱氨酸和 / 或半胱氨酸产生 H₂S 过程的关键酶[31]。同型半胱氨酸和 H₂S 相互交织调节,同型半胱氨酸尿症患者表现出 H₂S 缺乏[31]。H₂S 是一种气体递质分子,也已知可调节骨形成[37]。在同型半胱氨酸尿症小鼠模型的实验中已经证明,通过补充使 H₂S 水平正常化可以防止骨质流失并改善在受影响小鼠中观察到的肌肉疲劳[37,38]。有证据表明,H₂S 抑制同型半胱氨酸诱导的氧化和内质网应激,介导内皮保护,改善同型半胱氨酸诱导的神经血管重塑,并且还可以用作抗氧化剂[31,38]。

此外,胱硫醚和半胱氨酸的减少也可能在同型半胱氨酸尿症的病理生理学中起作用,因为它们也与细胞凋亡、氧化应激和结构蛋白(如纤维蛋白和胶原蛋白)的改变相关,这可能导致了疾病的结缔组织特征[6]。可用的半胱氨酸减少导致胶原蛋白减弱,而胶原蛋白减弱可能导致晶状体半脱位、骨质疏松症和骨骼特征(如漏斗胸和马方样外观等)[39]。众所周知,同型半胱氨酸也会破坏胶原蛋白的交联[6]。此外,对眼睛晶状体很重要的纤维蛋白,其二硫键被同型半胱氨酸 - 胱氨酸形成的混合二硫化物破坏,可能导致晶状体异位的特征[40]。混合二硫化物的形成也可导致活性氧物质的形成[36]。其他元素也可能在同型半胱氨酸尿症的病理生理学中起作用。Keating 等证实了存在慢性炎症,提示异常的细胞因子表达可能参与该病的发病机制[41],但对于脂质代谢改变所起的作用仍有争议[42]。

最后,数种假说已经提出来解释在同型半胱氨酸尿症患者中观察到的神经学表现。Orendáč 等人提出,继发于再甲基化率的增加,导致丝氨酸浓度的下降,而丝氨酸是髓鞘合成的必需,丝氨酸浓度的下降使髓鞘合成异常[23,43]。Mudd 等认为,改变的 S- 腺苷甲硫氨酸与 S- 腺苷同型半胱氨酸的比值抑制了包括髓磷脂合成等的转甲基反应,导致了该疾病的神经学表现[23,40]。

14.7　管理

同型半胱氨酸尿症的治疗目标是降低或恢复血浆同型半胱氨酸的浓度。管理是多方面但个性化的,参考到生化途径就可较好理解。诊断后,所有同型半胱氨酸尿症患者都需要试验维生素 B_6。据估计约 50% 的同型半胱氨酸尿症患者对维生素 B_6 有反应或部分反应[3]。反应性主要由个体的基因型决定。维生素 B_6 剂量的变化很大,通常从 10mg/(kg·d)或 100mg/d 开始,逐渐增加至 500mg/d,直到有反应。Morris 及其同事建议避免剂量 >500mg/d[6]。当然,由于与感觉神经病相关,应避免高于 1 000mg/d 的剂量[44,45]。在有反应的患者中,维生素 B_6 的剂量应保持在能够实现充分代谢控制的最低剂量[8],且血浆总同型半胱氨酸水平应尽可能接近正常或 <50μmol/L[6]。总同型半胱氨酸浓度和血浆甲硫氨酸浓度可用于监测反应性。对维生素 B_6 的反应也受叶酸消耗的影响,因此,应给予叶酸(5~10mg/d)或亚叶酸(1~5mg/d)[3,8]。由于维生素 B_6 作为胱硫醚 -β- 合成酶的辅因子的作用,即使在确定为维生素 B_6 无反应型的患者中,也经常继续使用低剂量的维生素 B_6(50~200mg/d)[8,46]。最近的管理指南不支持后一项建议[6]。

对于那些对维生素 B_6 没有完全反应的人来说,有必要按照第 15 章中的描述进行甲硫氨酸的限制性饮食。

另一个主要的治疗方法是使用甜菜碱(N,N,N- 三甲基甘氨酸)[47]。它通常与甲硫氨酸限制性饮食结合使用,即使在饮食控制最佳的个体中也可以改善代谢控制[48,49]。甜菜碱是甜菜碱 - 同型半胱氨酸甲基转移酶的底物,其作用是将同型半胱氨酸重新甲基化为甲硫氨酸,从而降低同型半胱氨酸的浓度,但提高甲硫氨酸的浓度,并增加半胱氨酸

的水平。甜菜碱也可以作为一种化学伴侣,纠正蛋白质的部分错误折叠[6]。中度升高的甲硫氨酸浓度似乎没有生理上的影响;然而,甲硫氨酸浓度 >1 000nmol/mL 与脑水肿相关[50,51]。因此,应避免高浓度的甲硫氨酸(>1 000nmol/mL)[6]。甜菜碱口服给药,通常剂量为 150~250mg/(kg·d),每日 2~3 次,或对于 >6 岁的儿童和成人为 6~9g/d;剂量最高为 20g/d[3,8,52]。对于儿童,典型的起始剂量为 50mg/kg,每日 2 次,对于成人为 3g,每日 2 次。根据生化反应调整剂量和频率[6]。使用高于 150~200mg/(kg·d)的剂量可能获益有限[6,52]。甜菜碱耐受性良好,安全性可控制[52]。

通常由治疗医生决定首先开始哪种治疗方式——饮食控制或甜菜碱。不幸的是,在大多数患者中,即使采用联合治疗,也很难达到正常的总同型半胱氨酸浓度。Morris 等人发表的指南建议将总同型半胱氨酸水平降至 100μmol/L 以下,以获得最佳控制和预后[6]。预防同型半胱氨酸尿症的长期并发症需要终身治疗。利用聚乙二醇化修饰的胱硫醚 -β- 合成酶替代疗法的新治疗选择被证明可能是有益的,并且目前处于临床试验阶段[53-55]。

其他各不相同的管理建议仍有待验证。考虑的治疗包括每天服用阿司匹林、其他抗血小板聚集药物(双嘧达莫)或抗凝治疗以降低高凝状态和血栓栓塞风险,以及补充维生素 C(1g/d)以改善内皮功能障碍[3,9]。应避免使用含雌激素的避孕药,因为会增加血栓形成的风险[6]。已有两例同型半胱氨酸尿症的患者进行肝移植治疗的报道[22,56]。为了进一步降低血栓栓塞的风险,重要的是在生病或手术期间确保充足的水分,并且避免固定和长时间坐着或不活动。脱水和感染会增加静脉血栓形成的风险,尤其是在儿童[6]。这些建议在同型半胱氨酸浓度升高的患者中是最重要的。管理还应该包括经常与患者、家人或护理人员讨论潜在并发症的迹象和症状,如脑卒中、深静脉血栓和肺栓塞等。

此外,如果同型半胱氨酸尿症患者需要进行手术,建议在术前开始使用含葡萄糖的静脉输液,并在整个手术过程中持续使用,以维持循环液量,避免低血糖症。应避免使用一氧化氮,因为有报告使用后会导致术后的心脏缺血发作,且可能增加血管血栓形成的风险并提高同型半胱氨酸的浓度[39,57-59]。局部麻醉技术可能是禁忌的:神经阻滞可能会因为邻近血管的损伤而变得复杂,并有可能出现血管血栓,脊柱或硬膜外镇痛可能导致血管瘀滞[39]。外科治疗还包括弹力袜、充气腿部加压系统和早期活动等,以帮助预防血栓栓塞[59,60]。建议在长时间制动的情况下使用低分子量肝素[6]。

14.8 监测和结局

对同型半胱氨酸尿症患者的监测包括对治疗性干预的反应性以及对潜在并发症的监测。从青春期开始,应每 3~5 年通过 DEXA 扫描(双能 X 线吸收测定法)监测骨密度,并建议定期进行眼科评估[6]。除非有临床指征,否则不建议进行常规神经影像学或 EEG 监测[6]。此外,限制甲硫氨酸饮食的患者应持续监测实验室检查值(第 15 章)。

同型半胱氨酸尿症的结局已通过目前的治疗方案和新生儿筛查的早期诊断得到改善[61]。预后与血管缺血的发生直接相关,因为如所指出的,大多数发病率和死亡率与血管缺血事件相关。结果也由维生素 B_6 的反应性决定,对 B_6 有反应的患者预后更好[4,25]。历史上,几乎 25% 的同型半胱氨酸尿症患者在 30 岁之前死亡,最常见的是血栓栓塞。血栓形成也是同型半胱氨酸尿症孕妇的主要风险,尤其是在产后前 6 周[6]。降低同型半胱氨酸浓度可显著降低血管事件的风险[48,62]。甜菜碱治疗有助于降低同型半胱氨酸浓度和改善预后。早期诊断和良好的生化控制治疗可降低眼部并发症、骨质疏松症、癫痫发作和血栓栓塞事件的发生率,并可达

到正常的认知发育[7,25,61,62]。家庭和社会支持是成功管理和最佳结局的必要条件。

14.9 钴胺素障碍性疾病:背景

钴胺素(Cbl 或维生素 B_{12})是一种水溶性有机金属维生素,其在低等生物中合成,但不由高等植物和动物合成。人类饮食中 Cbl 的唯一来源是动物产品[63,64]。Cbl 在人体内只需要两种反应,但其代谢涉及复杂的吸收和转运系统以及多个细胞内转化。作为甲基钴胺素(MeCbl),它是甲硫氨酸合成酶的辅因子,并且作为腺苷钴胺素(AdoCbl),它是甲基丙二酰辅酶 A 变位酶的辅因子[63,64]。

Cbl 代谢障碍性疾病一般分为涉及 Cbl 的吸收和转运障碍和细胞内利用障碍的疾病。后一组进一步分为同时具有 AdoCbl 和 MeCbl 的组合缺陷或每种单独辅因子缺陷的疾病。吸收和转运障碍性疾病患者(转钴胺素 Ⅱ 缺乏症除外)的血清 Cbl 浓度通常较低,而在细胞内利用障碍性疾病患者其血清 Cbl 浓度通常正常[64]。血液和尿液中总同型半胱氨酸的升高见于吸收和转运障碍性疾病的患者以及影响 MeCbl 合成的细胞内代谢缺陷的患者。血液和尿液中升高的甲基丙二酸见于影响 AdoCbl 合成的疾病。细胞内代谢的早期共享途径的缺陷导致同型半胱氨酸尿症/血症和甲基丙二酸尿症/血症。因此,在血液和尿液中出现同型半胱氨酸和/或甲基丙二酸升高的所有患者中,必须考虑 Cbl 的细胞内代谢的缺陷。血浆甲硫氨酸浓度有助于区分 Cbl 缺陷性疾病和由 CBS 缺乏引起的同型半胱氨酸尿症;甲硫氨酸在 Cbl 缺陷性疾病中是低的或正常的。Cbl 缺陷性疾病的诊断现在通常经过分子研究来确认。

14.10 临床表现

Cbl 吸收和转运障碍性疾病是罕见的。膳食 Cbl 的肠道摄取受损是遗传性内因子

(intrinsic factor, IF) 缺乏症和维生素 B_{12} 选择性吸收障碍综合征 (IF-Cbl 受体缺陷) 的特征[64]。两者通常在 1 岁至 5 岁之间出现发育落后、生长迟缓、喂养困难和巨幼细胞贫血[63]。维生素 B_{12} 选择性吸收障碍综合征患者可能会出现蛋白尿和神经症状[64]。转钴胺素 (TC) 缺乏症在出生后的前几个月内出现生长迟缓、呕吐、腹泻、虚弱和巨幼细胞贫血或全血细胞减少[63,64]。TC 缺乏症因为在细胞减少的骨髓中存在未成熟的白细胞前体曾被误诊为白血病[63,64]。延迟治疗可能会导致神经系统症状。转钴胺素受体缺乏症的患者已经通过新生儿筛查被鉴别。患者的血清甲基丙二酸中度升高，在大多数情况下，同型半胱氨酸也中度升高，但没有 Cbl 缺乏症的临床症状[64]。类似地，结合咕啉缺乏症的特征在于血清 Cbl 浓度低，但没有一致的临床特征[64]。这些疾病的治疗包括提供胃肠外羟钴胺 (OHCbl)，在 TC 缺乏症中添加叶酸或亚叶酸[64]通常具有良好的生化反应。

细胞内 Cbl 代谢紊乱从前是基于生化表型和补体分析进行分类，但现在主要是基于分子诊断。所述疾病被标记为 cblA-G、cblJ 和 cblX。单独影响 AdoCbl 的两种疾病被分类为 cblA 和 cblB，并且在生物化学上呈现为甲基丙二酸尿症/血症而不伴同型半胱氨酸尿症/血症。大多数患者在生命的第一年出现代谢危机，类似于继发于甲基丙二酰辅酶 A 变位酶缺乏的经典甲基丙二酸血症，但症状随后出现。这些疾病通常至少部分对于 Cbl 补充有反应 (cblA 比 cblB 反应更好)。预后仍然令人担忧，后期会出现肾脏和神经系统的并发症。单独影响 MeCbl 代谢的两种疾病被分类为 cblE 和 cblG，并且在生化上呈现为同型半胱氨酸尿症/血症和低甲硫氨酸水平而没有甲基丙二酸尿症/血症。这两种疾病在临床上难以区分，通常表现为巨幼细胞贫血以及神经和眼科症状[7,65]。从婴儿期到成年期，发病年龄差异很大，大多数在 3 岁之前发病[7]。建议用羟钴胺和甜菜碱治疗；也可能需要补充甲硫氨酸[64]。

MeCbl 和 AdoCbl 的组合缺陷包括 cblC、cblD、cblF 和 cblJ，其中 cblC 是 Cbl 代谢的最常见的先天性缺陷[64,66,67]。在生物化学上，甲基丙二酸和同型半胱氨酸在血液和尿液中都有蓄积。CblF 和 cblC 通常存在于生命的第一年，并且许多 cblC 患者在生命的最初几个月内出现急症表现[64]。症状可能包括进食困难，生长迟缓，发育落后、骨髓抑制和贫血、中性粒细胞减少和血小板减少。一个急性发作的婴儿可能表现出进行性的神经系统恶化，伴张力异常、运动障碍、癫痫发作和昏迷。临床表现差异很大，多系统受累涉及肝脏、肾脏、肺部和心脏等[64-67]。局部节段性肾小球硬化症、非典型肾小球病和血栓性微血管病也可能发生，导致溶血性尿毒症综合征和肺动脉高压[7,65-67]。此外，CblC 患者会出现色素性视网膜病变，尽管有适当的治疗，但随着时间的推移，这种病变会逐渐发展。CblC 是少数可以出现婴儿黄斑病的疾病之一，通常在 6~12 月龄大时发展为"牛眼"黄斑病，并在生命的前十年内导致失明[65,67]。宫内发育迟缓、轻度面部畸形、先天畸形 (最常见的是结构性先天性心脏病) 和胎儿心肌病可能会出现，提示子宫内受累[63,64,67]。此外，cblC 的晚发形式 (包括成人期表现) 也是众所周知的[64,66,67]。

罕见的 cblJ 患者的表型与上述婴儿期表型相似，或发病较晚 (4 岁和 6 岁)，伴有色素沉着和头发过早变白；所有病例都存在大细胞性贫血[64]。cblD 的表型是可变的，最早描述的患者在青春期出现行为困难、轻度认知障碍和神经系统症状[68]。已有罕见的其他患者被报道。cblD 的患者可能表现出 MeCbl 和 AdoCbl 的联合缺陷或孤立的缺陷——cblD 变体 1 的同型半胱氨酸尿症和 cblD 变体 2 的甲基丙二酸尿症，其变化由基因型决定[64,65]。

近期报道了 cblX[69]。这是已知的 Cbl 代谢的唯一一 X 连锁性疾病，其他均为常染色体隐性疾病。CblX 涉及中央 Cbl 合成和细胞内运输之外的途径。患者在生命的最初几个月表现出与 cblC 患者相似的表型，但通常表现出更严重的神经系统症状[64]。大多数患者（90%）患有难治性癫痫，通常伴有严重发育迟缓和小头畸形（50%）[70]，并可能存在皮质畸形和先天性异常[71]。所有所述的患者都有甲基丙二酸浓度的中度增加，其中几例患者还有同型半胱氨酸的升高[64]。

14.11 管理和结局

Cbl 疾病的诊断和管理指南已经发表[65]。治疗主要包括提供胃肠外羟钴胺（IV、IM、SC），甜菜碱[250mg/（kg·d）]，伴或不伴亚叶酸（每日 5~30mg）和肉碱[50~100mg/（kg·d）]补充；后两种使用没有明显的有益效果[64,65,67]。氰钴胺（CNCbl）在治疗这些疾病方面不如羟钴胺有效[64,67]。羟钴胺的起始剂量通常为 0.3mg/（kg·d），并且根据生化反应性上调剂量，每日剂量最高 20mg[63,66,67]。cblA 和 cblB 患者可能对蛋白质限制饮食有反应；然而，在 cblC 中不推荐这样的饮食，特别是在使用甲硫氨酸 - 限制性配方的情况下[65,67,72]。可能需要补充甲硫氨酸以维持正常的血清甲硫氨酸浓度[65]。代谢物水平可以通过治疗得到改善，但临床改善情况不一，死亡率和发病率仍然很高[63,65,66,73]。

早期治疗很重要，似乎可以提高生存率及纠正血液学异常，并防止一些长期后果，但对眼病或神经认知情况改善不明显[65,66]。经新生儿筛查检测到来自甲基丙二酸的 C3 酰基肉碱的升高，已越来越多地指向新生儿期 Cbl 缺陷的诊断。通过将甲基丙二酸或总同型半胱氨酸水平作为二级分析指标，可以大幅提高阳性预测值[65]。新生儿筛查通过检测低浓度的甲硫氨酸以及低甲硫氨酸与苯丙氨酸的比率，来识别 cblD、cblE 和 cblG 可能是可行的[65]。用总同型半胱氨酸进行二级检测可以将患者与对照组区分开来[65]。

给孕妇羟钴胺也被报道用于产前治疗[64,67]。

（王瑞芳 译　张惠文 审校）

参考文献

1. Carson NA, Neill DW. Metabolic abnormalities detected in a survey of mentally backward individuals in Northern Ireland. Arch Dis Child. 1962;37:505–13.
2. Mudd SH, Finkelstein JD, Irreverre F, Laster L. Homocystinuria: an enzymatic defect. Science. 1964;143(3613):1443–5.
3. Andria G, Fowler B, Sebastio G. Disorders of sulfur amino acid metabolism. In: Saudubray JM, Walter JH, editors. Inborn metabolic diseases: diagnosis and treatment. 5th ed. Berlin: Springer-Verlag; 2012.
4. Nyhan WL, Barshop BA, Ozand PT. Homocystinuria. In: Atlas of metabolic diseases. 2nd ed. London: Hodder Arnold; 2005.
5. Blom HJ, Smulders Y. Overview of homocysteine and folate metabolism. With special references to cardiovascular disease and neural tube defects. J Inherit Metab Dis. 2011;34(1):75–81.
6. Morris AA, Kozich V, Santra S, Andria G, Ben-Omran TI, Chakrapani AB, et al. Guidelines for the diagnosis and management of cystathionine beta-synthase deficiency. J Inherit Metab Dis. 2017;40(1):49–74.
7. Huemer M, Burer C, Jesina P, Kozich V, Landolt MA, Suormala T, et al. Clinical onset and course, response to treatment and outcome in 24 patients with the cblE or cblG remethylation defect complemented by genetic and in vitro enzyme study data. J Inherit Metab Dis. 2015;38(5):957–67.
8. Schiff M, Blom HJ. Treatment of inherited homocystinurias. Neuropediatrics. 2012;43(6):295–304.
9. Pullin CH, Bonham JR, McDowell IF, Lee PJ, Powers HJ, Wilson JF, et al. Vitamin C therapy ameliorates vascular endothelial dysfunction in treated patients with homocystinuria. J Inherit Metab Dis. 2002;25(2):107–18.
10. Gus PI, Pilati NP, Schoenardie BO, Marinho DR. Classic homocystinuria and keratoconus: a case report. Arq Bras Oftalmol. 2018;81(4):336–8.
11. Weber DR, Coughlin C, Brodsky JL, Lindstrom K, Ficicioglu C, Kaplan P, et al. Low bone mineral density is a common finding in patients with homocystinuria. Mol Genet Metab. 2016;117(3):351–4.
12. Abbott MH, Folstein SE, Abbey H, Pyeritz RE. Psychiatric manifestations of homocystinuria due to cystathionine beta-synthase deficiency: prevalence, natural history, and relationship to neurologic impairment and vitamin B6-responsiveness. Am J Med Genet. 1987;26(4):959–69.
13. Almuqbil MA, Waisbren SE, Levy HL, Picker JD. Revising the psychiatric phenotype of homocystinuria. Genet Med. 2019;21(8):1827–31.
14. Sasai H, Shimozawa N, Asano T, Kawamoto N, Yamamoto T, Kimura T, et al. Successive MRI findings of reversible cerebral white matter lesions in a

patient with cystathionine beta-synthase deficiency. Tohoku J Exp Med. 2015;237(4):323–7.

15. Li CQ, Barshop BA, Feigenbaum A, Khanna PC. Brain magnetic resonance imaging findings in poorly controlled homocystinuria. J Radiol Case Rep. 2018;12(1):1–8.

16. Woods E, Dawson C, Senthil L, Geberhiwot T. Cerebral venous thrombosis as the first presentation of classical homocystinuria in an adult patient. BMJ Case Rep. 2017;2017

17. Mandel H, Brenner B, Berant M, Rosenberg N, Lanir N, Jakobs C, et al. Coexistence of hereditary homocystinuria and factor V Leiden–effect on thrombosis. N Engl J Med. 1996;334(12):763–8.

18. Kluijtmans LA, Boers GH, Verbruggen B, Trijbels FJ, Novakova IR, Blom HJ. Homozygous cystathionine beta-synthase deficiency, combined with factor V Leiden or thermolabile methylenetetrahydrofolate reductase in the risk of venous thrombosis. Blood. 1998;91(6):2015–8.

19. De Franchis R, Sperandeo MP, Sebastio G, Andria G. Clinical aspects of cystathionine beta-synthase deficiency: how wide is the spectrum? The Italian Collaborative Study Group on Homocystinuria. Eur J Pediatr. 1998;157(Suppl 2):S67–70.

20. Muacevic-Katanec D, Kekez T, Fumic K, Baric I, Merkler M, Jakic-Razumovic J, et al. Spontaneous perforation of the small intestine, a novel manifestation of classical homocystinuria in an adult with new cystathionine beta-synthetase gene mutations. Coll Antropol. 2011;35(1):181–5.

21. Al Humaidan M, Al Sharkawy I, Al Sanae A, Al Refaee F. Homocystinuria with lower gastrointestinal bleeding: first case report. Med Princ Pract. 2013;22(5):500–2.

22. Snyderman SE. Liver failure and neurologic disease in a patient with homocystinuria. Mol Genet Metab. 2006;87(3):210–2.

23. Gupta P, Goyal S, Grant PE, Fawaz R, Lok J, Yager P, et al. Acute liver failure and reversible leukoencephalopathy in a pediatric patient with homocystinuria. J Pediatr Gastroenterol Nutr. 2010;51(5):668–71.

24. Lorenzini M, Guha N, Davison JE, Pitcher A, Pandya B, Kemp H, et al. Isolated aortic root dilation in homocystinuria. J Inherit Metab Dis. 2018;41(1): 109–15.

25. Mudd SH, Skovby F, Levy HL, Pettigrew KD, Wilcken B, Pyeritz RE, et al. The natural history of homocystinuria due to cystathionine beta-synthase deficiency. Am J Hum Genet. 1985;37(1):1–31.

26. Janosik M, Sokolova J, Janosikova B, Krijt J, Klatovska V, Kozich V. Birth prevalence of homocystinuria in Central Europe: frequency and pathogenicity of mutation c.1105C>T (p.R369C) in the cystathionine beta-synthase gene. J Pediatr. 2009;154(3): 431–7.

27. Skovby F, Gaustadnes M. A revisit to the natural history of homocystinuria due to cystathionine beta-synthase deficiency. Mol Genet Metab. 2010;99(1):1–3.

28. Magner M, Krupkova L, Honzik T, Zeman J, Hyanek

J, Kozich V. Vascular presentation of cystathionine beta-synthase deficiency in adulthood. J Inherit Metab Dis. 2011;34(1):33–7.

29. Moghadasian MH, McManus BM, Frohlich JJ. Homocyst(e)ine and coronary artery disease. Clinical evidence and genetic and metabolic background. Arch Intern Med. 1997;157(20):2299–308.

30. Boushey CJ, Beresford SA, Omenn GS, Motulsky AG. A quantitative assessment of plasma homocysteine as a risk factor for vascular disease. Probable benefits of increasing folic acid intakes. JAMA. 1995;274(13):1049–57.

31. Yang Q, He GW. Imbalance of homocysteine and H2S: significance, mechanisms, and therapeutic promise in vascular injury. Oxidative Med Cell Longev. 2019;2019:7629673.

32. Tsai JC, Perrella MA, Yoshizumi M, Hsieh CM, Haber E, Schlegel R, et al. Promotion of vascular smooth muscle cell growth by homocysteine: a link to atherosclerosis. Proc Natl Acad Sci U S A. 1994;91(14):6369–73.

33. Loscalzo J. The oxidant stress of hyperhomocyst(e)inemia. J Clin Invest. 1996;98(1):5–7.

34. Vanzin CS, Biancini GB, Sitta A, Wayhs CA, Pereira IN, Rockenbach F, et al. Experimental evidence of oxidative stress in plasma of homocystinuric patients: a possible role for homocysteine. Mol Genet Metab. 2011;104(1–2):112–7.

35. Vanzin CS, Manfredini V, Marinho AE, Biancini GB, Ribas GS, Deon M, et al. Homocysteine contribution to DNA damage in cystathionine beta-synthase-deficient patients. Gene. 2014;539(2):270–4.

36. Richard E, Gallego-Villar L, Rivera-Barahona A, Oyarzabal A, Perez B, Rodriguez-Pombo P, et al. Altered redox homeostasis in branched-chain amino acid disorders, organic acidurias, and homocystinuria. Oxidative Med Cell Longev. 2018;2018:1246069.

37. Behera J, Kelly KE, Voor MJ, Metreveli N, Tyagi SC, Tyagi N. Hydrogen sulfide promotes bone homeostasis by balancing inflammatory cytokine signaling in CBS-deficient mice through an epigenetic mechanism. Sci Rep. 2018;8(1):15226.

38. Majumder A, Singh M, Behera J, Theilen NT, George AK, Tyagi N, et al. Hydrogen sulfide alleviates hyperhomocysteinemia-mediated skeletal muscle atrophy via mitigation of oxidative and endoplasmic reticulum stress injury. Am J Physiol Cell Physiol. 2018;315(5):C609–C22.

39. Bissonnette B, Luginbuehl I, Marciniak B. Homocystinuria in syndromes: rapid recognition and perioperative implications. New York: McGraw Hill Companies; 2006.

40. Mudd SH, Levy HL, Kraus JP. Disorders of transsulfuration. Metabolic and molecular basis of inherited disease. New York: McGraw Hill Companies; 2001.

41. Keating AK, Freehauf C, Jiang H, Brodsky GL, Stabler SP, Allen RH, et al. Constitutive induction of pro-inflammatory and chemotactic cytokines in cystathionine beta-synthase deficient homocystinuria. Mol Genet Metab. 2011;103(4):330–7.

42. Poloni S, Schweigert Perry ID, D'Almeida V,

Schwartz IV. Does phase angle correlate with hyper-homocysteinemia? A study of patients with classical homocystinuria. Clin Nutr. 2013;32(3):479–80.

43. Orendac M, Zeman J, Stabler SP, Allen RH, Kraus JP, Bodamer O, et al. Homocystinuria due to cysta-thionine beta-synthase deficiency: novel biochemical findings and treatment efficacy. J Inherit Metab Dis. 2003;26(8):761–73.

44. Echaniz-Laguna A, Mourot-Cottet R, Noel E, Chanson JB. Regressive pyridoxine-induced sensory neuronopathy in a patient with homocystinuria. BMJ Case Rep. 2018;2018

45. Bendich A, Cohen M. Vitamin B6 safety issues. Ann N Y Acad Sci. 1990;585:321–30.

46. Baric I, Fowler B. Sulphur amino acids. In: Blau N, et al., editors. Physician's guide to the diagnosis, treatment, and follow-up of inherited metabolic dis-eases. Heidelberg: Springer-Verlag; 2014. p. 43.

47. Lawson-Yuen A, Levy HL. The use of betaine in the treatment of elevated homocysteine. Mol Genet Metab. 2006;88(3):201–7.

48. Wilcken DE, Wilcken B. The natural history of vascu-lar disease in homocystinuria and the effects of treat-ment. J Inherit Metab Dis. 1997;20(2):295–300.

49. Singh RH, Kruger WD, Wang L, Pasquali M, Elsas LJ 2nd. Cystathionine beta-synthase deficiency: effects of betaine supplementation after methionine restric-tion in B6-nonresponsive homocystinuria. Genet Med. 2004;6(2):90–5.

50. Yaghmai R, Kashani AH, Geraghty MT, Okoh J, Pomper M, Tangerman A, et al. Progressive cere-bral edema associated with high methionine levels and betaine therapy in a patient with cystathionine beta-synthase (CBS) deficiency. Am J Med Genet. 2002;108(1):57–63.

51. Devlin AM, Hajipour L, Gholkar A, Fernandes H, Ramesh V, Morris AA. Cerebral edema associated with betaine treatment in classical homocystinuria. J Pediatr. 2004;144(4):545–8.

52. Valayannopoulos V, Schiff M, Guffon N, Nadjar Y, Garcia-Cazorla A, Martinez-Pardo Casanova M, et al. Betaine anhydrous in homocystinuria: results from the RoCH registry. Orphanet J Rare Dis. 2019;14(1):66.

53. Bublil EM, Majtan T, Park I, Carrillo RS, Hulkova H, Krijt J, et al. Enzyme replacement with PEGylated cystathionine beta-synthase ameliorates homocystinuria in murine model. J Clin Invest. 2016;126(6):2372–84.

54. Koeberl DD. Vision of correction for classic homo-cystinuria. J Clin Invest. 2016;126(6):2043–4.

55. Majtan T, Park I, Cox A, Branchford BR, di Paola J, Bublil EM, et al. Behavior, body composition, and vascular phenotype of homocystinuric mice on methionine-restricted diet or enzyme replacement therapy. FASEB J. 2019;33(11):12477–86.

56. Lin NC, Niu DM, Loong CC, Hsia CY, Tsai HL, Yeh YC, et al. Liver transplantation for a patient with homo-cystinuria. Pediatr Transplant. 2012;16(7):E311–4.

57. Koblin DD. Homocystinuria and administration of nitrous oxide. J Clin Anesth. 1995;7(2):176.

58. Badner NH, Beattie WS, Freeman D, Spence JD. Nitrous oxide-induced increased homocyste-ine concentrations are associated with increased postoperative myocardial ischemia in patients undergoing carotid endarterectomy. Anesth Analg. 2000;91(5):1073–9.

59. Asghar A, Ali FM. Anaesthetic management of a young patient with homocystinuria. J Coll Physicians Surg Pak. 2012;22(11):720–2.

60. Lowe S, Johnson DA, Tobias JD. Anesthetic implica-tions of the child with homocystinuria. J Clin Anesth. 1994;6(2):142–4.

61. Yap S, Naughten E. Homocystinuria due to cysta-thionine beta-synthase deficiency in Ireland: 25 years' experience of a newborn screened and treated popula-tion with reference to clinical outcome and biochemi-cal control. J Inherit Metab Dis. 1998;21(7):738–47.

62. Yap S, Boers GH, Wilcken B, Wilcken DE, Brenton DP, Lee PJ, et al. Vascular outcome in patients with homocystinuria due to cystathionine beta-synthase deficiency treated chronically: a multicenter obser-vational study. Arterioscler Thromb Vasc Biol. 2001;21(12):2080–5.

63. Watkins D, Rosenblatt DS. Inborn errors of cobala-min absorption and metabolism. Am J Med Genet C Semin Med Genet. 2011;157C(1):33–44.

64. Watkins D, Rosenblatt DS, Fowler B. Disorders of cobalamin and folate transport and metabolism. In: Saudubray JM, Baumgartner M, Walter J, editors. Inborn metabolic diseases: diagnosis and treatment. 6th ed. Berlin: Springer-Verlag; 2016. p. 385–99.

65. Huemer M, Diodato D, Schwahn B, Schiff M, Bandeira A, Benoist JF, et al. Guidelines for diag-nosis and management of the cobalamin-related remethylation disorders cblC, cblD, cblE, cblF, cblG, cblJ and MTHFR deficiency. J Inherit Metab Dis. 2017;40(1):21–48.

66. Martinelli D, Deodato F, Dionisi-Vici C. Cobalamin C defect: natural history, pathophysiology, and treat-ment. J Inherit Metab Dis. 2011;34(1):127–35.

67. Carrillo-Carrasco N, Chandler RJ, Venditti CP. Combined methylmalonic acidemia and homo-cystinuria, cblC type. I. Clinical presentations, diagnosis and management. J Inherit Metab Dis. 2012;35(1):91–102.

68. Goodman SI, Moe PG, Hammond KB, Mudd SH, Uhlendorf BW. Homocystinuria with methylmalo-nic aciduria: two cases in a sibship. Biochem Med. 1970;4(5):500–15.

69. Yu HC, Sloan JL, Scharer G, Brebner A, Quintana AM, Achilly NP, et al. An X-linked cobalamin disor-der caused by mutations in transcriptional coregulator HCFC1. Am J Hum Genet. 2013;93(3):506–14.

70. Scalais E, Osterheld E, Weitzel C, De Meirleir L, Mataigne F, Martens G, et al. X-linked cobalamin disorder (HCFC1) mimicking nonketotic hyper-glycinemia with increased both cerebrospinal fluid glycine and methylmalonic acid. Pediatr Neurol. 2017;71:65–9.

71. Gerard M, Morin G, Bourillon A, Colson C, Mathieu S, Rabier D, et al. Multiple congenital anomalies in

two boys with mutation in HCFC1 and cobalamin dis-order. Eur J Med Genet. 2015;58(3):148–53.

72. Manoli I, Myles JG, Sloan JL, Carrillo-Carrasco N, Morava E, Strauss KA, et al. A critical reappraisal of dietary practices in methylmalonic acidemia raises concerns about the safety of medical foods. Part 2: cobalamin C deficiency. Genet Med. 2016;18(4):396–404.

73. Weisfeld-Adams JD, Bender HA, Miley-Akerstedt A, Frempong T, Schrager NL, Patel K, et al. Neurologic and neurodevelopmental phenotypes in young children with early-treated combined methylmalonic acidemia and homocystinuria, cobalamin C type. Mol Genet Metab. 2013;110(3):241–7.

第 15 章

15

同型半胱氨酸尿症和钴胺素障碍性疾病的营养管理

Ann-Marie Roberts

目录

核心信息

同型半胱氨酸尿症

1. 胱硫醚合成酶缺乏症是引起经典同型半胱氨酸尿症（HCU）最常见的硫代谢先天性异常，与血浆总同型半胱氨酸和甲硫氨酸的升高有关。

2. HCU 可以是吡哆醇（维生素 B_6）反应性或吡哆醇无反应性的。

3. 对吡哆醇无反应性的 HCU 治疗包括限制甲硫氨酸的饮食、不含甲硫氨酸的特医食品，以及补充甜菜碱、维生素 B_{12} 和叶酸。

4. 治疗的目标是在有反应的患者中维持总同型半胱氨酸低于 50μmol/L，在无反应的患者中维持总同型半胱氨酸低于 100μmol/L。

钴胺素障碍性疾病

1. 钴胺素障碍性疾病与总同型半胱氨酸升高、甲硫氨酸偏低或正常有关。

2. 复合钴胺素障碍也与甲基丙二酸升高有关。

3. 钴胺素 C 异常是钴胺素代谢最常见的先天性代谢缺陷。

4. 治疗的目标是降低总的同型半胱氨酸和甲基丙二酸浓度并维持正常的血浆甲硫氨酸和半胱氨酸浓度。

15.1　背景

同型半胱氨酸尿症（同型半胱氨酸血症）可由营养缺乏或遗传性代谢紊乱引起。胱硫醚 -β- 合成酶缺乏导致的经典同型半胱氨酸尿症（HCU）和钴胺素 C 代谢障碍是同型半胱氨酸尿症的两个最常见的遗传病因[1]。虽然这两种疾病都表现为总同型半胱氨酸（tHCY）浓度升高，但 HCU 表现为甲硫氨酸浓度升高，而钴胺素代谢障碍性疾病则表现为甲硫氨酸降低或正常。可在一些合并型钴胺素代谢障碍中检测到甲基丙二酸升高，但在 HCU 中检测不到。钴胺素障碍性疾病将在本章的最后进行概述。

经典的 HCU 是一种罕见的遗传病，由胱硫醚 -β- 合成酶（CBS）缺乏引起的甲硫氨酸代谢障碍[2]。同型半胱氨酸是由必需氨基酸甲硫氨酸降解后合成的一种含硫氨基酸。同型半胱氨酸被 CBS 不可逆转地转化为胱硫醚。胱硫醚被进一步转化为非必需氨基酸——半胱氨酸。同型半胱氨酸也可以通过甲硫氨酸合成酶或甜菜碱 - 同型半胱氨酸甲基转移酶两种再甲基化途径被重新甲基化为甲硫氨酸[3,4]（图 15.1）。当缺乏 CBS 时，同型半胱氨酸和甲硫氨酸的浓度都会增加，同型半胱氨酸到半胱氨酸的途径受阻导致半胱氨酸的缺乏。因此在 HCU，半胱氨酸是一种条件必需氨基酸[5]。CBS 依赖于辅因子磷酸吡哆醇，即维生素 B_6 的活性形式。HCU 有两种表型：维生素 B_6 有反应型和维生素 B_6 无反应型。与对维生素 B_6 无反应的患者相比，对维生素 B_6 有反应的患者往往表型较轻[2,3,6-8]。

HCU 可有血管系统、中枢神经系统、骨骼和眼睛受累的不同表现[5,7]。常见特征包括智力障碍、晶状体脱位、马方综合征体型和心血管并发症[1-3]。血栓栓塞并发症在 HCU 控制不佳的患者中很常见。降低 tHCY 是降低血栓栓塞性疾病风险的唯一的重要因素[2,3]。

新生儿筛查能成功识别鉴别甲硫氨酸血症，但不能成功捕获到所有的 HCU 病例。与许多先天性代谢缺陷不同，HCU 在新生儿期不出现症状[4]。诊断可以通过生化检测、酶学分析和基因测序来确认[1-3,5,7]。HCU 的生化特征是 tHCY 的积聚，胱硫醚和半胱氨酸的合成减少，而且常伴甲硫氨酸增加[2,3]。更详细的临床特征和医学管理可参见第 14 章（框 15.1）。

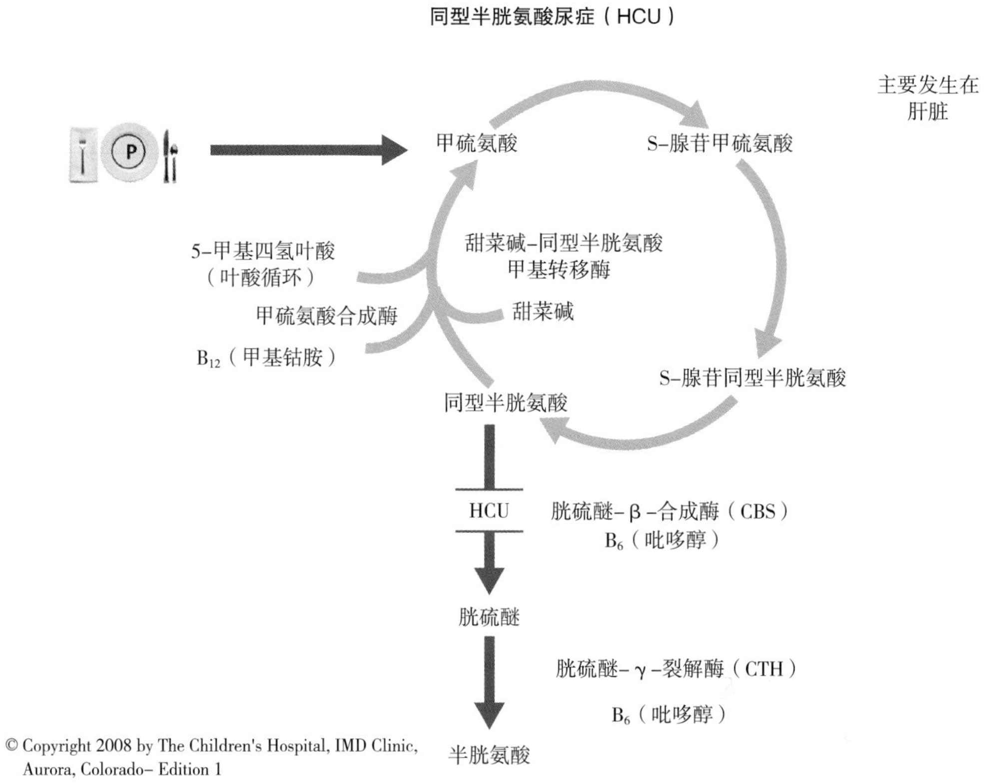
同型半胱氨酸尿症（HCU）
主要发生在
肝脏
P
甲硫氨酸
S-腺苷甲硫氨酸
甜菜碱-同型半胱氨酸
甲基转移酶
5-甲基四氢叶酸
（叶酸循环）
甲硫氨酸合成酶
甜菜碱
B12（甲基钴胺）
S-腺苷同型半胱氨酸
同型半胱氨酸
HCU
胱硫醚-β-合成酶（CBS）
B6（吡哆醇）
胱硫醚
胱硫醚-γ-裂解酶（CTH）
B6（吡哆醇）
半胱氨酸
© Copyright 2008 by The Children's Hospital, IMD Clinic,
Aurora, Colorado- Edition 1

图 15.1　HCU 的代谢途径

> **框 15.1　经典同型胱氨酸尿症的营养管理原则：**
>
> 限制：甲硫氨酸
>
> 补充：维生素 B_6（维生素有反应型）
>
> - 根据需要补充叶酸和维生素 B_{12} 以纠正缺乏症[a]
> - 根据需要补充胱氨酸
> - 维生素 C[a]
> - 甜菜碱
>
> [a] 临床实践中可能给药方式和剂量不同。

15.2　营养管理

15.2.1　HCU 的长期管理

在诊断过程中，应避免补充含有维生素 B_6 的多种维生素，因为对维生素 B_6 有反应的患者，维生素 B_6 摄入可能通过降低血清中 tHCY 浓度，而被掩盖 HCU 诊断[3]。对 HCU 患者予调整饮食、药物和补充维生素治疗。管理的目标是降低或恢复正常的 tHCY 和甲硫氨酸浓度，以促进儿童的正常生长和发育，满足宏量和微量营养素的需求，并防止致病的后遗症。治疗在很大程度上取决于受影响的个体对维生素 B_6 有无反应。

所有诊断为 HCU 的患者都应完成维生素 B_6 试验，以便在开始饮食限制之前确定患者是否有反应[2,5,7]。叶酸和维生素 B_{12} 缺乏会影响对维生素 B_6 的反应，因此应在试验期间提供叶酸或亚叶酸[1-3,5,8]。需要评估维生素 B_{12} 浓度并治疗 B_{12} 缺乏[9]。不建议在分解代谢状态下进行维生素 B_6 试验[3]。

HCU 共识建议维生素 B_6 试验的剂量从 10mg/kg 至最大剂量 500mg/d 不等，持续 6 周[3,9]。新生儿筛查时 HCU 检测呈阳性的新生儿通常开始服用维生素 B_6 100mg/d，持续 2 周[2,3,5,9]。在试验期间需监测血浆 tHCY 浓度，逐渐增加维生素 B_6 剂量，直到达到 500mg/d 的最大剂量或可观察到对维生素 B_6 有反应[3]。tHCY 浓度降低至 <50μmol/L 或降低 30% 提示对维生素 B_6 有反应性[3,5,7]。一旦确定有反应，应使用尽可能低剂量的维生素 B_6 来维持和实现代谢控制[2-5,8,9]。

对所有维生素 B_6 治疗后 tHCY 浓度未达到 <50μmol/L 的患者，有必要限制甲硫氨酸饮食[9]。对维生素 B_6 有反应性且维持 tHCY 浓度 <50μmol/L 的患者可能不需要饮食干预[1]。考虑到维生素 B_6 作为 CBS 辅因子的作用，那些对维生素 B_6 无反应患者通常维持低剂量的维生素 B_6（50~200mg/d）[2,5]，尽管这种治疗方法存在争议[3]。

作为一种必需氨基酸，甲硫氨酸不能从饮食中完全消除。甲硫氨酸耐受量很大程度上取决于患者的表型。对于婴儿来说，可以通过使用不含甲硫氨酸、补充半胱氨酸的特医食品和限制的标准婴儿配方奶粉或母乳的使用量来实现甲硫氨酸的饮食限制，以满足甲硫氨酸的需求并保持正常的血浆浓度。能量和 / 或总蛋白质摄入不足可导致分解代谢，分解代谢可使甲硫氨酸浓度增加。甲硫氨酸过度限制可导致生长不良[3]。甲硫氨酸和胱氨酸的需求见表 15.1。

表 15.1　估计的能量和蛋白质推荐值

年龄	能量 DRI/EER	整蛋白质	总蛋白质
所有	80%~120%，根据生长趋势	60%~100%，根据血浆 tHCY 和甲硫氨酸浓度	100%~140% DRI；使用特医食品治疗的患者 120%~140% DRI

液体量需求：维持量的 100%~150%

对患有 HCU 的婴儿进行特医食品处方时，需要考虑患儿的食欲、tHCY 和甲硫氨酸的浓度。根据患者的甲硫氨酸浓度，整蛋白质的需求量可以低至总蛋白质需求量的 60%，或整蛋白质提供 100% 的 DRI。使用含 L- 氨基酸的特医食品时，总蛋白质需求量可能高达 DRI 的 120%~140%，以最优化氮保留[10]（表 15.2）[2,5]。

表 15.2　甲硫氨酸和胱氨酸的预测需求量

年龄	甲硫氨酸/（mg·kg^{-1}·d^{-1}）	胱氨酸/（mg·kg^{-1}·d^{-1}）
0~6 月龄	15~60	85~150
6 月龄~1 岁	12~43	85~150
1~4 岁	9~28	60~100
4~7 岁	7~22	50~80
7~11 岁	7~22	30~50
女性		
11~15 岁	7~21	30~50
15~19 岁	6~19	25~40
>19 岁	5~19	20~30
男性		
11~15 岁	7~22	30~50
15~19 岁	7~21	25~40
>19 岁	5~19	20~30

在计算饮食处方时，首先用整蛋白质来源来满足甲硫氨酸的需求，然后用不含甲硫氨酸的特医食品来提供剩余的能量、蛋白质和必需的营养物质（框 15.2）。母乳是一种很好的喂养选择，因为它天然含有较低的蛋白质，因此与标准婴儿配方奶粉相比，甲硫氨酸含量较低。但尽管母乳中的蛋白质含量很低，它可能含有太多的甲硫氨酸，不能作为某些婴儿的唯一营养来源。在这些情况下，可以通过在 24 小时内提供规定量的特医食品来继续母乳喂养；这有效地减少了婴儿的母乳喂养次数，从而减少了甲硫氨酸的摄入

量[3]。如果母亲不选择母乳喂养,婴儿配方奶粉是一个适当的替代品。饮食处方可能需要根据实验室检测结果和生长趋势经常调整。

框 15.2　对维生素无反应型同型半胱氨酸尿症的婴儿进行营养管理

目标:
- 减少总同型半胱氨酸或使其恢复正常水平。
- 使血浆中的甲硫氨酸和半胱氨酸恢复正常水平。
- 提供足够的能量来防止分解代谢,并促进正常生长。
- 满足宏观和微量营养素的需求。

具体步骤:
1. 根据年龄、表型和实验室检测值确定营养素目标。
2. 确定满足甲硫氨酸需求所需的母乳或标准婴儿配方奶粉的量。
3. 确定母乳或配方奶粉提供的完整蛋白质和能量的量。
4. 计算完整配方所提供的甲硫氨酸和胱氨酸。
5. 确定可提供患者所需的蛋白质其他部分的不含甲硫氨酸的特医食品的量。
6. 计算母乳或婴儿配方奶粉加上不含甲硫氨酸的医用配方奶粉所提供的热量。不含蛋白质的医用碳水化合物、脂肪和微量营养素提供剩余的热量。
7. 计算母乳或配方奶粉加上不含甲硫氨酸的医用配方奶粉所提供的胱氨酸的量。确定是否需要额外的胱氨酸来达到所需胱氨酸的目标水平。
8. 确定所需的液体量,使配方能提供 0.67~0.83kcal/mL(20~25kcal/oz)的热量(取决于能量需求和可耐受的体积)。

在最初的 4~6 月龄,母乳或 HCU 特医食品的标准婴儿配方奶粉足以满足婴儿的营养需求。通常在患儿 4~6 月龄发育良好时引入低蛋白固体食物。首选食物可以包括低蛋白婴儿谷物、水果和低蛋白蔬菜。避免高蛋白食物,如肉、蛋、坚果、豆类和奶制品等。临床医生可以用多种不同的方式来启动和推进饮食治疗。计算甲硫氨酸的毫克数是追踪甲硫氨酸摄入量最准确的方法;然而,食物中并不是普遍含有甲硫氨酸,可以通过追踪蛋白质的克数以监测甲硫氨酸的摄入量[3,5]。当使用该方法时,每克蛋白质估计有 20mg 甲硫氨酸。利用"简化饮食"概念(附录 G)是另一种可行的方法。随着口服食物摄入量的增加,需要调整母乳或标准婴儿配方奶粉,以允许固体食物的增加[3]。软食通常在 6~9 月龄引入。这是一个引入改良低蛋白食品的好时机,例如低蛋白面食和面包(见框 15.2)。

无甲硫氨酸的特医食品可用于婴儿、幼儿和成人,其营养成分根据其设计的年龄组而有所不同。选择合适的特医食品并监测其营养成分是满足患者营养需求的重要部分。为成人设计的特医食品往往是不含脂肪且体积小,不适合婴儿和幼儿。无论年龄大小,当每天食用 3~4 次特医食品时,蛋白质利用率最佳(表 15.3)[3]。

特医食品中补充了条件必需氨基酸半胱氨酸。如果血浆半胱氨酸浓度低,可能还需要额外补充。半胱氨酸缺乏症更可能发生在 tHCY 浓度控制不佳的患者。随着 tHCY 浓度降低,半胱氨酸浓度将增加[3]。额外补充 L-半胱氨酸会因为溶解度差和不愉快的口感而难以食用。青少年和晚期诊断个体的饮食依从性具有挑战性。HCU 的治疗必须终生持续,因为代谢控制不良可能与血栓栓塞和其他严重并发症有关[3,4,9]。

表 15.3　特医食品

	雅培营养品	金宝	美赞臣营养品	北美纽迪希亚	美国 Vitaflo
婴儿 0~1 岁	Hominex-1		HCY-1	HCU Anamix early years	
幼儿和儿童	Hominex-2	Homactin AA plus	HCY-1 HCY-2	HCU Anamix next	HCU gel HCU express 15 HCU cooler 15
大龄儿童和成人		Homactin AA plus	HCY-2	HCU Anamix next XMET Maxamum HCU LQ	HCU express 15,20 HCU cooler 15

15.3　同型半胱氨酸尿症的辅助治疗

辅助疗法通常包括在患者的治疗计划中,以使其效果最大化。当饮食限制和维生素 B_6 治疗未能达到最佳 tHCY 浓度时,可以添加甜菜碱治疗。甜菜碱是一种口服药物,通过甜菜碱 - 同型半胱氨酸甲基转移酶途径增加同型半胱氨酸向甲硫氨酸的再甲基化。通过将同型半胱氨酸转化为甲硫氨酸,血浆甲硫氨酸浓度将增加[6,9]。有报道接受甜菜碱治疗的患者在甲硫氨酸浓度 >1 000μmol/L 情况下出现脑水肿,建议将血浆甲硫氨酸浓度维持在该水平以下[2,6,7,9]。甜菜碱治疗的依从性可能较差,因为其口感不佳且需要大剂量[6,9]。甜菜碱可以混合在特医食品、水、果汁、牛奶替代品或半固体食品如苹果酱中食用。对于 3 岁以下的儿童,甜菜碱的剂量为 100~250mg/kg,分两次服用。年龄较大的儿童和成人通常为 6~9g,分两次服用[1-3,6-8],但有些患者需要每天服用高达 20g 的甜菜碱[2,6,8]。

各种维生素 B 的补充通常用于 HCU 的管理[1,5]。叶酸和维生素 B_{12} 优化了甲硫氨酸合成酶将同型半胱氨酸再甲基化为甲硫氨酸的过程,从而有助于降低 tHCY 浓度。这些维生素的缺乏可能加剧血浆总同型半胱氨酸水平浓度的升高。给予叶酸(5~10mg/d)或亚叶酸(1~5mg/d)补充来防止叶酸的消

耗[1,2,4,8]。羟钴胺素是维生素 B_{12} 的首选形式;口服从每日 1mg~ 每月 1mg 不等剂量,以达到正常的血清维生素 B_{12} 浓度[7,8]。一些临床医生给予维生素 C 1g/d 的剂量,以减少内皮损伤,这可能会降低动脉粥样硬化并发症的长期风险[2,9](框 15.3)。

15.4　监测

15.4.1　生长

HCU 患者需要常规监测生长参数[9]。应每月评估婴儿的体重、身高、头围、身高别体重和 Z 评分值。幼儿和儿童可能需要每 3 个月进行一次人体测量学评估,对于年龄较大的儿童和青少年需每 6 个月进行一次人体测量学评估[5]。可以对所有 2 岁及以上的患者进行体重指数评估。在实验室采血前评估 3 天的饮食史有助于评估饮食的充足性和生长趋势。生长不良可能与特医食品食用不足、蛋白质摄入过度限制、能量摄入不足或营养缺乏有关。

15.4.2　实验室监测

对 HCU 的适当管理包括对各种常规和代谢实验室指标的评估。血浆氨基酸谱,包括甲硫氨酸、半胱氨酸和必需氨基酸浓度对于评价饮食和医疗配方的充分性非常重要[5]。总同型半胱氨酸浓度是代谢控制和

框 15.3　同型半胱氨酸尿症患者的管理

维生素 B_6 有反应型	维生素 B_6 无反应型
维生素 B_6 补充 200~250mg/d（新生儿） 　　　　　400~500mg/d（儿童） 　　　　　<900mg/d（成人）	* 维生素 B_6 补充 50~200mg/d
叶酸补充　　　5~10mg/d 或亚叶酸补充　1~5mg/d	叶酸补充　　　5~10mg/d 或亚叶酸补充　1~5mg/d
甲硫氨酸 - 限制饮食 　　根据 tHCY 浓度可能不需要	甲硫氨酸 - 限制饮食 　　使用不含甲硫氨酸的特医食品
甜菜碱治疗 　　如果不能达到理想的 tHCY 浓度，则可能需要	*L- 胱氨酸补充 * 维生素 B_{12} 补充 * 维生素 C 1g/d 甜菜碱治疗 　　儿童 100~250mg/（kg·d），分 2~3 次服用 　　成人 6~20g/d
目标 tHCY 浓度 <50µmol/L[3]	目标 tHCY 浓度 <100µmol/L[3]
目标甲硫氨酸浓度 <1 000µmol/L	目标甲硫氨酸浓度 <1 000µmol/L

* 不同医生的临床处理有所不同。

甜菜碱治疗有效性的关键指标。评估这些实验室指标的频率取决于 HCU 疾病的严重程度、患者的年龄和饮食限制的需要。一些人建议在新生儿期间每周监测一次，稳定后每 3~6 个月监测一次[4]。维生素 B_6 有反应型患者的目标 tHCY 浓度为 <50µmol/L，而维生素 B_6 无反应型患者的目标 tHCY 浓度为 <100µmol/L[3,5,11]。建议至少每年进行一次营养检查，包括总 25- 羟基维生素 D、白蛋白或前白蛋白、锌、CBC 和铁蛋白[3]（框 15.4）。由于骨质疏松症的风险增加，建议从青春期开始每 3~5 年进行一次 DEXA 扫描。如果存在问题或临床指征，可检测硒和必需脂肪酸的浓度[3,7]。

15.5　急性期营养管理

　　与其他先天性代谢缺陷不同，HCU 患者在疾病急性期间不需要额外的饮食调整。建议 HCU 患者在患病期间继续其日常饮食、药物和特医食品。补水是极其重要的，因为脱

框 15.4　同型半胱氨酸尿症患者的营养监测

* 常规评估包括人体测量学、饮食摄入、体格检查
* 实验室监测
  - 诊断特异性
    血浆氨基酸
    甲硫氨酸
    胱氨酸
    总同型半胱氨酸
  - 与营养相关的实验室监测指标
    蛋白质的充足性（血浆氨基酸、前白蛋白）
    营养性贫血（血红蛋白、血细胞比容、MCV、血清维生素和 / 或甲基丙二酸、总同型半胱氨酸、铁蛋白、铁、叶酸、总铁结合力）
    维生素和矿物质（25- 羟基维生素 D、锌、微量矿物质）
    其他临床指征

水会增加血栓事件的风险[2,3]。如果患者无法耐受口服液体，则需要以 1.5 倍于维持量的 5% 葡萄糖进行静脉输液，以维持水化并防止分解代谢[7]。由于分解代谢，预期在疾病期间 tHCY 浓度会升高。手术和麻醉给 HCU 患者带来了血栓栓塞事件的额外风险。术前应优先考虑优化营养状态、良好的代谢控制和充分的水合作用[9]，并建议在术前和整个手术过程中开始静脉输注含葡萄糖的液体[2,3,5]。

15.6 妊娠

妊娠、分娩和产后期 HCU 女性患者存在血栓形成的额外风险[5]。恶心和呕吐可能会抑制特医食品和药物的摄入。在怀孕期间，由于胎儿的生长，特别是在第二和第三孕期，甲硫氨酸的需求量增加。增加血浆氨基酸的监测将有助于识别甲硫氨酸的缺乏，这可能导致胎儿生长障碍。可能需要额外的完整蛋白质和特医食品来满足怀孕期间增加的蛋白质需求。需要经常进行生化指标的监测以进行适当的饮食调整[7,9]。建议补充叶酸，最低剂量为 400μg/d。使用特医食品和加入甜菜碱的饮食调整，可能是那些维生素 B_6 有反应型 HCU 患者的必要补充。维生素 B_6 无反应型的 HCU 女性患者，如果常规使用甜菜碱，可以在怀孕期间继续使用这种药物，因为甜菜碱似乎对胎儿没有致畸作用[4]。妊娠期间 tHCY 浓度升高似乎没有重大致畸作用，但由于母亲存在血栓栓塞事件的风险，强烈建议坚持饮食方案[7,9]。在患 HCU 的孕妇中，有锌和硒缺乏的记录。建议参加定期的体育活动，除了饮食和药物依从性外，保持健康的体重可能有助于降低怀孕期间血栓的风险。在产后阶段，甲硫氨酸的需求将减少到孕前的需求量[3]。

15.7 同型半胱氨酸尿症概述

早期识别和饮食管理、辅助治疗和生化监测改善了 HCU 患者的长期预后。目前的管理取决于患者是维生素 B_6 有反应型或维生素 B_6 无反应型。维生素 B_6 无反应型患者如果能够维持 tHCY<50μmol/L，则可能不需要饮食限制。对于所有不能维持 tHCY<50μmol/L 的患者，建议限制甲硫氨酸的饮食方案。特医食品和改良的低蛋白食品被用于满足低蛋白饮食后患者的营养需求。由于甲硫氨酸的终生饮食限制、口感不适的辅助疗法和血栓栓塞事件的先天风险因素，目前的治疗存在挑战。与所有的罕见疾病一样，需要更多的研究来为患者开发更好的治疗方案和治疗选择。

15.8 钴胺素障碍性疾病的背景

钴胺素是许多代谢途径中的必需辅因子。钴胺素障碍是由膳食中的维生素 B_{12} 向其代谢活性更高的形式甲基钴胺素和腺苷钴胺素的转化受损引起的[1,12]。甲基钴胺素是甲硫氨酸合成酶的辅因子，甲硫氨酸合成酶负责同型半胱氨酸再甲基化为甲硫氨酸。腺苷钴胺素是线粒体酶甲基丙二酰辅酶 A 变位酶的辅因子，其将甲基丙二酰辅酶 A 代谢为琥珀酰辅酶 A[1,13]。钴胺素向辅酶腺苷钴胺素和甲基钴胺素的细胞内转化对于甲基丙二酸和同型半胱氨酸的稳态是必不可少的。有 9 种细胞内钴胺素代谢的缺陷。钴胺素 C (CblC) 是最常见的钴胺素障碍性疾病，将是本节的重点[1,13]。CblC 是联合的钴胺素障碍性疾病，意味着酶缺陷影响产生腺苷钴胺素的途径和产生甲基钴胺素的途径。这导致同型半胱氨酸和甲基丙二酸的升高，同时内源性甲硫氨酸的合成减少[14]（图 15.2）。

钴胺素障碍性疾病的常见特征包括智力障碍、喂养困难、发育不良、张力减退、眼球震颤和癫痫发作[1,12]。新生儿筛查可以检测到一些复合钴胺素障碍性疾病与异常丙酰肉碱 (C3) 浓度的酰基肉碱谱[1,14]。新生儿筛查中甲硫氨酸浓度可能正常或偏低；因此甲

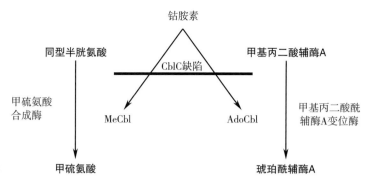

图 15.2 钴胺素的代谢途径

硫氨酸不是这些疾病的良好诊断指标。诊断可以通过生化检测和基因测序来确认。CblC 的生化特征为 tHCY 升高、甲硫氨酸降低或正常及甲基丙二酸升高[13]。关于临床表现和医疗管理更详细的描述见第 14 章。

15.9 营养管理

15.9.1 慢性钴胺素障碍性疾病的管理

> **框 15.5 钴胺素 C 障碍性疾病的营养管理原则:**
>
> 限制:无饮食限制指示
> 补充:
> - 羟钴胺注射液
> - 叶酸
> - 肉碱
> - 甜菜碱
> - 甲硫氨酸,以纠正缺乏

CblC 的管理目标包括降低 tHCY 和甲基丙二酸的浓度、维持或实现正常血浆甲硫氨酸浓度[1]、满足宏量和微量营养素需求、防止分解代谢和促进正常生长和发育[13]。过去推荐的蛋白质限制饮食,已不再适用于 CblC 缺陷患者的治疗[13-15]。这种疾病,不能产生足够的甲基钴胺素,导致内源性甲硫氨酸缺乏,甲硫氨酸浓度低或低于正常水平。甲硫氨酸缺乏与生长落后相关,并可能导致神经

系统和眼科方面的不良后果。蛋白质的饮食限制减少了甲硫氨酸的摄入,从而增加了甲硫氨酸缺乏的可能性。这种疾病,不需要限制蛋白质饮食来改善甲基丙二酸浓度。如果提供足够的羟钴胺素,甲基丙二酸将下降。能量和蛋白质需求的目标基于年龄的 DRI,并且可以基于生长趋势进行调整。

对 CblC 的管理需要药物和维生素补充的综合方法。氰钴胺对这些患者来说不是维生素 B_{12} 的有效形式。口服的羟钴胺也是无效的。肌内或皮下的羟钴胺注射被证明是控制 CblC 的唯一有效的钴胺素。羟钴胺的给药通常以每天 1mg 或 0.33mg/(kg·d) 开始[1,13-15]。使用 20~30mg/mL 的浓缩剂量的羟钴胺可以实现最佳代谢控制并改善对每日注射的依从性。建议维持血浆维生素 B_{12} 浓度 >1μg/mL 以获得最佳的代谢反应。潜在的副作用包括注射部位反应以及尿液和皮肤变红[13,14]。

15.10 钴胺素障碍性疾病的辅助治疗

与 HCU 一样,甜菜碱也用于钴胺素障碍性疾病的治疗。甜菜碱和羟钴胺具有协同作用。甜菜碱是甲基供体,通过甜菜碱 - 同型半胱氨酸甲基转移酶途径将同型半胱氨酸再甲基化为甲硫氨酸,从而绕过甲基钴胺素依赖性甲硫氨酸合成酶途径[12,13]。在小于 3 岁的儿童,甜菜碱的剂量为 100~250mg/kg,分两次服用[1,13]。肉碱与合并型钴胺素代谢

障碍时产生的毒性酰基辅酶 A 结合。为了防止肉碱缺乏，建议补充 50~200mg/（kg·d）的左旋肉碱，尽管对推荐剂量没有明确的共识[12,14]。补充叶酸或亚叶酸是钴胺素障碍的另一种辅助疗法。亚叶酸是优选的，因为其能够穿过血脑屏障。提供亚叶酸可以通过促进再甲基化来帮助改善 tHCY 和甲硫氨酸的浓度。亚叶酸的剂量建议范围为 5~15mg/d，至每周 5~30mg，分 2~3 次使用[13,14]。

15.11　监测

出生后第一年的定期门诊随访对于评估生长和喂养困难至关重要。在有钴胺素代谢障碍的患者中经常观察到喂养困难和发育落后。需要在每次临床访视时评估人体测量学（体重、身高、头围、身高别体重或 BMI 的 Z 评分值）。在第一年，婴儿可能需要每月进行一次或两次评估。幼儿和年龄较大的儿童应每年至少评估两次，成年人应每年至少评估一次[15]。评估 3 天的饮食史有助于确定患者是否满足营养需求。对于实验室监测的频率没有一个明确的指导指南。推荐定期监测血浆氨基酸、tHCY、甲基丙二酸、肉碱和维生素 B_{12} 的浓度。羟钴胺、甜菜碱和左旋肉碱的剂量可能需要根据实验室检查的结果进行调整。治疗目标是改善生化参数（框 15.6）。

框 15.6　钴胺素代谢障碍患者的营养监测

- 常规评估包括人体测量学、饮食摄入量、体格检查
- 实验室监测
  - 诊断特异性
    血浆氨基酸
    甲硫氨酸
    总同型半胱氨酸
    甲基丙二酸
    维生素 B_{12}
  - 营养相关性实验室监测
    蛋白质充足性（血浆氨基酸、前白蛋白）
    营养性贫血（血红蛋白、血细胞比容、MCV、血清维生素 B_{12} 和 / 或甲基丙二酸、总同型半胱氨酸、铁蛋白、铁、叶酸、总铁结合力）
    维生素和矿物质（25- 羟基维生素 D、锌、微量矿物质）
    肉碱
    其他临床指征

15.12　急性期管理

与有机酸血症如丙酸血症或甲基丙二酸血症相比，代谢紊乱在钴胺素代谢障碍中不太常见[15]。建议患者在患病期间继续使用常规的饮食和药物。应避免禁食以防止分解代谢。如果患者不能耐受口服液体，可能需要使用含有 10%~12.5% 葡萄糖的静脉输液来逆转分解代谢[15]。在 tHCY 浓度升高的情况下，脱水增加了血栓栓塞事件的额外风险。总同型半胱氨酸浓度预计在疾病期间由于分解代谢而升高。

15.13　钴胺素障碍性疾病总结

钴胺素代谢障碍的早期识别和治疗可改善存活率、血液学症状和喂养困难，但神经认知不良和视网膜病变通常持续存在[12]。目前的管理重点是改善生化标志物与羟钴胺和甜菜碱的治疗。低蛋白饮食和特医食品不推荐用于钴胺素代谢障碍，因为它们可能导致甲硫氨酸缺乏症。

15.14　维生素 B₆ 无反应型同型半胱氨酸尿症婴儿的饮食计算示例

患者信息	营养摄入目标（每天）
年龄：28 日龄男婴	甲硫氨酸：30mg/（kg·d）[范围 15~60mg/（kg·d）]
体重：4.5kg	胱氨酸：95mg/（kg·d）[范围 85~150mg/（kg·d）]
根据升高的 tHCY 和甲硫氨酸浓度，诊断为 HCU	蛋白质：2.5~3g/kg
无症状且饮食良好	能量：110~130kcal/kg
当前摄入量为 710mL/d（24oz/d）（Enfamil Premium）	液体：100mL/kg（表 15.4 和表 15.5）

表 15.4　选择用于 HCU 饮食计算时部分产品营养素组成（使用标准婴儿配方奶粉作为完整蛋白质的来源）

特医食品 / 配方	数量 /g	甲硫氨酸 /mg	胱氨酸 /mg	蛋白质 /g	能量 /kcal
HCU Anamix Early Years[a]	100	—	410	13.5	473
Enfamil Premium Infant Powder[b]	100	230	184	10.1	500
Cystine 500	4g 包装	—	500	—	—

[a] 纽迪希亚北美。

[b] 美赞臣营养品。

注意：查看制造商的网站了解最新的营养成分。

表 15.5　饮食计算示例的饮食处方汇总（使用标准婴儿配方奶粉作为整蛋白质的来源）

特医食品 / 配方	数量 /g	甲硫氨酸 /mg	胱氨酸 /mg	蛋白质 /g	能量 /kcal
HCU Anamix early years[a]	48	—	197	6.5	227
Enfamil Premium powder[b]	59	136	109	6	295
Cystine 500	1	—	125	—	—
总量 /d		136	431	12.5	522
总量 /kg		30	96	2.8	116

配方粉、甲硫氨酸、胱氨酸和能量的数量，数值四舍五入到最接近的整数。

蛋白质的数值四舍五入到最近的 0.1g。

[a] 纽迪希亚北美。

[b] 美赞臣营养品。

> **饮食计算步骤**
>
> **第 1 步　计算每天所需的每种营养素的数量**
>
> 营养素目标 /kg × 婴儿体重 = 每日需求量
>
> 甲硫氨酸：30mg/kg × 4.5kg = 每天 135mg 甲硫氨酸
>
> 胱氨酸：95mg/kg × 4.5kg = 每天 428mg 胱氨酸
>
> 蛋白质：（2.5~3.0g 蛋白质）× 4.5kg = 每天 11.3~13.5g 蛋白质
>
> 能量：（110~130kcal/kg）× 4.5kg = 每天 495~585kcal/kg

第 2 步　计算满足每日甲硫氨酸需求的标准婴儿配方奶粉的数量

每天需要的甲硫氨酸量 ÷ 标准婴儿配方奶粉中的甲硫氨酸毫克数

135mg/d ÷ 230 = 0.59

0.59 × 100g = 59g 标准婴儿配方奶粉,以满足每天需要的甲硫氨酸量

第 3 步　计算标准婴儿配方奶粉提供的蛋白质

标准婴儿配方奶粉的数量 × 100g 标准婴儿配方奶粉中提供的蛋白质

0.59 × 10.1g = 6g 标准婴儿配方奶粉的蛋白质

第 4 步　计算满足饮食处方所需的蛋白质量

每日蛋白质需求量 – 标准婴儿配方奶粉中提供的蛋白质

12.5g – 6g = 6.5g 蛋白质,需要满足饮食处方

第 5 步　计算满足饮食处方所需的无甲硫氨酸代谢配方食品的数量

填补饮食处方所需的蛋白质 ÷ 100g 无甲硫氨酸配方中提供的蛋白质

6.5g ÷ 13.5g = 0.48

0.48 × 100 = 48g 饮食处方中需要的无甲硫氨酸代谢配方

第 6 步　计算标准婴儿配方奶粉和无甲硫氨酸代谢配方奶粉提供的胱氨酸数量

标准婴儿配方奶粉的数量 × 100g 标准婴儿配方奶粉中的胱氨酸含量

0.59 × 184mg 胱氨酸 = 109mg 胱氨酸

不含甲硫氨酸代谢配方的数量 × 100g 不含甲硫氨酸的代谢配方中的胱氨酸含量

0.48 × 410mg 胱氨酸 = 197mg 胱氨酸

第 7 步　计算需要通过胱氨酸粉来补充的胱氨酸的数量,以满足步骤 1 中确定的胱氨酸要求

标准婴儿配方奶粉提供的胱氨酸 + 不含甲硫氨酸的代谢配方奶粉提供的胱氨酸

109mg + 197mg = 306mg,两种配方共同提供

第 1 步中需要的胱氨酸数量 – 两种配方提供的数量

428mg – 306mg = 122mg 胱氨酸,需要通过补充胱氨酸粉来满足要求

第 8 步　计算满足胱氨酸要求所需的胱氨酸粉的数量

胱氨酸粉以预先定量的 4g 袋装形式提供,每袋可提供 500mg 胱氨酸

500mg ÷ 4g 袋装 = 125mg 胱氨酸每克粉末

122mg 胱氨酸 ÷ 125mg 胱氨酸 = 1g 胱氨酸粉,满足胱氨酸需求的数量

第 9 步　计算从标准婴儿配方奶粉和不含甲硫氨酸的代谢配方奶粉提供的总能量

标准婴儿配方奶粉的数量 × 100g 标准婴儿配方奶粉的热量

0.59 × 500kcal = 295kcal

不含甲硫氨酸的代谢配方的数量 × 100g 不含甲硫氨酸的代谢配方的热量

0.48 × 473kcal = 227kcal

加上标准婴儿配方奶粉和无甲硫氨酸配方奶粉的热量,以确定处方提供的总热量

295kcal + 227kcal = 522kcal 的总热量

第 10 步　计算配方的最终体积,使每毫升的浓度为 0.67kcal(每盎司 20kcal)

522kcal ÷ 0.67kcal/mL(20kcal)/oz = 780mL(26oz)的奶粉

(王瑞芳 译　张惠文 审校)

参考文献

1. Hoss GR, Poloni S, Blom HJ, Schwartz IV. Three main causes of homocystinuria: CBS, cblC and MTHFR deficiency. What do they have in common? J Inborn Errors Metab Screen. 2019;7:e20190007.
2. Thomas J. Nutrition management of inherited metabolic diseases. 1st ed. Cham: Springer International Publishing; 2015.
3. Morris AA, Kozich V, Santra S, Andria G, Ben-Omran TI, Chakrapani AB, et al. Guidelines for the diagnosis and management of cystathionine beta-synthase deficiency. J Inherit Metab Dis. 2017;40(1):49–74.
4. Ekvall S, Ekvall VK. Pediatric nutrition in chronic diseases and developmental disorders: prevention, assessment, and treatment. 2nd ed. Singh R, editor. New York: Oxford University Press; 2005. xxiv, 532 p. p.
5. Acosta PB. Nutrition management of patients with inherited metabolic disorders. 1st ed. Sudbury: Jones & Bartlett Learning; 2009.
6. Valayannopoulos V, Schiff M, Guffon N, Nadjar Y, Garcia-Cazorla A, Martinez-Pardo Casanova M, et al. Betaine anhydrous in homocystinuria: results from the RoCH registry. Orphanet J Rare Dis. 2019;14(1):66.
7. Sacharow SJ, Picker JD, Levy HL. Homocystinuria caused by cystathionine beta-synthase deficiency. In: Adam MP, Ardinger HH, Pagon RA, Wallace SE, Bean LJH, Stephens K, et al., editors. GeneReviews((R)). Seattle (WA); 1993.
8. Schiff M, Blom HJ. Treatment of inherited homocystinurias. Neuropediatrics. 2012;43(6):295–304.
9. Kozich V, Majtan T. Inherited disorders of sulfur amino acid metabolism: recent advances in therapy. Curr Opin Clin Nutr Metab Care. 2021;24(1):62–70.
10. Yannicelli S. Nutrition management of inherited metabolic diseases. Cham: Springer; 2015.
11. Wilcken B. Therapeutic targets in homocystinuria due to cystathionine β-synthase deficiency: new European guidelines. Expert Opin Orphan Drugs. 2016;5(1):1–3.
12. Martinelli D, Deodato F, Dionisi-Vici C. Cobalamin C defect: natural history, pathophysiology, and treatment. J Inherit Metab Dis. 2011;34(1):127–35.
13. Carrillo-Carrasco N, Chandler RJ, Venditti CP. Combined methylmalonic acidemia and homocystinuria, cblC type. I. Clinical presentations, diagnosis and management. J Inherit Metab Dis. 2012;35(1):91–102.
14. Huemer M, Diodato D, Schwahn B, Schiff M, Bandeira A, Benoist JF, et al. Guidelines for diagnosis and management of the cobalamin-related remethylation disorders cblC, cblD, cblE, cblF, cblG, cblJ and MTHFR deficiency. J Inherit Metab Dis. 2017;40(1):21–48.
15. Sloan JL, Carrillo N, Adams D, Venditti CP. Disorders of intracellular cobalamin metabolism. In: Adam MP, Ardinger HH, Pagon RA, Wallace SE, LJH B, Stephens K, et al., editors. GeneReviews((R)). Seattle (WA); 1993.

第 16 章

16

尿素循环障碍的营养管理

Erin MacLeod

目录

核心信息

1. 尿素循环障碍（urea cycle disorders，UCD）的临床表现和严重程度差异很大。

2. 纠正高血氨是治疗 UCD 的首要任务。

3. UCD 限制蛋白质摄入。整蛋白和特医食品蛋白质（必需氨基酸）提供的蛋白数量不相同。

4. 提供足够的能量防止分解代谢是营养管理的关键部分。

5. 通过替代途径去除氮的药物有助于防止高氨血症和增加蛋白质耐受性。

6. 疾病的结局取决于疾病的严重程度。

7. 对于患有严重型的婴幼儿建议进行肝移植。

16.1　背景

尿素循环障碍（UCD）是由尿素循环代谢通路中 6 种酶或 2 种转运体中的任何一种缺乏引起的[1]（图 16.1），包括最近新报道的可引起高血氨（和高乳酸血症）的碳酸酐酶 VA（CA-VA）缺乏症[2]。CA-VA 的管理在这里不做赘述。总的来说，UCD 是相对常见的，发病率为 1∶35 000。除了鸟氨酸氨甲酰基转移酶缺乏症（OTCD）是 X 连锁外，所有 UCD 都是常染色体隐性遗传模式[3]。肝脏尿素循环的次要作用是产生精氨酸，其主要功能是去除氨基酸代谢产生的氮，以防止氨的积累。当蛋白质摄入量超过蛋白合成所需的量或内源性蛋白质被动员分解以产生能量（分解代谢）时，废氮就产生了。氨基酸一部分分解成氮，剩余的分子被用作能量来源（如果需要）或储存为脂肪。多余的氮通常被转化为氨，氨进入尿素循环，通过一

系列的酶促反应，被转化为尿素并排出体外（框 16.1）。

框 16.1　UCD 患者的营养管理原则	
限制：	蛋白质
补充：	必需氨基酸，ASS 和 ASL 补充精氨酸，OTC 和 CPS 补充瓜氨酸
毒性小分子	所有 UCD 的血氨 ASL 缺乏症中的精氨酰琥珀酸（ASA） 精氨酸酶缺乏症的精氨酸

氨具有神经毒性[4,5]。尿素循环障碍的病理生理学和神经毒性的原因是复杂的，其中不仅涉及血氨，还涉及血氨和谷氨酰胺过度产生对星形胶质细胞的影响，引起脑水肿[6]。高血氨的急性影响包括喂养困难、呕吐、惊厥和可迅速进展为昏迷和死亡的嗜睡。轻度血氨升高的慢性影响还了解不多，但这可能是尿素循环障碍患儿神经认知受损的原因[7]。血氨增加的可能后果列在表 16.1 中。值得注意的是氨的单位有 μmol/L 和 μg/dL 的区别。

表 16.1　血氨浓度和潜在后果

血氨浓度		解读和临床症状
μmol/L	μg/dL	
<35	<60	正常浓度 a
36~60	60~100	轻度升高；通常没有临床症状
61~200	150~350	升高：喂养困难，呕吐，易激惹，嗜睡，瞻望
>250	>350	高血氨危象；可能昏迷

a 新生儿期正常的血氨浓度为 64~107μmol/L（90~150μg/dL），0~2 周龄的血氨 56~92μmol/L（79~129μg/dL）。

注意：氨浓度标准可能因实验室而异。个体症状可能有所不同——有些患者对氨浓度升高比其他患者更敏感。因此，该病的治疗不应仅基于氨浓度，需要综合考虑患者病史、临床和实验室检查。

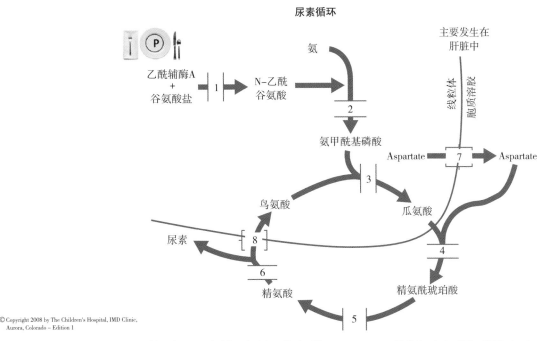

图 16.1　尿素循环障碍的代谢途径。尿素循环包括 6 种酶：① NAGS，N- 乙酰谷氨酸合成酶，激活 CPS。② CPS，氨甲酰磷酸合成酶，将碳酸氢盐加入氨中，与磷酸基团一起形成氨甲酰基磷酸盐，启动尿素循环。③ OTC，鸟氨酸氨甲酰基转移酶，将氨甲酰磷酸酯与鸟氨酸结合产生瓜氨酸。④ ASS，精氨酰琥珀酸合成酶，结合瓜氨酸和天冬氨酸形成精氨酰琥珀酸。⑤ ASL，精氨酰琥珀酸裂解酶，裂解精氨酰琥珀酸为精氨酸和延胡索酸。⑥精氨酸酶，水解精氨酸为尿素和鸟氨酸，鸟氨酸重新进入尿素循环。⑦希特林，将线粒体内的天冬氨酸转运到胞质内。⑧ ORNT1，鸟氨酸转运蛋白，在线粒体及胞质间转运鸟氨酸，缺乏时可引起高鸟氨酸血症 - 高氨血症 - 高同型瓜氨酸尿症（HHH 综合征）

UCD 可以根据血浆氨基酸分析时瓜氨酸、精氨酸和鸟氨酸的模式鉴别。

UCD 可以出现在任何年龄[1,9,10]。通常，患有重度 UCD 的新生儿在出生后几天内会出现快速进展的高氨血症症状。在婴儿和儿童中表现出的症状可能包括生长发育障碍、周期性呕吐、肝功能障碍、癫痫发作和发育迟缓[1,11,12]。儿童期和成人期发病的患者通常临床症状较轻[10]。在某些情况下，成年人在分解代谢应激后的脑病危象后被诊断为 UCD，包括感染、手术、怀孕和生产后[13,14]。最后，OTC 缺乏症携带者的女性可能会在诊断出受影响更严重的儿童后被诊断出来。OTC 缺乏症携带者的女性仍然会表现出执行功能方面的神经认知缺陷，其中大约 15% 的女性需要治疗[1,15]。青少年期和成人期被诊断为 UCD 的患者通常有慢性神经和 / 或精神症状的病史[1]，并且有避免高蛋白食物的饮食史。

不是所有的 UCD 患者因有临床症状才就诊。有些是通过新生儿筛查（newborn screening，NBS）识别出来的[3,11]。NBS 可检测血液中高浓度的代谢产物；ASS 和 ASL 可以被识别出来是因为这些疾病会导致瓜氨酸浓度增加，精氨酸酶缺乏被识别是因为精氨酸浓度增高。然而，OTC 缺乏症，最常见的 UCD，大部分不是通过新生儿筛查项目识别出来的。因为 OTC 缺乏症患者代谢产物瓜氨酸比正常人偏低。美国公共卫生实验室协会 NewSTEPS 网站可以查询到各州的筛查情况。对于通过 NBS 识别出来的患者，最大的挑战是判断这些被 NBS 项目识别但无临床症状的患者是否需要积极地治疗。对于那些已通过生化检测确认（部分也经分子检测确

表 16.2   尿素循环障碍相关酶和实验室数值改变

疾病	酶	缩写	血氨浓度	血浆氨基酸变化 [1]
NAGS 缺乏症	N- 乙酰谷氨酸合成酶	NAGS	明显升高	瓜氨酸显著降低,精氨酸降低
CPS 缺乏症	氨甲酰磷酸合成酶	CPS	明显升高	瓜氨酸显著降低,精氨酸降低
OTC 缺乏症	鸟氨酸氨甲酰基转移酶 [2]	OTC	明显升高	瓜氨酸显著降低,精氨酸降低
ASS 缺乏症;瓜氨酸血症 I 型	精氨酰琥珀酸合成酶	ASS	升高	瓜氨酸显著升高,精氨酸降低
希特林蛋白缺乏症	希特林	Citrin	升高	瓜氨酸及精氨酸升高
ASL 缺乏症;精氨酰琥珀酸尿症(ASA)	精氨酰琥珀酸裂解酶 [3]	ASL	升高	瓜氨酸轻度增高,精氨酸降低
精氨酸酶缺乏症;精氨酸血症	精氨酸酶	ARG	很少升高	精氨酸增高
高鸟氨酸血症 - 高氨血症 - 高同型瓜氨酸尿症(HHH 综合征)	鸟氨酸转运体	ORNT1	升高	鸟氨酸增高 瓜氨酸降低

[1] 血浆谷氨酰胺通常在所有 UCD 都升高,升高和高氨血症的高风险有相关性。

[2] 尿液中也存在乳清酸,是 OTC 缺乏症的病理标志。

[3] 轻度 ASL 缺乏症患者即使血精氨酰琥珀酸正常,尿中精氨酰琥珀酸仍然会增高。

认)且血浆谷氨酰胺正常的患者,特医食品和氨清除剂不一定是必须的,但他们应该被密切随访,必要时补充瓜氨酸 / 精氨酸,患病时也多为保守治疗。目前已有可用于指导诊断特定 UCD 的流程[11]。

表 16.2 列出了尿素循环的 6 种酶和 2 种转运体,以及每种酶和转运体缺乏相对应的疾病。近端 UCD 或线粒体中的 UCD (NAGS、CPS、OTC)往往与血氨升高有关,而远端 UCD(ASS、ASL、ARG、HHH)通常没有严重高血氨事件。然而,所有 UCD 患者都有发生高氨血症的风险,特别是在感染和 / 或能量摄入不足导致内源性蛋白质分解代谢的情况下[16]。虽然近端 UCD 通常具有更严重的临床病程和更高的高血氨事件风险,但两组间神经认知严重程度存在争议[7,9,17]。

总之,随着新生儿筛查,以及药物、营养管理和肝移植的进步,UCD 患者的结局正在改善[18-20]。然而,通常该病的结局并不理想,早期死亡、生长停滞、慢性肝病和发育落

后仍是其显著特点[9]。晚发型患者(死亡率 11%)比早发型患者(死亡率 24%)生存率要高。由于传统治疗方案的不足,肝移植正成为许多 UCD 患者更可行、更有吸引力的选择[21,22]。

16.2   营养管理

16.2.1   慢性期营养管理

UCD 治疗包括低蛋白饮食,提供足够的能量以防止分解代谢,补充特定氨基酸及使用清除氮的药物[11,14,23-26](框 16.2)。这些治疗通常根据疾病的严重程度联合使用。有严重尿素循环障碍的婴儿患者,例如 OTCD 男性患儿,通常需要紧急治疗[11,27](第 16.2.2 节)。

营养管理的目标是防止氨的积累,血浆氨基酸正常,促进正常的生长发育。UCD 的治疗与其他代谢病不同在于所有 UCD 患者的总蛋白质是限制的。其他遗传代谢病通常

需要不含有害氨基酸的特医食品,但总蛋白质通常不受限制,框 16.3 介绍了新生儿开始饮食的步骤。鼓励母乳喂养或母乳抽吸出来喂养。因为与普通婴儿奶粉相比,母乳含有更少的蛋白质。母乳喂养的还可能需要额外补充不含蛋白质能量组件,以确保喂养不良婴儿的能量需求得到满足。

框 16.2　UCD 管理的要素

- 限制蛋白质
- 防止分解代谢
- 使用氮清除药物
- 补充氨基酸

框 16.3　UCD 婴儿的初始营养管理(针对病情稳定准备开始喂养的婴儿)

目标:
- 预防高氨血症。
- 血浆氨基酸正常。
- 促进正常生长发育。

具体步骤:

1. 通过表 16.3 确定总蛋白质和必需氨基酸的目标摄入范围。

2. 确定达到步骤 1 中所需的特医食品的量和品种。

3. 确定满足步骤 1 中目标蛋白质所需的整蛋白,以及来源,是母乳还是婴儿配方奶粉。

4. 确定特医食品和婴儿配方奶粉 / 母乳的组合是否满足能量 DRI,如果不能满足则添加不含蛋白质的能量来源满足需求。

5. 确定满足婴儿液体需求的配方奶粉的加水量,能量密度为 0.67~0.83kcal/mL(20~25kcal/oz),参照 16.7 节饮食计算示例。

表 16.3　UCD 患者的推荐营养摄入量

年龄 / 岁	总蛋白质量[1] (g·kg⁻¹·d⁻¹)	特医食品蛋白质(必需氨基酸)[2] (g·kg⁻¹·d⁻¹)	整蛋白质 / (g·kg⁻¹·d⁻¹)
0~1	1.2~2.2	0.4~1.1	0.8~1.1
1~7	1.0~1.2	0.3~0.7	0.7~0.8
7~19	0.8~1.4	0.4~0.7	0.3~1.0
>19	0.8~1.0	0.2~0.5	0.6~0.7

能量、维生素和矿物质的摄入量应满足 DRI[28] 和液体需求[11,29] 和 R.H.Singh 的 UCD 营养管理[30]。

[1] 总蛋白质目标应满足最低蛋白质需求,有些人可能耐受更多的总蛋白质。

[2] 疾病程度较轻的患者,可能不需要补充必需氨基酸。如果需要补充,30%~50% 总蛋白质来自特医食品。

UCD 婴儿饮食蛋白质来源包括整蛋白(婴儿母乳或标准婴儿奶粉、婴儿食品或日常食物)和含有必需氨基酸的特医食品。一些有轻度 UCD 的患者可以使用母乳 / 标准婴儿配方奶粉(含或不加无蛋白质能量补充剂)进行治疗,然后进行素食喂养,但仍需要继续随访和监测。

不同医生在寻求整蛋白和特医食品蛋白质之间的平衡时诊疗差异较大。目前欧洲指南建议遵循 FAO/WHO/UNU 2007 年蛋白质需求指南[31],代谢不稳定时需补充必需氨基酸或使用氨清除剂[11]。一项针对欧洲中毒型代谢病注册登记和协作的横断面研究发现,32% 的 UCD 患者服用了必需氨基酸特医食品,提供了总蛋白质摄入量的 28%~32%。这与之前的建议一致,即 20%~30% 的蛋白质需求量应作为必需氨基酸提供[14]。然而,在另一些中心,仅使用蛋白质限制(不使用含有必需氨基酸的特医食品)[32,33],而其他人则建议一半的蛋白质摄入是必需氨基酸,一半是完整的蛋白质[34]。在不补充必需氨基酸的情况下限制蛋白质的摄入可能导致慢性蛋白质不足[35]。当整蛋白含量低时,补充

EAA 可能会改善血浆支链氨基酸的浓度[25]。一旦确定了个体患者目前的严重程度状态并确立了饮食目标,就可以计算出满足这些目标所需的特医食品的量或母乳及标准婴儿配方奶粉的量。表 16.4 列出了治疗 UCD 的特医食品。它们提供必需氨基酸作为蛋白质来源,但在能量、维生素和矿物质方面有所不同。

表 16.4　治疗 UCD 的特医食品(必需氨基酸)能量和蛋白质含量(每 100g 粉末)[1]

特医食品	能量 /kcal	蛋白质 /g
Cyclinex-1[2]	510	7.5
Cyclinex-2[2]	440	15
EAA 补充[3]	288	40
必需氨基酸混合[4]	316	79
UCD AnamixJunior[4]	385	12
UCD Trio[3]	393	15
WND1[5]	500	6.5
WND2[5]	410	8.2

[1] 美国上市(2022 年)。
[2] 雅培营养品。
[3] 纽迪希亚北美。
[4] 美国 Vitaflo。
[5] 美赞臣营养品。

提供足够的热卡通常需要使用特殊的无蛋白质特医食品,如 Pro-Phree(雅培营养品),PFD(美赞臣营养品),Polycal(纽迪希亚北美),Duocal(纽迪希亚北美),S.O.S(美国 Vitaflo)或 Solcarb(Solace Nutrition)。应提供关于低蛋白质且高热量的食物选择方面的营养教育和咨询。

防止分解代谢　分解代谢应激是废氮的主要来源。高氨血症通常不是由于蛋白质摄入过多,而是由于急性感染加上能量和蛋白质摄入不足。尽管最近的一项研究发现,UCD 患者的能量摄入量通常符合推荐要求[36],但对一些基础状态下食欲较差的 UCD 患者提供足够的热卡仍然具有挑战性。UCD 患者出现厌食症的原因是多方面的。UCD 患者血液中谷氨酰胺浓度常是高的,脑中谷氨酰胺浓度也是升高的。大脑中,谷氨酰胺是色氨酸的载体,色氨酸又是血清素的前体,而血清素是一种与饱腹感相关的神经递质[37]。此外,研究显示,UCD 患者体内与饱腹感相关的激素双酪氨酸肽(也称为肽 YY 或 PYY)浓度高于正常水平[38]。UCD 患者有食物厌恶感也可能与摄入高蛋白食物时的呕吐、头痛和 / 或嗜睡有关。在一项研究中,一半 UCD 患者有进食问题,包括食欲减退、拒绝食物、厌恶蛋白质或呕吐[39]。考虑到自我限制蛋白质的倾向,需要对 UCD 患者进行蛋白质合适数量和种类的营养宣教,特别是在未给予 EAA 补充的情况下。对于患有 UCD 的儿童,特别是那些严重型的儿童,通常需要鼻胃管或胃造口管(G 管)来提供足够的热卡。G 管尤其有助于提供药物和额外的热卡,特别是患病期间,食欲可能进一步下降[11]。

氮清除药物的使用　虽然有几种可用的药物,但它们通过两种途径之一去除氮(图 16.2)。苯甲酸钠与甘氨酸结合形成马尿酸盐,随尿液排出体外。这步反应除去一个氮原子。同样,在第二个反应中,苯乙酸钠与谷氨酰胺结合,形成苯乙酰谷氨酰胺,并排出体外。在这个反应中,两个氮原子结合并排出体外。苯乙酸钠的前药,苯丁酸钠,可以 Buphenyl 和无商标形式(PAR Pharmaceuticals and Simapharm Laboratories)获得。苯丁酸甘油(Ravicti)的作用机制与苯丁酸钠相同,有些人发现它更容易管理,因为剂量更低,味道比苯丁酸钠更好[40]。苯丁酸钠具有激活支链酮酸脱氢酶的次要作用,这通常会导致血浆支链氨基酸浓度降低[41]。Ammonul 是一种静脉形式的氮清除药物,含有苯乙酸钠和苯甲酸钠的组合。

卡谷氨酸(Carbaglu)是一种治疗尿素

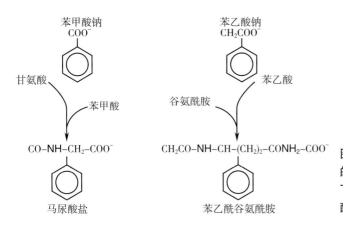

图 16.2　使用苯甲酸钠或苯乙酸钠去除氮的旁路途径。苯丁酸钠（Buphenyl）和苯丁酸甘油（Ravicti）都在肝脏中转化为苯乙酸钠

循环第一种酶（NAGS）缺乏症的药物，但它不是一种清除氮的药物。卡谷氨酸在化学上类似于激活 CPS 的 N- 乙酰谷氨酰胺。在一项 20 名接受该药治疗的患者中，有 12 名为 NAGS 缺乏症，他们的高氨血症得到了缓解[42]。接受卡谷氨酸治疗的 NAGS 缺乏症患者可以迅速过渡到正常饮食，不需要限制蛋白质摄入。应考虑对所有 CPS1 缺乏症患者进行卡谷氨酸试验性用药，已证明一些患者尿氮排泄有所改善，并可能使整蛋白耐受性增加[43]。

补充氨基酸　对于除精氨酸酶缺乏症外的所有 UCD，精氨酸成为必需氨基酸。补充精氨酸或瓜氨酸可以代替正常尿素循环产生的精氨酸。通常，L- 精氨酸用于 ASS 缺乏症和 ASL 缺乏症，而 L- 瓜氨酸用于 CPS 缺乏症和 OTC 缺乏症，因为它具有将天冬氨酸纳入代谢途径并去除一个氮分子的优点[44]。补充氨基酸的目标是将血浆浓度保持在正常范围内，而剂量因疾病而异[11,27]。在 OTC 缺乏症和 CPS 缺乏症患者中 L- 瓜氨酸的常规维持剂量为 100~200mg/（kg·d）[11]，并应根据瓜氨酸的血浆浓度进行调整。目前的欧洲指南推荐 L- 精氨酸 100~300mg/（kg·d）[如果 >20kg 则推荐 2.5~6g/（m²·d）]治疗 ASS 缺乏症和 ASL 缺乏症[11]。在 ASL 缺乏症患者中，有证据表明，较低剂量的精氨酸补充 [100mg/（kg·d）]可降低 ASA 的积累，并可能改善预后，因为 ASA 可能导致肝脏和神经系统疾病[45]。L- 精氨酸的补充应根据精氨酸和谷氨酰胺的血浆浓度进行调整。L- 瓜氨酸在 OTC 缺乏症和 CPS 缺乏症中的一般维持剂量为 100~200mg/（kg·d）[11]，并应根据瓜氨酸的血浆浓度进行调整。

16.2.2　急性期营养管理

16.2.2.1　住院期间的营养管理

无论是患病的新生儿还是患有急性疾病的年龄较大的儿童 / 成人，高氨血症危象都被视为医疗紧急情况。所有患者都应该有一个应急方案[46]，以确保他们得到及时和适当的治疗。如果患者因高氨血症住院，应停止蛋白质摄入，并静脉给予营养支持和药物治疗，包括氮清除剂、苯甲酸钠 - 苯乙酸钠注射液（Ammonul）和精氨酸。如有可能，应行血浆氨基酸分析。氨基酸分析可以帮助鉴别患儿的高氨血症发作是由于急性疾病还是继发于过量的蛋白质摄入。如果多种必需氨基酸在血浆氨基酸分析中呈低水平，则应迅速补充必需氨基酸，防止进一步分解代谢。

在严重的高氨血症中，通常需要透析使氨浓度正常化。患者往往因无法耐受肠内喂养而需要肠外营养支持。肠外营养方案的要点是减少或严格限制蛋白质摄入的情况下，通过使用 20% 葡萄糖溶液和 2~3g/kg 的脂肪乳剂来提供尽可能多的热卡（框 16.4）。目标热卡应为相应年龄 DRI 的 120%，如果发生高血糖，可用胰岛素治疗[11]。只要有可能,应使用肠内喂养,即使是少量的必需氨基酸。如果患者要进行透析,应同时静脉补充少量的氨基酸,因为透析会去除氨基酸和氨,婴儿有发生分解代谢的风险。仅含有必需氨基酸的肠外营养液虽然可以订购,但仍可能不易获得。如果肠内营养不能提供 EAA,则可使用常规的肠外营养液来防止蛋白质摄入不足造成进一步分解代谢。在能提供足够热卡的情况下(通过葡萄糖和脂肪乳剂补充)饮食中额外补充一些氨基酸,分解代谢逆转得会更快[47]。

框 16.4　UCD 患者高氨血症危象时肠外营养示例 [a]

葡萄糖输注速率:10~12mg/(kg·min)

脂肪乳剂:2~3g/(kg·d)[新生儿可达 3~4g/(kg·d)]

氨基酸:(24 小时后或者透析)0.25~0.5g/(kg·d),根据耐受性可提高

盐酸精氨酸:210mg/(kg·d)

[a] 与代谢科医生联合管理。

对于未透析的患者,蛋白质限制不应超过 24 小时,以防止进一步地分解代谢[27]。高氨血症会导致支链氨基酸的缺乏,并因氮清除药物使用而进一步加剧[35,41],因此在疾病急性期应提供必需氨基酸,以防止支链氨基酸缺乏发生。关于 UCD 患者急性期需要限制蛋白质和氨基酸的持续时间目前尚无共识,医疗团队应依据患者的血氨、血浆氨基酸、营养摄入和神经系统状态的具体情况做出决定。肠内蛋白质可以缓慢地重新添加,一般从整蛋白需求量一半的量开始,随着耐受性提高而推进。

出现高氨血症的新生儿一旦稳定下来,通常会经历一段代谢稳定期或"蜜月期"[20]。在此期间,婴儿生长迅速,对蛋白质的耐受性也相对较高。由于还没有引入固体食物,前几个月的饮食不那么复杂,还不需要计算

蛋白质。婴儿也有先天免疫,通常接触感染的机会有限。根据病情的严重程度和家庭意愿,UCD 婴儿可以母乳亲喂,或者母乳泵出后结合必需氨基酸和 / 或不含蛋白质的热卡补充剂喂养。

16.2.2.2　在家生病期间的营养管理

伴发疾病是新生儿期以外高氨血症最常见的原因,及时治疗可防止分解代谢,挽救生命[20]。患者应佩戴 MedicAlert 手环。如果代谢小组评估这样做是安全的,那些有轻微疾病的患者可以在家中进行管理。在这种情况下,确保足够的热卡补充和水合作用应该是重点。考虑到自我限制蛋白质的倾向,需要评估患者摄入的蛋白质是否没有低于推荐量。在某些情况下,可以调整 EAA 与整蛋白的百分比,以确保在患病期间满足最低蛋白质需求。疾病期减少整蛋白的计划应根据疾病程度、过去在家中对儿童的管理是否成功、到医院的距离以及饮食史等具体情况具体制定(第 16.7 节)。然而,在疾病期处方包含 EAA 的特医食品以及来自脂肪和 / 或碳水化合物的能量。如果规定了疾病期饮食,则应使用不超过 24~48 小时[14,23]。超过这个时间,其必要性需要医疗团队的评估。由于患病期间对液体和能量的需求高于正常水平,所以患者在想少吃的时候需要多吃。对于没有 G 管的患者,可能无法经口获得足够的能量和液体,经常需要入院进行静脉输液和能量补充。

16.3　监测

营养监测包括人体测量、膳食摄入量和实验室参数的评估(框 16.5)。营养目标应根据实验室测量和生长参数进行个性化设定,因为 UCD 患者的静息能量消耗可能存在一些差异。常规实验室检查包括氨和血浆氨基酸,特别注意谷氨酰胺、支链氨基酸、丙氨酸和甘氨酸。氨和谷氨酰胺都是患儿神经认知结局的标志物[20]。收集准确的氨样本

可能具有挑战性,因为它必须从自由流动的血液中取出,并立即放在冰上进行分析。外送检测血氨的结果不应被认为是准确的,当血氨浓度升高与患者临床表现不符时应重复检测[49]。

框 16.5　UCD 患者的营养监测

- 常规评估,包括人体测量、饮食摄入、体格检查
- 实验室监测
  - 诊断特异性
    - 氨
    - 血浆氨基酸,包括
      - 谷氨酰胺
      - 精氨酸
      - 瓜氨酸
      - 精氨酸琥珀酸(ASA 裂解酶缺乏症)
      - BCAA[苯丁酸钠(甘油)治疗时含量通常较低]
  - 饮食限制蛋白质的患者营养实验室监测可能包括以下指标:
    - 蛋白质充足性(血浆氨基酸)
    - 营养性贫血(血红蛋白、血细胞比容、MCV、血清维生素 B12/MMA、总同型半胱氨酸、铁蛋白、铁、叶酸、总铁结合力)
    - 维生素和矿物质状况(25- 羟基维生素 D、锌、微量矿物质)
    - 其他临床指征

16.3.1　饮食摄入相关血浆氨基酸

谷氨酰胺是氨的储存库,由谷氨酸和氨在肝脏中合成,谷氨酰胺通常是高血氨的先兆。最近的一份报告,20%~30% 的 UCD 患者具有低支链氨基酸[25],有些认为这一比例可能更高。无论原因是什么(无论是饮食限制还是苯丁酸钠治疗的结果)[50],低支链氨基酸表明需要更多的蛋白质。如果患者能够耐受,可给予整蛋白、必需氨基酸特医食品或特定支链氨基酸补充剂[11]。UCD 患者血浆支链氨基酸含量低与较低的线性生长速度有关[18,36]。线性生长可能与整蛋白和能量的比例有关[36,51],尤其是早发性 UCD 患者,线性生长速度低的风险更大[52]。血浆氨基酸可以进一步用于评估热量摄入,因为如果能量摄入不足,可能会出现丙氨酸升高,而在分解代谢中通常会出现甘氨酸升高[1]。

16.3.2　基于诊断的其他血浆氨基酸评估

临床上,氨基酸谱分析有助于患者的管理。对于补充 L- 精氨酸或 L- 瓜氨酸的患者,应监测精氨酸和瓜氨酸的水平,作为治疗依从性或剂量调整的参考指标。瓜氨酸血症患者血浆瓜氨酸水平总是升高的;然而,单独的瓜氨酸没有毒性,在谷氨酰胺正常的情况下升高也不值得关注。一些实验室的血浆氨基酸谱还包含精氨酸琥珀酸(ASA)。临床上,轻度 ASL 患者可能只有尿中精氨酸琥珀酸升高。除诊断外,精氨酸琥珀酸浓度与饮食蛋白质或疾病结局的变化无关。精氨酸酶缺乏症患者应监测血浆精氨酸水平,目标是使其浓度尽可能接近正常水平[53]。虽然高氨血症在精氨酸酶缺乏症中不太常见,但要达到理想的血浆精氨酸浓度可能需要对整蛋白进行更大的限制[11]。

建议定期进行实验室监测,以确保患者摄入足够的蛋白质、维生素和矿物质。评估维生素和矿物质的状态对那些限制蛋白质饮食却没有完整特医食品补充的患者尤为重要。最后,可以使用苯乙酸与苯乙酰谷氨酰胺的比例来评估氮清除剂药物的依从性[54]。比值小于 0.6 与血浆谷氨酰胺升高有关,可能与氮清除剂摄入不足有关,而不是膳食蛋白质摄入过量。

16.4　移植

严重的 UCD 患者尽管接受了治疗,但预后很差,可选择的治疗通常是肝移植[21]。尿素循环障碍协会和最近的欧洲指南建议,除了 NAGS 患者外,UCD 患者如果酶活性缺失或非常低,应予以稳定和积极治疗,并尽早纳入肝移植排队系统[11,20]。即使是在精氨酸酶缺乏症患者中,肝移植也被证明可以阻止神经损伤的进展[55]。

早期的器官共享联合网络(United Network for Organ Sharing,UNOS)数据发现,2 岁前接受移植的 UCD 患者死亡率更高[22]。这可能是因为既往只有受影响最严重的患者才会被转诊行移植;然而,目前的建议是应尽早行移植[11,20]。UCD 患者的移植结局预后良好。在一项 23 例患者(无精氨酸酶缺乏症)的研究中,患者存活率为 100%,移植物存活率为96%[56]。移植后发育通常稳定或改善。

在肝移植前,应保持良好的代谢控制和营养状况。良好的术后结局与移植前患者的体重和蛋白质状态相关,良好的患者体重和良好的蛋白质状态在限制蛋白质饮食时很难达到。移植前的体重通常不低于 5kg[11]。维持代谢控制对于保留神经认知功能至关重要,因为移植不能逆转神经认知损伤[20,57]。

术前和术后的营养方案是不相同的。在某单位中心[56],UCD 患者在手术前约 6 小时内继续接受常规的蛋白质限制饮食。手术期间,患者通常给予 10% 葡萄糖加电解质和脂肪乳剂[2g/(kg·d)]。手术后,在肠外营养中加入静脉注射氨基酸[1.5~2g/(kg·d)]。移植后,UCD 患者不再需要限制蛋白质饮食、特医食品或氮清除剂[56]。虽然可以遵循正常饮食,但对于过去没有吃过高蛋白食物的患者来说,可能很难快速接受不熟悉的食物。应提供营养教育和指导,扩展患者的口味,以健康的方式引入新的食物。

多数患者血浆氨基酸中的精氨酸或者瓜氨酸通常是低的,因此仍需补充 L- 精氨酸或 L- 瓜氨酸。由代谢营养师与移植营养师协同对肝移植患者进行随访是最合适的。移植营养师需要解决移植患者的共性问题,包括抗排异药物可能产生的相关副作用、食品安全问题和预防肥胖,这些问题在接受肝移植的儿童患者中很常见[58]。

16.5　新治疗选择

目前,多种治疗 UCD 的新疗法正在临床试验中。其中包括减少肠道氨生成、补充一氧化氮治疗 ASL、ARG1 的酶替代疗法和 OTC 缺乏症的基因疗法[59]。这些新的治疗方式有可能改善 UCD 患者的整体管理和预后,并有可能实现安全的饮食自由化。代谢营养师的作用对于开始这些新的治疗方法的患者是至关重要的。代谢营养师确保开始这些新治疗方案的患者以健康的方式满足营养需求是至关重要的。

16.6　总结

尿素循环的主要功能是去除蛋白质代谢过程中产生的废氮。尿素循环中 6 种酶或 2 种转运体中的任何一种缺乏活性都可能导致氨的积累,并且通常达到毒性浓度。该病的治疗方法包括限制蛋白质,防止分解代谢,补充通常由尿素循环产生的氨基酸,并通过旁路途径促进氮的排泄。结局通常较差,与临床发病后就诊的患者相比,新生儿筛查出的患者结果似乎更好。肝移植是一种治疗选择,特别是对于严重型的患者。

16.7　饮食计算示例

例 1　体重 2.9kg 的 OTC 缺乏症男婴,急性发病,准备从肠外营养过渡到肠内喂养。

患者信息	营养摄入目标
年龄:3 周龄 OTC 缺乏症 体重:2.9kg 高氨血症急性表现 透析治疗 Ammonul 注射液和肠内营养 目前耐受肠外营养 1g 蛋白,准备过渡到肠内喂养	能量:120kcal/kg 蛋白质:1.5g/kg(一半全蛋白,一半必需氨基酸) UCD 饮食处方

UCD 患者饮食处方举例

饮食	量	总蛋白质 /g	整蛋白质 /g	特医食品蛋白质 /g	能量[1]/kcal	流体[2]/mL
目标		4.4	2.2	2.2	348	290
Cyclinex-1 粉[3]	29g	2.2	0	2.2	148	
Similac 粉[3]	20g	2.2	2.2		108	
Pro-Phree 粉[3]	18g		0	0	92	
总计		4.4	2.2	2.2	348	
每千克总计		1.5	0.76	0.76	120	
加水至	414~503mL					420~510

[1] 膳食参考摄入量[28]。
[2] 液体需要量[29]。
[3] 雅培营养品。
注意:查看制造商的网站,了解最新的营养成分。

例 2　一名体重 24 千克的 6 岁轻度的 ASA 缺乏症女性在家中治疗期间的日常健康饮食(表 16.5)。

表 16.5　正常的全蛋白饮食处方(健康时)和疾病时饮食处方修改为半量整蛋白或无整蛋白的饮食处方

饮食	量	整蛋白[1]	特医食品蛋白质[1]	能量 /kcal
饮食处方:普通全蛋白		0.7g/kg(17g)	0.5g/kg(12g)	1 600[2]
Anamix Junior[3]	100g	0	12	385
Duocal[3]	80g	0	0	394
加水	827mL(28oz)			
食物 / 饮料		17g	0	807
饮食处方 一半整蛋白,多 20% 能量		0.35g/kg(8g)	0.7g/kg(17g)[5]	1 900
Anamix Junior[3]	140g	0	17	539
Duocal[3]	140g	0	0	689
加水至	1 300mL(44oz)[4]			

续表

饮食	量	整蛋白[1]	特医食品蛋白质[1]	能量 /kcal
食物 / 饮料		8g	0	672[6]
饮食处方 无整蛋白，多 20% 能量[7]		0	0.5g/kg（12g）	1 900
Anamix Junior[3]	100g	0	12	385
Duocal[3]	200g	0	0	984
加水	1 420mL（48oz）[4]			984
食物 / 饮料		0g		531[5]

[1] Singh 2007[11,23]。

[2] 膳食参考摄入量[28]。

[3] 纽迪希亚北美。

[4] 配方中提供的液体总量大于通常的饮食，以保持与通常饮食相似的能量密度，并且因为在疾病期间需要额外的液体。

[5] 如果整蛋白减少，可考虑增加 EAA 的补充，以满足蛋白质的 DRI。

[6] 如果患者不能摄入足够的食物或液体以达到能量目标，则可以在配方中添加额外的 Pro-Phree/Duocal 和水。

[7] 如果生病期间提供的蛋白质少于 DRI，则应仅给予 24~48 小时，并密切随访，以确保不会因分解代谢而在家中发生进一步的失代偿。

（张开创 译　张惠文 审校）

参考文献

1. Ah Mew N, Simpson KL, Gropman AL, Lanpher BC, Chapman KA, Summar ML. Urea cycle disorders overview. In: Adam MP, Ardinger HH, Pagon RA, Wallace SE, Bean LJH, Mirzaa G, et al., editors. Seattle (WA): University of Washington, Seattle 1993–2022. GeneReviews (R) [Internet].

2. van Karnebeek C, Haberle J. Carbonic anhydrase VA deficiency. In: Adam MP, Ardinger HH, Pagon RA, Wallace SE, Bean LJH, Mirzaa G, et al., editors. Seattle (WA): University of Washington, Seattle 1993–2022. GeneReviews (R) [Internet].

3. Summar ML, Koelker S, Freedenberg D, Le Mons C, Haberle J, Lee HS, et al. The incidence of urea cycle disorders. Mol Genet Metab. 2013;110(1–2):179–80.

4. Kleppe S, Mian A, Lee B. Urea cycle disorders. Curr Treat Options Neurol. 2003;5(4):309–19.

5. Albrecht J, Zielinska M, Norenberg MD. Glutamine as a mediator of ammonia neurotoxicity: a critical appraisal. Biochem Pharmacol. 2010;80(9):1303–8.

6. Dabrowska K, Skowronska K, Popek M, Obara-Michlewska M, Albrecht J, Zielinska M. Roles of glutamate and glutamine transport in ammonia neurotoxicity: state of the art and question marks. Endocr Metab Immune Disord Drug Targets. 2018;18(4):306–15.

7. Gropman AL, Batshaw ML. Cognitive outcome in urea cycle disorders. Mol Genet Metab. 2004;81 Suppl 1:S58–62.

8. Service HL, Hospital JH. The Harriet Lane handbook : a manual for pediatric house officers. 20th ed. Philadelphia: Saunders/Elsevier; 2015.

9. Ah Mew N, Krivitzky L, McCarter R, Batshaw M, Tuchman M, Urea Cycle Disorders Consortium of the Rare Diseases Clinical Research N. Clinical outcomes of neonatal onset proximal versus distal urea cycle disorders do not differ. J Pediatr. 2013;162(2):324–9 e1.

10. Ruegger CM, Lindner M, Ballhausen D, Baumgartner MR, Beblo S, Das A, et al. Cross-sectional observational study of 208 patients with non-classical urea cycle disorders. J Inherit Metab Dis. 2014;37(1):21–30.

11. Haberle J, Burlina A, Chakrapani A, Dixon M, Karall D, Lindner M, et al. Suggested guidelines for the diagnosis and management of urea cycle disorders: first revision. J Inherit Metab Dis. 2019;42(6):1192–230.

12. Gallagher RC, Lam C, Wong D, Cederbaum S, Sokol RJ. Significant hepatic involvement in patients with ornithine transcarbamylase deficiency. J Pediatr. 2014;164(4):720–5 e6.

13. Lefrere B, Ulmann G, Chartier M, Patkai J, Cynober L, Neveux N. Malnutrition with hypoaminoacidemia in a 22-year-old pregnant patient masking a likely ornithine transcarbamylase deficiency. Clin Nutr ESPEN. 2019;30:89–93.

14. Summar M, Tuchman M. Proceedings of a consensus conference for the management of patients with urea cycle disorders. J Pediatr. 2001;138(1 Suppl):S6–10.

15. Conway A. Ankyloglossia--to snip or not to snip: is that the question? J Hum Lact. 1990;6(3):101–2.

16. Summar ML, Dobbelaere D, Brusilow S, Lee B. Diagnosis, symptoms, frequency and mortality of 260 patients with urea cycle disorders from a 21-year, multicentre study of acute hyperammonaemic episodes. Acta Paediatr. 2008;97(10):1420–5.

17. Waisbren SE, Stefanatos AK, Kok TMY, Ozturk-Hismi B. Neuropsychological attributes of urea cycle disorders: a systematic review of the literature. J Inherit Metab Dis. 2019;42(6):1176–91.

18. Posset R, Garbade SF, Gleich F, Gropman AL, de Lonlay P, Hoffmann GF, et al. Long-term effects of medical management on growth and weight in individuals with urea cycle disorders. Sci Rep. 2020;10(1):11948.

19. Kido J, Nakamura K, Mitsubuchi H, Ohura T, Takayanagi M, Matsuo M, et al. Long-term outcome and intervention of urea cycle disorders in Japan. J Inherit Metab Dis. 2012;35(5):777–85.

20. Batshaw ML, Tuchman M, Summar M, Seminara J, Members of the Urea Cycle Disorders C. A longitudinal study of urea cycle disorders. Mol Genet Metab. 2014;113(1–2):127–30.

21. Gerstein MT, Markus AR, Gianattasio KZ, Le Mons C, Bartos J, Stevens DM, et al. Choosing between medical management and liver transplant in urea cycle disorders: a conceptual framework for parental treatment decision-making in rare disease. J Inherit Metab Dis. 2020;43(3):438–58.

22. Perito ER, Rhee S, Roberts JP, Rosenthal P. Pediatric liver transplantation for urea cycle disorders and organic acidemias: United Network for Organ Sharing data for 2002–2012. Liver Transpl. 2014;20(1):89–99.

23. Singh RH. Nutritional management of patients with urea cycle disorders. J Inherit Metab Dis. 2007;30(6):880–7.

24. Batshaw ML, MacArthur RB, Tuchman M. Alternative pathway therapy for urea cycle disorders: twenty years later. J Pediatr. 2001;138(1 Suppl):S46–54; discussion S-5.

25. Molema F, Gleich F, Burgard P, van der Ploeg AT, Summar ML, Chapman KA, et al. Evaluation of dietary treatment and amino acid supplementation in organic acidurias and urea-cycle disorders: on the basis of information from a European multicenter registry. J Inherit Metab Dis. 2019;42(6):1162–75.

26. Kenneson A, Singh RH. Presentation and management of N-acetylglutamate synthase deficiency: a review of the literature. Orphanet J Rare Dis. 2020;15(1):279.

27. Summar M. Current strategies for the management of neonatal urea cycle disorders. J Pediatr. 2001;138(1 Suppl):S30–9.

28. Macronutrients IoMUPo, Intakes IoMUSCotSEoDR. Dietary reference intakes for energy, carbohydrate, fiber, fat, fatty acids, cholesterol, protein, and amino acids. Washington, DC: National Academies Press; 2005. p. 1331.

29. Holliday MA, Segar WE. The maintenance need for water in parenteral fluid therapy. Pediatrics. 1957;19(5):823–32.

30. RH Singh. Nutritional management of urea cycle disorders- a practical reference for clinicians. 2014.

31. Joint WHOFAOUNUEC. Protein and amino acid requirements in human nutrition. World Health Organ Tech Rep Ser. 2007;935:1–265, back cover.

32. Adam S, Almeida MF, Assoun M, Baruteau J, Bernabei SM, Bigot S, et al. Dietary management of urea cycle disorders: European practice. Mol Genet Metab. 2013;110(4):439–45.

33. Adam S, Champion H, Daly A, Dawson S, Dixon M, Dunlop C, et al. Dietary management of urea cycle disorders: UK practice. J Hum Nutr Diet. 2012;25(4):398–404.

34. Singh RH, Rhead WJ, Smith W, Lee B, Sniderman King L, Summar M. Nutritional management of urea cycle disorders. Crit Care Clin. 2005;21(4 Suppl):S27–35.

35. Boneh A. Dietary protein in urea cycle defects: how much? Which? How? Mol Genet Metab. 2014;113(1–2):109–12.

36. Molema F, Gleich F, Burgard P, van der Ploeg AT, Summar ML, Chapman KA, et al. Decreased plasma l-arginine levels in organic acidurias (MMA and PA) and decreased plasma branched-chain amino acid levels in urea cycle disorders as a potential cause of growth retardation: options for treatment. Mol Genet Metab. 2019;126(4):397–405.

37. Delgado TC. Glutamate and GABA in appetite regulation. Front Endocrinol (Lausanne). 2013;4:103.

38. Mitchell S, Welch-Burke T, Dumitrescu L, Lomenick JP, Murdock DG, Crawford DC, et al. Peptide tyrosine tyrosine levels are increased in patients with urea cycle disorders. Mol Genet Metab. 2012;106(1):39–42.

39. Gardeitchik T, Humphrey M, Nation J, Boneh A. Early clinical manifestations and eating patterns in patients with urea cycle disorders. J Pediatr. 2012;161(2):328–32.

40. Diaz GA, Krivitzky LS, Mokhtarani M, Rhead W, Bartley J, Feigenbaum A, et al. Ammonia control and neurocognitive outcome among urea cycle disorder patients treated with glycerol phenylbutyrate. Hepatology. 2013;57(6):2171–9.

41. Holecek M. Branched-chain amino acids and branched-chain keto acids in hyperammonemic states: metabolism and as supplements. Metabolites. 2020;10(8):324.

42. Haberle J. Role of carglumic acid in the treatment of acute hyperammonemia due to N-acetylglutamate synthase deficiency. Ther Clin Risk Manag. 2011;7:327–32.

43. Ah Mew N, Cnaan A, McCarter R, Choi H, Glass P, Rice K, et al. Conducting an investigator-initiated randomized double-blinded intervention trial in acute decompensation of inborn errors of metabolism: lessons from the N-Carbamylglutamate Consortium. Transl Sci Rare Dis. 2018;3(3–4):157–70.

44. Lichter-Konecki U, Caldovic L, Morizono H, Simpson

K. Ornithine transcarbamylase deficiency. In: Adam MP, Ardinger HH, Pagon RA, Wallace SE, Bean LJH, Mirzaa G, et al., editors. Seattle (WA): University of Washington, Seattle 1993–2022. GeneReviews$^{(R)}$ [Internet].

45. Nagamani SC, Shchelochkov OA, Mullins MA, Carter S, Lanpher BC, Sun Q, et al. A randomized controlled trial to evaluate the effects of high-dose versus low-dose of arginine therapy on hepatic function tests in argininosuccinic aciduria. Mol Genet Metab. 2012;107(3):315–21.

46. Programs NECoM. Acute illness materials. Available from: https://www.newenglandconsortium.org/acute-illness.

47. MacLeod EL, Hall KD, McGuire PJ. Computational modeling to predict nitrogen balance during acute metabolic decompensation in patients with urea cycle disorders. J Inherit Metab Dis. 2016;39(1):17–24.

48. Brambilla A, Bianchi ML, Cancello R, Galimberti C, Gasperini S, Pretese R, et al. Resting energy expenditure in argininosuccinic aciduria and in other urea cycle disorders. J Inherit Metab Dis. 2019;42(6):1105–17.

49. Maranda B, Cousineau J, Allard P, Lambert M. False positives in plasma ammonia measurement and their clinical impact in a pediatric population. Clin Biochem. 2007;40(8):531–5.

50. Burrage LC, Jain M, Gandolfo L, Lee BH, Members of the Urea Cycle Disorders C, Nagamani SC. Sodium phenylbutyrate decreases plasma branched-chain amino acids in patients with urea cycle disorders. Mol Genet Metab. 2014;113(1–2):131–5.

51. Evans M, Truby H, Boneh A. The relationship between dietary intake, growth, and body composition in inborn errors of intermediary protein metabolism. J Pediatr. 2017;188:163–72.

52. Scaglia F. New insights in nutritional management and amino acid supplementation in urea cycle disorders. Mol Genet Metab. 2010;100 Suppl 1:S72–6.

53. Sun A, Crombez EA, Wong D. Arginase deficiency. In: Adam MP, Ardinger HH, Pagon RA, Wallace SE, Bean LJH, Mirzaa G, et al., editors. Seattle (WA): University of Washington, Seattle 1993-2022. GeneReviews $^{(R)}$ [Internet].

54. Jiang Y, Almannai M, Sutton VR, Sun Q, Elsea SH. Quantitation of phenylbutyrate metabolites by UPLC-MS/MS demonstrates inverse correlation of phenylacetate:phenylacetylglutamine ratio with plasma glutamine levels. Mol Genet Metab. 2017;122(3):39–45.

55. Silva ES, Cardoso ML, Vilarinho L, Medina M, Barbot C, Martins E. Liver transplantation prevents progressive neurological impairment in argininemia. JIMD Rep. 2013;11:25–30.

56. Kim IK, Niemi AK, Krueger C, Bonham CA, Concepcion W, Cowan TM, et al. Liver transplantation for urea cycle disorders in pediatric patients: a single-center experience. Pediatr Transplant. 2013;17(2):158–67.

57. Posset R, Gropman AL, Nagamani SCS, Burrage LC, Bedoyan JK, Wong D, et al. Impact of diagnosis and therapy on cognitive function in urea cycle disorders. Ann Neurol. 2019;86(1):116–28.

58. Ng VL, Alonso EM, Bucuvalas JC, Cohen G, Limbers CA, Varni JW, et al. Health status of children alive 10 years after pediatric liver transplantation performed in the US and Canada: report of the studies of pediatric liver transplantation experience. J Pediatr. 2012;160(5):820–6 e3.

59. Medicine USNLo. 2020. Available from: clinicaltrials.gov.

第 17 章

17

枫糖尿病的营养管理

Sandy van Calcar

目录

核心信息

1. 枫糖尿病(maple syrup urine disease, MSUD)是由代谢亮氨酸、异亮氨酸和缬氨酸的支链酮酸脱氢酶复合体缺乏引起的。

2. 患有典型 MSUD 的婴儿可预防中毒综合征,需要积极的营养支持来预防或逆转分解代谢。

3. 营养管理包括使用不含支链氨基酸的特医食品,限制亮氨酸饮食,补充缬氨酸和异亮氨酸,提供充足的能量、蛋白质、维生素和矿物质。

4. 治疗目标是对于婴儿和小于 5 岁的儿童,维持血浆亮氨酸浓度 100~200μmol/L;对年龄超过 5 岁的儿童维持在 100~300μmol/L。

17.1　背景

枫糖尿病(MSUD)是支链 α- 酮酸脱氢酶(BCKADH)复合物的先天性缺陷导致代谢支链氨基酸(BCAA)(亮氨酸、缬氨酸和异亮氨酸)障碍[1](图 17.1)。MSUD 在普通人群中罕见,发病率在活产婴儿为 1/200 000,但在某些人群中,由于 *BCKADHA* 基因突变(c.1 312T>a),发病率约为 1/350[2]。因为这种疾病的患者尿液和耵聍中有一种特征性的枫糖甜味,所以被称为枫糖尿病。

在 BCAA 中,亮氨酸及其相应的酮酸、α- 酮异己酸是本病的主要毒性化合物。MSUD 的病理生理学尚不完全清楚;然而,这三种支链氨基酸在血脑屏障上有共同的转运蛋白,与其他氨基酸相比,它们对亮氨酸的亲和力更高[3,4]。在脑组织中,亮氨酸增加导致谷氨酸的潜在消耗和乳酸浓度的增加。谷氨酸是一种兴奋性神经递质,其耗竭与学习和记忆缺陷、抑郁和焦虑相关[5]。此外,大脑中升高的亮氨酸会改变水稳态,增加氧化应激,

并与进入中枢神经系统的其他氨基酸竞争,影响蛋白质信号转导和其他神经递质的产生[3,6]。亮氨酸升高增加肾脏钠排泄,可导致低钠血症并促进脑水肿的发生[3]。此外,能检测到异常的炎症生物标志物,炎症因子可能在该病的病理生理过程中发挥作用[7]。

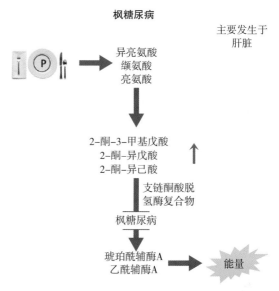

图 17.1　支链氨基酸亮氨酸、异亮氨酸和缬氨酸的代谢途径

患有典型(重度)MSUD 新生儿出生后不久即可表现为喂养困难、吸吮乏力和体重下降,并发展为代谢物中毒危象(第 4 章)。其特征性表现是嗜睡、易怒、呕吐和肌张力减弱。如果不立即治疗,惊厥、脑水肿和昏迷可能致命[3,4]。按疾病严重程度有以下几种分类,包括经典型(<2% 的酶活性)和中间型、间歇型和硫胺素有效型[1]。BCKADH 是一种硫胺素依赖性酶,有残余酶活性的人可能会从硫胺素补充获益,但那些经典型的 MSUD 患者则不会。尽管如此,需要完成硫胺素负荷试验(剂量为 50~200mg/d,持续 4 周)以评估疗效[8]。变异型 MSUD 患者可能在婴儿期或儿童期出现生长迟缓和发育落后,或者在老年期出现意识错乱、共济失调或急性精神病等非特异性症状[9]。新生儿筛查可以发现高亮氨酸血症的婴儿,但经典

型 MSUD 在新生儿筛查结果出来之前就可能出现症状,而变异型的婴儿可能尚无临床表现[9]。基于临床症状和浓度升高的亮氨酸、缬氨酸、异亮氨酸以及别异亮氨酸(异亮氨酸的一种衍生物,是 MSUD 的特异性标志物[1])做出诊断。基因检测可以通过预测表型-基因型相关性进一步明确诊断[1,10]。

MSUD 的营养管理已经有了很大的提高(框 17.1),在警觉性高的情况下,尤其是在疾病或其他分解代谢事件积极管理的情况下,可以产生良好的认知和发育结局[11,12]。肝移植是治疗的一种选择[13]。

框 17.1　MSUD 的营养管理原则

限制	亮氨酸
补充	缬氨酸和异亮氨酸(如果血浆中浓度低) 硫胺素 a
毒性代谢物	亮氨酸及其酮酸,α-酮异己酸

a 一些中心对 MSUD 变异型患者进行 50~200mg 硫胺素负荷试验。

17.2　营养管理

17.2.1　慢性期营养管理

新生儿期出现症状并经医学治疗病情稳定的患儿,以及确诊时无症状的患儿,应开始限制亮氨酸饮食。表 17.1 提供了有症状和无症状 MSUD 婴儿的营养摄入建议目标[4,8,14]。满足亮氨酸需求的完整蛋白质来源可由标准婴儿配方奶粉提供;然而,如果生长和监测指标保持在目标范围内,并且母乳充足,则可以考虑母乳喂养(平均亮氨酸浓度为 1mg/mL)[8,15]。

MSUD 婴儿开始饮食的步骤见框 17.2。

表 17.1　经典型 MSUD 患儿在代谢紊乱期(初发或急性期)和无症状期每日营养素摄入的建议量[8,14]

	急性期[14]	无症状期[8,14]
热量 /(kcal·kg^{-1})	120~140	100~120
脂肪 /(占总能量的百分比)	40~50	DRI
蛋白质 /(g·kg^{-1})	3~4	2~3.5
亮氨酸 /(mg·kg^{-1})	0	40~100
异亮氨酸 /(mg·kg^{-1})	80~120	30~95
缬氨酸 /(mg·kg^{-1})	80~120	30~95

框 17.2　对无症状的 MSUD 患儿启动营养管理

目标:降低或使亮氨酸浓度正常

具体步骤:

1. 根据患儿血浆亮氨酸水平、临床表现和实验室测量值制定摄入目标。

2. 确定标准婴儿配方奶粉或母乳的量,以满足患儿对亮氨酸的需求。确定这部分配方奶粉或母乳所能提供的蛋白质和能量。

3. 从婴儿所需的总蛋白质中减去标准婴儿配方奶粉或母乳提供的蛋白质。

4. 计算满足剩余蛋白质需求所需的不含 BCAA 的特医食品的量。

5. 计算婴儿为乳汁或母乳提供的缬氨酸和异亮氨酸的量。确定补充缬氨酸和异亮氨酸的量以满足推荐摄入量(表 17.2)。提供 10mg/mL 的缬氨酸和异亮氨酸溶液(1g 氨基酸溶于 100mL 水)。

6. 确定婴儿配方奶粉或母乳和不含 BCAA 的特医食品所提供的能量。如果需要更多的能量,从额外的不含 BCAA 的特医食品中提供剩余的热量。如果担心蛋白质摄入过多,可使用无蛋白质能量组件。

7. 确定提供 0.67~0.83kcal/mL（20~25kcal/oz）热量密度所需的液体量。

8. 在 24 小时内,将总量分成适当的喂养次数。

一旦确定了饮食,亮氨酸、缬氨酸和异亮氨酸的摄入量应根据血液 BCAA 浓度进行调整,而不是维持特定的 mg/kg 摄入量目标（框 17.3）。随着患儿长大[8],每千克体重所需的 BCAA 量随之减少（表 17.2）。

对 MSUD 患儿,可在特定年龄添加推荐给所有婴儿的辅食喂养,除非存在运动发育迟缓。为了引入固体食物,标准婴儿配方奶粉或母乳的用量减少,这些来源的亮氨酸被固体食物中的亮氨酸所取代。高蛋白食物含有过多的亮氨酸,除了最轻微的 MSUD 外,其他类型高蛋白食物都不能被纳入饮食中。蛋白质含量适中的食物,如淀粉类蔬菜和普通谷物制品,将提供膳食中的大部分的亮氨酸。可以引入由小麦或其他淀粉制成的改良型低蛋白食物,以提供更多的含有极低亮氨酸的食物。

对 MSUD 患儿,只需要计算食物和饮料中的亮氨酸含量（框 17.4）。不需要照护者去计算食物中缬氨酸和异亮氨酸的含量。除

非担心能量摄入不足,否则照护者不需要计算食物或饮料的热量,因为特医食品提供了大部分热量,尤其是对婴儿来说。

框 17.3　MSUD 饮食处方调整建议

1. 估计增加或减少亮氨酸、异亮氨酸和 / 或缬氨酸摄入量,以改善血浆氨基酸浓度。根据 BCAA 浓度通常采用 10% 的增减量进行调整。

2. 调整婴儿配方奶粉或母乳的量,以增加或减少饮食中的亮氨酸摄入。

3. 重新计算修正后的婴儿配方奶粉或母乳中缬氨酸和异亮氨酸的含量。

4. 重新计算满足修正后的摄入量目标后需补的异亮氨酸和缬氨酸的量。

5. 重新计算满足能量目标所需的 MSUD 特医食品的量。

6. 复查血浆氨基酸浓度。

有资源可以提供食品和饮料的亮氨酸含量[16,17],或者从列出食品蛋白质含量中估计亮氨酸含量,如 "How Much Phe" 网站。烹饪书或网站上的低蛋白食谱可用于 MSUD;或者通过将用于 PKU 的资源改用于 MSUD（框 17.5）,从所提供的蛋白质含量中估计出

表 17.2　MSUD 患者健康状况良好时的 BCAA、蛋白质和能量的每日推荐摄入量[8,15]

年龄	营养成分				
	亮氨酸 / （mg·kg⁻¹）	异亮氨酸 / （mg·kg⁻¹）	缬氨酸 / （mg·kg⁻¹）	蛋白质 / （g·kg⁻¹）	能量 / （kcal·kg⁻¹）
0~6 月龄	40~100	30~90	40~95	2.5~3.5	95~145
7~12 月龄	40~75	30~70	30~80	2.5~3.0	80~135
1~3 岁	40~70	20~70	30~70	1.5~2.5	80~130
4~8 岁	35~65	20~30	30~50	1.3~2.0	50~120
9~13 岁	30~60	20~30	25~40	1.2~1.8	40~90
14~18 岁	15~50	10~30	15~30	1.2~1.8	35~70
19 岁 +ª	15~50	10~30	15~30	1.1~1.7	35~45

ª 男性和未怀孕、未哺乳的女性。

亮氨酸含量。可对于 MSUD 老患者来说,如果计算蛋白质这种不太精确的方法可以保持代谢稳定,那么计算用"蛋白质",而不是"亮氨酸"对患者来说可能更合适和更容易。一些临床医生对 PKU 的"简化饮食"进行了改良,成功地管理了 MSUD 患者(第 10 章)。

特医食品 对于绝大多数 MSUD 患者来说,特医食品是生活的必需品(表 17.3)。在经典型 MSUD 患者中,尤其是婴儿,特医食品可提供高达 80%~90% 的蛋白质需求和大部分能量需求。

框 17.4 计算 MSUD 饮食中亮氨酸的摄入量

只有饮食中的亮氨酸必须被计算在内。
- 食物中缬氨酸和异亮氨酸的含量约为亮氨酸含量的一半。
- 如果患者满足规定的亮氨酸摄入量,就不会消耗过多的缬氨酸和异亮氨酸。
- 每克蛋白质大约含有 60mg 亮氨酸(框 17.5)。
- 食品和饮料中亮氨酸含量参考值可获得。

框 17.5 估计来自食品蛋白质的亮氨酸含量

- 用"How Much Phe"或其他资源列出的食物大小和蛋白质克数。
- 估计亮氨酸的含量:
  - 面包和谷类食品:每克蛋白质含 70mg 亮氨酸
  - 蔬菜:每克蛋白质含 50mg 亮氨酸
  - 水果:每克蛋白质含 40mg 亮氨酸
  - 混合食物:每克蛋白质含 60mg 亮氨酸

应给予患有 MSUD 的婴儿全营养的特医食品,含有除支链氨基酸以外的所有氨基酸,其脂肪、碳水化合物和微量营养素的含量与标准婴儿配方奶粉相似。幼儿期和幼儿过渡期使用为 2 岁以上儿童设计的全营养特医食品,这些食品含有除 BCAA 之外的所有氨基酸,并含有适合各年龄段的脂肪、碳水化合物和微量营养素[18]。市面上还有其他几种特医食品,包括那些含有少量或不含脂肪的氨基酸的食品,以及一些碳水化合物含量较低的食品。这些可以减少满足个人蛋白质需求所需的特医食品的量,因此,如果担心能量

表 17.3 用于治疗 MSUD 的部分特医食品

婴儿 / 学步儿童(全营养[a])	大龄儿童 / 成人(全营养[a])	大龄儿童 / 成人(非全营养[b])
复杂必需品 MSD Mix[c]	Complex Junior MSD Drink Mix[c]	复杂的 MSD 氨基酸混合饮料[c]
MSUD Anamix Early Year[c]	Ketonex-2[d]	Camino Pro MSUD 饮料[f]
Ketonex-1[d]	MSUD Lophlex LQ[c]	MSUD Maxamum[c]
Ketonex-2[d]	BCAD-2[e]	MSUD Gel[g]
BCAD-1[e]	Vilactin AA Plus[f]	MSUD Cooler15[g]
BCAD-2[e]		MSUD Express[g]

以美国上市的特医食品为例(截至 2021 年 3 月)。
[a] 含有 L- 氨基酸(不含 BCAA),以及脂肪、碳水化合物、维生素和矿物质。
[b] 含有 L- 氨基酸(不含 BCAA),但脂肪、碳水化合物、维生素和 / 或矿物质含量低或没有。具体营养成分见网站。
[c] 纽迪希亚北美。
[d] 雅培营养品。
[e] 美赞臣营养品。
[f] Cambrooke Therapeutics。
[g] 美国 Vitaflo。

摄入过多,这可能是有帮助的。然而,从特医食品中减少能量可能会导致含亮氨酸食物的过量摄入,或能量摄入减少到体重减低的程度。这两种情况均可引起血浆中亮氨酸升高。特医食品的维生素和矿物质含量各不相同。需要评估摄入量,必要时补充维生素和矿物质[8]。

异亮氨酸和缬氨酸的补充 当亮氨酸的摄入量能将亮氨酸的浓度控制在目标范围内时,异亮氨酸和缬氨酸的血浆浓度可能低于推荐值,通常需要补充这些氨基酸中的一种或两种,特别是对于那些经典型 MSUD 的患者[4,8,14,15]。如果不进行补充,异亮氨酸的缺乏会导致类似于肠病性肢端皮炎的皮肤表现[19,20]。这些氨基酸的 10% 口服溶液(10mg/mL)是将 1g 缬氨酸或异亮氨酸溶于 100mL 水中。建议将缬氨酸的血浆浓度维持在 200~400μmol/L,异亮氨酸的血浆浓度维持在 100~400μmol/L,以防止缺乏[4,8,14]。另外,一些诊所为 MSUD 患者开出为治疗异戊酸血症而设计的特医食品,这些食品不含亮氨酸,但含有缬氨酸和异亮氨酸(如 I-Valex,雅培营养品),以避免缬氨酸或异亮氨酸的补充[21],虽然这可能使这两种氨基酸的个体化摄入更加困难。

17.2.2 急性期营养管理

有症状的 MSUD 新生儿是一种医疗紧急情况,需立即启动医疗和营养支持来逆转分解代谢[3,4,6,8,14,15]。此外,任何年龄段患者都有因任何并发症或其他导致分解代谢的压力而发生代谢紊乱的风险。在发作期间,可能出现精神状态改变、共济失调、急性肌张力障碍和癫痫发作,甚至进展为致命性脑水肿[3,4]。MSUD 患者的家庭和个人应了解代谢紊乱的表现,并得到一份应急方案,包括对家庭和可能参与治疗的紧急人员的指导。任何方案中都必须包含随时联系得上的代谢科医生的联系信息。

在患病期间有许多因素需要考虑,整个代谢团队必须意识到潜在的紧急情况。通常,"生病日"的饮食处方是在疾病发作的第一个迹象时提供的[4,8]。对于不太严重的小病,使用"生病日"的饮食可以在门诊治疗,但做出这一决定时需要考虑许多因素,包括儿童年龄、MSUD 的严重程度(即经典 MSUD vs. 变异型 MSUD)、疾病的严重程度和病程,以及是否有在家中处理复杂情况的能力。二硝基苯肼(DNPH)溶液的家庭监测可作为评估饮食调整的直接指标。DNPH 可与 MSUD 产生的 α-酮酸特异性反应,并可在尿中检测到[4]。如果没有 DNPH,可以用 Ketostix 测定尿酮。尽管测定尿酮体没有 DNPH 特异,但尿酮体可作为即将发生危象的标志物[3]。由于 DNPH 的可获得性有限,许多诊所使用酮体测定来调整家庭饮食构成。每例患者的"生病日"饮食必须个体化,并遵守设计饮食的一般指南(框 17.6)。

框 17.6 MSUD 患者"生病日"饮食设计指南

- "生病日"的饮食必须提供足够的能量,以满足个人的估计需求,可能高于他们平时的热量摄入。

- 通过增加特医食品至大约日常摄入量的 120% 来增加蛋白质当量。也可以从碳水化合物和 / 或脂肪中提供更多的能量。

- 减少亮氨酸。根据疾病的程度,在 24 小时内去除 50%~100% 的常规亮氨酸摄入,并与医疗团队重新评估。

- 预防低浓度异亮氨酸和缬氨酸。通过补充异亮氨酸和 / 或缬氨酸,提供与患者日常饮食中相同量的异亮氨酸和缬氨酸。可能需要额外补充异亮氨酸和缬氨酸来预防低浓度。

- 在 24 小时内提供少食多餐的喂养。

- 监测血浆 BCAA 浓度以指导饮食调整。

当判断患者的临床状况是否需要急诊就诊或入院治疗时,应该有一个低标准。入院需要一个专门治疗先天性代谢疾病的医疗团队,需要快速检测血浆氨基酸、电解质和其他重要实验室检查[4,8],以及提供饮食的所有成分,如果必要的话,包括特医食品和专门的肠外营养液。框 17.7 提供了住院期间营养管理的一般指南。促进蛋白质合成代谢是降低 BCAA 的关键,需要能量摄入高于维持需求,清除或显著减少亮氨酸的摄入,预防缬氨酸和异亮氨酸的缺乏。非蛋白质的热量通常由外周或中心静脉导管提供。从葡萄糖(占 50%~70% 的热量)和脂肪(占 30%~50% 的热量)中摄入必须是能量需要量(estimated energy requirement,EER)的 1.25~1.5 倍;然而,尤其是年龄较大的儿童和成人,能量需求可能高达 EER 的 3 倍[4]。为了预防高血糖,通常需要持续输注胰岛素。避免使用过多液体和低渗溶液防止脑水肿发生的高风险[3,4]。

框 17.7 MSUD 住院期间的管理

中毒综合征的初始治疗是一种医疗紧急情况,需由代谢科医生进行管理[a]。

- 肠外和 / 或肠内喂养为急性疾病提供适当的能量和无亮氨酸来源(见表 17.1)。
- 随着亮氨酸降低,保持血中异亮氨酸和缬氨酸浓度 >200μmol/L。当合成代谢时,亮氨酸可以非常迅速地减少,而异亮氨酸和缬氨酸的需求超过了通常的异亮氨酸和缬氨酸耐受性。
- 每 12~24 小时或根据临床指征重新评估血浆氨基酸。
- 监测电解质和液体总量。
- 当 5 岁以下婴幼儿血浆亮氨酸浓度 <200μmol/L,5 岁以上婴幼儿 <300μmol/L 时,重新摄入亮氨酸。

- 在血浆亮氨酸没下降到足够水平,并且患者能够耐受肠内喂养之前,不要让患者出院。

[a] 第 4 章提供了管理代谢紊乱的其他信息。

为了降低亮氨酸浓度,必须提供足量的包括缬氨酸和异亮氨酸在内的所有其他氨基酸。需要尽快提供不含 BCAA 的氨基酸来源,以便给婴儿提供 2~3.5g/kg 的总蛋白质,并高于所有年龄段的 DRI 所需的蛋白质总量[3,4,8]。满足蛋白质等量需求可通过鼻饲 MSUD 特医食品(0.7~1.2kcal/mL,30~60mL/h),同时外周给予葡萄糖和脂质溶液来补充[4]。然而,如果胃肠道不能充分摄入特医食品,可以从专业的配制药房获得不含 BCAA 的肠外溶液。在代谢紊乱期间,异亮氨酸和缬氨酸的血液浓度通常低于亮氨酸。如果只给患者提供不含 BCAA 的特医食品,在亮氨酸浓度恢复正常之前,这两种氨基酸的浓度可能不足。需要肠内或肠外补充异亮氨酸和缬氨酸[20~120mg/(kg·d)],才能维持足够高的血液浓度(400~800μmol/L),以促进血液亮氨酸的快速下降[4,8]。直到亮氨酸浓度降至目标范围的上限(婴幼儿为 200μmol/L,老年人为 300μmol/L)时,才将亮氨酸重新添加到饮食中[8,22]。

在代谢危象期间,通过积极的治疗,预计在 24 小时后亮氨酸浓度可下降 50%[6,8,22],或以每天 500~1 000μmol/L 的速率下降。与患者因饮食依从性不足而住院相比,在因感染或疾病入院时亮氨酸浓度下降速率较慢[22]。

最后,照护者和 MSUD 患者需要意识到,代谢紊乱可由疾病以外的其他事件诱发——严重损伤和手术也是需要代谢团队关注的分解代谢事件。对于外科手术,通常需要减少禁食时间,在手术期间和手术后提供能量来源(如静脉注射葡萄糖),直到重新开始经口进食[3,6]。

17.3　监测

除了频繁监测 BCAA 浓度外，还应定期评估完整的氨基酸代谢谱。最好是在一天同一时间采集血样，可在禁食一夜后或餐后 2~3 小时[4,8]。表 17.4 提供了 MSUD 患者的推荐血 BCAA 浓度[4,8]。在家采集干血斑用于监测支链氨基酸和其他氨基酸，可以增加监测频率，这与改善代谢控制呈正相关[23]。

表 17.4　MSUD 的推荐血 BCAA 浓度[4,8]

	μmol/L	mg/dL	正常（μmol/L）
亮氨酸（<5 岁）	100~200[a]	1.3~2.6	50~215
亮氨酸（>5 岁）	100~300	1.3~3.9	
缬氨酸	200~400	2.3~4.6	85~200
异亮氨酸	100~300	1.3~3.9	25~90

[a] 5 岁以下婴幼儿推荐最高血 BCAA 浓度为 200μmol/L，5 岁以上婴幼儿推荐最高血 BCAA 浓度为 300μmol/L。

如果在常规监测中发现亮氨酸浓度升高，但患者没有表现出疾病症状或其他应激状态，有 7 个参数需要考虑：

评估能量摄入　由于分解作用，体重显著减轻可增加支链氨基酸浓度。增加从特医食品中摄入能量可促进体重增加（或在老年患者中维持体重），还有助于减少饥饿感，因此个体可能不太愿意摄入比处方中更多的亮氨酸。如果处方中规定了使用低脂肪或浓缩蛋白质的特医食品，可考虑添加热量或蛋白质比例更高的产品。

评估全天特医食品的分配情况　像 PKU 患者一样，每天将含有亮氨酸的特医食品分成 3 份或 4 份可以更好地利用支链氨基酸，从而使亮氨酸浓度更低、更稳定（第 6 章）。

建议从特医食品中获得额外的蛋白质　与整蛋白质相比，氨基酸的氧化速度更快，代谢紊乱的患者对蛋白质的需求往往高于一般人群（第 6 章）。如果担心能量摄入过多，添加低 / 无脂肪的浓缩蛋白的特医食品可以增加总蛋白质，而不显著增加特医食品的能量摄入。

与代谢团队一起，考虑潜在疾病、感染或其他分解代谢源的可能性　尿路感染、鼻窦感染或牙齿问题常增加亮氨酸浓度，但患者的临床表现可能不明显。由于激素对蛋白质代谢的影响，一些 MSUD 女性患者的亮氨酸浓度在月经前较高[11]。在此期间可能需要减少亮氨酸并额外补充能量。

评估饮食中异亮氨酸和缬氨酸的添加量　在血浆氨基酸谱中，异亮氨酸和亮氨酸浓度的比例应维持在 1∶1，缬氨酸和亮氨酸浓度的比例应至少维持在 2∶1[4]。如果发现缬氨酸和 / 或异亮氨酸浓度低，则增加补充量（10mg/mL），以改善血液浓度，使 BCAA 之间的比例正常。

减少患者的亮氨酸处方　首先，确定患者是否摄入了规定量的亮氨酸。不遵守饮食方案，尤其是猜测分量，可能导致亮氨酸浓度长期升高。通常，减少亮氨酸处方是最后需要调整的饮食成分，因为亮氨酸耐受性在整个生命周期中相对稳定。然而，在生长缓慢的时期，如婴儿晚期或青春期晚期，可能需要减少亮氨酸摄入量。在减少饮食处方中亮氨酸时，确保足够的能量摄入至关重要（框 17.8）。

在饮食监测时还需要考虑其他实验室参数（框 17.9）。

框 17.8　血浆亮氨酸浓度升高时的考虑因素（没有疾病或应激的迹象）

1. 患者是否摄入足够的能量？
2. 所有特医食品是否在一天内被食用和分发？
3. 从特医食品中摄入的蛋白质太少了吗？
4. 是否有隐藏的疾病或感染？

5. 缬氨酸和 / 或异亮氨酸的血浓度是否过低？

6. 患者是否服用了规定剂量的亮氨酸？

7. 需要减少亮氨酸处方吗？

框 17.9　MSUD 患者的营养监测[a]

- 常规评估，包括人体测量、饮食摄入、体格检查
- 实验室监测
  - 诊断特异性
    - 血浆氨基酸
      - 亮氨酸
      - 缬氨酸
      - 异亮氨酸
  - 对限制 BCAA 饮食的患者进行营养相关的实验室监测，可包括以下标志物：
    - 蛋白质充足性（血浆氨基酸、前白蛋白）
    - 营养性贫血（血红蛋白、血细胞比容、MCV、血清维生素 B_{12} 和 / 或甲基丙二酸、总同型半胱氨酸、铁蛋白、铁、叶酸、总铁结合力）
    - 维生素和矿物质状况（总 25- 羟基维生素 D、锌、微量矿物质）
    - 其他，根据临床需要

[a] 建议的监测频率可以在 GMDI/SERN MSUD 指南中找到[15]。

17.4　移植

肝移植是 MSUD 患者的一个治疗选择，可以显著降低他们发生脑水肿和其他与高亮氨酸血症相关并发症的风险。肝移植可使 MSUD 患者的全身 BCKADH 活性恢复 9%~13%，这足以使患者在饮食中不限制蛋白质或不吃特医食品。移植后，代谢性失代偿发作明显减少，尽管有两篇关于移植后失代偿的报道[25,26]。在分解代谢应激中，血浆 BCAA 浓度是正常范围的 1.5~2 倍。移植后，长期的认知和适应能力保持稳定，或在一些患者中得以改善[27,28]。由于 BCKADH 不仅在肝脏中有活性，而且在肌肉、心脏、肾脏、脑和其他组织中也有活性，因此 MSUD 患者的肝脏可捐献给无 MSUD 的患者进行肝移植。

肝移植营养管理的目标是在术前就维持良好的代谢控制，并在术前禁食和手术过程中静脉注射葡萄糖预防失代偿的代谢发生。移植后的饮食不再受限[8]。MSUD 的肝移植结局良好。在 54 例接受肝移植的 MSUD 患者中，总生存率为 98%~100%[24]。移植后，患者可耐受不限制的饮食，并有稳定的血浆 BCAA 浓度[13]。然而，研究发现，与移植前的智力评分（平均智商 78±24）相比，移植后患者的认知评分并没有显著改善，尽管这些患者中有许多在移植前就有认知障碍。因此，对于有重度 MSUD 的年轻患者来说，在脑损伤之前尽早移植是一种可行的治疗选择[13,24]。

17.5　总结

早期识别、积极治疗分解代谢事件、密切监测营养管理可使 MSUD 患者获得良好的预后。治疗包括使用特医食品限制 BCAA，限制整蛋白质，并根据需要补充异亮氨酸和缬氨酸，以维持血浆 BCAA 浓度在目标范围内。无论患者的年龄如何，MSUD 的急性代谢紊乱仍会危及生命，应作为医疗急救进行快速、积极的治疗，以逆转分解代谢。肝移植是一种可行的选择，可防止分解代谢，并允许不含特医食品和限制蛋白质的饮食。

17.6　饮食计算示例

17.6.1　使用标准婴儿配方奶粉作为亮氨酸和整蛋白质来源 MSUD 饮食计算示例

患儿信息	营养摄入目标（每天）（表 17.5）
体重：4kg 年龄：8 日龄 该患儿无症状。血浆中的亮氨酸浓度为 600μmol/L，异亮氨酸为 80μmol/L，缬氨酸为 180μmol/L。由于该患儿无症状，且亮氨酸浓度相对较低，因此建议将亮氨酸浓度控制在较高的范围内	亮氨酸（LEU）：90mg/kg（40~100mg/kg） 异亮氨酸（ILE）：50mg/kg（30~95mg/kg） 缬氨酸（VAL）：50mg/kg（30~95mg/kg） 蛋白质：3.0g/kg（2~3.5g/kg） 能量：100~120kcal/kg 液体：150mL/kg

表 17.5　使用标准婴儿配方奶粉作为完整蛋白质来源计算 MSUD 膳食配方的选定营养成分

特医食品	数量 /g	亮氨酸 /mg	缬氨酸 /mg	异亮氨酸 /mg	蛋白质 /g	能量 /kcal
Anamix MSUD Early Years[a]	100	0	0	0	13.5	473
Enfamil Premium Newborn powder[b]	100	1 250	640	640	10.8	510

[a] 纽迪希亚北美。
[b] 美赞臣营养品。
注意：查看制造商的网站了解最新的营养成分。

计算步骤
第 1 步　计算婴儿的营养需求
营养素目标 /kg× 婴儿体重
亮氨酸：90mg/kg×4kg = 360mg/d
异亮氨酸：50mg/kg×4kg = 200mg
缬氨酸：50mg/kg×4kg = 200mg
蛋白质：3.0g/kg×4kg = 12g 总蛋白质
能量：（110~120kcal/kg）×4kg = 440~480kcal
液体：150mL×4kg = 600mL（液体 20oz）
第 2 步　计算满足每日亮氨酸需要量所需的标准婴儿配方奶粉量
每日亮氨酸需要量 ÷100g 标准婴儿配方奶粉量中的亮氨酸量
360mg 亮氨酸 ÷1 250mg 亮氨酸 = 0.29
0.29×100 = 29g Enfamil Premium 需要满足每日亮氨酸需求
第 3 步　计算标准婴儿配方奶粉提供的蛋白质
标准配方奶粉用量 ×100g 标准配方奶粉所含蛋白质量

0.29 × 10.8g 蛋白质（100g Enfamil）= 3.1g Enfamil 蛋白质

第 4 步　确定不含 BCAA 的特医食品提供的剩余蛋白质量，以满足总蛋白质处方

总蛋白质需要量 − 标准配方蛋白质 = 特医食品提供的剩余蛋白质量

12g − 3.1g（来自 Enfamil）= 8.9g 蛋白质来自特医食品

第 5 步　计算提供 8.9g 蛋白质所需的不含 BCAA 的特医食品量

满足饮食处方所需的蛋白质 ÷100g 特医食品所提供的蛋白质

8.9g 蛋白质需要量 ÷13g 蛋白质在 100g Anamix MSUD Early Years = 0.68

0.68 × 100 = 68g Anamix MSUD Early Years 在饮食处方中的量

第 6 步　计算标准婴儿食品中提供的异亮氨酸和缬氨酸的数量（注意不含 BCAA 的特医食品中没有异亮氨酸或缬氨酸）

标准配方的数量 ×100g 标准配方中的异亮氨酸值

0.29（Enfamil）× 640mg 异亮氨酸 = 186mg 异亮氨酸

标准配方的数量 ×100g 标准配方中的缬氨酸值

0.29（Enfamil）× 640mg 缬氨酸 = 186mg 缬氨酸

第 7 步　计算满足第 1 步要求的补充剂量补充剩余的异亮氨酸和缬氨酸（目标减去 Enfamil 的量）

异亮氨酸：200mg − 186mg = 14mg 由异亮氨酸补充剂提供

缬氨酸：200mg − 186mg = 14mg 由缬氨酸补充剂提供

第 8 步　确定需要多少氨基酸溶液来提供剩余的异亮氨酸和缬氨酸

将 1g 氨基酸（异亮氨酸或缬氨酸）粉末加水以使总体积为 100mL 来制备含 10mg/mL 的氨基酸溶液（这相当于 1 000mg 缬氨酸或 1 000mg 异亮氨酸溶于 100mL 水 = 10mg/mL）

14mg 异亮氨酸除以 10mg/mL = 1.4mL 异亮氨酸溶液（含 10mg/mL）

14mg 缬氨酸除以 10mg/mL = 1.4mL 缬氨酸溶液（含 10mg/mL）

每种溶液取整至 2mL

第 9 步　计算标准婴儿配方奶粉和不含 BCAA 的特医食品提供的总能量

每 100g 标准配方奶粉中加入标准婴儿配方奶粉的量 ×kcal

0.29（Enfamil）× 510kcal = 148kcal

不含 BCAA 的特医食品的量 ×100g 不含 BCAA 的特医食品的能量

0.68（Anamix MSUD Early Years）× 473kcal = 322kcal

在膳食中添加标准配方 + 不含 BCAA 的特医食品以提供总能量

148kcal + 322kcal = 470kcal

第 10 步　计算最终体积，使浓度为 0.67~0.83kcal/mL（20~25kcal/oz）（表 17.6）

470kcal ÷ 0.67kcal/mL（20kcal/oz）= 720mL（23.5oz 配方奶，整数至 24oz）

470kcal ÷ 0.83kcal/mL（25kcal/oz）= 570mL（18.8oz 配方奶，整数至 19oz）

570~720mL（19~24oz）的液体达到初始目标 600mL（20oz）

（根据婴儿平时的摄入量和生长情况而定）

表 17.6 使用标准婴儿配方奶粉作为完整蛋白质来源计算 MSUD 饮食样本的饮食处方汇总 [a]

特医食品	数量	亮氨酸 /mg	缬氨酸 /mg	异亮氨酸 /mg	蛋白质 /g	能量 /kcal
Anamix MSUD Early Years[b]	68g	0	0	0	9.0	322
Enfamil Premium powder[c]	29g	362	186	186	3.1	148
异亮氨酸 Supplement	2mL[d]			20		
缬氨酸 Supplement	2mL[d]		20		–	
每天总计		362	206	206	12.1	470
每千克总计		90mg/kg	52mg/kg	52mg/kg	3.0g/kg	118kcal/kg

[a] 配方奶粉、亮氨酸、异亮氨酸、缬氨酸和能量的数量四舍五入到最接近的整数，蛋白质的数量四舍五入到最接近的 0.1g。

[b] 纽迪希亚北美。

[c] 美赞臣营养品。

[d] 含有 10mg/mL 的氨基酸溶液。

（孙宇宁 译　张惠文 审校）

参考文献

1. Strauss KA, Puffenberger EG, Carson VJ. Maple syrup urine disease. In: Adam MP, Ardinger HH, Pagon RA, Wallace SE, Bean LJH, Mirzaa G, et al., editors. GeneReviews. Seattle: University of Washington; 1993–2021. Updated 2020, Apr 23.
2. Chapman KA, Gramer G, Vial S, Summar ML. Incidence of maple syrup urine disease, propionic acidemia, and methylmalonic aciduria from newborn screening data. Mol Genet Metab Rep. 2018;15:106–9.
3. Rodan LH, Aldubayan SH, Berry GT, Levy HL. Acute illness protocol for maple syrup urine disease. Pediatr Emerg Care. 2018;34(1):64–7.
4. Strauss KA, Carson VJ, Soltys K, Young ME, Bowser LE, Puffenberger EG, et al. Branched-chain alpha-ketoacid dehydrogenase deficiency (maple syrup urine disease): treatment, biomarkers, and outcomes. Mol Genet Metab. 2020;129(3):193–206.
5. Xu J, Jakher Y, Ahrens-Nicklas RC. Brain branched-chain amino acids in maple syrup urine disease: implications for neurological disorders. Int J Mol Sci. 2020;21(20):7490.
6. Blackburn PR, Gass JM, Vairo FPE, Farnham KM, Atwal HK, Macklin S, et al. Maple syrup urine disease: mechanisms and management. Appl Clin Genet. 2017;10:57–66.
7. Scaini G, Tonon T, Moura de Souza CF, Schuck PF, Ferreira GC, Quevedo J, et al. Evaluation of plasma biomarkers of inflammation in patients with maple syrup urine disease. J Inherit Metab Dis. 2018;41(4):631–40.
8. Frazier DM, Allgeier C, Homer C, Marriage BJ, Ogata B, Rohr F, et al. Nutrition management guideline for maple syrup urine disease: an evidence- and consensus-based approach. Mol Genet Metab. 2014;112(3):210–7.
9. Pode-Shakked N, Korman SH, Pode-Shakked B, Landau Y, Kneller K, Abraham S, et al. Clues and challenges in the diagnosis of intermittent maple syrup urine disease. Eur J Med Genet. 2020;63(6):103901.
10. Khalifa OA, Imtiaz F, Ramzan K, Zaki O, Gamal R, Elbaik L, et al. Genotype-phenotype correlation of 33 patients with maple syrup urine disease. Am J Med Genet A. 2020;182(11):2486–500.
11. Abi-Warde MT, Roda C, Arnoux JB, Servais A, Habarou F, Brassier A, et al. Long-term metabolic follow-up and clinical outcome of 35 patients with maple syrup urine disease. J Inherit Metab Dis. 2017;40(6):783–92.
12. Kenneson A, Osara Y, Pringle T, Youngborg L, Singh RH. Natural history of children and adults with maple syrup urine disease in the NBS-MSUD connect registry. Mol Genet Metab Rep. 2018;15:22–7.
13. Diaz VM, Camarena C, de la Vega A, Martinez-Pardo M, Diaz C, Lopez M, et al. Liver transplantation for classical maple syrup urine disease: long-term follow-up. J Pediatr Gastroenterol Nutr. 2014;59(5):636–9.
14. Morton DH, Strauss KA, Robinson DL, Puffenberger EG, Kelley RI. Diagnosis and treatment of maple syrup disease: a study of 36 patients. Pediatrics. 2002;109(6):999–1008.
15. GMDI-SERN. Nutrition Management Guideline for MSUD, 2014. Available from: https://southeastgenetics.org/ngp/guidelines-msud/php.
16. Singh R. MSUD food list. Atlanta: Emory University, Department of Human Genetics; 2008.
17. Genetic Metabolic Dietitians International.

Leucine and protein content of foods appropriate for individuals on a leucine-restricted diet. 2013. Available from: https://www.gmdi.org/resources/leucine-and-protein-content-of-foods.

18. Strauss KA, Wardley B, Robinson D, Hendrickson C, Rider NL, Puffenberger EG, et al. Classical maple syrup urine disease and brain development: principles of management and formula design. Mol Genet Metab. 2010;99(4):333–45.

19. Flores K, Chikowski R, Morrell DS. Acrodermatitis dysmetabolica in an infant with maple syrup urine disease. Clin Exp Dermatol. 2016;41(6):651–4.

20. Dominguez-Cruz JJ, Bueno-Delgado M, Pereyra J, Bernabeu-Wittel J, Conejo-Mir J. Acrodermatitis enteropathica-like skin lesions secondary to isoleucine deficiency. Eur J Dermatol. 2011;21(1):115–6.

21. Sowa M. Personal communication. Orange CA: Children's Hospital of Orange County; 2020.

22. Scott AI, Cusmano-Ozog K, Enns GM, Cowan TM. Correction of hyperleucinemia in MSUD patients on leucine-free dietary therapy. Mol Genet Metab. 2017;122(4):156–9.

23. Kaur J, Nagy L, Wan B, Saleh H, Schulze A, Raiman J, et al. The utility of dried blood spot monitoring of branched-chain amino acids for maple syrup urine disease: a retrospective chart review study. Clin Chim Acta. 2020;500:195–201.

24. Mazariegos GV, Morton DH, Sindhi R, Soltys K, Nayyar N, Bond G, et al. Liver transplantation for classical maple syrup urine disease: long-term follow-up in 37 patients and comparative united network for organ sharing experience. J Pediatr. 2012;160(1):116–21 e1.

25. Feier F, Schwartz IV, Benkert AR, Seda Neto J, Miura I, Chapchap P, et al. Living related versus deceased donor liver transplantation for maple syrup urine disease. Mol Genet Metab. 2016;117(3):336–43.

26. Al-Shamsi A, Baker A, Dhawan A, Hertecant J. Acute metabolic crises in maple syrup urine disease after liver transplantation from a related heterozygous living donor. JIMD Rep. 2016;30:59–62.

27. Muelly ER, Moore GJ, Bunce SC, Mack J, Bigler DC, Morton DH, et al. Biochemical correlates of neuropsychiatric illness in maple syrup urine disease. J Clin Invest. 2013;123(4):1809–20.

28. Shellmer DA, DeVito Dabbs A, Dew MA, Noll RB, Feldman H, Strauss KA, et al. Cognitive and adaptive functioning after liver transplantation for maple syrup urine disease: a case series. Pediatr Transplant. 2011;15(1):58–64.

第三部分

有机酸血症

第18章

18

有机酸血症

Janet A.Thomas

目录

核心信息

1. 有机酸血症（organic acidemias，OA）是由亮氨酸、异亮氨酸和缬氨酸的代谢缺陷所致。

2. 有机酸血症可以表现为严重的新生儿期临床表现（喂养不良、呕吐、嗜睡、呼吸急促、进展为酸中毒、呼吸窘迫、昏迷、死亡）或晚发型的临床表现（通常为反复的酮症酸中毒或伴有分解代谢应激时嗜睡）。

3. 营养治疗包括丙酸血症及甲基丙二酸血症患者使用不含会代谢产生丙酸的氨基酸的特医食品，限制天然蛋白质摄入；异戊酸血症患者限制天然蛋白质摄入，使用不含亮氨酸的特医食品，补充甘氨酸。

4. 丙酸血症及甲基丙二酸血症患者预后欠佳，伴有神经系统并发症、肾功能障碍、心肌病和视神经萎缩；若得到早期诊断和治疗，病情反复发作患者及时行肝移植或肝肾联合移植，预后有改善。异戊酸血症患者预后通常较好。

18.1　背景

有机酸血症是由支链氨基酸代谢紊乱引起，其中非氨基酸有机酸积聚在血清和尿液中。有机酸血症是由亮氨酸、异亮氨酸和缬氨酸降解代谢受阻导致，可以通过检查尿液有机酸和血酰基肉碱水平诊断。有机酸血症包括多种疾病，如甲基丙二酸血症（methylmalonic acidemia，MMA）、丙酸血症（propionic acidemia，PA）、异戊酸血症（isovaleric acidemia，IVA）、戊二酸血症 I 型（glutaric acidemia，type 1，GA-1）、3- 甲基巴豆酰羧化酶缺乏症（3-methylcrotonyl carboxylase defciency，3-MCC）、3- 甲基戊烯二酸尿症（3-methylglutaconic acidemia，3-MGA）、甲基丙二

酰辅酶 A 差向异构酶缺乏症（methylmalonyl-CoA epimerase defciency，MCEE）以及维生素 B_{12} 摄取、转运和合成缺陷[1-3]。

除罕见的 X 连锁疾病 2- 甲基 -3- 羟丁基辅酶 A 脱氢酶缺乏症（2-methyl-3-hydroxybutyryl-CoA dehydrogenase defciency，MHBD）外，其余均为常染色体隐性遗传。异亮氨酸和缬氨酸分解代谢障碍的两种原发性疾病是 PA 和 MMA，亮氨酸分解代谢障碍的原发性有机酸血症是 IVA。这三种疾病将在本章中详细讨论。GA-1 在第 19 章和第 20 章中提到。MMA 的发病率在魁北克为 1/8.3 万，意大利为 1/11.5 万，德国为 1/16.9 万；PA 发病率在日本为 1/17.4 万，意大利为 1/16.5 万，德国为 1/27.7 万[4-7]。根据新生儿筛查数据，IVA 的发生率在德国为 1/6.25 万活产，在美国为 1/25 万[7,8]。通过串联质谱进行新生儿筛查可以更早地诊断，并显示出这些疾病的发病率高于先前根据临床患者数量推算的患病率，表明存在临床表现较轻和无症状患者[4,5,7,9-13]。新生儿筛查技术不断改进，筛查的灵敏度和特异度得到提高[14,15]。

苏氨酸、缬氨酸、甲硫氨酸和异亮氨酸氧化生成丙酰辅酶 A，继而被丙酰辅酶 A 羧化酶转化为 L- 甲基丙二酰辅酶 A，后者通过甲基丙二酰辅酶 A 变位酶代谢为琥珀酰辅酶 A。尽管上述氨基酸的分解被认为对丙酰辅酶 A 的产生有 50% 的贡献，但肠道细菌和奇数长链脂肪酸的分解也对丙酰辅酶 A 产生有很大贡献（各约 25%），而胆固醇代谢的贡献最小[16-19]（图 18.1）。

PA 是由线粒体酶、丙酰辅酶 A 羧化酶（propionyl-CoA carboxylase，PCC）活性缺乏导致[9,19]。该酶由 α 亚基和 β 亚基两个亚基组成，每个亚基分别由不同的基因 *PCCA* 和 *PCCB* 编码[9]。该酶活性依赖生物素，生物素与 α 亚基结合[19,20]。丙酰辅酶 A 羧化酶缺乏导致丙酰辅酶 A 积累和血液、尿液中游离丙酸浓度增加。有诊断价值的有机酸主要为甲基柠檬酸及 3- 羟基丙酸[19,21]，血酰基

肉碱谱中为丙酰肉碱（propionylcarnitine，C3）升高[9,21]。

典型 MMA 是由甲基丙二酰辅酶 A 变位酶缺陷所致，该酶是腺钴胺素（adenosylcobalamin，AdoCbl）依赖酶，由两个相同的亚基（2α）组成[9,19,21]（图 18.2）。大约 50%MMA 患者是由于变位酶蛋白的缺陷；其他患者是由于腺苷 B12 辅酶的摄取、转运或合成缺陷将导致

不同类型的 MMA，部分患者伴有同型半胱氨酸尿症。变位酶活性不足的患者依据酶活性进一步被分为 mut⁻ 或 mut⁰[19]。剩余酶活性与临床表型的严重程度密切相关[21]。继发性 MMA 也可见于维生素 B12 缺乏时恶性贫血和转钴胺素 Ⅱ 缺乏[9]。因此，所有甲基丙二酸浓度升高的患者必须排除维生素 B12 缺乏[9,19]。变位酶的缺乏导致甲基丙二酸辅

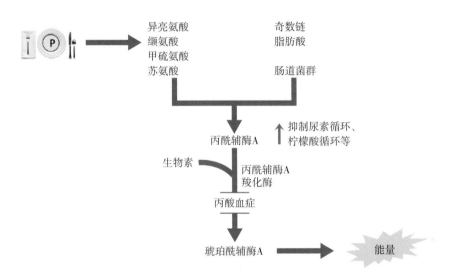

图 18.1　丙酸血症的代谢途径

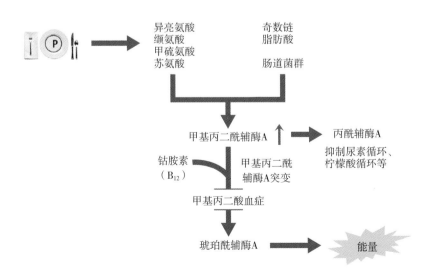

图 18.2　甲基丙二酸血症的代谢途径

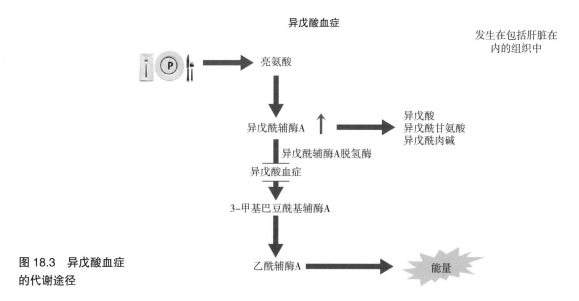

图 18.3   异戊酸血症
的代谢途径

酶 A 和丙酰辅酶 A 的积累,表现为血液和尿液中甲基丙二酸和丙酸的升高[19,21]。尿液有机酸检测发现甲基丙二酸、甲基柠檬酸、3- 羟基丙酸和 3- 羟基异戊酸有助于诊断[9,19,21]。MMA 患者酰基肉碱谱中丙酰肉碱(C3)也升高[9,21]。

IVA 于 1966 年首次报道,也是第一个被报道的有机酸血症。IVA 是由异戊酰辅酶 A 脱氢酶缺陷引起,异戊酰辅酶 A 脱氢酶是亮氨酸分解代谢中的重要一环,是电子向呼吸链的传递中的重要酶[9,19]。此病累积的代谢产物包括异戊酸、异戊酰甘氨酸、3- 羟基异戊酸和异戊酰肉碱(C5)[9,19](图 18.3)。这些代谢产物很容易通过尿液有机酸和酰基肉碱分析被检测到。异戊酰甘氨酸和 3- 羟基异戊酸水平增高具有诊断意义。

18.2   临床表现

有机酸血症的临床表现可出现在任何年龄。一般来说,他们可以分为两大类——重症新生儿临床表现和慢性迟发型临床表现。

18.2.1   重症新生儿临床表现

这三种疾病重症新生儿临床表现非常相似。作为典型的先天性代谢缺陷,母亲妊娠

和患儿出生史往往无明显异常。在最初的无症状期(生后数小时至数周)之后,婴儿可出现非特异性症状,如喂养不良、呕吐、脱水、嗜睡、呼吸急促和体温过低;如果非特异性症状未被发现,则可迅速发展为呼吸窘迫、呼吸暂停、心动过缓、昏迷、脑水肿和死亡[9,13,16,19,21]。尽管是通过新生儿疾病筛查确诊,许多患儿在初次发病时病情危重[13]。发病时,体格检查主要表现为精神状态改变和脑病,但也可能出现脱水、肝大、肌张力异常和癫痫[9,13,16,19]。汗脚味或臭袜子味是继发于 3- 羟基异戊酸排泄的 IVA 的典型表现[9-11]。也有报道,PA 患儿产前表现为伴有肾肥大和急性新生儿肾损伤[22]。

18.2.2   慢性迟发型临床表现

慢性迟发型通常在生后 30 天后出现,也可能更晚,包括青春期或成年期。McCrory 等报道,约三分之一的 PA 患者是在 1 岁后出现了临床表现后确诊。在疾病期间分解代谢应激时或高蛋白饮食后出现异常表现,可能表现为反复发作酮症酸中毒伴昏迷或嗜睡和共济失调[9,19]。其表现可能类似糖尿病酮症酸中毒[23-26]。儿童期和青少年期发病的患者可表现为慢性肾衰竭[27]。其他患者可能表现为急性偏瘫、偏盲或脑水肿,或类似脑

血管意外、脑肿瘤或急性脑炎的症状[13,19]。此外，症状可能类似神经功能障碍，表现为低张力、无力、共济失调、癫痫发作、进行性痉挛、运动障碍、视力丧失和发育迟缓。这些症状也可能被误诊为胃肠道疾病，继发生长迟缓、厌食、慢性呕吐，或瑞氏综合征样表现[9,13,19,21,27]。部分患者可能会出现血液学异常或反复感染[9,19]。成人患者症状包括急性代谢性酸中毒伴肾衰竭和呼吸衰竭[28]和单纯性扩张型心肌病[29]。

18.2.3　实验室检查和诊断

实验室检查通常显示严重的代谢性酸中毒伴阴离子间隙升高、酮症和高氨血症[9,16,19,21]。可见高尿酸血症、高乳酸血症和低钙血症。血糖可降低、正常或升高[16,19]。可观察到骨髓受累，如中性粒细胞减少、贫血、血小板减少，或全血细胞减少，这是有机酸血症的特征性临床表现[9,16,19]。如上所述，尿有机酸分析和酰基肉碱谱检测可见诊断性代谢物。血浆氨基酸和尿液氨基酸定量有助于研究由于维生素 B_{12} 合成缺陷引起合并型甲基丙二酸血症和同型半胱氨酸尿症。血液和尿液中可见甘氨酸和丙氨酸显著升高，可能是诊断的早期线索，并解释了该病的一个历史性描述术语"酮症性高甘氨酸血症"[9,21]。该病通过酶测定或基因检测确诊。通过新生儿筛查，有机酸血症越来越多地被发现，C3 增高提示 PA 或 MMA，C5 增高提示 IVA。

18.2.4　并发症

有机酸血症是多系统疾病，患者可发生多种并发症。尽管代谢控制良好，但仍会出现并发症[30-32]。神经系统并发症包括代谢性脑卒中伴水肿，演变为基底神经节坏死，特别是苍白球坏死，导致致残性运动障碍和肌张力低下[19,21,33-35]。神经影像学表现为脑皮质容量减少、基底神经节病变、大脑和蚓部萎缩以及髓鞘形成延迟[9,19,21,34,36,37]。急性期

MRI 上可见弥散受限[36]。临床上，患者可能出现癫痫发作、耳聋、视神经萎缩、神经病变、肌病、发育迟缓、注意缺陷多动障碍（ADHD）和孤独症[33,35,38-41]（框 18.1）。有一项研究显示，约 50% 的患者智商 <80[33]，而另一项研究表明，超过 70% 的丙酸血症患者存在认知缺陷。这种神经损伤的病因尚不清楚。损伤机制学说包括甲基丙二酸、丙酸和甲基柠檬酸的直接毒性作用。这 3 种代谢物协同抑制柠檬酸循环和线粒体呼吸链而导致能量代谢障碍，中枢神经系统脱羧酸的积累，神经炎症，干扰神经元和胶质细胞的细胞骨架组装，信号通路阻断促进神经元细胞凋亡[30,42-50]。在有神经系统症状但没有分解代谢迹象的患者中也检测到血浆中乳酸和氨升高，脑脊液中乳酸、谷氨酰胺、甘氨酸和丙氨酸升高，提示神经系统异常可能与局部代谢紊乱有关[31,51]。数据表明甲基丙二酸和氨的协同作用扰乱了氧化还原稳态，并在大鼠模型中使脑形态异常，包括空泡化、神经元缺血性损伤和细胞周水肿[52]。丙酸的积累也会导致大脑皮质星形胶质细胞的形态改变[35]。

框 18.1　有机酸血症的神经并发症

- 代谢性脑卒中伴有水肿，并逐渐演变为基底神经节和苍白球坏死，导致致残性运动障碍、运动功能障碍和肌张力低下
- 脑萎缩和髓鞘发育延迟
- 癫痫
- 视神经萎缩、耳聋
- 神经病变或骨骼肌病
- 发育迟缓、孤独症表现

有机酸血症的另一并发症是肾小管酸中毒伴高尿酸血症，可能导致慢性肾损害，最终导致肾衰竭[9,19,40]（框 18.2）。这一并发症在 MMA 患者中尤为突出。丙酸血症患者也有肾脏疾病和肾衰竭的报道，年龄越大，发生的

可能性越小[53-56]。肾组织学显示肾小管间质性肾炎伴纤维化、肾小管萎缩和单核细胞炎症浸润[55,57-59]。肾脏疾病见于大多数 6 岁以上的 MMA 患者,可能是由于甲基丙二酸排泄过多继发慢性肾小球高过滤引起[10,19,34,46]。发生肾衰竭的风险似乎与长期甲基丙二酸暴露相关,并取决于疾病类型,变位酶缺乏患者比钴胺素缺陷患者风险更大[58]。因此,减少肾损伤需要尽可能地严格控制代谢,以保持甲基丙二酸浓度尽可能低[19]。

框 18.2   有机酸血症的并发症

- 肾小管酸中毒(RTA)伴高尿酸血症;导致肾衰竭的慢性肾损害
- 营养素或必需氨基酸缺乏引起的表皮脱皮和脱发
- 心肌病、长 QT 综合征
- 胰腺炎——急性、慢性和 / 或复发性
- 肉碱缺乏
- 骨质减少或骨质疏松症
- 卵巢衰竭
- 包括非酒精性脂肪性肝炎、纤维化和肝硬化在内的肝脏疾病
- 可能增加感染风险

此外,心肌病在 PA 中比 MMA 更常见,扩张型心肌病比肥厚型心肌病更常见,可发生于急性失代偿期间或是其首诊表现,并可迅速致命[19,60-64]。心肌病的发病机制尚不明确——假说包括肉碱或微量营养素缺乏、感染或急性能量剥夺[21,32,51]。心肌病的发展似乎独立于任何特定的代谢特征,似乎可发生在任何年龄[32,51,62]。一组患者的平均发病年龄为 7 岁[62]。有报道称,长 QT 综合征(心脏迟发复极)可能在高达 70% 的 PA 患者中发生[32,65-68]。

由于丙酰辅酶 A 积累和丙酰肉碱浓度增加所导致的继发性肉碱缺乏也很常见[19]。与葡萄球菌烫伤样皮肤综合征或肠病性肢端皮炎综合征类似的表皮脱屑、脱发和角膜溃疡,通常与腹泻相关,可继发于急性蛋白质营养不良或必需氨基酸缺乏,尤其是异亮氨酸缺乏[51,69-71]。免疫功能障碍也被认为会增加病毒或细菌感染的风险,但缺乏有效的相关研究。慢性念珠菌病已有报道,反映了丙酰辅酶 A 和甲基丙二酸对 T 细胞数量和功能的影响[9]。最后,可能发生急性、慢性和复发性胰腺炎、骨质减少或骨质疏松、卵巢衰竭以及肝脏异常,包括非酒精性脂肪性肝炎、肝纤维化和肝硬化等并发症,其病因尚不清楚[9,21,32,40,51,54,72-79]。

18.3   病理生理学

有机酸血症临床特征的发病机制仍然复杂,尚不完全清楚。代谢障碍导致代谢产物积累,引发内源性代谢产物中毒。丙酰辅酶 A 及其代谢产物抑制柠檬酸循环,导致 GTP 和 ATP 合成减少,抑制钾通道,已知对丙酮酸脱氢酶复合物、琥珀酰辅酶 A 合成酶、ATP 柠檬酸裂解酶和 N- 乙酰谷氨酸合成酶活性以及甘氨酸降解系统具有抑制作用[9,17,18,42,80,81]。此外,已知甲基丙二酰辅酶 A 可抑制丙酮酸羧化酶[17,82,83]。同样地,异戊酸会显著抑制 Na^+ATP 酶,K^+ATP 酶活性[84]。柠檬酸甲酯本身抑制柠檬酸合成酶、乌头酸酶、异柠檬酸脱氢酶和谷氨酸脱氢酶的活性,扰乱线粒体能量稳态,减少 ATP 产生[42,81,85],并已被证明会导致脑细胞的形态学变化和凋亡[43]。因此,由于底物不足和毒素积累导致能量缺陷[86],以及对柠檬酸循环中间体的直接影响,从而对其他途径产生继发影响[42,44]。这些抑制作用似乎可以解释 MMA 和 PA 中出现的一些临床症状,如低血糖、乳酸血症、高血糖和高氨血症[17]。

此外,越来越多的证据表明,有机酸血症存在显著的线粒体功能障碍、氧化磷酸化系统受损、活性氧(ROS)产生增加和自噬增加[30,35,42,46,59,87-95]。对线粒体能量产生的慢

性抑制作用导致氧化应激、线粒体 DNA 损伤和线粒体形态改变[44,96]。氧化应激是由活性氧(ROS)水平增加和具有保护作用能抵抗 ROS 的谷胱甘肽水平降低所介导[44]。此外,MMA 患者的肝脏和肾脏样本中存在广泛的线粒体超微结构变化,为线粒体功能障碍和呼吸链损伤提供了更多证据[59,87,89,92,97]。变位酶缺乏与导致线粒体自噬功能障碍和受损线粒体积累的机制有关,这些会导致上皮细胞应激和组织损伤[87,97]。蛋白质组学研究还表明,参与能量代谢、细胞解毒、氧化应激、细胞骨架组装、糖异生和柠檬酸循环修复的蛋白质存在紊乱[98,99]。最后,Storgaard 等还提出,脂肪分解受损、脂肪酸氧化受损、碳水化合物利用补偿性增加和低代谢状态,多方参与,共同导致有机酸血症病理生理改变[100]。

有机酸血症中出现的高氨血症的病因与尿素循环障碍中出现高氨血症的病因不同。在尿素循环中,氨甲酰磷酸合成被 N- 乙酰谷氨酸(N-acetylglutamate,NAG)激活[101]。PA积累的丙酰辅酶 A 和 IVA 积累的异戊酰辅酶 A 是 N- 乙酰谷氨酸合成酶(NAGS)的有效抑制剂[11,102]。因此,NAG 产生减少,缺乏NAG 会导致氨甲酰磷酸合成酶抑制和氨浓度升高[102]。也有人认为,高氨血症可能继发于柠檬酸甲酯堆积和柠檬酸排泄下降的柠檬酸循环功能失调,不能维持足够浓度的谷氨酸前体有关[101]。

18.4 治疗

有机酸血症患者的治疗目标是减少有毒代谢产物的积累,维持正常的生长、发育和营养状态,防止分解代谢,最大限度地避免并发症[19,44]。治疗是多方面的,通常包括以限制丙酸产生为基本原则的饮食治疗、药物补充和终身监测[44]。由代谢营养师开具的个性化饮食处方,平衡限制性氨基酸、其他蛋白质和能量的必要摄入量,以提供推荐的每日允许营养素,并保证充分生长[103]。这通常是

通过食用特殊的丙酸限制性特医食品,结合婴儿期母乳或常规婴儿配方奶粉提供规定量的完整蛋白质,以及年龄较大儿童的常规固体食品来实现[19]。提供略高于膳食营养素参考摄入量(dietary reference intake,DRI)的总蛋白质摄入量是可以耐受的,并且可以一定程度延缓分解代谢出现[32]。PA 和 MMA中限制性氨基酸(异亮氨酸、缬氨酸、甲硫氨酸、苏氨酸)的目标血浆范围从正常低值到正常[104]。在 IVA 中,不使用不含亮氨酸的特医食品,将天然蛋白质限制在推荐每日需求量的最低值通常能满足需求[19,104]。亮氨酸血浆浓度目标范围为 50~180μmol/L 或实验室的正常范围,甘氨酸血浆浓度目标范围为 200~400μmol/L[104]。

对于所有患者来说,必须特别注意充足的能量摄入。据报道,在营养充足的状态下,由于能量消耗较低,对能量的需求低于预期的年龄和性别[105-107]。然而,在患病期间,静息能量消耗增加,需要增加能量摄入以防止分解代谢和失代偿[19,103]。这些需求可能需要使用额外的脂肪和碳水化合物或无蛋白质组件。代谢紊乱是急性失代偿的主要原因[32]。如果发现单个氨基酸含量低,可能需要补充,但没有研究证明持续补充异亮氨酸和缬氨酸的有效性[107]。Yannicelli、Knerr 等和 Jurecki等已经发布了营养管理指南[103,104,108],并在第 21 章中进行了描述。

IVA 的治疗与 PA 和 MMA 的治疗略有不同。异戊酰辅酶 A 通过甘氨酸 -N- 酰基转移酶与甘氨酸缀合,形成异戊酰甘氨酸,并通过肉碱 -N- 酰基转移酶与肉碱结合,形成异戊酰肉碱[109,110]。这两种产物,异戊酰甘氨酸和异戊酰肉碱都很容易通过尿液排出。该特征可用于急性和慢性治疗。因此,在 IVA患者,同时给予甘氨酸[150~300mg/(kg·d)]和肉碱[50~100mg/(kg·d)],促进异戊酸排泄[9,11,16,19,82,83,104,109-114]。随后,可能不需要严格的代谢饮食。

补充左卡尼汀[100~400mg/(kg·d),每

天分 2~3 次］也是治疗 PA 和 MMA 的一个重要方面[9,19,21,32,33,103]。口服左卡尼汀可有效防止肉碱耗竭，再生细胞内的游离辅酶 A（CoA）池，并促进丙酰肉碱从尿液中排泄，从而降低丙酸盐毒性[19,104]。高剂量的肉碱可能会导致甲胺产生过量而引起身体臭鱼味，并可能导致腹泻[9,103]，但对 PA 可能特别有帮助[32]。

所有 MMA 患者都应接受维生素 B$_{12}$ 负荷试验[9,19]。测试方案各不相同，但可以通过定量监测血浆或尿液中甲基丙二酸浓度或通过尿液有机酸分析测量代谢物来确定有效性。维生素 B$_{12}$ 的效用导致丙酰辅酶 A 代谢产物迅速和持续减少[19]。这一点需进一步研究来证实。许多对维生素 B$_{12}$ 有效型的患者可能只需要少量或不需要对蛋白质或氨基酸限制[19]。在有效型患者，维生素 B$_{12}$ 可能每天口服一次，或每天或每周肌内或皮下注射一次，起始剂量为 1mg[19,104]。尚未发现 PA 对生物素反应好，但也有 PA 患者被给予 5~20mg/d 治疗[9,32,33,103,104]。

丙酸盐的产生可能是由肠道细菌引起，因此，可采用间歇性抗生素方案来减少肠道丙酸盐产生。据报道，抗生素甲硝唑每天一次，剂量为 10~20mg/kg，可有效减少丙酸盐代谢产物从尿液排泄[16,19,103,104]。治疗方案各不相同，但每月连续 7~10 天是较为常见的方案[19,33,37,104]。一些医疗人员更喜欢使用新霉素（50mg/kg），因为它不会被吸收[9]。同时，必须注意避免与慢性抗生素使用相关的并发症，包括白细胞减少症、周围神经病变和假膜性结肠炎。甲硝唑也可能引起厌食症和肌张力障碍[32,103]。目前，没有研究评估甲硝唑在改善临床预后、降低氨浓度或减少急性失代偿发作次数方面的临床效果[32]。总体来说，通过排泄的代谢物变化来衡量间歇性抗生素使用的结果不稳定，排泄代谢物的变化可能反映了定植肠道细菌产生或不产生丙酸盐的变化[9]。

有人建议，在使用或不使用氨清除剂的情况下，给予 N- 氨基甲酰谷氨酸［100~250mg/（kg·d）］有助于恢复尿素生成并改善急性高氨血症[18,32,44,115,116]。越来越多的数据表明，长期使用 N- 氨基甲酰谷氨酸［50mg/（kg·d）］也有帮助，包括降低血氨平均浓度和减少急性失代偿发作[44,117]。同样地，提出苯甲酸钠［150~250mg/（kg·d）］的慢性治疗有助于纠正慢性高氨血症和高甘氨酸血症[33]；然而，没有证据支持苯甲酸钠在慢性期治疗中的作用，有证据表明较高的甘氨酸浓度可能预示着良好的代谢控制[32,118]。因而，可以服用多种维生素来降低微量营养素缺乏的风险。同时，柠檬酸和鸟氨酸 -α- 酮戊二酸也被认为有助于维持柠檬酸循环，并在急性期和慢性期管理期间更加明显[96,101,119]。在一项对三种药物的研究中，柠檬酸最有效[120]。此外，辅酶 Q10 和维生素 E 被认为是 MMA 相关视神经病变或继发性呼吸链衰竭的可能治疗方法[46,121,122]，抑制血管紧张素 II 被认为有助于延缓肾脏疾病[123]。生长激素和补充丙氨酸促进合成代谢的作用已被提出，但经验有限[9,32,124-126]。还报道了用高剂量抗坏血酸盐治疗谷胱甘肽缺乏[127]。

此外，及时治疗共患疾病，特别是使患者面临分解代谢风险的疾病（如呕吐、腹泻、发热），并避免禁食，对于降低急性失代偿风险至关重要。许多儿童出现厌食症和进食障碍，需要放置胃造瘘管以预防空腹时间长，确保充足的饮食摄入[33,75,128]。应向患者和家属提供紧急医疗信函以及家庭应急处理步骤[32]。还建议佩戴医疗警报手镯或项链[32]。

急性失代偿期治疗包括减少或停止蛋白质和通过输注葡萄糖和脂质来提供能量以停止分解代谢和促进合成代谢[21]。补液建议是根据年龄标准制定的。通常使用 120~150mL/（kg·d）的 10% 葡萄糖溶液（或维持量的 1.5 倍）可满足必要的葡萄糖需求[37,104]。补液应在 48 小时内进行，以防止脑水肿[104]。通过使用 1~3g/（kg·d）的脂肪乳注射增加额外的热卡[37,104]。如果出现高血糖,可能需要滴注胰岛素[0.01~0.1IU/(kg·h)],但葡萄糖的输注速度或量不应降低[9,37,104]。补充碳酸氢盐(1~2mmol/kg)可能有助于纠正酸中毒[104]。如果存在严重的高氨血症,可能需要血液透析、血液滤过、持续性慢性肾脏替代(continuous chronic renal replacement,CCRT)、体外膜氧和(ECMO)和/或氨清除药物[33,37,104,129,130]。然而,苯甲酸钠和苯乙酸钠在有机酸血症患者中应谨慎使用,因为谷氨酰胺浓度可能已经很低,并且它们可能通过螯合辅酶 A 阻断尿素循环而增强氨毒性[44,115]。卡谷氨酸[100~250mg/(kg·d)]已被证明有助于控制急性失代偿期的高氨血症[33,44,102,115,131-135]。急性期使用相对高剂量[100~400mg/(kg·d)]的静脉注射左卡尼丁[37,104]。由于硫胺素(维生素 B_1)缺乏导致的高乳酸血症可能会使 PA 的代谢紊乱复杂化,需要补充[10mg/(kg·d)][104,136,137]。如果病情持续,可能需要全胃肠外营养。在身体可耐受的情况下,蛋白质可稍晚,但也应在治疗开始后 24~36 小时内重新引入[37,104]。需要经常进行实验室检查,监测可能的并发症。

对于反复急性发作的患者,可以考虑肝移植、肾移植或肝肾联合移植[138-148]。移植并非一种治愈方法,因为它只能部分纠正酶缺陷,但可能会提高存活率、代谢稳定性、神经功能和生活质量[32,33,86,138-141,149-155]。围手术期并发症,尤其是血管并发症很常见[138]。肝移植也被证明可以改善心肌病[62,156,157],但心肌病也可在移植后复发[158]。移植后继续进行饮食治疗,但可能会宽松些,继续补充左卡尼丁[142,145,147,149,159]。包括代谢性脑卒中在内的神经功能障碍和肾脏病变,并非肯定能通过移植来预防发生[9,17,19,32,33,160,161]。在一项对 12 名 PA 患者进行的多中心回顾性研究中,移植后一年的生存率为 72.2%[32,150],经验丰富的中心可能高达 100%[138,114,162]。正在研究的治疗方法包括转录反式激活(TAT)结合酶的导入、病毒载体介导的基因治疗、mRNA 治疗和基因组编辑[163-166]。

18.5　监测

有机酸血症患者的监测在每个诊所的实践有所不同,但一定程度上应有规律。患者应在门诊常规就诊,并常规监测实验室指标。虽然实际做法因诊所而异,但所有限制饮食的患者应至少每月获得定量的血浆氨基酸结果。定量甲基丙二酸可在部分实验室获得,并可用于跟踪 MMA 患者[9]。目前还没有建立用于监测 IVA 治疗受控的生物标志物[11]。对于 PA 患者,可能很难获得丙酸盐浓度;一些人主张通过定量尿液有机酸或干血斑(如有)来分析甲基柠檬酸与柠檬酸盐的比例[167,168]。丙酰肉碱尚未被证明与严重程度或控制水平相关[32]。血氨、酸碱平衡和阴离子间隙已被证明是识别即将发生的代谢紊乱和评估 PA 和 MMA 患者严重程度的重要生化参数[169,170]。根据患者的年龄和临床稳定性,监测实验室指标的频率各不相同。每 6~12 个月进行一次的实验室检查,包括全血细胞计数、完整的代谢检查(包括电解质、肾和肝功能检测)、肉碱、尿液分析、B 型钠尿肽、半胱氨酸蛋白酶抑制剂 C 和计算的肾小球滤过率,以及年度营养监测研究,包括前白蛋白、25- 羟基维生素 D、维生素 B_{12}、铁、铁蛋白,以及其他微量营养素(硫胺素、硒)[32]。急性疾病期间需要考虑的其他实验室检查包括全血细胞计数、完整的代谢检查(包括电解质、肾和肝功能研究)、淀粉酶、脂肪酶、血氨、渗透压、乳酸、凝血功能、肌酸激酶和尿酮体。家庭可学会使用酮试剂条检测尿酮,作为即将发生的失代偿的预警信号[9](框 18.3)。

最近证据表明,成纤维细胞生长因子 21(FGF21)可能是 MMA 和 PA 患者代谢应激的预测性生物标志物[171,172]。FGF21 的血浆浓度似乎与疾病亚型和线粒体功能障碍标志物相关,不受营养状况或肾脏疾病的影

- 常规：
  - 血浆氨基酸
  - 前白蛋白
  - 血清甲基丙二酸浓度
  - 尿液有机酸
    尿液甲基柠檬酸与柠檬酸的比例（PA 患者，甲基柠檬酸≤2 倍柠檬酸含量）
- 年检：
  - 全血计数
  - 电解质，肾和肝功能检测
  - 计算的肌酐清除率和肾小球滤过率（GFR）
  - 肉碱（总的、游离的和酯化的）
  - 营养充足性：维生素 D、B_{12}、硫胺素、铁代谢、矿物质（锌、硒）
  - B 型钠尿肽
  - 尿液分析
  - 半胱氨酸蛋白酶抑制剂 C
- 急性疾病（附加）
  - 淀粉酶、脂肪酶、氨、酮体、乳酸、凝血功能、渗透压、CK

ª 频率取决于患者年龄和临床状况，建议每月进行常规实验室评估。

响[171,172]。Molema 等提出，在代谢稳定期 FGF21 水平 >1 500,预示着 MMA 和 PA 患者的长期并发症增加[171]。然而，这项实验室指标尚不易用于临床。

除了实验室检查外，有机酸血症患者的管理通常需要额外的亚专科服务，包括神经病学、肾病学、心脏病学、神经心理学、内分泌学和眼科等相关专科。根据患者的临床表现个性化地就诊这些亚专科。如果只需要监测来评估增加的风险，患者可以每年就诊一次，或者如果已经注意到器官系统受累，患者需更频繁地就诊[32]。然而，建议每年对 PA[32]

和 MMA 患者以及急性疾病[27]期间进行心脏病评估，包括超声心动图、心电图和 24 小时动态心电图监测。Schreiber 等建议对所有 PA 患者进行基线脑电图和临床提示必要时重复进行[35]。长期和多次的神经心理学评估是追踪一段时间内发育进步或倒退的优良工具。建议自幼开始进行早期评估，必要时干预。5 岁以后常规推荐行骨密度测定（DEXA 扫描）[27,173]。青春期晚期或以后的女性患者应考虑基线内分泌评估。肾毒性药物和延长 Q-T 间期的药物谨慎使用[27]。

18.6　总结

有机酸血症患者预后差别较大。一般来说，与早发型相比，PA 和 MMA 晚发型的预后似乎更好,mut⁻ MMA 患者似乎比 mut⁰ 患者表现更好，维生素 B_{12} 有效型 MMA 患者的预后似乎比维生素 B_{12} 无效型患者更好[10,21,34,40,58,128,174,175]。MMA 发病年龄越早，诊断时出现高氨血症及癫痫病史也预示着更严重的损伤[176]。高氨血症的持续时间、代谢性酸中毒引起的酸碱平衡紊乱和昏迷与神经功能不良相关[44]。IVA 患者似乎比 MMA 或 PA 患者预后较好；然而，与 MMA 和 PA 相比，新生儿期患者的神经认知结果比晚期诊断患者更佳[177,178]。据报道，这些疾病的新生儿发病型死亡率 >80%,晚期型 16 岁前死亡率高达 40%[33,179]。近些年生存率有所提高[33]。20 世纪 70 年代,mut⁰ 患者 1 岁时的存活率为 65%，但在 20 世纪 90 年代已上升至 90%[17]。死亡原因可能是由于脑水肿、脑出血或小脑出血、感染、肾衰竭、心力衰竭、心律失常、心肌病、胰腺炎或不可逆的代谢紊乱[9,51,63,68,179-181]。

频繁的并发症、较差的生长和营养状况、不良的神经发育进展和频繁的渐进性神经认知恶化、异常的神经系统症状（如舞蹈病和肌张力障碍）以及频繁和严重的代谢紊乱复发，这些问题发生率高[6,10,21,33,68]。总体而言,PA 和 MMA 的发育结局较差,大多数患者表现出发育迟缓[6,33,51,68,75,86,178]。Martin-Hernandez 等报道了有机酸血症成年患者的长期需求[40]。这 15 名患者,主要是晚发型,三分之二的患者有神经或内脏器官并发症,其中四分之三需要社会帮助[40]。相比之下,60% 或更多的 IVA 患者的发育结局正常[86,178]。另外,与 PA 和 MMA 相比,IVA 患者发生与分解代谢应激相关的长期并发症和代谢紊乱的风险也要低得多[40,178]。对老年患者的评估才开始,评估表明他们有患精神疾病的风险[86]。

然而,通过新生儿筛查进行早期识别,结局和预后可能会变化和改善。现已发现了一种良性 MMA 表型,其中一些 MMA 患者仍旧没有出现临床症状[4,182,183]。此外,通过新生儿筛查诊断为 IVA 的婴儿在补充肉碱和轻度或无饮食限制的情况下也保持无症状,且经回顾性分析,年龄在 3~11 岁的兄弟姐妹也没有症状[7,11]。Dionisi-Vici 等将临床诊断为 MMA、PA 或 IVA 的 29 名患者与 18 名新生儿筛查诊断结果类似的患者进行比较。新生儿筛查人群的诊断更早,死亡率显著降低(11%:51%),<1 岁时发育正常的患者数量增加[10]。还证明了新生儿筛查人群在失代偿期有更低的复发频率,临床病程更为稳定[10]。Grünert 等也有类似的发现。然而,在 PA 患者群体中,他们并没有证明通过新生儿筛查诊断能够减少患者的并发症[184]。总体来说,新生儿筛查和早期诊断可能会降低早期死亡率,降低初始症状的严重程度,并改善神经发育结局[10]。然而,以上结局数据是短期的且有限制性,需要更多地长期随访研究。

(丁一　邓雨欣　译　韩连书　审校)

参考文献

1. Abily-Donval L, Torre S, Samson A, Sudrie-Arnaud B, Acquaviva C, Guerrot AM, et al. Methylmalonyl-CoA epimerase deficiency mimicking propionic aciduria. Int J Mol Sci. 2017;18(11):2294.
2. Heuberger K, Bailey HJ, Burda P, Chaikuad A, Krysztofinska E, Suormala T, et al. Genetic, structural, and functional analysis of pathogenic variations causing methylmalonyl-CoA epimerase deficiency. Biochim Biophys Acta Mol basis Dis. 2019;1865(6):1265–72.
3. Waters PJ, Thuriot F, Clarke JT, Gravel S, Watkins D, Rosenblatt DS, et al. Methylmalonyl-coA epimerase deficiency: a new case, with an acute metabolic presentation and an intronic splicing mutation in the MCEE gene. Mol Genet Metab Rep. 2016;9:19–24.
4. Sniderman LC, Lambert M, Giguere R, Auray-Blais C, Lemieux B, Laframboise R, et al. Outcome of individuals with low-moderate methylmalonic aciduria detected through a neonatal screening program. J Pediatr. 1999;134(6):675–80.
5. Yorifuji T, Kawai M, Muroi J, Mamada M, Kurokawa K, Shigematsu Y, et al. Unexpectedly high prevalence of the mild form of propionic acidemia in Japan: presence of a common mutation and possible clinical implications. Hum Genet. 2002;111(2):161–5.
6. Rafique M. Propionic acidaemia: demographic characteristics and complications. J Pediatr Endocrinol Metab. 2013;26(5–6):497–501.
7. Ensenauer R, Vockley J, Willard JM, Huey JC, Sass JO, Edland SD, et al. A common mutation is associated with a mild, potentially asymptomatic phenotype in patients with isovaleric acidemia diagnosed by newborn screening. Am J Hum Genet. 2004;75(6):1136–42.
8. Ensenauer R, Fingerhut R, Maier EM, Polanetz R, Olgemoller B, Roschinger W, et al. Newborn screening for isovaleric acidemia using tandem mass spectrometry: data from 1.6 million newborns. Clin Chem. 2011;57(4):623–6.
9. Nyhan WL, Barshop BA, Ozand PT. Propionic acidemia, methylmalonic acidemia, isovaleric acidemia. In: Atlas of metabolic disease, 2nd ed. London: Hodder Arnold; 2005.
10. Dionisi-Vici C, Deodato F, Roschinger W, Rhead W, Wilcken B. 'Classical' organic acidurias, propionic aciduria, methylmalonic aciduria and isovaleric aciduria: long-term outcome and effects of expanded newborn screening using tandem mass spectrometry. J Inherit Metab Dis. 2006;29(2–3):383–9.
11. Vockley J, Ensenauer R. Isovaleric acidemia: new aspects of genetic and phenotypic heterogeneity. Am J Med Genet C Semin Med Genet. 2006;142C(2):95–103.
12. Cappuccio G, Atwal PS, Donti TR, Ugarte K, Merchant N, Craigen WJ, et al. Expansion of the phenotypic spectrum of propionic acidemia with isolated elevated propionylcarnitine. JIMD Rep. 2017;35:33–7.
13. McCrory NM, Edick MJ, Ahmad A, Lipinski S, Scott Schwoerer JA, Zhai S, et al. Comparison of methods of initial ascertainment in 58 cases of propionic acidemia enrolled in the inborn errors of metabolism

information system reveals significant differences in time to evaluation and symptoms at presentation. J Pediatr. 2017;180:200–5 e8.

14. Monostori P, Klinke G, Richter S, Barath A, Fingerhut R, Baumgartner MR, et al. Simultaneous determination of 3-hydroxypropionic acid, methylmalonic acid and methylcitric acid in dried blood spots: second-tier LC-MS/MS assay for newborn screening of propionic acidemia, methylmalonic acidemias and combined remethylation disorders. PLoS One. 2017;12(9):e0184897.

15. Peng G, Shen P, Gandotra N, Le A, Fung E, Jelliffe-Pawlowski L, et al. Combining newborn metabolic and DNA analysis for second-tier testing of methylmalonic acidemia. Genet Med. 2019;21(4):896–903.

16. Ogier de Baulny H, Saudubray JM. Branched-chain organic acidurias. Semin Neonatol. 2002;7(1):65–74.

17. Tanpaiboon P. Methylmalonic acidemia (MMA). Mol Genet Metab. 2005;85(1):2–6.

18. Soyucen E, Demirci E, Aydin A. Outpatient treatment of propionic acidemia-associated hyperammonemia with N-carbamoyl-L-glutamate in an infant. Clin Ther. 2010;32(4):710–3.

19. Ogier de Baulny H, Dionisi-Vici C, Wendel U. Branched-chain organic acidurias/acidemias. In: Saudubray JM, editor. Inborn metabolic diseases. 5th ed. Heidelberg: Springer-Verlag; 2012.

20. Dionisi-Vici C, Ogier de Baulny H. Emergency treatment. In: Saudubray J-M, van den Berghe G, Walter JH, editors. Inborn metabolic diseases diagnosis and treatment. Berlin: Springer-Verlag; 2012. p. 104–11.

21. Deodato F, Boenzi S, Santorelli FM, Dionisi-Vici C. Methylmalonic and propionic aciduria. Am J Med Genet C Semin Med Genet. 2006;142C(2):104–12.

22. Bernheim S, Deschenes G, Schiff M, Cussenot I, Niel O. Antenatal nephromegaly and propionic acidemia: a case report. BMC Nephrol. 2017;18(1):110.

23. Erdem E, Cayonu N, Uysalol E, Yildirmak ZY. Chronic intermittent form of isovaleric acidemia mimicking diabetic ketoacidosis. J Pediatr Endocrinol Metab. 2010;23(5):503–5.

24. Dweikat IM, Naser EN, Abu Libdeh AI, Naser OJ, Abu Gharbieh NN, Maraqa NF, et al. Propionic acidemia mimicking diabetic ketoacidosis. Brain Dev. 2011;33(5):428–31.

25. Joshi R, Phatarpekar A. Propionic acidemia presenting as diabetic ketoacidosis. Indian Pediatr. 2011;48(2):164–5.

26. Guven A, Cebeci N, Dursun A, Aktekin E, Baumgartner M, Fowler B. Methylmalonic acidemia mimicking diabetic ketoacidosis in an infant. Pediatr Diabetes. 2012;13(6):e22–5.

27. Fraser JL, Venditti CP. Methylmalonic and propionic acidemias: clinical management update. Curr Opin Pediatr. 2016;28(6):682–93.

28. Zhao Z, Chu CC, Chang MY, Chang HT, Hsu YL. Management of adult-onset methylmalonic acidemia with hypotonia and acute respiratory failure: a case report. Medicine (Baltimore). 2018;97(25):e11162.

29. Riemersma M, Hazebroek MR, Helderman-van den Enden A, Salomons GS, Ferdinandusse S, Brouwers M, et al. Propionic acidemia as a cause of adult-onset dilated cardiomyopathy. Eur J Hum Genet. 2017;25(11):1195–201.

30. de Keyzer Y, Valayannopoulos V, Benoist JF, Batteux F, Lacaille F, Hubert L, et al. Multiple OXPHOS deficiency in the liver, kidney, heart, and skeletal muscle of patients with methylmalonic aciduria and propionic aciduria. Pediatr Res. 2009;66(1):91–5.

31. Scholl-Burgi S, Haberlandt E, Gotwald T, Albrecht U, Baumgartner Sigl S, Rauchenzauner M, et al. Stroke-like episodes in propionic acidemia caused by central focal metabolic decompensation. Neuropediatrics. 2009;40(2):76–81.

32. Sutton VR, Chapman KA, Gropman AL, MacLeod E, Stagni K, Summar ML, et al. Chronic management and health supervision of individuals with propionic acidemia. Mol Genet Metab. 2012;105(1):26–33.

33. de Baulny HO, Benoist JF, Rigal O, Touati G, Rabier D, Saudubray JM. Methylmalonic and propionic acidaemias: management and outcome. J Inherit Metab Dis. 2005;28(3):415–23.

34. Cosson MA, Benoist JF, Touati G, Dechaux M, Royer N, Grandin L, et al. Long-term outcome in methylmalonic aciduria: a series of 30 French patients. Mol Genet Metab. 2009;97(3):172–8.

35. Schreiber J, Chapman KA, Summar ML, Ah Mew N, Sutton VR, MacLeod E, et al. Neurologic considerations in propionic acidemia. Mol Genet Metab. 2012;105(1):10–5.

36. Pfeifer CM, Van Tassel DC, Miller JH. Unique neuroradiological findings in propionic acidemia. Radiol Case Rep. 2018;13(6):1207–11.

37. Chapman KA, Gropman A, MacLeod E, Stagni K, Summar ML, Ueda K, et al. Acute management of propionic acidemia. Mol Genet Metab. 2012;105(1):16–25.

38. Sindgikar SP, Shenoy KD, Kamath N, Shenoy R. Audit of organic acidurias from a single centre: clinical and metabolic profile at presentation with long term outcome. J Clin Diagn Res. 2017;11(9):SC11–SC4.

39. Ianchulev T, Kolin T, Moseley K, Sadun A. Optic nerve atrophy in propionic acidemia. Ophthalmology. 2003;110(9):1850–4.

40. Martin-Hernandez E, Lee PJ, Micciche A, Grunewald S, Lachmann RH. Long-term needs of adult patients with organic acidaemias: outcome and prognostic factors. J Inherit Metab Dis. 2009;32(4):523–33.

41. Williams ZR, Hurley PE, Altiparmak UE, Feldon SE, Arnold GL, Eggenberger E, et al. Late onset optic neuropathy in methylmalonic and propionic acidemia. Am J Ophthalmol. 2009;147(5):929–33.

42. Wongkittichote P, Ah Mew N, Chapman KA. Propionyl-CoA carboxylase - a review. Mol Genet Metab. 2017;122(4):145–52.

43. Cudre-Cung HP, Zavadakova P, do Vale-Pereira S, Remacle N, Henry H, Ivanisevic J, et al. Ammonium accumulation is a primary effect of 2-methylcitrate exposure in an in vitro model for brain damage

in methylmalonic aciduria. Mol Genet Metab. 2016;119(1–2):57–67.

44. Haberle J, Chakrapani A, Ah Mew N, Longo N. Hyperammonaemia in classic organic acidaemias: a review of the literature and two case histories. Orphanet J Rare Dis. 2018;13(1):219.

45. Kolker S, Schwab M, Horster F, Sauer S, Hinz A, Wolf NI, et al. Methylmalonic acid, a biochemical hallmark of methylmalonic acidurias but no inhibitor of mitochondrial respiratory chain. J Biol Chem. 2003;278(48):47388–93.

46. Morath MA, Okun JG, Muller IB, Sauer SW, Horster F, Hoffmann GF, et al. Neurodegeneration and chronic renal failure in methylmalonic aciduria--a pathophysiological approach. J Inherit Metab Dis. 2008;31(1):35–43.

47. Ballhausen D, Mittaz L, Boulat O, Bonafe L, Braissant O. Evidence for catabolic pathway of propionate metabolism in CNS: expression pattern of methylmalonyl-CoA mutase and propionyl-CoA carboxylase alpha-subunit in developing and adult rat brain. Neuroscience. 2009;164(2):578–87.

48. Broomfield A, Gunny R, Prabhakar P, Grunewald S. Spontaneous rapid resolution of acute basal ganglia changes in an untreated infant with propionic acidemia: a clue to pathogenesis? Neuropediatrics. 2010;41(6):256–60.

49. Ribeiro LR, Della-Pace ID, de Oliveira Ferreira AP, Funck VR, Pinton S, Bobinski F, et al. Chronic administration of methylmalonate on young rats alters neuroinflammatory markers and spatial memory. Immunobiology. 2013;218(9):1175–83.

50. Schuck PF, Alves L, Pettenuzzo LF, Felisberto F, Rodrigues LB, Freitas BW, et al. Acute renal failure potentiates methylmalonate-induced oxidative stress in brain and kidney of rats. Free Radic Res. 2013;47(3):233–40.

51. Pena L, Burton BK. Survey of health status and complications among propionic acidemia patients. Am J Med Genet A. 2012;158A(7):1641–6.

52. Viegas CM, Zanatta A, Grings M, Hickmann FH, Monteiro WO, Soares LE, et al. Disruption of redox homeostasis and brain damage caused in vivo by methylmalonic acid and ammonia in cerebral cortex and striatum of developing rats. Free Radic Res. 2014;48(6):659–69.

53. Shchelochkov OA, Manoli I, Sloan JL, Ferry S, Pass A, Van Ryzin C, et al. Chronic kidney disease in propionic acidemia. Genet Med. 2019;21(12):2830–5.

54. Lam C, Desviat LR, Perez-Cerda C, Ugarte M, Barshop BA, Cederbaum S. 45-year-old female with propionic acidemia, renal failure, and premature ovarian failure; late complications of propionic acidemia? Mol Genet Metab. 2011;103(4):338–40.

55. Vernon HJ, Bagnasco S, Hamosh A, Sperati CJ. Chronic kidney disease in an adult with propionic acidemia. JIMD Rep. 2014;12:5–10.

56. Kasapkara CS, Akar M, Yuruk Yildirim ZN, Tuzun H, Kanar B, Ozbek MN. Severe renal failure and hyperammonemia in a newborn with propionic acidemia: effects of treatment on the clinical course.

Ren Fail. 2014;36(3):451–2.

57. Rutledge SL, Geraghty M, Mroczek E, Rosenblatt D, Kohout E. Tubulointerstitial nephritis in methylmalonic acidemia. Pediatr Nephrol. 1993;7(1):81–2.

58. Horster F, Baumgartner MR, Viardot C, Suormala T, Burgard P, Fowler B, et al. Long-term outcome in methylmalonic acidurias is influenced by the underlying defect (mut0, mut-, cblA, cblB). Pediatr Res. 2007;62(2):225–30.

59. Zsengeller ZK, Aljinovic N, Teot LA, Korson M, Rodig N, Sloan JL, et al. Methylmalonic acidemia: a megamitochondrial disorder affecting the kidney. Pediatr Nephrol. 2014;29(11):2139–46.

60. Massoud AF, Leonard JV. Cardiomyopathy in propionic acidaemia. Eur J Pediatr. 1993;152(5):441–5.

61. Lee TM, Addonizio LJ, Barshop BA, Chung WK. Unusual presentation of propionic acidaemia as isolated cardiomyopathy. J Inherit Metab Dis. 2009;32 Suppl 1:S97–101.

62. Romano S, Valayannopoulos V, Touati G, Jais JP, Rabier D, de Keyzer Y, et al. Cardiomyopathies in propionic aciduria are reversible after liver transplantation. J Pediatr. 2010;156(1):128–34.

63. Prada CE, Al Jasmi F, Kirk EP, Hopp M, Jones O, Leslie ND, et al. Cardiac disease in methylmalonic acidemia. J Pediatr. 2011;159(5):862–4.

64. Laemmle A, Balmer C, Doell C, Sass JO, Haberle J, Baumgartner MR. Propionic acidemia in a previously healthy adolescent with acute onset of dilated cardiomyopathy. Eur J Pediatr. 2014;173(7):971–4.

65. Kakavand B, Schroeder VA, Di Sessa TG. Coincidence of long QT syndrome and propionic acidemia. Pediatr Cardiol. 2006;27(1):160–1.

66. Baumgartner D, Scholl-Burgi S, Sass JO, Sperl W, Schweigmann U, Stein JI, et al. Prolonged QTc intervals and decreased left ventricular contractility in patients with propionic acidemia. J Pediatr. 2007;150(2):192–7, 7 e1.

67. Jameson E, Walter J. Cardiac arrest secondary to long QT(C)in a child with propionic acidemia. Pediatr Cardiol. 2008;29(5):969–70.

68. Grunert SC, Mullerleile S, De Silva L, Barth M, Walter M, Walter K, et al. Propionic acidemia: clinical course and outcome in 55 pediatric and adolescent patients. Orphanet J Rare Dis. 2013;8:6.

69. De Raeve L, De Meirleir L, Ramet J, Vandenplas Y, Gerlo E. Acrodermatitis enteropathica-like cutaneous lesions in organic aciduria. J Pediatr. 1994;124(3):416–20.

70. Ozturk Y. Acrodermatitis enteropathica-like syndrome secondary to branched-chain amino acid deficiency in inborn errors of metabolism. Pediatr Dermatol. 2008;25(3):415.

71. Dominguez-Cruz JJ, Bueno-Delgado M, Pereyra J, Bernabeu-Wittel J, Conejo-Mir J. Acrodermatitis enerophatica-like skin lesions secondary to isoleucine deficiency. Eur J Dermatol. 2011;21(1):115–6.

72. Choe JY, Jang KM, Min SY, Hwang SK, Kang B, Choe BH. Propionic acidemia with novel mutation presenting as recurrent pancreatitis in a child. J

Korean Med Sci. 2019;34(47):e303.

73. Imbard A, Garcia Segarra N, Tardieu M, Broue P, Bouchereau J, Pichard S, et al. Long-term liver disease in methylmalonic and propionic acidemias. Mol Genet Metab. 2018;123(4):433–40.

74. Sag E, Cebi AH, Kaya G, Karaguzel G, Cakir M. A rare cause of recurrent acute pancreatitis in a child: isovaleric acidemia with novel mutation. Pediatr Gastroenterol Hepatol Nutr. 2017;20(1):61–4.

75. North KN, Korson MS, Gopal YR, Rohr FJ, Brazelton TB, Waisbren SE, et al. Neonatal-onset propionic acidemia: neurologic and developmental profiles, and implications for management. J Pediatr. 1995;126(6):916–22.

76. Kahler SG, Sherwood WG, Woolf D, Lawless ST, Zaritsky A, Bonham J, et al. Pancreatitis in patients with organic acidemias. J Pediatr. 1994;124(2):239–43.

77. Burlina AB, Dionisi-Vici C, Piovan S, Saponara I, Bartuli A, Sabetta G, et al. Acute pancreatitis in propionic acidaemia. J Inherit Metab Dis. 1995;18(2):169–72.

78. Bultron G, Seashore MR, Pashankar DS, Husain SZ. Recurrent acute pancreatitis associated with propionic acidemia. J Pediatr Gastroenterol Nutr. 2008;47(3):370–1.

79. Mantadakis E, Chrysafis I, Tsouvala E, Evangeliou A, Chatzimichael A. Acute pancreatitis with rapid clinical improvement in a child with isovaleric acidemia. Case Rep Pediatr. 2013;2013:721871.

80. Grunert SC, Bodi I, Odening KE. Possible mechanisms for sensorineural hearing loss and deafness in patients with propionic acidemia. Orphanet J Rare Dis. 2017;12(1):30.

81. Brusque AM, Borba Rosa R, Schuck PF, Dalcin KB, Ribeiro CA, Silva CG, et al. Inhibition of the mitochondrial respiratory chain complex activities in rat cerebral cortex by methylmalonic acid. Neurochem Int. 2002;40(7):593–601.

82. Ozand PT, Gascon GG. Organic acidurias: a review. Part 2. J Child Neurol. 1991;6(4):288–303.

83. Ozand PT, Gascon GG. Organic acidurias: a review. Part 1. J Child Neurol. 1991;6(3):196–219.

84. Ribeiro CA, Balestro F, Grando V, Wajner M. Isovaleric acid reduces Na+, K+-ATPase activity in synaptic membranes from cerebral cortex of young rats. Cell Mol Neurobiol. 2007;27(4):529–40.

85. Amaral AU, et al. 2-methylcitric acid impairs glutamate metabolism and induces permeability transition in brain mitochondria. J Neurochem. 2016;137(1):62–75.

86. Nizon M, Ottolenghi C, Valayannopoulos V, Arnoux JB, Barbier V, Habarou F, et al. Long-term neurological outcome of a cohort of 80 patients with classical organic acidurias. Orphanet J Rare Dis. 2013;8:148.

87. Luciani A, Schumann A, Berquez M, Chen Z, Nieri D, Failli M, et al. Impaired mitophagy links mitochondrial disease to epithelial stress in methylmalonyl-CoA mutase deficiency. Nat Commun. 2020;11(1):970.

88. Ruppert T, Schumann A, Grone HJ, Okun JG, Kolker S, Morath MA, et al. Molecular and biochemical alterations in tubular epithelial cells of patients with isolated methylmalonic aciduria. Hum Mol Genet. 2015;24(24):7049–59.

89. Chandler RJ, Zerfas PM, Shanske S, Sloan J, Hoffmann V, DiMauro S, et al. Mitochondrial dysfunction in mut methylmalonic acidemia. FASEB J. 2009;23(4):1252–61.

90. Wajner M, Goodman SI. Disruption of mitochondrial homeostasis in organic acidurias: insights from human and animal studies. J Bioenerg Biomembr. 2011;43(1):31–8.

91. Melo DR, Kowaltowski AJ, Wajner M, Castilho RF. Mitochondrial energy metabolism in neurodegeneration associated with methylmalonic acidemia. J Bioenerg Biomembr. 2011;43(1):39–46.

92. Wilnai Y, Enns GM, Niemi AK, Higgins J, Vogel H. Abnormal hepatocellular mitochondria in methylmalonic acidemia. Ultrastruct Pathol. 2014;38(5):309–14.

93. Richard E, Alvarez-Barrientos A, Perez B, Desviat LR, Ugarte M. Methylmalonic acidaemia leads to increased production of reactive oxygen species and induction of apoptosis through the mitochondrial/caspase pathway. J Pathol. 2007;213(4):453–61.

94. Solano AF, Leipnitz G, De Bortoli GM, Seminotti B, Amaral AU, Fernandes CG, et al. Induction of oxidative stress by the metabolites accumulating in isovaleric acidemia in brain cortex of young rats. Free Radic Res. 2008;42(8):707–15.

95. Fernandes CG, Borges CG, Seminotti B, Amaral AU, Knebel LA, Eichler P, et al. Experimental evidence that methylmalonic acid provokes oxidative damage and compromises antioxidant defenses in nerve terminal and striatum of young rats. Cell Mol Neurobiol. 2011;31(5):775–85.

96. Collado MS, Armstrong AJ, Olson M, Hoang SA, Day N, Summar M, et al. Biochemical and anaplerotic applications of in vitro models of propionic acidemia and methylmalonic acidemia using patient-derived primary hepatocytes. Mol Genet Metab. 2020;130(3):183–96.

97. Luciani A, Devuyst O. Methylmalonyl acidemia: from mitochondrial metabolism to defective mitophagy and disease. Autophagy. 2020;16(6):1159–61.

98. Caterino M, Chandler RJ, Sloan JL, Dorko K, Cusmano-Ozog K, Ingenito L, et al. The proteome of methylmalonic acidemia (MMA): the elucidation of altered pathways in patient livers. Mol Biosyst. 2016;12(2):566–74.

99. Imperlini E, Santorelli L, Orru S, Scolamiero E, Ruoppolo M, Caterino M. Mass spectrometry-based metabolomic and proteomic strategies in organic acidemias. Biomed Res Int. 2016;2016:9210408.

100. Storgaard JH, Madsen KL, Lokken N, Vissing J, van Hall G, Lund AM, et al. Impaired lipolysis in propionic acidemia: a new metabolic myopathy? JIMD Rep. 2020;53(1):16–21.

101. Filipowicz HR, Ernst SL, Ashurst CL, Pasquali M, Longo N. Metabolic changes associated with hyper-

ammonemia in patients with propionic acidemia. Mol Genet Metab. 2006;88(2):123–30.

102. Gebhardt B, Dittrich S, Parbel S, Vlaho S, Matsika O, Bohles H. N-carbamylglutamate protects patients with decompensated propionic aciduria from hyperammonaemia. J Inherit Metab Dis. 2005;28(2):241–4.

103. Yannicelli S. Nutrition therapy of organic acidaemias with amino acid-based formulas: emphasis on methylmalonic and propionic acidaemia. J Inherit Metab Dis. 2006;29(2–3):281–7.

104. Knerr I, Gibson KM. Disorders of leucine, isoleucine and valine metabolism. In: Blau N, editor. Physician's guide to the diagnosis, treatment and follow-up of inherited metabolic diseases. Berlin: Springer-Verlag; 2014.

105. Feillet F, Bodamer OA, Dixon MA, Sequeira S, Leonard JV. Resting energy expenditure in disorders of propionate metabolism. J Pediatr. 2000;136(5):659–63.

106. Thomas JA, Bernstein LE, Greene CL, Koeller DM. Apparent decreased energy requirements in children with organic acidemias: preliminary observations. J Am Diet Assoc. 2000;100(9):1074–6.

107. Hauser NS, Manoli I, Graf JC, Sloan J, Venditti CP. Variable dietary management of methylmalonic acidemia: metabolic and energetic correlations. Am J Clin Nutr. 2011;93(1):47–56.

108. Jurecki E, Ueda K, Frazier D, Rohr F, Thompson A, Hussa C, et al. Nutrition management guideline for propionic acidemia: an evidence- and consensus-based approach. Mol Genet Metab. 2019;126(4):341–54.

109. Roe CR, Millington DS, Maltby DA, Kahler SG, Bohan TP. L-carnitine therapy in isovaleric acidemia. J Clin Invest. 1984;74(6):2290–5.

110. de Sousa C, Chalmers RA, Stacey TE, Tracey BM, Weaver CM, Bradley D. The response to L-carnitine and glycine therapy in isovaleric acidaemia. Eur J Pediatr. 1986;144(5):451–6.

111. Chinen Y, Nakamura S, Tamashiro K, Sakamoto O, Tashiro K, Inokuchi T, et al. Isovaleric acidemia: therapeutic response to supplementation with glycine, l-carnitine, or both in combination and a 10-year follow-up case study. Mol Genet Metab Rep. 2017;11:2–5.

112. Berry GT, Yudkoff M, Segal S. Isovaleric acidemia: medical and neurodevelopmental effects of long-term therapy. J Pediatr. 1988;113(1 Pt 1):58–64.

113. Naglak M, Salvo R, Madsen K, Dembure P, Elsas L. The treatment of isovaleric acidemia with glycine supplement. Pediatr Res. 1988;24(1):9–13.

114. Fries MH, Rinaldo P, Schmidt-Sommerfeld E, Jurecki E, Packman S. Isovaleric acidemia: response to a leucine load after three weeks of supplementation with glycine, L-carnitine, and combined glycine-carnitine therapy. J Pediatr. 1996;129(3):449–52.

115. Valayannopoulos V, Baruteau J, Delgado MB, Cano A, Couce ML, Del Toro M, et al. Carglumic acid enhances rapid ammonia detoxification in classical organic acidurias with a favourable risk-benefit pro-

file: a retrospective observational study. Orphanet J Rare Dis. 2016;11:32.

116. Ah Mew N, McCarter R, Daikhin Y, Nissim I, Yudkoff M, Tuchman M. N-carbamylglutamate augments ureagenesis and reduces ammonia and glutamine in propionic acidemia. Pediatrics. 2010;126(1):e208–14.

117. Tummolo A, Melpignano L, Carella A, Di Mauro AM, Piccinno E, Vendemiale M, et al. Long-term continuous N-carbamylglutamate treatment in frequently decompensated propionic acidemia: a case report. J Med Case Reports. 2018;12(1):103.

118. Al-Hassnan ZN, Boyadjiev SA, Praphanphoj V, Hamosh A, Braverman NE, Thomas GH, et al. The relationship of plasma glutamine to ammonium and of glycine to acid-base balance in propionic acidaemia. J Inherit Metab Dis. 2003;26(1):89–91.

119. Siekmeyer M, Petzold-Quinque S, Terpe F, Beblo S, Gebhardt R, Schlensog-Schuster F, et al. Citric acid as the last therapeutic approach in an acute life-threatening metabolic decompensation of propionic acidemia. J Pediatr Endocrinol Metab. 2013;26(5–6):569–74.

120. Longo N, et al. Anaplerotic therapy in propionic acidemia. Mol Genet Metab. 2018;122(1–2):51–9.

121. Pinar-Sueiro S, Martinez-Fernandez R, Lage-Medina S, Aldamiz-Echevarria L, Vecino E. Optic neuropathy in methylmalonic acidemia: the role of neuroprotection. J Inherit Metab Dis. 2010;33 Suppl 3:S199–203.

122. Fragaki K, Cano A, Benoist JF, Rigal O, Chaussenot A, Rouzier C, et al. Fatal heart failure associated with CoQ10 and multiple OXPHOS deficiency in a child with propionic acidemia. Mitochondrion. 2011;11(3):533–6.

123. Ha TS, Lee JS, Hong EJ. Delay of renal progression in methylmalonic acidemia using angiotensin II inhibition: a case report. J Nephrol. 2008;21(5):793–6.

124. Kelts DG, Ney D, Bay C, Saudubray JM, Nyhan WL. Studies on requirements for amino acids in infants with disorders of amino acid metabolism. I. Effect of alanine. Pediatr Res. 1985;19(1):86–91.

125. Wolff JA, Kelts DG, Algert S, Prodanos C, Nyhan WL. Alanine decreases the protein requirements of infants with inborn errors of amino acid metabolism. J Neurogenet. 1985;2(1):41–9.

126. Marsden D, Barshop BA, Capistrano-Estrada S, Rice M, Prodanos C, Sartoris D, et al. Anabolic effect of human growth hormone: management of inherited disorders of catabolic pathways. Biochem Med Metab Biol. 1994;52(2):145–54.

127. Treacy E, Arbour L, Chessex P, Graham G, Kasprzak L, Casey K, et al. Glutathione deficiency as a complication of methylmalonic acidemia: response to high doses of ascorbate. J Pediatr. 1996;129(3):445–8.

128. Touati G, Valayannopoulos V, Mention K, de Lonlay P, Jouvet P, Depondt E, et al. Methylmalonic and propionic acidurias: management without or with a few supplements of specific amino acid mixture. J Inherit Metab Dis. 2006;29(2–3):288–98.

129. Gander JW, Rhone ET, Wilson WG, Barcia JP, Sacco

MJ. Veno-venous extracorporeal membrane oxygenation for continuous renal replacement in a neonate with propionic acidemia. J Extra Corpor Technol. 2017;49(1):64–6.

130. Aygun F, Varol F, Aktuglu-Zeybek C, Kiykim E, Cam H. Continuous renal replacement therapy with high flow rate can effectively, safely, and quickly reduce plasma ammonia and leucine levels in children. Children (Basel). 2019;6(4):53.

131. Jones S, Reed CA, Vijay S, Walter JH, Morris AA. N-carbamylglutamate for neonatal hyperammonaemia in propionic acidaemia. J Inherit Metab Dis. 2008;31 Suppl 2:S219–22.

132. Filippi L, Gozzini E, Fiorini P, Malvagia S, la Marca G, Donati MA. N-carbamylglutamate in emergency management of hyperammonemia in neonatal acute onset propionic and methylmalonic aciduria. Neonatology. 2010;97(3):286–90.

133. Schwahn BC, Pieterse L, Bisset WM, Galloway PG, Robinson PH. Biochemical efficacy of N-carbamylglutamate in neonatal severe hyperammonaemia due to propionic acidaemia. Eur J Pediatr. 2010;169(1):133–4.

134. Kasapkara CS, Ezgu FS, Okur I, Tumer L, Biberoglu G, Hasanoglu A. N-carbamylglutamate treatment for acute neonatal hyperammonemia in isovaleric acidemia. Eur J Pediatr. 2011;170(6):799–801.

135. Abacan M, Boneh A. Use of carglumic acid in the treatment of hyperammonaemia during metabolic decompensation of patients with propionic acidaemia. Mol Genet Metab. 2013;109(4):397–401.

136. Matern D, Seydewitz HH, Lehnert W, Niederhoff H, Leititis JU, Brandis M. Primary treatment of propionic acidemia complicated by acute thiamine deficiency. J Pediatr. 1996;129(5):758–60.

137. Mayatepek E, Schulze A. Metabolic decompensation and lactic acidosis in propionic acidaemia complicated by thiamine deficiency. J Inherit Metab Dis. 1999;22(2):189–90.

138. Critelli K, McKiernan P, Vockley J, Mazariegos G, Squires RH, Soltys K, et al. Liver transplantation for propionic acidemia and methylmalonic acidemia: perioperative management and clinical outcomes. Liver Transpl. 2018;24(9):1260–70.

139. Chu TH, Chien YH, Lin HY, Liao HC, Ho HJ, Lai CJ, et al. Methylmalonic acidemia/propionic acidemia - the biochemical presentation and comparing the outcome between liver transplantation versus non-liver transplantation groups. Orphanet J Rare Dis. 2019;14(1):73.

140. Jain-Ghai S, Joffe AR, Bond GY, Siriwardena K, Chan A, Yap JYK, et al. Pre-school neurocognitive and functional outcomes after liver transplant in children with early onset urea cycle disorders, maple syrup urine disease, and propionic acidemia: an inception cohort matched-comparison study. JIMD Rep. 2020;52(1):43–54.

141. Quintero J, Molera C, Juamperez J, Redecillas S, Meavilla S, Nunez R, et al. The role of liver transplantation in propionic acidemia. Liver Transpl. 2018;24(12):1736–45.

142. Van Calcar SC, Harding CO, Lyne P, Hogan K, Banerjee R, Sollinger H, et al. Renal transplantation in a patient with methylmalonic acidaemia. J Inherit Metab Dis. 1998;21(7):729–37.

143. van't Hoff WG, Dixon M, Taylor J, Mistry P, Rolles K, Rees L, et al. Combined liver-kidney transplantation in methylmalonic acidemia. J Pediatr. 1998;132(6):1043–4.

144. Lubrano R, Scoppi P, Barsotti P, Travasso E, Scateni S, Cristaldi S, et al. Kidney transplantation in a girl with methylmalonic acidemia and end stage renal failure. Pediatr Nephrol. 2001;16(11):848–51.

145. Nagarajan S, Enns GM, Millan MT, Winter S, Sarwal MM. Management of methylmalonic acidaemia by combined liver-kidney transplantation. J Inherit Metab Dis. 2005;28(4):517–24.

146. Lubrano R, Elli M, Rossi M, Travasso E, Raggi C, Barsotti P, et al. Renal transplant in methylmalonic acidemia: could it be the best option? Report on a case at 10 years and review of the literature. Pediatr Nephrol. 2007;22(8):1209–14.

147. Mc Guire PJ, Lim-Melia E, Diaz GA, Raymond K, Larkin A, Wasserstein MP, et al. Combined liver-kidney transplant for the management of methylmalonic aciduria: a case report and review of the literature. Mol Genet Metab. 2008;93(1):22–9.

148. Clothier JC, Chakrapani A, Preece MA, McKiernan P, Gupta R, Macdonald A, et al. Renal transplantation in a boy with methylmalonic acidaemia. J Inherit Metab Dis. 2011;34(3):695–700.

149. Yorifuji T, Muroi J, Uematsu A, Nakahata T, Egawa H, Tanaka K. Living-related liver transplantation for neonatal-onset propionic acidemia. J Pediatr. 2000;137(4):572–4.

150. Barshes NR, Vanatta JM, Patel AJ, Carter BA, O'Mahony CA, Karpen SJ, et al. Evaluation and management of patients with propionic acidemia undergoing liver transplantation: a comprehensive review. Pediatr Transplant. 2006;10(7):773–81.

151. Kasahara M, Horikawa R, Tagawa M, Uemoto S, Yokoyama S, Shibata Y, et al. Current role of liver transplantation for methylmalonic acidemia: a review of the literature. Pediatr Transplant. 2006;10(8):943–7.

152. Chen PW, Hwu WL, Ho MC, Lee NC, Chien YH, Ni YH, et al. Stabilization of blood methylmalonic acid level in methylmalonic acidemia after liver transplantation. Pediatr Transplant. 2010;14(3):337–41.

153. Vara R, Turner C, Mundy H, Heaton ND, Rela M, Mieli-Vergani G, et al. Liver transplantation for propionic acidemia in children. Liver Transpl. 2011;17(6):661–7.

154. Brassier A, Boyer O, Valayannopoulos V, Ottolenghi C, Krug P, Cosson MA, et al. Renal transplantation in 4 patients with methylmalonic aciduria: a cell therapy for metabolic disease. Mol Genet Metab. 2013;110(1–2):106–10.

155. Nagao M, Tanaka T, Morii M, Wakai S, Horikawa R, Kasahara M. Improved neurologic prognosis for a patient with propionic acidemia who received early living donor liver transplantation. Mol Genet Metab.

2013;108(1):25–9.

156. Arrizza C, De Gottardi A, Foglia E, Baumgartner M, Gautschi M, Nuoffer JM. Reversal of cardiomyopathy in propionic acidemia after liver transplantation: a 10-year follow-up. Transpl Int. 2015;28(12):1447–50.

157. Ou P, Touati G, Fraisse A, Sidi D, Kachaner J, Saudubray JM, et al. A rare cause of cardiomyopathy in childhood: propionic acidosis. Three case reports. Arch Mal Coeur Vaiss. 2001;94(5):531–3.

158. Berry GT, Blume ED, Wessel A, Singh T, Hecht L, Marsden D, et al. The re-occurrence of cardiomyopathy in propionic acidemia after liver transplantation. JIMD Rep. 2020;54(1):3–8.

159. Kasahara M, Sakamoto S, Kanazawa H, Karaki C, Kakiuchi T, Shigeta T, et al. Living-donor liver transplantation for propionic acidemia. Pediatr Transplant. 2012;16(3):230–4.

160. Chakrapani A, Sivakumar P, McKiernan PJ, Leonard JV. Metabolic stroke in methylmalonic acidemia five years after liver transplantation. J Pediatr. 2002;140(2):261–3.

161. Nyhan WL, Gargus JJ, Boyle K, Selby R, Koch R. Progressive neurologic disability in methylmalonic acidemia despite transplantation of the liver. Eur J Pediatr. 2002;161(7):377–9.

162. Collard R, Majtan T, Park I, Kraus JP. Import of TAT-conjugated propionyl coenzyme a carboxylase using models of propionic acidemia. Mol Cell Biol. 2018;38(6):e00491–17.

163. An D, Schneller JL, Frassetto A, Liang S, Zhu X, Park JS, et al. Systemic messenger RNA therapy as a treatment for methylmalonic acidemia. Cell Rep. 2017;21(12):3548–58.

164. Erlich-Hadad T, Hadad R, Feldman A, Greif H, Lictenstein M, Lorberboum-Galski H. TAT-MTS-MCM fusion proteins reduce MMA levels and improve mitochondrial activity and liver function in MCM-deficient cells. J Cell Mol Med. 2018;22(3):1601–13.

165. An D, Frassetto A, Jacquinet E, Eybye M, Milano J, DeAntonis C, et al. Long-term efficacy and safety of mRNA therapy in two murine models of methylmalonic acidemia. EBioMedicine. 2019;45:519–28.

166. Chandler RJ, Venditti CP. Gene therapy for methylmalonic acidemia: past, present, and future. Hum Gene Ther. 2019;30(10):1236–44.

167. Al-Dirbashi OY, Alfadhel M, Al-Thihli K, Al Dhahouri N, Langhans CD, Al Hammadi Z, et al. Assessment of methylcitrate and methylcitrate to citrate ratio in dried blood spots as biomarkers for inborn errors of propionate metabolism. Sci Rep. 2019;9(1):12366.

168. Arnold GL, et al. Methylcitrate/citrate ratio as a predictor of clinical control in propionic acidemia. J Inherit Metab Dis. 2003;37.

169. Zwickler T, Haege G, Riderer A, Horster F, Hoffmann GF, Burgard P, et al. Metabolic decompensation in methylmalonic aciduria: which biochemical parameters are discriminative? J Inherit Metab Dis. 2012;35(5):797–806.

170. Zwickler T, Riderer A, Haege G, Hoffmann GF, Kolker S, Burgard P. Usefulness of biochemical parameters in decision-making on the start of emergency treatment in patients with propionic acidemia. J Inherit Metab Dis. 2014;37(1):31–7.

171. Molema F, Jacobs EH, Onkenhout W, Schoonderwoerd GC, Langendonk JG, Williams M. Fibroblast growth factor 21 as a biomarker for long-term complications in organic acidemias. J Inherit Metab Dis. 2018;41(6):1179–87.

172. Manoli I, Sysol JR, Epping MW, Li L, Wang C, Sloan JL, et al. FGF21 underlies a hormetic response to metabolic stress in methylmalonic acidemia. JCI Insight. 2018;3(23):e124351.

173. Propionic acidemia: care plan & shared dataset. Mountain States Genetics Regional Collaborative; 2013.

174. Surtees RA, Matthews EE, Leonard JV. Neurologic outcome of propionic acidemia. Pediatr Neurol. 1992;8(5):333–7.

175. Nicolaides P, Leonard J, Surtees R. Neurological outcome of methylmalonic acidaemia. Arch Dis Child. 1998;78(6):508–12.

176. O'Shea CJ, Sloan JL, Wiggs EA, Pao M, Gropman A, Baker EH, et al. Neurocognitive phenotype of isolated methylmalonic acidemia. Pediatrics. 2012;129(6):e1541–51.

177. Szymanska E, Jezela-Stanek A, Bogdanska A, Rokicki D, Ehmke Vel Emczynska-Seliga E, Pajdowska M, et al. Long term follow-up of polish patients with isovaleric aciduria. Clinical and molecular delineation of isovaleric aciduria. Diagnostics (Basel). 2020;10(10):738.

178. Grunert SC, Wendel U, Lindner M, Leichsenring M, Schwab KO, Vockley J, et al. Clinical and neurocognitive outcome in symptomatic isovaleric acidemia. Orphanet J Rare Dis. 2012;7:9.

179. van der Meer SB, Poggi F, Spada M, Bonnefont JP, Ogier H, Hubert P, et al. Clinical outcome of long-term management of patients with vitamin B12-unresponsive methylmalonic acidemia. J Pediatr. 1994;125(6 Pt 1):903–8.

180. Fischer AQ, Challa VR, Burton BK, McLean WT. Cerebellar hemorrhage complicating isovaleric acidemia: a case report. Neurology. 1981;31(6):746–8.

181. van der Meer SB, Poggi F, Spada M, Bonnefont JP, Ogier H, Hubert P, et al. Clinical outcome and long-term management of 17 patients with propionic acidaemia. Eur J Pediatr. 1996;155(3):205–10.

182. Ledley FD, Levy HL, Shih VE, Benjamin R, Mahoney MJ. Benign methylmalonic aciduria. N Engl J Med. 1984;311(16):1015–8.

183. Treacy E, Clow C, Mamer OA, Scriver CR. Methylmalonic acidemia with a severe chemical but benign clinical phenotype. J Pediatr. 1993;122(3):428–9.

184. Grunert SC, Mullerleile S, de Silva L, Barth M, Walter M, Walter K, et al. Propionic acidemia: neonatal versus selective metabolic screening. J Inherit Metab Dis. 2012;35(1):41–9.

第 19 章

19

戊二酸血症Ⅰ型：诊断和管理

Curtis R. Coughlin Ⅱ

目录

核心信息

1. 戊二酸血症Ⅰ型(glutaric acidemia type 1,GA-1)是一种由于戊二酰辅酶 A 脱氢酶缺陷导致赖氨酸、羟赖氨酸和色氨酸代谢异常所致的常染色体隐性遗传病。该疾病引起 3- 羟基戊二酸和戊二酸增高。

2. 患者可表现为脑萎缩和巨头畸形,儿童期常因感染诱发急性肌张力障碍。常在出生后 6 岁前发病,尤其 8~18 月龄。

3. 可通过新生儿筛查时戊二酰肉碱(C5DC)升高而识别 GA-1。

19.1 背景

戊二酸血症Ⅰ型(也称为戊二酸尿症Ⅰ型)是一种有机酸代谢病,以纹状体损伤和儿童早期进行性运动障碍为特征[1]。神经系统症状通常因伴发疾病加重[2]。戊二酸血症Ⅰ型(GA-1)管理的核心是积极治疗伴发疾病,或其他分解代谢应激[3]。大约 10%~20% 的患者没有明显发病或出现脑病危象,仍存在纹状体损伤,因此早期诊断非常重要[4,5]。新生儿筛查和新生儿期开始治疗显著改善疾病的自然病史。因新生儿筛查的实施带来的早期诊断和恰当的治疗,大多数患者成年后仍体健。

本章将重点讨论导致 GA-1 的酶缺乏基础及相应的临床管理。读者利用本章内容结合参考文献,可更好地理解掌握 GA-1 诊断的实验室研究相关内容。也可能需要用到其他实验室检查来监测一般营养管理,尽管没有代谢特异性的治疗来针对纹状体损伤或改变总体临床结局。临床结果的最佳预测指标是遵守医疗管理建议[6]。

19.2 临床、遗传和生化发现

表型 最早报道的 GA-1 病例是同胞,出生后 1 年发生显著的神经退化[1]。因越来越多 GA-1 患者得到明确诊断,一种独特的神经表型被认识,包括复杂的运动障碍[2]和脑影像学急性双侧纹状体损伤[7]。脑病危象在大脑发育的关键时期(3~36 月龄)发病率最高,95% 的患者在 24 月龄前有脑病危象[2,3,8]。神经损伤病变通常在 6 岁前,目前报道的年龄最大的脑病危象是 70 月龄,且未再次发生[2]。因此,6 岁以后治疗获益尚不清楚[3]。

据报道,肌张力障碍和轴向张力减退是脑病危象后的主要神经症状,部分患者也有运动障碍和轻微痉挛症状[9,10]。GA-1 的表型随着年龄增加改变,老年患者中有固定模式的肌张力障碍和无运动性强直性帕金森的报道[11]。

脑影像学检查(常通过磁共振成像或计算机断层扫描)常继发于脑病危象发生后。特异性影像学表现提示 GA-1。患儿经常可发现大脑外侧裂增宽和额颞叶萎缩,在新生儿期即明显。部分患者表现为急性硬膜下出血,这是非常重要的临床征象,在确诊前,患儿家长可能会被调查是否有非意外的创伤[12-14]。急性危象发生后,基底神经节受损,通常影响壳核、尾状核以及苍白球[7,15]。随着年龄增加,脑 MRI 可见脑白质改变,包括在一些临床无症状患者中。

目前 GA-1 临床表现通过早期诊断治疗已得到显著改善。在未进行新生儿筛查之前,80%~90% 未经治疗的患者出现纹状体损伤[16]。新生儿筛查实施后,大约 70% 的患者至青春期仍无症状[6]。当然,并不是所有确诊的患者都没有症状,目前尚不清楚发病风险是由于治疗依从性差,还是其他一些未知的危险因素[17]。逐渐认识到晚发型以头痛、暂时性共济失调步态和周围性多发性神经病变为特征,MRI 上可见白质改变[18,19]。也有少量报道老年 GA-1 患者并发脑肿瘤[2,19-22]，尽管尚不清楚 GA-1 患者是否有患脑肿瘤高风险，还是巧合。

生化和遗传　GA-1 是由于缺乏戊二酰辅酶 A 脱氢酶（GCDH）而引起的，GCDH 能催化戊二酰辅酶 A 脱羧生成巴豆酰辅酶 A[23]。GCDH 参与氨基酸（赖氨酸、羟赖氨酸和色氨酸）的降解，GCDH 缺失导致戊二酰辅酶 A、戊烯二酸、戊二酸（GA）和 3- 羟基戊二酸（3OHGA）的蓄积（图 19.1）。这些代谢物是 GA-1 的病理性标志，因此，对诊断很重要。这些代谢物在疾病病理过程中的作用尚不清楚。

如上所述，GCDH 参与赖氨酸的降解和脱羧，对羟赖氨酸和色氨酸作用较小。患者也可以用 L- 精氨酸治疗，但目前存在争议[3]。赖氨酸通过名为"γ+"的特殊的不依赖钠离子的促进氨基酸转运的转运体穿过血脑屏障。赖氨酸与精氨酸、鸟氨酸和高精氨酸竞争，通过转运体被细胞吸收。因此，有人建议补充精氨酸作为一种可能的辅助治疗，通过占据 γ+ 转运体来减少大脑对赖氨酸的摄取[24,25]。

GCDH 由位于染色体 19p13.3 的基因 GCDH 编码（chr19:12,891,128-12,915,344, GRCh38）[26]。虽然已经发现了一些复发性变异，大多数个体具有个体化的或家族性的突变，特别是在孤立遗传群体中[27,28]。除戊二酸低分泌生化表型，患者间基因型 - 表型相关性有限。戊二酸低分泌生化表型有多种判断标准，常见的标准是尿液 GA 水平 < 100mmol/mol 肌酐[5] 或尿液 3-OHGA 大于尿液 GA 水平。戊二酸低分泌变异推测归因为生化优势突变[29]，至少携带一个低分泌型突变位点的患者容易在新生儿筛查时得到假阴性结果[30]。需强调的是，戊二酸低分泌型患者相较于其他 GA-1 患者具有相同的纹状体损伤风险[31]。

GA-1 是一种罕见的常染色体隐性遗传病，据估计全世界的发病率为 1∶10 万。GA-1 的发病率在遗传学上独立的人群（如阿米什人、加拿大欧吉克里原住民和爱尔兰游民）中最高[16,32,33]。几个族裔也有较高的 GA-1 发病率，如澳大利亚维多利亚为 1∶6.5 万[34]，台湾为 1∶70 万[35]，德国为 1∶11.2 万[17]。最初，筛查项目集中于这些高危人

戊二酸血症 I 型发病机制

主要发生在肝脏和大脑中

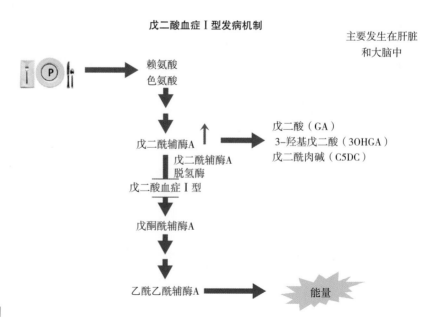

图 19.1　戊二酸血症 I 型发病机制

© 2008 by the CHCO IMD clinic, Aurora Colorado

群,并在神经损伤前对患者进行前瞻性治疗,显著降低了纹状体损伤的风险。在戊二酸低分泌型基因型高发社区,以 DNA 为基础的筛查方案也在开展[32]。

19.3　诊断和治疗

诊断　在新生儿筛查开展前,GA-1 主要根据脑部特征性影像学改变或运动障碍拟诊。异常的生化检查结果可辅助诊断。如前所述,GCDH 的缺陷导致 GA、3OHGA 和戊二酰肉碱(C5DC)升高。这些代谢产物可应用质谱分析法通过新生儿筛查进行判断[36]。因新生儿筛查的开展,大多数 GA-1 患者在出生后不久、纹状体损伤之前得到及时诊断,但有机酸水平仅轻度升高的在新生儿筛查时可能被"遗漏"[30]。其他先天性或获得性疾病也可能导致误诊 GA-1。如肾功能不全患者 C5DC 排泄减少,这导致血 C5DC 升高[37]。此外,其他先天性代谢缺陷可能有 C5DC 升高或 C10-OH 升高(C10-OH 不易与 C5DC 区分),需要进一步检测以鉴别 GA-1 与其他先天性代谢缺陷性疾病[38]。

筛查阳性后,为了正确诊断 GA-1 的真阳性患者,通常建议进一步进行代谢物检测,包括重复检测 C5DC 的血酰基肉碱谱、尿有机酸、定量 GA 和 3-OHGA。一项针对血清 GA 和 3-OHGA 的回顾性综述中,GA-1 确诊个体(真阳性)和假阳性个体的代谢物值存在显著重叠(图 19.2)。由于这种显著重叠,GA 和 3-OHGA 的值单独并不总是适合作为判断患者的指标。值得注意的是,GA 升高在其他先天性代谢缺陷和获得性疾病中也很常见,必要时需对患者进行其他疾病的评估(表 19.1)。GA-1 的诊断可通过 GCDH 酶活性缺乏或 *GCDH*[3]基因中存在两种已知的致病变异。这对非意外创伤病例和那些通过筛查项目检出的无症状个体尤为重要。

尽管筛查获益显著,但治疗确实给家庭增加负担。因此,最好积极治疗确定的神经

表 19.1　血或尿中戊二酸升高的已知原因

先天性代谢缺陷
戊二酸血症Ⅰ型
戊二酸血症Ⅱ型(多种酰基辅酶 A 脱氢酶缺乏症)
戊二酸血症Ⅲ型(戊二酰辅酶 A 氧化酶缺乏症)
甘油激酶缺乏
HMG-CoA 裂解酶缺乏
甲基丙二酸血症
线粒体病
2- 氧代己二酸血症
丙酸血症
其他原因
细菌产生
MCT 配方奶粉
核黄素缺乏(获得性)
丙戊酸

损伤"风险"较高的患者。然而,GA-1 没有可识别的与神经损伤相关的生化标志物。据 Christensen 等报道,戊二酸水平轻度升高患者的临床结局与显著升高患者相同(图 19.3)[31]。同样地,Kölker 等报道了其出现脑病危象的年龄相似(图 19.4)[2]。这就提示代谢物水平高低与神经损伤的风险无关。即使是具有显著残余酶活性(高达 30% 的酶活性)的患者在脑病危象后也有严重的神经损伤[39]。

在缺乏遗传、酶学或生物化学与表型关联的情况下,每个 GA-1 患者都应接受相似的治疗,没有患者被判定为具有轻度临床表型[3]。不适当的治疗可能导致不可逆转的神经损伤,用一个指标来显示疾病是否控制良好是理想状态。

大多数先天性代谢缺陷治疗采用累积的代谢物作为疾病受控,这是常见范式,例如使用苯丙氨酸评估苯丙酮尿症患者的治疗。如前所述,代谢物蓄积的程度在受 GA-1 影响的个体之间存在显著差异。但正如这些代谢物并不代表整体结局,也没有证据表明 GA、

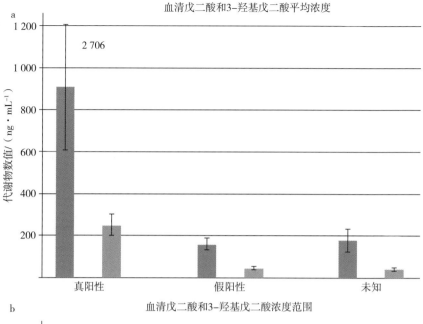

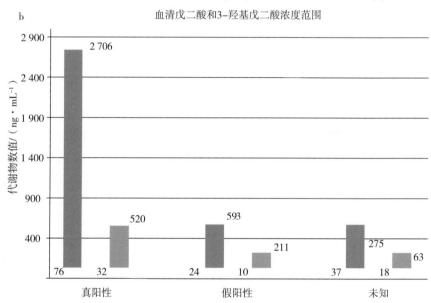

图 19.2　患者和非患者戊二酸和 3- 羟基戊二酸浓度。(a)戊二酸(深灰色)和 3- 羟基戊二酸(浅灰色)血清浓度在患者和非患者中平均值显著不同。(b) 患者和非患者血清中戊二酸和 3- 羟基戊二酸浓度范围重叠,使得单一代谢物信息量有限;个体的状态由推荐医生根据回顾性调查分为真阳性、假阳性和未知。所有血清样本在美国科罗拉多大学 Goodman 生化实验室分析

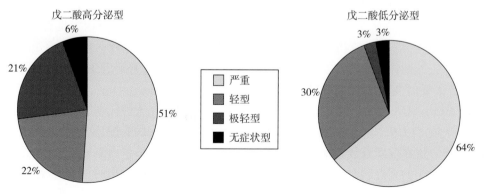

图 19.3　前述报道的 76 例 GA-1 患者的表型[5,31]

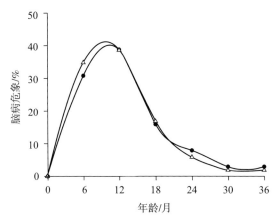

图 19.4　急性脑病危象初发年龄（●，戊二酸高分泌型；△，戊二酸低分泌型）

3-OHGA 或 C5DC 是监测饮食治疗的可靠生化标志物[2]。

19.4　治疗

急症管理　在大多数病例中，纹状体坏死通常由感染性疾病引起的脑病危象诱发，尽管 10%~20% 的患者存在神经系统症状，但没有出现过突发性事件[4]。因此，感染性疾病的紧急治疗是至关重要的。由于不可能确定急性脑病危象发生时间，患者应该在每次疾病和手术干预期间接受紧急管理。GA-1 的紧急治疗与其他 IEM 类似，包括通过提供能量来源避免或逆转分解代谢状态，减少赖氨酸或整蛋白，补充左旋肉碱促进解毒，以及治疗当前的疾病[40]。已经形成了共识推荐，以便在出现并发疾病迹象时立即实施紧急治疗[3]。

19.5　总结

GA-1 患者有不可逆神经损伤的风险，导致致残性复杂运动障碍。没有可靠的生物标志物来对危险人群进行分层，应在所有受影响的患者启动治疗，并应在疾病开始出现迹象时实施紧急管理。

（杨奕　译　张惠文　审校）

参考文献

1. Goodman SI, Markey SP, Moe PG, Miles BS, Teng CC. Glutaric aciduria; a "new" disorder of amino acid metabolism. Biochem Med. 1975;12(1):12–21.
2. Kolker S, Garbade SF, Greenberg CR, Leonard JV, Saudubray JM, Ribes A, et al. Natural history, outcome, and treatment efficacy in children and adults with glutaryl-CoA dehydrogenase deficiency. Pediatr Res. 2006;59(6):840–7.
3. Boy N, Muhlhausen C, Maier EM, Heringer J, Assmann B, Burgard P, et al. Proposed recommendations for diagnosing and managing individuals with glutaric aciduria type I: second revision. J Inherit Metab Dis. 2017;40(1):75–101.
4. Hoffmann GF, Athanassopoulos S, Burlina AB, Duran M, de Klerk JB, Lehnert W, et al. Clinical course, early diagnosis, treatment, and prevention of disease in glutaryl-CoA dehydrogenase deficiency. Neuropediatrics. 1996;27(3):115–23.
5. Busquets C, Merinero B, Christensen E, Gelpi JL, Campistol J, Pineda M, et al. Glutaryl-CoA dehydrogenase deficiency in Spain: evidence of two groups of patients, genetically, and biochemically distinct. Pediatr Res. 2000;48(3):315–22.
6. Boy N, Mengler K, Thimm E, Schiergens KA, Marquardt T, Weinhold N, et al. Newborn screening: a disease-changing intervention for glutaric aciduria type 1. Ann Neurol. 2018;83(5):970–9.
7. Boy N, Garbade SF, Heringer J, Seitz A, Kolker S, Harting I. Patterns, evolution, and severity of striatal injury in insidious- versus acute-onset glutaric aciduria type 1. J Inherit Metab Dis. 2018. https://doi.org/10.1007/s10545-018-0187-y.
8. Bjugstad KB, Goodman SI, Freed CR. Age at symptom onset predicts severity of motor impairment and clinical outcome of glutaric acidemia type 1. J Pediatr. 2000;137(5):681–6.
9. Kyllerman M, Skjeldal O, Christensen E, Hagberg G, Holme E, Lonnquist T, et al. Long-term follow-up, neurological outcome and survival rate in 28 Nordic patients with glutaric aciduria type 1. Eur J Paediatr Neurol. 2004;8(3):121–9.
10. Cerisola A, Campistol J, Perez-Duenas B, Poo P, Pineda M, Garcia-Cazorla A, et al. Seizures versus dystonia in encephalopathic crisis of glutaric aciduria type I. Pediatr Neurol. 2009;40(6):426–31.
11. Gitiaux C, Roze E, Kinugawa K, Flamand-Rouviere C, Boddaert N, Apartis E, et al. Spectrum of movement disorders associated with glutaric aciduria type 1: a study of 16 patients. Mov Disord. 2008;23(16):2392–7.
12. Morris AA, Hoffmann GF, Naughten ER, Monavari AA, Collins JE, Leonard JV. Glutaric aciduria and suspected child abuse. Arch Dis Child. 1999;80(5):404–5.
13. Bodamer O. Subdural hematomas and glutaric aciduria type I. Pediatrics. 2001;107(2):451.
14. Vester ME, Bilo RA, Karst WA, Daams JG, Duijst WL, van Rijn RR. Subdural hematomas: glutaric

aciduria type 1 or abusive head trauma? A systematic review. Forensic Sci Med Pathol. 2015;11(3):405–15.

15. Harting I, Neumaier-Probst E, Seitz A, Maier EM, Assmann B, Baric I, et al. Dynamic changes of striatal and extrastriatal abnormalities in glutaric aciduria type I. Brain. 2009;132(Pt 7):1764–82.

16. Strauss KA, Puffenberger EG, Robinson DL, Morton DH. Type I glutaric aciduria, part 1: natural history of 77 patients. Am J Med Genet C Semin Med Genet. 2003;121C(1):38–52.

17. Heringer J, Boy SP, Ensenauer R, Assmann B, Zschocke J, Harting I, et al. Use of guidelines improves the neurological outcome in glutaric aciduria type I. Ann Neurol. 2010;68(5):743–52.

18. Bahr O, Mader I, Zschocke J, Dichgans J, Schulz JB. Adult onset glutaric aciduria type I presenting with a leukoencephalopathy. Neurology. 2002;59(11):1802–4.

19. Pierson TM, Nezhad M, Tremblay MA, Lewis R, Wong D, Salamon N, et al. Adult-onset glutaric aciduria type I presenting with white matter abnormalities and subependymal nodules. Neurogenetics. 2015;16(4):325–8.

20. Herskovitz M, Goldsher D, Sela BA, Mandel H. Subependymal mass lesions and peripheral polyneuropathy in adult-onset glutaric aciduria type I. Neurology. 2013;81(9):849–50.

21. Korman SH, Jakobs C, Darmin PS, Gutman A, van der Knaap MS, Ben-Neriah Z, et al. Glutaric aciduria type 1: clinical, biochemical and molecular findings in patients from Israel. Eur J Paediatr Neurol. 2007;11(2):81–9.

22. Serrano Russi A, Donoghue S, Boneh A, Manara R, Burlina AB, Burlina AP. Malignant brain tumors in patients with glutaric aciduria type I. Mol Genet Metab. 2018;125(3):276–80.

23. Lenich AC, Goodman SI. The purification and characterization of glutaryl-coenzyme a dehydrogenase from porcine and human liver. J Biol Chem. 1986;261(9):4090–6.

24. Strauss KA, Brumbaugh J, Duffy A, Wardley B, Robinson D, Hendrickson C, et al. Safety, efficacy and physiological actions of a lysine-free, arginine-rich formula to treat glutaryl-CoA dehydrogenase deficiency: focus on cerebral amino acid influx. Mol Genet Metab. 2011;104(1–2):93–106.

25. Kolker S, Boy SP, Heringer J, Muller E, Maier EM, Ensenauer R, et al. Complementary dietary treatment using lysine-free, arginine-fortified amino acid supplements in glutaric aciduria type I - a decade of experience. Mol Genet Metab. 2012;107(1–2):72–80.

26. Goodman SI, Kratz LE, DiGiulio KA, Biery BJ, Goodman KE, Isaya G, et al. Cloning of glutaryl-CoA dehydrogenase cDNA, and expression of wild type and mutant enzymes in Escherichia coli. Hum Mol Genet. 1995;4(9):1493–8.

27. Goodman SI, Stein DE, Schlesinger S, Christensen E, Schwartz M, Greenberg CR, et al. Glutaryl-CoA dehydrogenase mutations in glutaric acidemia (type

I): review and report of thirty novel mutations. Hum Mutat. 1998;12(3):141–4.

28. Zschocke J, Quak E, Guldberg P, Hoffmann GF. Mutation analysis in glutaric aciduria type I. J Med Genet. 2000;37(3):177–81.

29. Goodman SI, Woontner M. An explanation for metabolite excretion in high- and low-excretor patients with glutaric acidemia type 1. Mol Genet Metab. 2019;127(4):325–6.

30. Schillaci LA, Greene CL, Strovel E, Rispoli-Joines J, Spector E, Woontner M, et al. The M405V allele of the glutaryl-CoA dehydrogenase gene is an important marker for glutaric aciduria type I (GA-I) low excretors. Mol Genet Metab. 2016;119(1–2):50–6.

31. Christensen E, Ribes A, Merinero B, Zschocke J. Correlation of genotype and phenotype in glutaryl-CoA dehydrogenase deficiency. J Inherit Metab Dis. 2004;27(6):861–8.

32. Greenberg CR, Prasad AN, Dilling LA, Thompson JR, Haworth JC, Martin B, et al. Outcome of the first 3-years of a DNA-based neonatal screening program for glutaric acidemia type 1 in Manitoba and northwestern Ontario, Canada. Mol Genet Metab. 2002;75(1):70–8.

33. Naughten ER, Mayne PD, Monavari AA, Goodman SI, Sulaiman G, Croke DT. Glutaric aciduria type I: outcome in the Republic of Ireland. J Inherit Metab Dis. 2004;27(6):917–20.

34. Boneh A, Beauchamp M, Humphrey M, Watkins J, Peters H, Yaplito-Lee J. Newborn screening for glutaric aciduria type I in Victoria: treatment and outcome. Mol Genet Metab. 2008;94(3):287–91.

35. Hsieh CT, Hwu WL, Huang YT, Huang AC, Wang SF, Hu MH, et al. Early detection of glutaric aciduria type I by newborn screening in Taiwan. J Formos Med Assoc. 2008;107(2):139–44.

36. Lindner M, Kolker S, Schulze A, Christensen E, Greenberg CR, Hoffmann GF. Neonatal screening for glutaryl-CoA dehydrogenase deficiency. J Inherit Metab Dis. 2004;27(6):851–9.

37. Hennermann JB, Roloff S, Gellermann J, Gruters A, Klein J. False-positive newborn screening mimicking glutaric aciduria type I in infants with renal insufficiency. J Inherit Metab Dis. 2009;32(Suppl 1):S355–9.

38. Moore T, Le A, Cowan TM. An improved LC-MS/MS method for the detection of classic and low excretor glutaric acidemia type 1. J Inherit Metab Dis. 2012;35(3):431–5.

39. Muhlhausen C, Christensen E, Schwartz M, Muschol N, Ullrich K, Lukacs Z. Severe phenotype despite high residual glutaryl-CoA dehydrogenase activity: a novel mutation in a Turkish patient with glutaric aciduria type I. J Inherit Metab Dis. 2003;26(7):713–4.

40. Kolker S, Greenberg CR, Lindner M, Muller E, Naughten ER, Hoffmann GF. Emergency treatment in glutaryl-CoA dehydrogenase deficiency. J Inherit Metab Dis. 2004;27(6):893–902.

第 20 章

20

戊二酸血症Ⅰ型的营养管理

Lauri E. Bernstein

目录

核心信息

1. 戊二酸血症Ⅰ型（GA-1）是赖氨酸，羟赖氨酸和色氨酸代谢异常的一种常染色体隐性遗传病。

2. 戊二酰辅酶A脱氢酶的缺陷导致3-羟基戊二酸和戊二酸的蓄积。

3. GA-1 的营养管理包括限制赖氨酸和色氨酸，补充左旋肉碱和提供足够的能量，以预防分解代谢。

4. GA-1 患者代谢危象导致永久性脑损伤的风险很高。

20.1 背景

戊二酸血症Ⅰ型（GA-1）是一种常染色体隐性遗传疾病，由戊二酰辅酶A脱氢酶缺乏引起的赖氨酸、羟赖氨酸和色氨酸代谢异常（图20.1）。该疾病导致尿液中3-羟基戊二酸和戊二酸的蓄积[1,2]，这些代谢产物可能与神经损伤风险相关（框20.1）。然而，目前尚未标明这些代谢物的浓度与患者的预后相关。

框 20.1　GA-1 的营养管理原则

- 限制：赖氨酸和色氨酸
- 补充：左旋肉碱、核黄素[a]、泛酸[a]
- 毒性代谢物：3-羟基戊二酸和戊二酸[b]

　　[a] 临床执行不一——部分诊疗中心给予。

　　[b] 这些代谢物积聚，但浓度高低与患者预后无关。

GA-1 的管理有以下挑战：①代谢紊乱者有极高风险发生永久性神经损伤。②尚无指导治疗的良好生物标志物。③对于严格的饮食管理持续时间缺乏共识。脑赖氨酸摄取最高时期即新生儿期和幼儿期，神经损伤风险最大[1,2]。目前尚无 6 岁以上儿童发生急性脑病危象的报道，但有文献报道，在未发生代谢危象的晚发型患者中可出现慢性神经功能恶化[4-12]。使用不含赖氨酸、低色氨酸的特医食品和整蛋白限制比单独限制蛋白质治疗

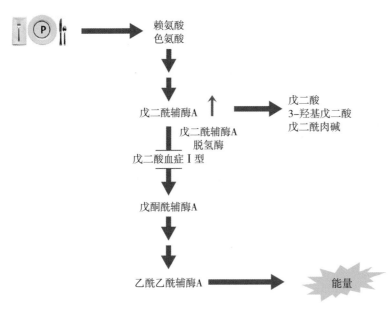

图 20.1　戊二酸血症Ⅰ型（GA-1）的代谢途径

更好。6 岁以后的饮食治疗在本章第 20.4 节中讨论。对 GA-1 的诊断和管理在第 19 章有进一步阐述[4,13]。

20.2 营养管理

20.2.1 慢性期营养管理

扩展的新生儿筛查实施后可以早期诊断 GA-1,及时进行预防性管理,减少急性神经损伤的风险[3]。GA-1 营养管理的首要目标是在保持正常生长发育的同时,降低脑损伤风险[14,15]。GA-1 患者管理关键环节是对并发疾病的及时紧急治疗。左旋肉碱补充也是治疗基本措施之一。

GA-1 患者需限制赖氨酸和色氨酸摄入。营养摄入的目标见表 20.1。在正常情况下,GA-1 患者对其他大多数营养物质的需求与同龄儿相同,包括能量、维生素和矿物质(框 20.2)。使用不含赖氨酸和低色氨酸的

特医食品来满足蛋白质摄入目标(表 20.2)。这些特医食品提供了多种必需氨基酸、脂肪、碳水化合物、维生素、矿物质以及 L- 精氨酸。GA-1 膳食管理,尤其要注意天然蛋白质中色氨酸比赖氨酸少(按摩尔数);因此,限制赖氨酸可能导致过度限制色氨酸。需要密切监测血液中两种氨基酸的浓度(表 20.3)[1]。

表 20.1 GA-1 患者推荐摄入量[1,4,16]

年龄	蛋白质 / (g·kg^{-1})	赖氨酸 / (mg·kg^{-1})	色氨酸 / (mg·kg^{-1})
<6 月龄	2.75~3.0	65~100	10~20
6 月龄至 1 岁	2.5~3.0	55~90	10~12
1~4 岁	1.8~2.6	50~90	8~12
4~7 岁	1.6~2.0	40~70	7~11

注:能量、维生素ᵃ、矿物质摄入量应符合 DRI 和正常液体需求,应根据生长情况、实验室结果和健康状况作出调整。

ᵃ 一些诊疗中心建议补充核黄素(100mg/d)和泛酸 [400~600μg/(kg·d)],这是平均范围。

框 20.2 无症状 GA-1 婴儿启动营养管理

● 目标:预防与代谢危象相关的神经损伤。

1. 根据临床表现和生化指标确定摄入目标。

年龄 /d	蛋白质[1]/ (g·kg^{-1})	赖氨酸[1,16]/ (mg·kg^{-1})	赖氨酸 / 精氨酸[16]	肉碱[16]/ (mg·kg^{-1})	核黄素 ᵃ[17]/ mg	泛酸 ᵇ[16]/ (μg·kg^{-1})
5	2.75~3.5	65~100	1∶1.5~1∶2	75~100	100	400~600

2. 计算出满足赖氨酸需求所需的婴儿配方奶粉 / 母乳量ᶜ。确定全蛋白质来源提供的蛋白质总量。

3. 计算满足剩余蛋白质需求量的特医食品的总量(表 20.3)。

4. 计算 GA-1 特医食品提供的精氨酸,确保赖氨酸与精氨酸的比例正确。

5. 确定全蛋白质来源食品和 GA-1 特医食品提供的热量。剩下的热量需求来自无蛋白质的特医食品。

6. 确定配方奶粉所需的液体量,以提供 0.67~0.83kcal/mL(20~25kcal/oz)(取决于能量和液体量需求)。

ᵃ 部分诊疗中心补充核黄素,为保证最大吸收,15~25mg/ 次,3~4 次 /d[17]。

ᵇ 不是所有诊疗中心都补充泛酸,需要根据每个诊疗中心的临床方案决定。

ᶜ 对严重型患者,推荐母乳。

表 20.2 不同 GA-1 配方比较

	精氨酸 / (mg·100g⁻¹)	色氨酸 / (mg·100g⁻¹)	肉碱 / (mg·100g⁻¹)	能量 / (kcal·100g⁻¹)
GA-1Anamix Early Years[a]	1 180	90	10	473
Glutarade essential GA-1[a]	2 700	150	40	385
Glutarade GA-1 amino acid Blend	8 690	480	200	324
Glutarade GA-1 Junior[a]	1 080	60	30	410
GA gel[b]	4 190	310	46	339
GA express[b]	6 030	450	64	297
Glutarex-1[c]	1 550	0	900	480
Glutarex-2[c]	3 100	0	370	410
GA Infant[d]	1 040	0	0	500
美国购买不到的配方奶粉				
GA explore5[b]	4 110	310	44	342
GA Amino5[b]	8 390	630	0	332

[a] 纽迪希亚北美。
[b] 美国 Vitaflo。
[c] 雅培营养品。
[d] 美赞臣营养品。

表 20.3 GA-1 患者血浆精氨酸、赖氨酸和色氨酸的浓度参考值范围

氨基酸	出生至 1 月龄	1~24 月龄	2~18 岁	成人
精氨酸 /(μmol·mL⁻¹)	6~140	12~133	10~140	15~128
赖氨酸 /(μmol·mL⁻¹)	92~325	52~196	48~284	100~250
色氨酸 /(μmol·mL⁻¹)	–	5~60	34~47	42~106

美国科罗拉多儿童医院的参考值范围。建议咨询实验室查询参考值范围。

在通过血脑屏障时,精氨酸与赖氨酸存在竞争作用,应补充 1.5~2 倍的精氨酸。Strauss 等在 2011 年建议同时提供一定量的精氨酸和赖氨酸作为治疗的关键[16]。有报道称,采用推荐的赖氨酸与精氨酸比例饮食改善了患者的预后,尽管没有测量这些氨基酸在大脑的浓度[16]。Boy 等于 2017 年研究发现,没有证据支持维持治疗时口服大剂量 L-精氨酸以及急症治疗时静脉应用精氨酸[18]。保持足量的精氨酸供应应使用不含赖氨酸、低色氨酸和含精氨酸的特医食品。精氨酸也可通过含较低赖氨酸的天然食物来补充,但从食物蛋白质中更难量化精氨酸摄入量。

在婴儿期,标准的婴儿配方奶粉或母乳提供推荐量的赖氨酸和色氨酸。因神经系统损伤与能量不足和分解代谢相关,故婴儿期需密切监测摄入量、保证体重良好增长至关重要。母乳喂养的婴儿,体重增加是能量摄入是否达标的主要衡量标准。婴儿期可逐步添加天然低蛋白质(赖氨酸)的固体食物,并可使用专门的低蛋白质食物,以提供足够的能量和食物多样性。GA-1 患者摄入足够的能量较困难。有持续脑损伤的患者通常表现为严重的肌张力障碍和舞蹈徐动症,干扰了

患者正常进食的能力。严重者可能需要胃造口管（G 管）[15]。肌张力障碍患者能量需求增加[19]，不能活动的患者能量需求减少[15]。

　　GA-1 患者常规补充左旋肉碱，以减少线粒体内戊二酰辅酶 A，释放到细胞外，从而不合成戊二酸和 3- 羟基戊二酸。左旋肉碱与辅酶 A 酯结合形成酰基肉碱。左旋肉碱常用剂量是 100mg/（kg·d）或足量以保持游离肉碱浓度在正常范围内[4]。大剂量口服左旋肉碱可引起稀便或腹泻[20]。在急性期住院患者最好持续静脉输注。

　　戊二酰辅酶 A 脱氢酶是一种依赖核黄素的酶，它将戊二酰辅酶 A 转化为戊烯二酰辅酶 A。研究表明，携带特定变异位点的 GA-1 患者，确诊后应用核黄素（100~200mg/d）可降低戊二酸或 3- 羟基戊二酸浓度[21]。一些医疗中心建议无论是否有反应，都应常规补充核黄素。许多核黄素制剂口感差，而且由于维生素呈亮橘色而引起着色[16,22]。据报道，大剂量的核黄素会引起胃不适。Kolker 等于 2006 年报道，没有证据表明核黄素能改善临床结局，也没有既定的标准来评价核黄素的反应性[23]。

20.2.2　急性期营养管理

　　许多遗传代谢病，包括有机酸血症，生病期间的居家方案广泛应用，但 GA-1 与之不同。GA-1 在能量摄入不足、发热和相关分解代谢增加时，发生神经损伤的风险最大。因此非常积极地治疗和出现上述情况时及时住院治疗有助于预防永久性的神经损伤发生。因此，如果患者因呕吐、摄入不良或腹泻而没有摄入足够的能量和 / 或患者发热（>38.5℃），需立即至急诊科就诊。急性代谢危象后果严重，包括不可逆转的神经系统后果，如基底神经节损伤（纹状体坏死）可能导致发育正常的婴儿或儿童发生终身的和严重的运动障碍和发育落后。在急性期，维持常规治疗（"健康日"饮食）和补充左旋肉碱，不足以预防急性危象；必须提供额外的非蛋

白质能源。6 岁前易感染，即使是相对较轻的"小病"，居家管理需要代谢科医生的指导，寻求急诊治疗的阈值非常低。急性期管理包括减少天然蛋白质的摄入，继续食用不含赖氨酸和色氨酸的特医食品，并提供额外的不含蛋白质的能量来源（例如，Prophree，Duocal，Solcarb，Polycal）（框 20.3）。此外，常增加左旋肉碱的剂量。

框 20.3　GA-1 患者的"生病日"营养管理

　　这种饮食可以在家里用于轻微疾病管理。如患儿病情未改善或能量摄入不足，需紧急考虑急诊就诊。

	美国科罗拉多儿童医院[a]	Strauss[16]
能量	110%~120% 日常需要量	95~115kcal/kg
天然蛋白质 /（g·kg⁻¹·d⁻¹）	0.6~0.7	0.5
无赖氨酸特医食品 /（g·kg⁻¹·d⁻¹）	维持	1.5~2.0
左旋肉碱 /（mg·kg⁻¹·d⁻¹）[b]	50	100

　　[a] 美国科罗拉多儿童医院，戊二酸血症Ⅰ型遗传代谢病诊疗方案；请核对本中心的诊疗方案。
　　[b] 腹泻期间谨慎使用[16]。

　　"生病日"管理在家很难实现，核心是要减少天然蛋白质的摄入量，提供足够的左旋肉碱，并摄入足够的能量来防止分解代谢。所有 GA-1 患者需备一份书面的急性期管理措施方案，以便给急性期就诊至不熟悉 GA-1 的医生参考。在急性期这种情况下，应该联系患者的代谢科医生，并咨询管理措施。急性期处理必须迅速开始，以避免分解代谢，包括减少 50% 的整蛋白，增加 50% 的不含赖

氨酸的特医食品,提供足够的能量摄入,并管理并发疾病。入院后,以 1.5 倍生理需要量的速度静脉注射 10% 浓度的葡萄糖,并快速添加 2g/(kg·d)的脂肪乳剂 IntralipidR,特别是对于因疾病而口服摄入不足的儿童。通常在入院后 24~36 小时内,患者可以开始过渡到日常饮食(框 20.4)。

框 20.4　GA-1 住院患者从"生病日"饮食转变为"健康日"饮食

1. 在儿童能够耐受喂养时引入"生病日"饮食(框 20.3),病初与静脉注射葡萄糖联用以达到能量目标。

2. 配方奶摄入量接近日常摄入量,停用静脉注射葡萄糖[a]。

3. 入院后的 24~36 小时,逐步过渡到"健康日"配方奶,以提供至少一半的蛋白质/赖氨酸摄入量。

4. 出院前逐渐过渡到配方奶的"健康日"需要量。

[a] 见附录 I。

20.3　监测

目前缺乏能够很好地反映 GA-1 患者临床状态的实验室标志物。经常性的门诊,每次监测血浆氨基酸,和电话随访是大多数诊疗中心的方案。

营养监测包括确保正常生长和营养摄入,特别是蛋白质状态指标(第 6 章)。监测血浆氨基酸,以保证必需氨基酸赖氨酸和色氨酸的浓度维持在年龄的正常范围内(基于代谢实验室的参考范围)(表 20.4)。

必须注意避免必需氨基酸的缺乏,特别是色氨酸。色氨酸很难用特定的方法来量化。白蛋白在循环中与色氨酸结合,每个白蛋白分子有一个结合位点。白蛋白结合改变可使游离色氨酸浓度发生变化[24]。监测的

频率取决于患者的年龄和健康状况。在婴儿期早期,许多诊所保持每周监测血浆氨基酸和人体测量,至少每月 1 次(框 20.5)。

表 20.4　赖氨酸摄入量估算

食物	赖氨酸含量(占总蛋白的百分比)
鱼	9
肉类及肉制品	8
母乳	8
牛奶,奶制品	7
鸡蛋	6
土豆	6
大豆及豆制品	6
坚果	2~8.5
蔬菜	4~6.5
水果	2~6.5
谷物及谷物制品	2~4

框 20.5　GA-1 患者的营养监测

- 常规评估,包括人体测量、饮食摄入、体格检查
- 实验室监测
  ——诊断特异性
  肉碱(总、游离、酯化)
  血浆氨基酸,包括赖氨酸、精氨酸、色氨酸
- 对赖氨酸和/或蛋白质限制饮食患者的实验室监测可能包括:
  ——蛋白质充足程度
  ——营养性贫血[血红蛋白、血细胞比容、MCV、血清维生素 B_{12} 和/或甲基丙二酸(MMA)、总同型半胱氨酸、铁蛋白、铁、叶酸、总铁结合力]
  ——维生素和矿物质状况(25-羟基维生素 D、锌、微量矿物质)
  ——其他临床提示需进行的检测

20.4　6 岁后饮食

6 岁后建议过渡到适合年龄的个性化的"蛋白质控制"饮食[18]。最近的一项调查发现新筛确诊患者，只有不到一半的受访者（45%）6 岁以后的饮食自由化，且未出现纹状体损伤[13]。20% 的受访者"从未"放开饮食。开始自由饮食的时间是可变的和个性化的。有些受访者从调查后逐步放开饮食，并可能继续使用一种特医食品。

85% 的受访者将"蛋白质控制饮食"定义为提供仅美国 DRI 推荐的蛋白质量（如果不在美国，类似于蛋白质摄入标准推荐量）。44% 的受访者认为，"蛋白质控制饮食"还意味着临床医生会给患者开出一定数量的蛋白质，让患者自己计算摄入量，27% 的受访者认为"蛋白质控制饮食"意味着不允许患者摄入肉类或其他高生物价值的蛋白质。对于那些被指导计算摄入整蛋白质量的患者来说，76% 患者计算从食物中来源的蛋白质克数，而只有 20% 患者计算赖氨酸克数，6% 的患者使用交换份法。总的共识是营养师需要将每位患者视为单独个体，可以在婴儿期统计赖氨酸开启饮食疗法，婴儿长大后过渡到统计蛋白质。

需要进一步的研究和对饮食建议形成共识，以及编写教育材料，包括低赖氨酸含量的整蛋白来源（表 20.4）和富含赖氨酸的食物来源。咨询代谢营养师，促进生长和保证营养是成功治疗的关键。

20.5　总结

GA-1 的营养管理是一项临床挑战，因为长期赖氨酸和色氨酸限制饮食的益处尚未确定，没有良好的生物标志物来指导治疗决策，急性代谢危象可能导致纹状体损伤，发生不可逆的神经后遗症。预防急性代谢危象是治疗的首要目标。限制赖氨酸，补充精氨酸，可能改变赖氨酸和精氨酸在血脑屏障的流动，带来益处。左旋肉碱有助去除循环中的戊二酸和 3- 羟基戊二酸，是治疗的关键部分。修订后的指南建议低赖氨酸饮食和以氨基酸为基础的特医食品持续到 6 岁。6 岁后建议过渡到适合年龄的个性化的"蛋白质控制饮食"。然而，营养师的治疗方法各不相同。我们需要对"自由饮食"和"蛋白质控制饮食"有一个更明确的定义。

20.6　饮食计算示例

基本信息和营养摄入目标	检验
年龄：4 日龄	新生儿筛查 C5DC：0.37μmol/L（参考值 0.35μmol/L）
体重：3.2kg	5 日龄血 3- 羟基戊二酸：104μmol/L（参考值 <65μmol/L）
奶量：414mL（14oz）	6 日龄血赖氨酸：59μmol/L（参考值 55~196μmol/L）
赖氨酸目标：70mg/kg（70~100mg/kg）	
色氨酸目标：20~25mg/kg	
蛋白质目标：2.6g/kg	
能量目标：127kcal/kg（95~145kcal/kg）	

计算步骤

第1步　计算每天所需的赖氨酸量（表20.5）

赖氨酸目标 × 婴儿体重 = 每日赖氨酸摄入量

70mg/kg × 3.2kg = 每日 224mg 赖氨酸

第2步　计算满足每日赖氨酸需求的标准婴儿配方奶粉量

224mg/d ÷ 910mg 赖氨酸 = 0.25

0.25 × 100 = 25g Enfamil

第3步　计算婴儿标准配方奶粉所提供的蛋白质及能量

标准婴儿配方奶粉量 × 100g 标准婴儿配方奶粉中提供的蛋白质（能量）

蛋白质：0.25 × 10.1g = 2.5g

能量：0.25 × 510 = 128kcal

第4步　计算满足饮食处方所需的蛋白质量

蛋白质目标 × 婴儿体重

2.6g 蛋白质 × 3.2kg = 每日所需蛋白质 8.3g

8.3g – 2.5g = 5.8g 蛋白质（特殊蛋白）

第5步　计算不含赖氨酸/色氨酸的特医食品所需的蛋白质量

填补饮食处方所需的蛋白质 ÷ 100g 特医食品中提供的蛋白质

5.8g 蛋白质 ÷ 13.5g 蛋白质 = 0.43

0.43 × 100 = 43g

第6步　计算标准婴儿配方奶粉和无赖氨酸/色氨酸特医食品提供的总能量

0.25 × 510kcal = 128kcal

0.43 × 473kcal = 203kcal

合计：103kcal/kg

第7步　计算公式的最终体积

331kcal ÷ 22 = 15oz（450mL）（表 20.6）

表 20.5　GA-1 饮食管理示例（以标准婴幼儿配方奶粉为天然蛋白质来源）

特医食品	数量 /g	赖氨酸 /mg	精氨酸 /mg	色氨酸 /mg	蛋白质 /g	能量 /kcal
GA-1 Anamix Early Years[a]	100	—	1 180	—	13.5	473
Enfamil Premium Infant Powder[b]	100	750	240	163	10.1	510

[a] 纽迪希亚北美。

[b] 美赞臣营养品。

注意：查看制造商的网站了解最新的营养成分。

表 20.6　GA-1 饮食处方（以标准婴幼儿配方奶粉为天然蛋白质来源[a]）

特医食品	数量 /g	赖氨酸 /mg	精氨酸 /mg	色氨酸 /mg	蛋白质 /g	能量 /kcal
GA-1 Anamix Early Years	51	—	561	—	6.6	242

续表

特医食品	数量 /g	赖氨酸 /mg	精氨酸 /mg	色氨酸 /mg	蛋白质 /g	能量 /kcal
Enfamil Premium Infant Powder	30	225	72	49	3	153
每日总计		225	633	49	9.6	395
每千克总计		70mg/kg	198mg/kg	15mg/kg	3.3g/kg（天然蛋白质 1.2g/kg）	123kcal/kg

ª 配方奶、苯丙氨酸、蛋白质和能量的数值四舍五入至最接近的整数，蛋白质的数值入至最靠近的 0.1g。

注意：查看制造商的网站了解最新的营养成分。

（杨奕 译　张惠文 审校）

参考文献

1. Acosta PB. Nutrition management of patients with inherited metabolic disorders. 1st ed. Sudbury: Jones & Bartlett Learning; 2009.
2. Pusti S, Das N, Nayek K, Biswas S. A treatable neurometabolic disorder: glutaric aciduria type 1. Case Rep Pediatr. 2014;2014:256356.
3. Hedlund GL, Longo N, Pasquali M. Glutaric acidemia type 1. Am J Med Genet C Semin Med Genet. 2006;142C(2):86–94.
4. Kolker S, Christensen E, Leonard JV, Greenberg CR, Boneh A, Burlina AB, et al. Diagnosis and management of glutaric aciduria type I—revised recommendations. J Inherit Metab Dis. 2011;34(3):677–94.
5. Harting I, Neumaier-Probst E, Seitz A, Maier EM, Assmann B, Baric I, et al. Dynamic changes of striatal and extrastriatal abnormalities in glutaric aciduria type I. Brain. 2009;132(Pt 7):1764–82.
6. Bahr O, Mader I, Zschocke J, Dichgans J, Schulz JB. Adult onset glutaric aciduria type I presenting with a leukoencephalopathy. Neurology. 2002;59(11):1802–4.
7. Busquets C, Coll MJ, Merinero B, Ugarte M, Ruiz MA, Martinez Bermejo A, et al. Prenatal molecular diagnosis of glutaric aciduria type I by direct mutation analysis. Prenat Diagn. 2000;20(9):761–4.
8. Fernandez-Alvarez E, Garcia-Cazorla A, Sans A, Boix C, Vilaseca MA, Busquets C, et al. Hand tremor and orofacial dyskinesia: clinical manifestations of glutaric aciduria type I in a young girl. Mov Disord. 2003;18:1076–9.
9. Hoffmann GF, Athanassopoulos S, Burlina AB, Duran M, de Klerk JB, Lehnert W, et al. Clinical course, early diagnosis, treatment, and prevention of disease in glutaryl-CoA dehydrogenase deficiency. Neuropediatrics. 1996;27(3):115–23.
10. Kulkens S, Harting I, Sauer S, Zschocke J, Hoffmann GF, Gruber S, et al. Late-onset neurologic disease in glutaryl-CoA dehydrogenase deficiency. Neurology. 2005;64(12):2142–4.
11. Pierson TM, Nezhad M, Tremblay MA, Lewis R, Wong D, Salamon N, et al. Adult-onset glutaric aciduria type I presenting with white matter abnormalities and subependymal nodules. Neurogenetics. 2015;16(4):325–8.
12. Strauss KA, Lazovic J, Wintermark M, Morton DH. Multimodal imaging of striatal degeneration in Amish patients with glutaryl-CoA dehydrogenase deficiency. Brain. 2007;130(Pt 7):1905–20.
13. Bernstein L, Coughlin CR, Drumm M, Yannicelli S, Rohr F. Inconsistencies in the nutrition management of glutaric aciduria type 1: an international survey. Nutrients. 2020;12(10):3162.
14. Strauss KA, Puffenberger EG, Robinson DL, Morton DH. Type I glutaric aciduria, part 1: natural history of 77 patients. Am J Med Genet C Semin Med Genet. 2003;121C(1):38–52.
15. Thomas JA, Bernstein LE, Greene CL, Koeller DM. Apparent decreased energy requirements in children with organic acidemias: preliminary observations. J Am Diet Assoc. 2000;100(9):1074–6.
16. Strauss KA, Brumbaugh J, Duffy A, Wardley B, Robinson D, Hendrickson C, et al. Safety, efficacy and physiological actions of a lysine-free, arginine-rich formula to treat glutaryl-CoA dehydrogenase deficiency: focus on cerebral amino acid influx. Mol Genet Metab. 2011;104(1–2):93–106.
17. Zempleni J, Galloway JR, McCormick DB. Pharmacokinetics of orally and intravenously administered riboflavin in healthy humans. Am J Clin Nutr. 1996;63(1):54–66.
18. Boy N, Muhlhausen C, Maier EM, Heringer J, Assmann B, Burgard P, et al. Proposed recommendations for diagnosing and managing individuals with glutaric aciduria type I: second revision. J Inherit Metab Dis. 2017;40(1):75–101.
19. Boy N, Haege G, Heringer J, Assmann B, Muhlhausen C, Ensenauer R, et al. Low lysine diet in glutaric

aciduria type I--effect on anthropometric and biochemical follow-up parameters. J Inherit Metab Dis. 2013;36(3):525–33.

20. Winter SC, Szabo-Aczel S, Curry CJ, Hutchinson HT, Hogue R, Shug A. Plasma carnitine deficiency. Clinical observations in 51 pediatric patients. Am J Dis Child. 1987;141(6):660–5.

21. Brandt NJ, Gregersen N, Christensen E, Gron IH, Rasmussen K. Treatment of glutaryl-CoA dehydrogenase deficiency (glutaric aciduria). Experience with diet, riboflavin, and GABA analogue. J Pediatr. 1979;94(4):669–73.

22. Chalmers RA, Bain MD, Zschocke J. Riboflavin-responsive glutaryl CoA dehydrogenase deficiency. Mol Genet Metab. 2006;88(1):29–37.

23. Kolker S, Sauer SW, Okun JG, Hoffmann GF, Koeller DM. Lysine intake and neurotoxicity in glutaric aciduria type I: towards a rationale for therapy? Brain. 2006;129(Pt 8):e54.

24. Mc MR, Oncley JL. The specific binding of L-tryptophan to serum albumin. J Biol Chem. 1958;233(6):1436–47.

第 21 章

21

丙酸血症和甲基丙二酸血症的营养管理

Mary Sowa

目录

核心信息

1. 丙酸血症(PA)或甲基丙二酸血症(MMA)可通过新生儿筛查识别,但在筛查结果出来之前,严重表型的婴儿可能会出现代谢危象。

2. PA 或 MMA 的营养管理包括限制整蛋白,提供不含会产生丙酸的氨基酸,包括缬氨酸、甲硫氨酸、异亮氨酸和苏氨酸的特医食品,以满足蛋白质的 DRI。

3. 提供足够的能量以防止分解代谢,特别是在生病期间,是治疗的核心部分。

4. 个体化治疗依据是疾病的严重程度以及对代谢和营养参数的监测。

5. 两种疾病治疗通常均需补充左旋肉碱。

21.1 背景

丙酸血症(PA)和甲基丙二酸血症(MMA)是缬氨酸、甲硫氨酸、异亮氨酸、苏氨酸和奇数链脂肪酸的代谢障碍(图 21.1,图 21.2)。这两种疾病都可以通过新生儿筛查(NBS)发现,表现为丙酰肉碱(C3)升高,部分新生儿筛查项目使用二级标志物,如 C3 与乙酰肉碱(C2)的比值[1,2]。区分这两种疾病需要进一步实验室检查确诊,包括尿有机酸[1,2]。甲基丙二酸血症时血清甲基丙二酸升高,而丙酸血症则不升高。分子检测可有助于确诊[1,2]。MMA 患者可分为甲基丙二酰辅酶 A 变位酶完全缺陷(mut0)、部分缺陷(mut-),或钴胺素合成或利用障碍(例如,钴胺 A 或钴胺 B 缺乏)。钴胺素缺陷在第 15 章中有详细介绍。mut0 或 mut- 类型的 MMA,完全酶缺陷或极低的突变酶活性,表型通常比那些具有一些残留酶活性的 MMA 更严重[1]。PA 和 MMA 的临床严重程度不一,异质性大,营养管理需要个体化。关于有机酸的进一步讨论,包括 PA 和 MMA,见第 18 章。

长期的临床并发症包括生长迟缓、认知落后、胰腺炎、癫痫和视神经萎缩。此外,心肌病在 PA 中更为常见,而 MMA 可发展为慢

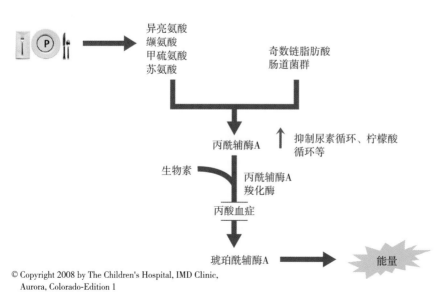

图 21.1 丙酸血症的代谢途径

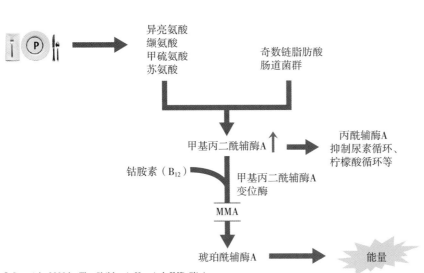

图 21.2　甲基丙二酸血症的代谢途径

性肾病[1-3]。这些并发症将在本章后面讨论（框 21.1）。

框 21.1　PA 和 MMA 的营养管理原则

- 限制：天然蛋白质，同时维持血浆中丙酸前体氨基酸（缬氨酸、甲硫氨酸、异亮氨酸和苏氨酸）正常水平
- 提供：特医食品（不含丙酸前体氨基酸）以满足总蛋白质需求（年龄 DRI 的 100%~120%）
- 保证：充足的能量，满足生长所需的能量
- 补充：左旋肉碱

21.2　营养管理

21.2.1　急性发病新生儿的营养管理

在新生儿筛查结果出来之前，PA 或 MMA 严重类型可能已经发病，表现为代谢性酮症酸中毒、高氨血症伴呕吐、嗜睡和昏迷。婴儿急性期需避免所有蛋白质的摄入，同时通过静脉输注 10% 葡萄糖、适当的电解质以提供足够能量，维持输液速度为生理需要量的 1~1.5 倍［8~10mg/（kg·min）］，可输注脂肪乳（2g/kg·d），以减缓蛋白质分解代谢[4-6]。这种最初的非蛋白质能量支持可以提供大约 70kcal/（kg·d）。放置中心静脉后，可通过增加葡萄糖浓度、输液速度以及脂肪乳含量提高能量供应。肠内营养延迟的婴儿，一旦高氨血症改善，可通过肠外添加必需氨基酸 0.5g/（kg·d），若可耐受，可再增加 0.25g/（kg·d）。其间需密切监测临床表现，代谢状态和实验室检测指标[7]。

一旦新确诊的婴儿病情稳定，可以开始肠内营养（通常是鼻饲）。鼻饲不含丙酸前体氨基酸的特殊医用食品，可用于满足总蛋白质需求。代谢"配方"可能包括三种成分，以满足婴儿的能量、天然蛋白质和总蛋白质需求（附录 K-4）。天然蛋白质来源可以是母乳或足月婴儿配方奶粉。特医食品以满足总蛋白质需求的剩余部分，并添加一

种无蛋白质组件以满足总能量需求。"24 小时批次配方"确保患者获得完整的营养处方（框 21.2）。

框 21.2　"24 小时批次配方"

- 每日固定时间人工喂养。
- 该配方提供了规定数量的蛋白质（整蛋白质和特医食品蛋白质）。
- 在 24 小时结束前，再次给予配方，婴儿摄入的蛋白质就会多于推荐量。
- 如果在 24 小时内不完成，婴儿摄入的蛋白质就会少于推荐量。
- 使用无蛋白质的碳水化合物 / 脂肪组件（如 Pro-Phree）补充能量。
- 如果每天服用的 Pro-Phree 超过 120mL（4oz），应联系代谢营养师更改食谱。

要避免对整蛋白质摄入的过度限制，以往报道会导致生长迟缓、体重增加少和伤口愈合延迟[7]。丙酸血症由于异亮氨酸缺乏可出现皮疹[6]。为了纠正任何低浓度的丙酸前体氨基酸，增加天然蛋白质比补充单一氨基酸更可取[6]。避免过量摄入特医食品可改善血浆中支链氨基酸（BCAA）的比例[9]。此外，这样同时减少了对异亮氨酸和 / 或缬氨酸补充剂的依赖，以达到所需的血浆氨基酸谱[8]。

代谢危象缓解至出院之前，婴儿通常需要喂养评估和治疗，以改善口服摄入量，部分患儿可能从放置胃造口管获益[7]。婴儿居家后继续改善经口喂养的同时，胃造口管可有助于保证充足的摄入量。在后续可能生病期间，胃造口管对保证摄入足够能量至关重要。在新生儿时期发生代谢危象的患者出院后，需要非常密切的门诊监测。营养师应与家庭照料者一起制订家庭供餐计划，不仅要满足患者的营养需求，还要满足家庭的需求[10]（框 21.3）。

框 21.3　PA/MMA 患病婴儿的营养管理

目标：
- 提供充足的能量，防止分解代谢。
- 丙酸前体氨基酸（缬氨酸、甲硫氨酸、异亮氨酸和苏氨酸）血浆浓度正常。
- 减少异常代谢物的产生（见监测部分）。

具体措施：
1. 建立能量需求。
2. 确定从标准婴儿配方奶粉或母乳来源所需的整蛋白质量。
3. 确定 PA/MMA 特医食品的数量，以提供婴儿的总蛋白质需求的剩余部分。
4. 确定天然蛋白质和 PA/MMA 特医食品提供的热量。剩下的热量来自无蛋白质的特医食品。这些配方只含有碳水化合物、脂肪和微量营养素。
5. 根据液体量需求，确定最终配方浓度为 0.67~0.8kcal/mL（20~24kcal/oz）所需的液体量。
6. 病初婴儿可能无法摄入足够容量来满足需求，需要联合肠外营养方可达到液体量需求。

21.2.2　慢性期营养管理

对于典型 PAP 或 MMA 患儿，可以同同龄儿一样在 4~6 月龄时开始进食固体[11]。对于没有达到喂养目标的患者推荐喂养治疗。随着固体食物的摄入，计算蛋白质的克数而不是缬氨酸的毫克数更有意义。因为与 PKU 和其他一些遗传代谢病相比，这类患者的天然蛋白质耐受量通常更高，而且已知缬氨酸含量的食品数量有限。像"How Much Phe"这样的应用程序可以比食品标签更精确地计算蛋白质含量。随着患者固体食物摄入量的增加，可以减少配方奶粉，从而可以从食物中摄入更多整蛋白。在过渡期，需密切监测氨基酸水平。

1 岁内,家庭照护者还需掌握其他概念,包括一般营养学原理、选择低蛋白质食品、阅读标签、食物质地性状的进阶、在膳食计划中使用无蛋白质和低蛋白质特殊食品,以及口腔保健。

同时需告知照护者指导原则,禁止长时间禁食,避免导致分解代谢。建议 <12 月龄喂养间隔不超过 4~6 小时,>12 月龄不超过 8 小时[6]。

对于需要特医食品的婴幼儿,建议使用含有碳水化合物、脂肪和微量营养素的"完整"特医食品,但不含丙酸前体氨基酸。对于年长儿来说,摄入较小体积的蛋白质密度高的特医食品,低脂或无脂,即可满足其总蛋白质需求。较小体积的特医食品也适合超重患者,或那些可以从普通食物获得大部分能量,而从特医食品摄入少量能量的患者。

21.3　丙酸血症和甲基丙二酸血症的辅助治疗

由于肉碱与 PA 和 MMA 产生的有毒的酰基辅酶 A 代谢产物结合而从尿液排出,患者经常出现继发性肉碱缺乏症。为了防止这种情况的发生,医生通常会给患者开左旋肉碱,剂量为 100~300mg/(kg·d),每天分 2~4 次服用,以保持血浆游离肉碱浓度在正常范围内[3,6,7]。一些为 PA 和 MMA 设计的特医食品含有左旋肉碱,补充时需考虑该部分。急性期住院治疗时经常静脉注射左卡尼汀[4]。

部分 MMA 可能对维生素 B_{12} 有效。可通过给予 1.0mg 羟钴胺(肌内注射或静脉注射)5 天判断。血清甲基丙二酸浓度降低 50% 或更高表明有反应性[12]。对于那些钴胺素有反应的 MMA,每日肌内注射羟钴胺 1.0~2.0mg。老年患者更适合减少注射频率或口服补充。在这些疾病中,注射羟钴胺比注射氰钴胺有效[13]。参见第 15 章。

在进行最初的丙酸血症的诊断检测时,未排除多种羧化酶缺乏症前,可予以补充生物素。但确诊 PA 后,应停用[6]。

某些诊断中心使用甲硝唑,可用于减少大肠内肠道细菌产生丙酸和甲基丙二酸,以期提高整体代谢稳定性[6,14]。

氨甲酰谷氨酸是 N- 乙酰谷氨酸的一种合成形式,氨甲酰磷酸合成酶 I(CPS)的辅因子,参与尿素循环的第一步。补充这一辅因子来刺激尿素循环的第一步,可以减少 PA 和 MMA 患者尿素循环中氨的继发性生成[6,15]。这些药物的有效性和安全性需要由医疗团队进行评估。

21.4　监测

21.4.1　营养评价

患者营养状况应定期在门诊进行全面评估。包括膳食记录、膳食频率或 24 小时膳食回忆、身体活动和以营养为重点的体格检查。应进行营养分析,以确保满足患者的宏量营养素、必需脂肪酸、维生素和矿物质需求。MetabolicPro 是一个特别为代谢性疾病的营养分析而设计的软件程序,可使用。

21.4.2　人体测量学

需监测 PA 和 MMA 患者的体重、身长或身高、身高别体重和 / 或体重指数(BMI)。由于口腔运动落后和代谢物浓度升高引起的厌食症,常出现生长迟缓。在调整能量和蛋白质含量时,使用患者的理想体重而不是实际体重,以防止低估需求。见第 6 章。然而,由于 PA 和 MMA 患者的体重较轻,体力活动减少,这些疾病患者的静息能量消耗可能低于标准公式的预测值[6,16,17]。

21.4.3　实验室监测

GMDI 和 SERN 营养指南为 PA 患者提供了建议和生化检测指标。常规检测包括血浆氨基酸、肉碱、总蛋白、白蛋白、前白蛋白、全血计数、25- 羟基维生素 D 和尿酮体。血浆氨基酸谱可有助于识别过度限制天然蛋白质,这导致丙酸前体氨基酸和支链氨基酸浓度过低。PA 患者甘氨酸经常升高,而 MMA 不升高。这是由丙酸抑制甘氨酸裂解系统引起的。高甘氨酸浓度可能与低能量摄入有关,但与蛋白质摄入无关(框 21.4)[18-20]。

> **框 21.4　PA 和 MMA 的氨基酸谱**
>
> - 目标:维持产生丙酸的氨基酸,缬氨酸、甲硫氨酸、异亮氨酸和苏氨酸的浓度在正常范围低值。
> - PA 患者甘氨酸经常升高,但 MMA 不升高。这是由丙酸抑制甘氨酸裂解系统导致的。如何正确解释甘氨酸浓度升高的原因还没有完全建立。甘氨酸浓度可能与能量摄入有关,但与蛋白质摄入无关[18,19]。
> - BCAA(缬氨酸、异亮氨酸和亮氨酸)的低浓度与整蛋白的过度限制有关[6]。如果低,逐步增加整蛋白含量。

除了血浆氨基酸,白蛋白和前白蛋白(也被称为转甲状腺素蛋白)的浓度可被用来评估蛋白质状态。白蛋白的半衰期为 18~20 天,反映了较长时间段的蛋白质摄入量。前白蛋白是一个更急性的标志物,具有 2~3 天的半衰期。白蛋白在肝脏疾病中可能不可靠,前白蛋白可随着炎症和肾脏疾病而改变(第 6 章)。肉碱谱包括总肉碱、游离肉碱和肉碱酯(酯化)浓度。游离肉碱浓度低说明需要增加左旋肉碱的补充剂量。通过补充,总肉碱和肉碱酯通常会升高。

急性期和监测慢性并发症时应考虑其他生化标志物。包括血氨、生化、酰基肉碱谱、尿有机酸和其他营养标志物,包括血清维生素 B_{12}、维生素 B_6、红细胞叶酸、铁蛋白、锌、硒和必需脂肪酸(框 21.5)[6]。

> **框 21.5　PA 或 MMA 患者的营养监测**
>
> - 常规评估包括人体测量、饮食摄入、体格检查
> - 实验室检测
>   - 诊断特异性
>   - 血浆氨基酸(缬氨酸、异亮氨酸、甲硫氨酸、苏氨酸)
>   - 甘氨酸
>   血清甲基丙二酸(MMA)
>   肉碱(总、游离、酯化)
>   - BCAA 饮食限制患者的营养评价
>   营养性贫血(血红蛋白、血细胞比容、MCV、血清维生素 B_{12} 和 / 或甲基丙二酸、总同型半胱氨酸、铁蛋白、铁、叶酸、总铁结合力)维生素和矿物质状况(总 25- 羟基维生素 D、锌、微量矿物质)其他临床症状

21.5　生病期间的营养管理

PA 和 MMA 患者在伴有任何并发疾病、严重损伤或手术的情况下存在代谢紊乱的风险[7]。治疗的目的是通过提供足够的能量来减少或防止分解代谢。代谢紊乱的常见症状包括呕吐、口服摄入量减少、嗜睡和 / 或意识模糊。根据症状的严重程度,可以指导照护者检测尿酮,这可以作为疾病程度的指标。中重度酮体升高表明代谢紊乱,可能需进一步医学诊治。

对于轻微疾病,可以提供在家治疗的"生病日"管理。儿童的年龄、疾病的严重程度和照护者决定了家庭治疗的持续时间。如果孩子不能忍受"生病日"饮食,需要联系代谢小组以获得进一步的指导。胃造口管有助于更好进行"生病日"饮食,避免因恶心和呕吐而引起的摄入减少(框 21.6)。

框 21.6　PA 和 MMA 患者的"生病日"饮食

- 为每个患者制订个性化的"生病日"饮食。
- 应强调增加能量和液体需求,而不是延长蛋白质限制期,否则会加剧分解代谢[3,4]。
- 根据疾病程度,减少蛋白质摄入的时间不超过 24~48 小时。
- 提供无蛋白质、碳水化合物为基础的液体[5,21]。
- 护理人员需要与代谢团队进行后续随访,并备有紧急方案,以备患儿需要急诊。

如需住院治疗,且肠内营养耐受性差,可通过静脉给药来满足增加的能量需求,通常包括 10% 葡萄糖和适当电解质,输液速度为 1.5~2 倍生理需要量[6]。24~48 小时内减少或避免蛋白质摄入。但应避免长期减少蛋白质摄入量,以防止分解代谢[6]。当患者临床表现稳定时,可再次添加蛋白质,初始为 0.5g/(kg·d),并在耐受情况下增加 0.25g/(kg·d),直至达到患者平素需要的天然蛋白质和特殊蛋白质量。如果不能耐受肠内喂养,且需要肠外支持 >48 小时,可以使用标准氨基酸溶液和特殊氨基酸溶液的组合(框 21.7)[6,7]。

框 21.7　PA 或 MMA 患者的急症处理[6,7]

- 去除所有蛋白质来源,提供充足的能量。
- 开始治疗 24~48 小时后,引入天然蛋白质。
- 天然蛋白质摄入最优化后,添加特医食品以满足总蛋白需求。从 0.5g/(kg·d) 开始,在耐受的情况下增加 0.25g/(kg·d),直至目标量。

- 如果口服摄入量不足或完全不能口服摄入,则开始管饲。
- 加用左旋肉碱。如果口服左旋肉碱不耐受,静脉注射左旋肉碱(100~300mg/kg)。

关于急性医疗管理,请参阅第 4 章。

21.6　长期并发症

这些疾病有许多长期并发症,需密切监测。PA 或 MMA 患者由于呕吐引起的喂养困难,存在营养摄入不足的风险,还有厌食症。反复住院可能导致体重增加缓慢和/或生长迟缓[1,6]。胃造口管喂养、适应性喂养装置和喂养疗法可以帮助改善营养不良。

PA 或 MMA 患者易患胰腺炎[14]。如果患者因呕吐急诊就诊,应监测胰酶。身体活动减少和营养不良会导致骨矿化不足。在有风险的患者中,应该监测维生素 D 状况和骨密度评估。视神经萎缩是 PA 和 MMA 的已知关注点,应由眼科医生监测。心肌病是 PA 的已知并发症。常规心脏病学评估可能包括实验室标志物脑钠肽(BNP)和肌钙蛋白,以及心脏彩超和心电图评估。肾脏受损是 MMA 的一个已知并发症,但 PA 也可发生。评估肾功能的生化指标包括肌酐、半胱氨酸蛋白酶抑制剂 C 和肾小球滤过率[1]。详情见第 18 章。

21.7　移植

严重的 MMA 和 PA 与显著的并发症相关,包括频繁的代谢危象、心肌病、肾脏疾病和发育迟缓。肝移植成为一种选择,特别是对于那些反复发生代谢危象的患者,使用传统的治疗方法不能充分控制病情时[3]。肝移植提高了 MMA 和 PA 患者的生活质量和代谢稳定性,降低了代谢危象和心脏和神经功能障碍进行性发展的可能性[22,23]。MMA 患者接受肝移植或肝肾联合移植,神经系统发育得到稳定[24]。然而,在 PA 和 MMA 中,移植的疗效不如一些其他代谢障碍类疾病,其他器官系统的慢性并发症仍可持续存在[6]。肝移植后有代谢性脑卒中的报道[22,25]。接受肝移植的 PA 患者的甘氨酸、血氨,以及 MMA 患者的甲基丙二酸、血氨得到改善[23]。然而,一些代谢物,如尿液中的甲基柠檬酸和丙酰肉碱并没有恢复正常[22,25]。

MMA 患者在移植后仍可发展为肾脏疾病和视神经萎缩。肝肾联合移植(LKT)可用于 MMA,特别是当肾脏疾病已经存在时[26]。LKT 后血浆 MMA 下降,但未恢复正常[23]。这些患者仍存在神经系统并发症和视神经萎缩的风险[27]。肝移植后,可能解除 MMA 和 PA 蛋白质的限制,但蛋白质的最佳摄入量尚未确定。蛋白质耐受范围从轻度蛋白质限制到不限制[6,23]。由于可耐受天然蛋白质,因此可以减少摄入特医食品,但往往不能完全不用。需要继续使用左旋肉碱治疗继发性肉碱缺乏[23]。

21.8　总结

PA 和 MMA 患者的临床结局和寿命通过营养管理、辅助治疗和代谢危象期间的积极治疗得到改善。丙酸血症的营养指南和工具涉及了许多关于急性和慢性丙酸血症患者最佳治疗的内容。未来的研究将有助于改进这些建议,并为 MMA 制定类似的指南。对于接受移植的患者,需要代谢团队的持续支持,以确保最佳的长期预后。

21.9　饮食案例

GMDI/SERN 关于丙酸血症的营养指南包含了五种情况下的饮食计算。
1. 婴儿期(或确诊时)。
2. 幼儿期(引入固体食物)。
3. 学龄期儿童肝移植。
4. 青少年期和成年期。
5. 怀孕前、怀孕期间和产后。

(杨奕 译　张惠文 审校)

参考文献

1. Manoli I, Sloan JL, Venditti CP. Isolated Methylmalonic Acidemia. 2005 Aug 16 [Updated 2016 Dec 1]. In: Adam MP, Ardinger HH, Pagon RA, et al., editors. GeneReviews® [Internet]. Seattle (WA): University of Washington, Seattle; 1993–2022.
2. Shchelochkov OA, Carrillo N, Venditti C. Propionic acidemia. In: Adam MP, Ardinger HH, Pagon RA, Wallace SE, Bean LJH, Stephens K, et al., editors. GeneReviews((R)). Seattle: University of Washington, Seattle; 2016.
3. Sutton VR, Chapman KA, Gropman AL, MacLeod E, Stagni K, Summar ML, et al. Chronic management and health supervision of individuals with propionic acidemia. Mol Genet Metab. 2012;105(1):26–33.
4. Chapman KA, Gropman A, MacLeod E, Stagni K, Summar ML, Ueda K, et al. Acute management of propionic acidemia. Mol Genet Metab. 2012;105(1):16–25.
5. Yannicelli S. Nutrition management of patients with inherited disorders of organic acid metabolism. In: Nutrition management of patients with inherited metabolic disorders. 1st ed. Sudbury: Jones and Bartlett; 2010.
6. Jurecki E, Ueda K, Frazier D, Rohr F, Thompson A, Hussa C, et al. Nutrition management guideline for propionic acidemia: an evidence- and consensus-based approach. Mol Genet Metab. 2019;126(4):341–54.
7. Baumgartner MR, Horster F, Dionisi-Vici C, Haliloglu G, Karall D, Chapman KA, et al. Proposed guidelines for the diagnosis and management of methylmalonic and propionic acidemia. Orphanet J Rare Dis. 2014;9:130.
8. Bernstein L, Burns C, Drumm M, Gaughan S, Sailer-Hammons M, Baker P. Impact on isoleucine and valine supplementation when decreasing use of medical food in the nutritional management of methylmalonic acidemia. Nutrients. 2020;12(2):473.
9. Myles JG, Manoli I, Venditti CP. Effects of medical food leucine content in the management of methylmalonic and propionic acidemias. Curr Opin Clin Nutr Metab Care. 2018;21(1):42–8.
10. Lea D, Shchelochkov O, Cleary J, Koehly LM. Dietary management of propionic acidemia: parent caregiver perspectives and practices. JPEN J Parenter Enteral Nutr. 2019;43(3):434–7.
11. Breastfeeding and the use of human milk. Pediatrics. 2012;129(3):e827–41.
12. Fowler B, Leonard JV, Baumgartner MR. Causes of and diagnostic approach to methylmalonic acidurias.

J Inherit Metab Dis. 2008;31(3):350–60.

13. Andersson HC, Shapira E. Biochemical and clinical response to hydroxocobalamin versus cyanocobalamin treatment in patients with methylmalonic acidemia and homocystinuria (cblC). J Pediatr. 1998;132(1):121–4.

14. Saudubray J-M. Inborn metabolic diseases: diagnosis and treatment. 6th ed. New York: Springer; 2016. pages cm p. 281, 287.

15. Haberle J, Chakrapani A, Ah Mew N, Longo N. Hyperammonaemia in classic organic acidaemias: a review of the literature and two case histories. Orphanet J Rare Dis. 2018;13(1):219.

16. Feillet F, Bodamer OA, Dixon MA, Sequeira S, Leonard JV. Resting energy expenditure in disorders of propionate metabolism. J Pediatr. 2000;136(5):659–63.

17. Hauser NS, Manoli I, Graf JC, Sloan J, Venditti CP. Variable dietary management of methylmalonic acidemia: metabolic and energetic correlations. Am J Clin Nutr. 2011;93(1):47–56.

18. Yannicelli S, Acosta PB, Velazquez A, Bock HG, Marriage B, Kurczynski TW, et al. Improved growth and nutrition status in children with methylmalonic or propionic acidemia fed an elemental medical food. Mol Genet Metab. 2003;80(1–2):181–8.

19. Al-Hassnan ZN, Boyadjiev SA, Praphanphoj V, Hamosh A, Braverman NE, Thomas GH, et al. The relationship of plasma glutamine to ammonium and of glycine to acid-base balance in propionic acidaemia. J Inherit Metab Dis. 2003;26(1):89–91.

20. Yannicelli S. Nutrition therapy of organic acidaemias

with amino acid-based formulas: emphasis on methylmalonic and propionic acidaemia. J Inherit Metab Dis. 2006;29(2–3):281–7.

21. Van Hove JL, Myers S, Kerckhove KV, Freehauf C, Bernstein L. Acute nutrition management in the prevention of metabolic illness: a practical approach with glucose polymers. Mol Genet Metab. 2009;97(1):1–3.

22. Vara R, Turner C, Mundy H, Heaton ND, Rela M, Mieli-Vergani G, et al. Liver transplantation for propionic acidemia in children. Liver Transpl. 2011;17(6):661–7.

23. Critelli K, McKiernan P, Vockley J, Mazariegos G, Squires RH, Soltys K, et al. Liver transplantation for propionic acidemia and methylmalonic acidemia: perioperative management and clinical outcomes. Liver Transpl. 2018;24(9):1260–70.

24. Niemi AK, Kim IK, Krueger CE, Cowan TM, Baugh N, Farrell R, et al. Treatment of methylmalonic acidemia by liver or combined liver-kidney transplantation. J Pediatr. 2015;166(6):1455–61 e1.

25. Kasahara M, Sakamoto S, Kanazawa H, Karaki C, Kakiuchi T, Shigeta T, et al. Living-donor liver transplantation for propionic acidemia. Pediatr Transplant. 2012;16(3):230–4.

26. Mazariegos G, Shneider B, Burton B, Fox IJ, Hadzic N, Kishnani P, et al. Liver transplantation for pediatric metabolic disease. Mol Genet Metab. 2014;111(4):418–27.

27. Vernon HJ, Bagnasco S, Hamosh A, Sperati CJ. Chronic kidney disease in an adult with propionic acidemia. JIMD Rep. 2014;12:5–10.

第四部分

脂肪酸氧化障碍

第 22 章

22

脂肪酸氧化障碍

Curtis R. Coughlin Ⅱ

目录

核心信息

1. 脂肪酸氧化障碍通常表现为长期禁食引发的发作性症状。

2. 避免禁食是治疗的一个关键组成部分。

3. 心脏或骨骼肌功能障碍比许多此类疾病特征性的低血糖更难治疗。使用替代能量来源进行早期和持续的治疗有帮助,尽管并不总是有效的。

22.1　背景

脂肪酸是心脏、骨骼肌和肝脏的主要能量来源[1]。正如人们推测的那样,脂肪酸氧化障碍(fatty acid oxidation disorders,FAOD)患者可能会出现心脏症状(心肌病变和心律失常)、肌肉症状(如横纹肌溶解症)和肝脏疾病(低血糖、肝大和少见肝衰竭)[2]。更重要的是要认识到,从禁食 12~14 小时开始,葡萄糖代谢从糖异生转变为脂肪降解和酮症酸中毒。因此,无论特定的酶缺陷如何,限制长时间的禁食是所有脂肪酸氧化障碍的主要管理策略。回顾以往案例,许多未确诊的患者死于早期伴发疾病导致的进食困难和禁食时间延长[3,4]。新生儿筛查极大地改善了大多数脂肪酸氧化障碍的自然病史[5],尽管并非所有国家都有针对长链脂肪酸缺陷的新生儿筛查,并且也有报道新生儿筛查假阴性结果[6]。因此,对临床医生来说,识别这些致命但治疗疗效好的疾病早期症状至关重要。

22.2　生物化学

脂肪酸是含有单一羧酸的长链烷烃。我们体内最常见的饱和脂肪酸是含有 16 个碳的棕榈酸和含有 18 个碳的硬脂酸[7]。不饱和脂肪酸有一个不饱和键,如油酸中的 18 个碳,在第 9 位碳处有一个顺式不饱和键,被命名为 C18:1(冒号后面的数字表示不饱和键的数量)。脂肪酸来源于膳食,以甘油三酯的形式储存在脂肪组织中。脂肪分解释放为游离脂肪酸和甘油,并在血液中输送到使用它们的组织。脂肪酸含有偶数碳原子,并经分解代谢连续循环生成乙酰辅酶 A。这个过程被称为 β 氧化,发生在线粒体内[8]。这个过程的第一步,脂肪酸需要进入线粒体,这一步骤的发生需通过肉碱循环。

22.2.1　肉碱循环

进入细胞后的第一步,脂肪酸移动到线粒体外膜,与脂肪酸结合蛋白结合。在线粒体外膜,脂肪酸在 ATP 的作用下通过酰基辅酶 A 合成酶转化为各自的酰基辅酶 A(一种脂肪酸的辅酶 A 酯)。然后,脂酰辅酶 A 酯通过肉碱脂酰转移酶 Ⅰ(carnitine palmitoyltransferase Ⅰ,CPT-Ⅰ)的作用将酰基从辅酶 A 转移到肉碱,转化为脂酰肉碱。这个第一步是脂肪酸氧化的调节步骤。脂酰肉碱借助肉碱 - 酰基肉碱转移酶(carnitine:acylcarnitine translocase,CACT)进入线粒体以交换肉碱。一旦进入线粒体,脂酰肉碱通过肉碱脂酰转移酶 Ⅱ(carnitine palmitoyltransferase Ⅱ,CPT-Ⅱ)的作用与辅酶 A 交换为脂酰辅酶 A。这一过程是可逆的,积累在线粒体中的脂酰辅酶 A 可以作为酰基肉碱酯离开线粒体(图 22.1)。酰基肉碱谱分析利用了这一过程。

22.2.2　脂肪酸 β 氧化

脂肪酸 β 氧化如图 22.2 所示。在第一步中,脂酰辅酶 A 被脂酰辅酶 A 脱氢酶除去两个氢并将其转移到 FAD(黄素腺嘌呤二核苷酸)中,产生 2,3- 烯酰基辅酶 A。不饱和键位于 β 碳原子 2 和 3 之间。有几种不同的脂酰辅酶 A 脱氢酶,区别在于底物的链长度不同。短链酰基辅酶 A 脱氢酶(short chain acyl-CoA dehydrogenase,SCAD)作用于具有 4~6 个碳的脂肪酸[9]。中链酰基辅酶 A 脱

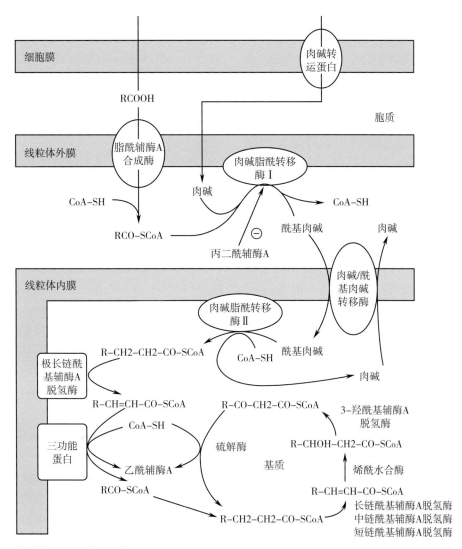

图 22.1　肉碱循环和脂肪酸氧化

氢 酶（medium-chain acyl-CoA dehydrogenase,
MCAD）作用于具有 6~10 个碳的脂肪酸[10]。
长链酰基辅酶 A 脱氢酶（Long-chain acyl-CoA
dehydrogenase,LCAD）作用于含有 10~18 个碳
的脂肪酸,但在脂肪酸氧化中的活性有限[11]。
这三种酶（LCAD、MCAD 和 SCAD）存在于
线粒体基质中。极长链酰基辅酶 A 脱氢
酶（very long chain acyl-CoA dehydrogenase,
VLCAD）作用于 10~20 个碳的脂肪酸,并可
作用于线粒体内膜。VLCAD 是最先对 16 和
18 碳饮食脂肪酸进行 β- 氧化的酶[12]。

脂肪酸氧化

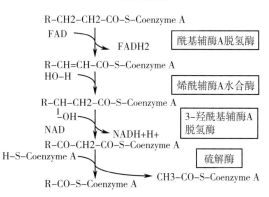

图 22.2　脂肪酸 β 氧化

第二步是水合。在 2 号碳上加一个氢，在 3 号碳上加一个羟基。这种水合酶能够产生 3- 羟基脂酰辅酶 A。参与该反应的有两种水合酶：存在于线粒体内膜中的长链烯脂酰辅酶 A 水合酶和存在于线粒体基质中的短链烯脂酰辅酶 A 水合酶。下一步是从碳 3 上的羟基中脱去两个氢，并通过 3- 羟脂酰 CoA 脱氢酶将它们转移到产生 NADH 和 H^+ 的 NAD 中。参与该反应的有两种酶，一种是存在于线粒体内膜中的长链 3- 羟酰基辅酶 A 脱氢酶（long-chain 3-hydroxyacyl-CoA dehydrogenase，LCHAD），另一种是存在于线粒体基质中的短链 3- 羟酰基辅酶 A 脱氢酶（short-chain 3-hydroxyacyl-CoA dehydrogenase，SCHAD）。在最后一步中，烯醇化酶裂解 2 号碳和 3 号碳之间的碳链，并将缩短的碳链转移到辅酶 A 上，形成一个少了 2 个碳的新酰基辅酶 A，并释放乙酰辅酶 A。在线粒体内膜中有长链烯醇化酶，线粒体基质中有短链烯醇化酶。这三种长链酶，长链水合酶、LCHAD 和长链烯醇化酶是同一种三功能酶的组成部分，该酶由一个 α 链和一个 β 链组成，位于靠近 VLCAD 的线粒体内膜中。VLCAD 和三功能酶负责 12~20 个碳的酰基辅酶 A 的 β 氧化，然后将其释放给线粒体基质中的酶。

22.2.3　酮体生成和酮体利用

当脂肪酸氧化以高速率发生时，肝脏会产生过量的乙酰辅酶 A 分子，用于酮体生成。酮体首先通过 HMG-CoA 合成酶生成 3- 羟基 -3- 甲基戊二酰 -CoA（3-hydroxy-3-methylglutaryl-CoA，HMG-CoA），然后 HMG-CoA 裂解酶将 HMG-CoA 转化为乙酰乙酸盐。游离乙酰乙酸盐与 3- 羟基丁酸盐常以 3：1 的比例（3- 羟基丁酸酯：乙酰乙酸盐）生成。其他组织可以通过三个步骤利用酮体：在第一步中，乙酰乙酸酯通过单羧酸转运体 MCT1 进入线粒体，然后它会被琥珀酰辅酶 A：3- 氧代酸转移酶（succinyl-CoA：

3-oxoacid transferase，SCOT）从琥珀酰辅酶 A 转移来的辅酶 A 激活，然后乙酰乙酰辅酶 A 被乙酰乙酰辅酶 A 硫解酶裂解，其中包括两种硫解酶，α 酮硫解酶和 β 酮硫解酶。酮体生成过程中缺乏一种酶会导致酮体生成不足，而酮体利用过程中缺乏酶则会导致酮体过剩。

脂肪酸 β 氧化发生的速率与其底物游离脂肪酸的可用性有关。当葡萄糖和胰岛素浓度较低时，脂肪组织会释放出游离脂肪酸。酮的生成取决于游离脂肪酸的可用性，酮与游离脂肪酸之比是衡量这一过程功能的最佳指标。因此，低血糖患者应监测游离脂肪酸、3- 羟基丁酸和乙酰乙酸。在一定浓度游离脂肪酸时对应的酮体浓度低提示 β 氧化或酮体生成缺陷。在一定浓度游离脂肪酸时对应的酮体浓度高表明酮体利用存在缺陷。低血糖、游离脂肪酸释放、酮体生成之间存在关联，这也可以作为酮体代谢障碍的指示，但更间接。

餐后的优选代谢底物是碳水化合物，其间脂肪酸氧化作用非常有限，不到总容量的 10%。因此，只有严重的脂肪酸氧化障碍患者才会在这个阶段出现症状。在短期禁食期间，机体主要利用糖原分解产生的葡萄糖。在 1 岁以上的儿童中，脂肪分解发生在至少 12~15 小时的长期禁食之后，脂肪酸氧化以最大速率开始。生酮速率最高的是 1 岁和 3 岁的儿童，此后生酮速率下降。禁食 12~15 小时后，即使是轻度脂肪酸氧化障碍的患者也无法耐受快速的脂肪酸 β 氧化，并可能出现症状。

因疾病导致的空腹时间久是脂肪酸氧化障碍的常见诱因。因感染而释放的细胞因子和激素进一步促进脂肪分解，从而缩短快速 β 氧化发生前的空腹耐受时间，预期在脂肪酸氧化障碍患者出现症状。因此，大多数脂肪酸氧化障碍患者通常表现为间歇发作。这些患者往往在发作间隔期间没有症状，但有间歇性疾病发作，通常是由禁食、感染或其他疾病引起。通常，只有严重脂肪酸氧化障碍的患者才会在新生儿期出现症状。

最后，肌细胞在长时间运动中利用脂肪酸 β 氧化。在短时间的运动中，肌肉会利用血糖和内源性糖原储备。在长时间的运动中，肌肉会转而利用脂肪供能。在那种情况下，脂肪酸氧化障碍患者会出现肌肉症状，包括肌无力、痉挛和肌细胞溶解，称之为横纹肌溶解症。

22.3　脂肪酸氧化障碍的表型概述

脂肪酸是心脏、骨骼肌和肝糖原消耗过程中的主要能量来源[1]；因此，FAOD 的症状包括心脏、骨骼肌和 / 或肝功能障碍。严重低血糖是所有 FAOD 常见的[2]，通常发生在禁食超过 12~24 小时后。从病史上看，患者在儿童早期出现并发症导致摄入不足[13]，尽管病例报告强调成年后在严重疾病或酒精相关中毒后出现严重低血糖的风险[14-16]。这些症状构成了低血糖、转氨酶升高、轻度高氨血症和伴有嗜睡和昏迷的脑水肿的瑞氏综合征。尿酸通常因能量不足而升高[17,18]。所有的脂肪酸氧化障碍都可能导致瑞氏综合征。事实上，1990 年前诊断的特发性瑞氏综合征大多数病例都患有无法识别的脂肪酸氧化障碍。但 LCHAD 缺陷是一种例外，因为它会导致慢性胆汁淤积。此外，携带 LCHAD 缺陷胎儿的孕妇在妊娠期患急性脂肪肝的概率很高[19,20]。

脂肪酸氧化是心脏的主要的能量来源，FAOD 患者可能会出现几种心脏异常。长链脂肪酸氧化酶缺陷与早发性心肌病相关[21]。早期和积极的治疗与逆转重症心肌病有关，这强调了识别这种表型的重要性[22,23]。由于急性失代偿期和慢性疾病病理，心肌病也可能表现为迟发性症状[24]。FAOD 可发生传导异常和室性心律失常（室性心动过速、心室颤动、尖端扭转）。它们在长链脂肪酸的严重脂肪酸氧化障碍中很常见，在 CACT 缺乏症中尤为突出[25]，但在严重失代偿期间也可能发生在所有 FAOD 中[26]。房室传导阻滞可能发生，但很罕见。骨骼肌的症状通常是由长时间运动引起的。它们通常包括急性痉挛，然后是横纹肌溶解症，肌无力可能是一种症状，但并不常见[27]。横纹肌溶解症导致血液中肌细胞蛋白大量释放，并可导致小蛋白如肌红蛋白在肾小管中沉淀，导致急性梗阻性肾病和肾功能不全。因此，预防急性肾功能衰竭需要充分水化，通常需要大量的静脉补液。一些患者表现反复的横纹肌溶解，任何过度运动都会立即导致症状性横纹肌溶解。最后，即使是脂肪酸氧化障碍，如 MCAD 缺乏症，也可能导致肌酸激酶浓度升高，伴有代谢紊乱，而没有肌肉症状。

22.4　诊断检测

尽管常规临床检测可能会提示 FAOD，但 FAOD 的诊断常通过生物化学检测来确定，例如特征性酰基肉碱。在低血糖患者中，需要检测游离脂肪酸和定量酮体（3- 羟基丁酸酯和乙酰乙酸酯）。值得注意的是，虽然 FAOD 患者常表现为低酮症，但仍可能产生一定量的酮[28]。如上所述，其他临床检测，如高尿酸血症，也可能表明 FAOD 中出现全身性能量不足[17,18]。在经典表型特征的基础上，这些实验室筛查可能提示 FAOD 的存在，但需要进一步检测。

大多数 FAOD 患者是根据特征性肉碱或酰基肉碱而诊断。酰基肉碱分析可以通过多种方法进行，但大多数实验室采用液相色谱 - 串联质谱法（LC-MS/MS），并用于有症状患者的诊断检测和新生儿筛查[29,30]。一种特定酰基肉碱种类的增加通常提示特定酶促反应的阻断。值得注意的是，有几种生理状况可能会导致酰基肉碱的升高，如禁食[31,32]。大多数 FAOD 患者可以通过测量血液中的酰基肉碱来诊断，但 CPT- Ⅰ除外，该病在血斑中更容易发现棕榈酰肉碱的减少[33]。尿液有机酸可能提示二羧酸升高,但其特异度非常有限。中链脂肪酸氧化障碍和多种酰基辅酶 A 脱氢酶缺陷(multiple acyl-CoA dehydrogenase defciency,MADD)增加了酰基甘氨酸酯(己酰基甘氨酸和琥珀酰甘氨酸),这些酯可以通过尿液有机酸分析识别,也可以通过特定的酰基甘氨酸分析进行定量。SCAD 缺乏症和 MADD 可使乙基丙二酸浓度增加。血清中游离脂肪酸的水平可能有诊断意义,例如,顺式 -4- 癸烯酸的升高可以提示 MCAD 缺乏症,但目前很少使用。

　　有时,酰基肉碱谱可能无法诊断脂肪酸氧化障碍。这通常是由于患者轻度酶缺乏或处于进食(非分解代谢)状态[34]。可以通过几种方案进行确诊。通过使用在生物样品负荷脂肪酸可以增加酰基肉碱分析的灵敏度,这通常被称为脂肪酸氧化流研究或脂肪酸氧化探针研究。这种测试通常在体外进行,将成纤维细胞与脂肪酸和肉碱一起孵育培养,再测定培养基和离心后细胞团块中的酰基肉碱。无论是成纤维细胞还是白细胞,大多数脂肪酸氧化缺陷酶测定方法已建立[35]。这些功能测试对于生化检测结果不明确的患者的诊断有价值[36]。但功能测试存在局限性,例如疾病轻型患者和无临床风险的杂合子(即疾病携带者)的结果之间存在重叠。

　　基因检测可以进一步明确生化和功能检测结果均不确定的患者。与所有测试一样,单独的基因检测结果是不确定的,应尽可能地将临床症状、生化结果和功能测试结合进行解读。基因型 - 表型有一定相关性,这可能对临床医生和亲属具有一定的指导意义[37,38]。

22.5　部分脂肪酸氧化障碍概述

22.5.1　中链酰基辅酶 A 脱氢酶缺陷

　　MCAD 缺陷是北美和北欧最常见的脂肪酸氧化障碍[39,40]。中链酰基辅酶 A 脱氢酶对链长为 6、8 和 10 个碳原子的脂酰辅酶 A

具有底物特异性,包括衍生自不饱和脂肪酸的不饱和 C10:1 酰基辅酶 A[41]。不同链长酰基辅酶 A 脱氢酶都有与其他酰基辅酶 A 脱氢酶重叠的底物,如短链长度的 SCAD 和长链长度的 LCAD。因此,即使在具有两个严重突变且 MCAD 酶没有残留活性的患者,由于底物特异性部分重叠,仍有约 20% 的残留酶活性[42]。在正常进食的状态下,由于有足够的脂肪酸氧化能力,其脂肪酸代谢流检测结果通常正常。因此,除了急性发作外,MCAD 缺乏症患者常没有症状。只有对当脂肪酸氧化需求增加时,例如在长时间禁食期间,脂肪酸氧化能力不足时变得明显,导致出现症状。

　　临床症状通常出现在 2 岁前,但可能发生在任何年龄(框 22.1)。高达 5% 的患者在出生后 3 天内出现,这通常会造成致命后果[13,43]。这些患者完全靠母乳喂养,当母乳产生有所延迟时会导致意外禁食。触发因素常为长期禁食和经常性感染。典型症状包括瑞氏综合征伴低血糖、转氨酶升高伴轻度肝大、尿酸升高和轻度高氨血症(数值通常为 100)。患者也可出现脑水肿,导致嗜睡和昏迷。心律失常被认为是许多儿童的终末期事件。肌酸激

框 22.1　MCAD 缺陷的临床表现

- 年龄
  - 最常见:2 岁以上的婴儿
  - 新生儿期:5% 的 MCAD 患者在出生后 3 天内出现;通常是母乳喂养
  - 在应激下任何年龄都可能发生
- 触发因素:禁食和感染
- 症状
  - 瑞氏综合征
  - 低血糖
  - 心脏:心律失常、猝死
  - SIDS 样表现
  - 尸检:脂肪肝、心脏脂肪浸润、脑水肿

酶升高可见于一半的儿童,但真正的横纹肌溶解症罕见[44]。禁食期间由于游离脂肪酸产生的酮体减少,常表现为低酮症,低血糖也常表现为低酮症性低血糖。疾病未被识别时有 20% 的致死率及比较高的学习能力障碍发病率。患儿夜间发病而未接受经典治疗可能会在婴儿床死亡,称为不明原因猝死综合征(sudden unexplained death syndrome,SUDS)。尸检时 MCAD 患者可发现肝脏和心脏的脂肪浸润以及脑水肿,在病理学上可将其与 SUDS 区分开来[45]。死亡后血斑或胆汁中酰基肉碱分析可以用于诊断,也可以进一步进行分子分析。

MCAD 是一种由 ACADM 基因突变引起的常染色体隐性遗传病。最常见的突变是 c.985A>G(p.K329E)[46]。该突变存在于 90% 的有症状病例中和约 50% 的新生儿筛查病例中[47]。该变异在北欧最为普遍。MCAD 缺陷症的发生率在 1:24 000 至 1:17 000 之间。诊断通常通过酰基肉碱分析进行,显示 C6、C8、C10 和 C10:1 酰基肉碱升高,C8 的增加大于 C10 的增加[30]。其他诊断性代谢物包括尿中酰基甘氨酸、辛酰基甘氨酸和己酰基甘氨酸浓度增加。总肉碱浓度常降低。ACADM 基因测序可用于确诊。鉴于 MCAD 缺陷的高发性及其间歇性症状,有必要对家庭成员进行筛查,不仅包括兄弟姐妹,还包括父母,因为已经观察到父母的疾病无症状状态(假显性遗传)。这种情况不仅需要有利的基因型,还需要强大的环境压力条件,最显著的是在出现症状之前有长时间禁食,这使得它符合治疗指征。因此,这种情况符合新生儿筛查的所有标准,并已在大多数国家加入基本的新生儿筛查计划。

MCAD 缺乏症的首要治疗方法是无论何时均要避免长时间禁食(框 22.2)。在一项回顾性研究中,观察到 MCAD 缺乏患儿出现低血糖的最短禁食时间为 12 小时[48]。家属需要计算禁食时间,重要的是要考虑最后一餐能够提供足够热量摄入。1 岁以上的儿童应该能够禁食 15~18 小时。实际上,家属应将禁食时间限制在 12 小时内,这样提供了几个小时的时间,家长可以尝试使用不同的方法为孩子提供热量;不成功的情况下需要静脉注射支持。

框 22.2　MCAD 缺乏症的治疗
- 在任何情况下避免长时间禁食
  - 感染、医疗过程、饮酒
  - 在疾病时提供热量支持
- 在急性发作时给予左卡尼汀,考虑在慢性管理时的使用
- 避免中链甘油三酯(MCT)
- 偶尔夜间补充生玉米淀粉

回顾性分析就诊病例,发现了可能发生长时间禁食的情况,例如在一夜生理性禁食后于第二天早晨发病。夜间发病、进食减少或呕吐可能会导致夜间长时间禁食。应指导父母叫醒患儿,并尝试喂养;如果喂养不成功,应及时把患儿带到急诊室,不要等到第二天早上。家庭中的所有照护者都必须接受指导,且必须特别关注那些没有去医院就诊且依从性差的家庭,因为这是代谢紊乱的风险因素,也是患病期间死亡的高危因素[49]。此外,必须提醒其他医疗专业人员避免与医疗或牙科手术相关的长时间禁食,并在长时间手术相关禁食的情况下进行预防性静脉注射葡萄糖支持。在麻醉或拔牙后,在患者可以回家之前必须确保其摄入足够的热量,没有出现恶心、呕吐或牙关紧闭等并发症。除了避免高脂饮食,如阿特金斯饮食或生酮饮食外,不需要限制饮食中的脂肪。低浓度肉碱在 MCAD 缺乏症患者中很常见。对大多数儿童来说,除急性发作之外,肉碱缺乏程度轻微,不会干扰脂肪酸的氧化。然而,在急性发作期间,肉碱浓度可能急剧下降,使脂肪酸氧化能力恶化,因此需要补充肉碱。一些儿童,尤其是幼儿,产生肉碱的能力有限,而且肉碱

浓度非常低，这种情况提示需要进行长期补充肉碱。低肉碱的其他风险因素包括肉碱转运蛋白缺陷的杂合子状态、素食、肾脏疾病或妊娠等。成年人对禁食耐受能力更强，但仍可能发展为致命的瑞氏综合征。应避免饮酒，因为过量饮酒会干扰脂肪酸氧化和肝功能，并会因禁食时间过长（如宿醉时呕吐）和意识模糊而有发生低血糖的风险。

MCAD 缺陷治疗效果极佳。事实证明，有成为奥运会运动员，也有获得最高专业学历的 MCAD 缺乏症患者。通过细心的治疗和管理，尤其是在发病期间避免禁食和预防性入院，可以有效避免代谢紊乱的发生。死亡率和发病率都可以显著降低。

22.5.2　长链 3- 羟酰基辅酶 A 脱氢酶缺陷

三功能蛋白是一种线粒体内膜酶，由具有 3- 羟酰基辅酶 A 脱氢酶活性的 α 链与具有水合酶和硫解酶活性的 β 链组成。一种常见的突变 c.1528G>C，包含 60% 的等位基因，特异性地削弱了 3- 羟酰基辅酶 A 脱氢酶的活性，同时使其他两种酶的活性保持不变[50]。而其他突变会损害三种酶的活性，被称为三功能蛋白缺陷[51,52]。c.1528G>C 突变的患者往往具有更高浓度的 3- 羟酰基肉碱，因此有更高的症状发病率如视网膜功能障碍[53]。具有两种严重变异并且没有残留酶活性或其他 TFP 酶重叠活性的基因型可导致患者出现严重症状（如心肌病）的风险更高[19]。

LCHAD 缺乏症患者可出现瑞氏综合征、心肌病和复发性横纹肌溶解症的肌病症状[54]。LCHAD 缺乏症患者具有这种脂肪酸氧化障碍所特有的其他症状。婴儿可能会出现长期胆汁淤积和纤维化，导致肝功能不全。他们往往患有慢性乳酸酸中毒，其表现可与呼吸链酶缺乏相混淆，活检中呼吸链酶活性下降。在儿童期，患者可能会发展为视网膜营养不良伴有视网膜色素变性，导致失明。色素变性的发生和进展与 3- 羟酰

基肉碱的升高有关，并且在具有 c.1528G>C 突变体的孤立 LCHAD 缺陷中更常见[55]。患者可发展为致残性和疼痛性周围神经病[56]。胎儿患有 LCHAD 缺乏症时，孕妇可能出现妊娠期急性脂肪肝或溶血、转氨酶升高和低血小板（HELLP）综合征。与三功能蛋白缺乏的胎儿相比，这种并发症在患有 c.1528G>C 变异的胎儿中尤其普遍[19,20]。然而，在患有 HELLP 综合征的准妈妈中，常见的 c.1528G>C 突变的发生率较低（<1%）[57]。

LCHAD 缺乏症的诊断通常基于酰基肉碱中长链酰基肉碱 C12、C14、C18 和 C18:1 升高，但 LCHAD 缺乏症也表现出 3- 羟酰基肉碱升高，包括 3-OH-C14、3-OH-C16 和 3-OH-C18:1[58]。尿液有机物分析提示有二羧酸和 3- 羟基二羧酸。后一种代谢产物在确切的呼吸链酶缺陷患者中很少观察到。乳酸和乳酸与丙酮酸盐的比值经常升高。新生儿筛查中 LCHAD 缺陷的发生率估计为 1∶60 000。诊断通常通过进行 α 链 HADHA 和 β 链 HADHB 的基因突变分析确定。LCHAD 缺陷的处理类似于其他长链 FAOD，如 VLCAD 缺陷。为了减少视网膜营养不良等长期并发症的发展，有必要进行严格的治疗方案[55]。治疗包括避免禁食、严格控制膳食脂肪、提供中链甘油三酯，同时提供充足的多不饱和脂肪酸，特别是二十二碳六烯酸（DHA）。脂肪限制和特别是提供足够量的 MCT 均与 3- 羟酰基肉碱浓度降低有关。

22.5.3　极长链酰基辅酶 A 脱氢酶缺陷

极长链酰基辅酶 A 脱氢酶（VLCAD）对 10~20 个碳的长链酰基辅酶 A 具有底物特异性[12]。VLCAD 是氧化此长度的酰基辅酶 A 的主要酶，其他酶活性很低。因此，完全消除残余活性的酶将导致脂肪酸氧化功能几乎完全阻断，并可能导致禁食后出现症状，通常是在新生儿期发生。在新生儿筛查发现大多数 VLCAD 缺乏症患者的变异是轻微的，仍有残

留活性。这些患者在脂肪酸氧化代谢增强时仍有出现间歇性症状的风险,如在禁食或长时间运动后。

VLCAD 缺陷有三种临床表现(框 22.3)[37]。所有患者,无论基因型如何,都有患上与 MCAD 缺乏症相同的瑞氏综合征的风险。诱发因素为长期禁食和感染。所有患者都有出现肌病症状伴间歇性横纹肌溶解症的风险,有时伴有疼痛性痉挛,但很少伴有肌无力[59]。一些患者经常反复发生严重横纹肌溶解症,这些可能是由长时间运动、禁食、压力或暴露在寒冷中引发的[35]。即使是有轻微变异的患者也可能出现反复的横纹肌溶解症。虽然心脏症状并不总是出现在新生儿期,但严重 VLCAD 缺乏的患者也会发展为心肌病。心肌病通常是肥厚性的,它的范围可以从轻微的心肌肥大到严重的功能障碍。室性心律失常也可能伴随 QT 间期延长、室性心动过速、尖端扭转和心室颤动[21]。

框 22.3　VLCAD 酶活性缺乏的临床表现

- 心脏(严重型):伴严重室性心律失常风险的急性心肌病
- 肝脏:瑞氏综合征(低血糖、转氨酶升高、轻度高氨血症和脑水肿伴有嗜睡和昏迷)
- 肌肉:肌病、横纹肌溶解症
  - 通常与长期运动、禁食、压力或暴露于寒冷有关

VLCAD 缺乏症通常通过长链酰基肉碱 C12、C12:1、C14、C14:1、C14:2、C16 和 C18:1 的升高来识别。VLCAD 的特征是 C14:1 的显著升高,高于 C14 和 C14:2。必须注意使用适当的禁食正常值,因为禁食会导致非此病的个体 C14:1 和 C14 轻度升高,反映了更高的脂肪酸氧化代谢流[32]。在患有轻度 VLCAD 缺乏症的新生儿中,出生后 24 小时

新生儿筛查时酰基肉碱可能出现异常,但随后可以在几天内恢复正常,而患者在疾病或其他压力的情况下仍可能患上危及生命的瑞氏综合征样表现[60,61]。有病例报告新生儿筛查结果为假阴性的患者,因此强调无论筛查结果如何,在有症状的患者中都需要考虑此病[61-63]。在新生儿筛查异常后,可以通过基因或酶检测来完成确诊[64,65]。

VLCAD 缺乏症的主要治疗方法是避免长时间禁食,类似于 MCAD 缺乏症[64,66]。对于患有严重 VLCAD 缺陷(具有心脏表型)的患者,允许的禁食时间比 MCAD 缺乏症短,必须严格遵守。额外的能量以中链甘油三酯的形式提供。对于严重型患者,长链脂肪酸的摄入量必须严格限制在总能量的 10% 左右,以及中链甘油三酯的能量不得超过 30%。在这种严重的脂肪限制期间,必须注意提供充足的必需脂肪酸来源。饮食调整可以改善心肌病[22],降低长链酰基肉碱的浓度,降低横纹肌溶解症的发作频率,但不能预防。奇数碳中链长甘油三酯,如三庚烯酸油,也提供了一种替代能源,并已被证明比中链甘油三酯更有益[67]。第 23 章进一步阐述了长链 FAOD 的营养管理。

为了预防横纹肌溶解症,必须避免长时间运动,在活动 30~45 分钟后休息 15~30 分钟。运动前可补充碳水化合物和中链甘油三酯,降低横纹肌溶解症和肌肉痉挛的发生率,并提高中等强度的运动能力。这些干预措施也能有效改善心脏症状,预防瑞氏综合征症状,减少但不能预防横纹肌溶解症的发作。心肌病对饮食干预有反应,但严重者可能需要心脏移植。

22.6　酮体生成和酮体裂解缺陷概述

22.6.1　酮体生成

3- 羟基 -3- 甲基戊二酰辅酶 A 合成酶是

合成酮体的第一步[68]。此酶缺乏症患者表现为低酮症性低血糖和肝大,但对葡萄糖治疗反应迅速。酮体代谢障碍的主要治疗方法是避免长期禁食[69]。无代谢产物积累,尿液有机酸和血浆酰基肉碱正常。主要诊断标志是,在低血糖的情况下,酮与游离脂肪酸的比值较低。如果在急性发作时没有被确诊,监测下进行的禁食试验能帮助确立诊断。对 HMGCS2 基因进行测序的分子分析是最好的确诊性试验[70]。

22.6.2　酮体裂解缺陷

SCOT 激活乙酰乙酰辅酶 A 酯后,乙酰乙酰辅酶 A 必须被硫解酶裂解为乙酰辅酶 A[71]。有胞质和线粒体二种硫解酶,尽管主要酶仅切割乙酰乙酰辅酶 A,提供基线水平的硫解酶活性,另一种酶同时裂解异亮氨酸代谢来源的乙酰乙酰辅酶 A 和 2- 甲基乙酰乙酰辅酶 A。后一种酶的附加能力是禁食和最高生酮能力过程中产生的高酮体代谢所必需的。酮酸的积累会导致阴离子间隙代谢性酮症酸中毒。临床症状为代谢性酸中毒,伴有库斯莫尔呼吸和呕吐[72]。酮酸的积累如果不能消除,可导致大脑损伤,包括基底节缺血和发育迟缓。治疗包括通过提供葡萄糖来减少酮症,预防性治疗包括避免长时间禁食。β 酮硫解酶还代谢支链甲基酮,如异亮氨酸衍生的乙酰乙酰甲酯[71]。罕见情况,摄入过量的蛋白质引发代谢紊乱,通常需要将婴儿的蛋白质摄入量适度减少到最多 2g/(kg·d)。诊断需要识别高酮症(血液中的酮体 >6mmol/L)和尿液有机酸中是否存在甲基酮(2- 甲基乙酰乙酸、2- 甲基 -3- 羟基丁酸)。在喂养状态下,这些代谢产物浓度可能非常低,在没有确诊性试验的情况下很难确立诊断。确诊性试验包括测量成纤维细胞中的 β 酮硫解酶活性或对 ACAT1 基因进行测序[73]。

SCOT 缺乏的患者有基因变异,使该酶功能完全丧失[74]。它们甚至不能代谢低代谢状态下的正常生成酮体,从而导致新生儿

期代谢性酮症酸中毒。SCOT 缺乏症患者即使在进食状态下也会有过量的酮体,导致新生儿酸中毒、呼吸过速、肌张力低下、呕吐、大脑迟钝和昏迷[75]。据报道,几个罕见的患者变异后残留些许 SCOT 活性。这些患者在禁食时出现高酮症,类似于 β 酮硫解酶缺乏症。治疗很困难。诊断需要成纤维细胞的酶分析或 OXCT1 基因的变异分析[76]。

单羧酸盐携带者变异的患者表现为间歇性高酮症性代谢性酸中毒。双等位基因变异的患者比单一等位基因变异的患者有更严重的酸中毒。主要诊断方法是对编码 MCT1 蛋白的 SLC16A1 基因进行测序[77]。

22.7　总结

脂肪酸氧化障碍和酮体代谢障碍通常表现为长期禁食引发的间歇性症状。避免禁食是治疗的一个关键组成部分,临床操作中需要对照护者进行持续宣教,以保持警惕。心脏和骨骼肌的症状是严重的负担,尤其对长链脂肪酸氧化障碍患者,目前的治疗仅部分有效。

（丁一　邓雨欣　译　韩连书　审校）

参考文献

1. Longo N, Amat di San Filippo C, Pasquali M. Disorders of carnitine transport and the carnitine cycle. Am J Med Genet C Semin Med Genet. 2006;142C(2):77–85.
2. Baruteau J, Sachs P, Broue P, Brivet M, Abdoul H, Vianey-Saban C, et al. Clinical and biological features at diagnosis in mitochondrial fatty acid beta-oxidation defects: a French pediatric study of 187 patients. J Inherit Metab Dis. 2013;36(5):795–803.
3. Boles RG, Buck EA, Blitzer MG, Platt MS, Cowan TM, Martin SK, et al. Retrospective biochemical screening of fatty acid oxidation disorders in post-mortem livers of 418 cases of sudden death in the first year of life. J Pediatr. 1998;132(6):924–33.
4. Chace DH, DiPerna JC, Mitchell BL, Sgroi B, Hofman LF, Naylor EW. Electrospray tandem mass spectrometry for analysis of acylcarnitines in dried postmortem blood specimens collected at autopsy

from infants with unexplained cause of death. Clin Chem. 2001;47(7):1166–82.

5. Nennstiel-Ratzel U, Arenz S, Maier EM, Knerr I, Baumkotter J, Roschinger W, et al. Reduced incidence of severe metabolic crisis or death in children with medium chain acyl-CoA dehydrogenase deficiency homozygous for c.985A>G identified by neonatal screening. Mol Genet Metab. 2005;85(2):157–9.

6. Ficicioglu C, Coughlin CR 2nd, Bennett MJ, Yudkoff M. Very long-chain acyl-CoA dehydrogenase deficiency in a patient with normal newborn screening by tandem mass spectrometry. J Pediatr. 2010;156(3):492–4.

7. Emken EA, Adlof RO, Rohwedder WK, Gulley RM. Influence of linoleic acid on desaturation and uptake of deuterium-labeled palmitic and stearic acids in humans. Biochim Biophys Acta. 1993;1170(2):173–81.

8. Rinaldo P, Matern D, Bennett MJ. Fatty acid oxidation disorders. Annu Rev Physiol. 2002;64:477–502.

9. Turnbull DM, Bartlett K, Stevens DL, Alberti KG, Gibson GJ, Johnson MA, et al. Short-chain acyl-CoA dehydrogenase deficiency associated with a lipid-storage myopathy and secondary carnitine deficiency. N Engl J Med. 1984;311(19):1232–6.

10. Stanley CA, Hale DE, Coates PM, Hall CL, Corkey BE, Yang W, et al. Medium-chain acyl-CoA dehydrogenase deficiency in children with non-ketotic hypoglycemia and low carnitine levels. Pediatr Res. 1983;17(11):877–84.

11. Eder M, Krautle F, Dong Y, Vock P, Kieweg V, Kim JJ, et al. Characterization of human and pig kidney long-chain-acyl-CoA dehydrogenases and their role in beta-oxidation. Eur J Biochem. 1997;245(3):600–7.

12. Aoyama T, Ueno I, Kamijo T, Hashimoto T. Rat very-long-chain acyl-CoA dehydrogenase, a novel mitochondrial acyl-CoA dehydrogenase gene product, is a rate-limiting enzyme in long-chain fatty acid beta-oxidation system. cDNA and deduced amino acid sequence and distinct specificities of the cDNA-expressed protein. J Biol Chem. 1994;269(29):19088–94.

13. Derks TG, Reijngoud DJ, Waterham HR, Gerver WJ, van den Berg MP, Sauer PJ, et al. The natural history of medium-chain acyl CoA dehydrogenase deficiency in the Netherlands: clinical presentation and outcome. J Pediatr. 2006;148(5):665–70.

14. Mayell SJ, Edwards L, Reynolds FE, Chakrapani AB. Late presentation of medium-chain acyl-CoA dehydrogenase deficiency. J Inherit Metab Dis. 2007;30(1):104.

15. Wilhelm GW. Sudden death in a young woman from medium chain acyl-coenzyme A dehydrogenase (MCAD) deficiency. J Emerg Med. 2006;30(3):291–4.

16. Raymond K, Bale AE, Barnes CA, Rinaldo P. Medium-chain acyl-CoA dehydrogenase deficiency: sudden and unexpected death of a 45 year old woman. Genet Med. 1999;1(6):293–4.

17. Mayatepek E, Koch HG, Hoffmann GF. Hyperuricaemia and medium-chain acyl-CoA dehydrogenase deficiency. J Inherit Metab Dis. 1997;20(6):842–3.

18. Davidson-Mundt A, Luder AS, Greene CL. Hyperuricemia in medium-chain acyl-coenzyme A dehydrogenase deficiency. J Pediatr. 1992;120(3):444–6.

19. Ibdah JA, Dasouki MJ, Strauss AW. Long-chain 3-hydroxyacyl-CoA dehydrogenase deficiency: variable expressivity of maternal illness during pregnancy and unusual presentation with infantile cholestasis and hypocalcaemia. J Inherit Metab Dis. 1999;22(7):811–4.

20. Strauss AW, Bennett MJ, Rinaldo P, Sims HF, O'Brien LK, Zhao Y, et al. Inherited long-chain 3-hydroxyacyl-CoA dehydrogenase deficiency and a fetal-maternal interaction cause maternal liver disease and other pregnancy complications. Semin Perinatol. 1999;23(2):100–12.

21. Mathur A, Sims HF, Gopalakrishnan D, Gibson B, Rinaldo P, Vockley J, et al. Molecular heterogeneity in very-long-chain acyl-CoA dehydrogenase deficiency causing pediatric cardiomyopathy and sudden death. Circulation. 1999;99(10):1337–43.

22. Cox GF, Souri M, Aoyama T, Rockenmacher S, Varvogli L, Rohr F, et al. Reversal of severe hypertrophic cardiomyopathy and excellent neuropsychologic outcome in very-long-chain acyl-coenzyme A dehydrogenase deficiency. J Pediatr. 1998;133(2):247–53.

23. Brown-Harrison MC, Nada MA, Sprecher H, Vianey-Saban C, Farquhar J Jr, Gilladoga AC, et al. Very long chain acyl-CoA dehydrogenase deficiency: successful treatment of acute cardiomyopathy. Biochem Mol Med. 1996;58(1):59–65.

24. Cavicchi C, Donati M, Parini R, Rigoldi M, Bernardi M, Orfei F, et al. Sudden unexpected fatal encephalopathy in adults with OTC gene mutations-clues for early diagnosis and timely treatment. Orphanet J Rare Dis. 2014;9:105.

25. Choong K, Clarke JT, Cutz E, Pollit RJ, Olpin SE. Lethal cardiac tachyarrhythmia in a patient with neonatal carnitine-acylcarnitine translocase deficiency. Pediatr Dev Pathol. 2001;4(6):573–9.

26. Bonnet D, Martin D, Pascale De L, Villain E, Jouvet P, Rabier D, et al. Arrhythmias and conduction defects as presenting symptoms of fatty acid oxidation disorders in children. Circulation. 1999;100(22):2248–53.

27. El-Gharbawy A, Vockley J. Inborn errors of metabolism with myopathy: defects of fatty acid oxidation and the carnitine shuttle system. Pediatr Clin N Am. 2018;65(2):317–35.

28. Fletcher JM, Pitt JJ. Fasting medium chain acyl-coenzyme a dehydrogenase--deficient children can make ketones. Metabolism. 2001;50(2):161–5.

29. Millington DS, Kodo N, Norwood DL, Roe CR. Tandem mass spectrometry: a new method for acylcarnitine profiling with potential for neonatal screening for inborn errors of metabolism. J Inherit Metab Dis. 1990;13(3):321–4.

30. Van Hove JL, Zhang W, Kahler SG, Roe CR, Chen YT, Terada N, et al. Medium-chain acyl-CoA dehydrogenase (MCAD) deficiency: diagnosis by acylcarnitine analysis in blood. Am J Hum Genet. 1993;52(5):958–66.

31. Bonnefont JP, Specola NB, Vassault A, Lombes A, Ogier H, de Klerk JB, et al. The fasting test in paediatrics: application to the diagnosis of pathological hypo- and hyperketotic states. Eur J Pediatr. 1990;150(2):80–5.

32. Costa CC, de Almeida IT, Jakobs C, Poll-The BT, Duran M. Dynamic changes of plasma acylcarnitine levels induced by fasting and sunflower oil challenge test in children. Pediatr Res. 1999;46(4):440–4.

33. Fingerhut R, Roschinger W, Muntau AC, Dame T, Kreischer J, Arnecke R, et al. Hepatic carnitine palmitoyltransferase I deficiency: acylcarnitine profiles in blood spots are highly specific. Clin Chem. 2001;47(10):1763–8.

34. Hesse J, Braun C, Behringer S, Matysiak U, Spiekerkoetter U, Tucci S. The diagnostic challenge in very-long chain acyl-CoA dehydrogenase deficiency (VLCADD). J Inherit Metab Dis. 2018;41(6):1169–78.

35. Hoffmann L, Haussmann U, Mueller M, Spiekerkoetter U. VLCAD enzyme activity determinations in newborns identified by screening: a valuable tool for risk assessment. J Inherit Metab Dis. 2012;35(2):269–77.

36. Wanders RJ, Ruiter JP, IJLst L, Waterham HR, Houten SM. The enzymology of mitochondrial fatty acid beta-oxidation and its application to follow-up analysis of positive neonatal screening results. J Inherit Metab Dis. 2010;33(5):479–94.

37. Andresen BS, Olpin S, Poorthuis BJ, Scholte HR, Vianey-Saban C, Wanders R, et al. Clear correlation of genotype with disease phenotype in very-long-chain acyl-CoA dehydrogenase deficiency. Am J Hum Genet. 1999;64(2):479–94.

38. Coughlin CR 2nd, Ficicioglu C. Genotype-phenotype correlations: sudden death in an infant with very-long-chain acyl-CoA dehydrogenase deficiency. J Inherit Metab Dis. 2010;33 Suppl 3:S129–31.

39. Sander S, Janzen N, Janetzky B, Scholl S, Steuerwald U, Schafer J, et al. Neonatal screening for medium chain acyl-CoA deficiency: high incidence in Lower Saxony (northern Germany). Eur J Pediatr. 2001;160(5):318–9.

40. Chace DH, Kalas TA, Naylor EW. The application of tandem mass spectrometry to neonatal screening for inherited disorders of intermediary metabolism. Annu Rev Genomics Hum Genet. 2002;3:17–45.

41. Rinaldo P, Raymond K, al-Odaib A, Bennett MJ. Clinical and biochemical features of fatty acid oxidation disorders. Curr Opin Pediatr. 1998;10(6):615–21.

42. Heales SJ, Thompson GN, Massoud AF, Rahman S, Halliday D, Leonard JV. Production and disposal of medium-chain fatty acids in children with medium-chain acyl-CoA dehydrogenase deficiency. J Inherit Metab Dis. 1994;17(1):74–80.

43. Anderson DR, Viau K, Botto LD, Pasquali M, Longo N. Clinical and biochemical outcomes of patients with medium-chain acyl-CoA dehydrogenase deficiency. Mol Genet Metab. 2020;129(1):13–9.

44. Ruitenbeek W, Poels PJ, Turnbull DM, Garavaglia B, Chalmers RA, Taylor RW, et al. Rhabdomyolysis and acute encephalopathy in late onset medium chain acyl-CoA dehydrogenase deficiency. J Neurol Neurosurg Psychiatry. 1995;58(2):209–14.

45. Arens R, Gozal D, Jain K, Muscati S, Heuser ET, Williams JC, et al. Prevalence of medium-chain acyl-coenzyme A dehydrogenase deficiency in the sudden infant death syndrome. J Pediatr. 1993;122(5 Pt 1):715–8.

46. Gregersen N, Winter V, Curtis D, Deufel T, Mack M, Hendrickx J, et al. Medium-chain acyl-CoA dehydrogenase (MCAD) deficiency: the prevalent mutation G985 (K304E) is subject to a strong founder effect from northwestern Europe. Hum Hered. 1993;43(6):342–50.

47. Andresen BS, Dobrowolski SF, O'Reilly L, Muenzer J, McCandless SE, Frazier DM, et al. Medium-chain acyl-CoA dehydrogenase (MCAD) mutations identified by MS/MS-based prospective screening of newborns differ from those observed in patients with clinical symptoms: identification and characterization of a new, prevalent mutation that results in mild MCAD deficiency. Am J Hum Genet. 2001;68(6):1408–18.

48. Derks TG, van Spronsen FJ, Rake JP, van der Hilst CS, Span MM, Smit GP. Safe and unsafe duration of fasting for children with MCAD deficiency. Eur J Pediatr. 2007;166(1):5–11.

49. Yusupov R, Finegold DN, Naylor EW, Sahai I, Waisbren S, Levy HL. Sudden death in medium chain acyl-coenzyme a dehydrogenase deficiency (MCADD) despite newborn screening. Mol Genet Metab. 2010;101(1):33–9.

50. IJlst L, Ruiter JP, Hoovers JM, Jakobs ME, Wanders RJ. Common missense mutation G1528C in long-chain 3-hydroxyacyl-CoA dehydrogenase deficiency. Characterization and expression of the mutant protein, mutation analysis on genomic DNA and chromosomal localization of the mitochondrial trifunctional protein alpha subunit gene. J Clin Invest. 1996;98(4):1028–33.

51. Brackett JC, Sims HF, Rinaldo P, Shapiro S, Powell CK, Bennett MJ, et al. Two alpha subunit donor splice site mutations cause human trifunctional protein deficiency. J Clin Invest. 1995;95(5):2076–82.

52. Ushikubo S, Aoyama T, Kamijo T, Wanders RJ, Rinaldo P, Vockley J, et al. Molecular characterization of mitochondrial trifunctional protein deficiency: formation of the enzyme complex is important for stabilization of both alpha- and beta-subunits. Am J Hum Genet. 1996;58(5):979–88.

53. Fletcher AL, Pennesi ME, Harding CO, Weleber RG, Gillingham MB. Observations regarding retinopathy in mitochondrial trifunctional protein deficiencies. Mol Genet Metab. 2012;106(1):18–24.

54. den Boer ME, Wanders RJ, Morris AA, IJlst L, Heymans HS, Wijburg FA. Long-chain 3-hydroxyacyl-CoA dehydrogenase deficiency: clinical presentation and follow-up of 50 patients. Pediatrics. 2002;109(1):99–104.

55. Gillingham MB, Weleber RG, Neuringer M, Connor WE, Mills M, van Calcar S, et al. Effect of optimal dietary therapy upon visual function in children with

long-chain 3-hydroxyacyl CoA dehydrogenase and trifunctional protein deficiency. Mol Genet Metab. 2005;86(1–2):124–33.

56. Ibdah JA, Tein I, Dionisi-Vici C, Bennett MJ, IJlst L, Gibson B, et al. Mild trifunctional protein deficiency is associated with progressive neuropathy and myopathy and suggests a novel genotype-phenotype correlation. J Clin Invest. 1998;102(6):1193–9.

57. Yang Z, Yamada J, Zhao Y, Strauss AW, Ibdah JA. Prospective screening for pediatric mitochondrial trifunctional protein defects in pregnancies complicated by liver disease. JAMA. 2002;288(17):2163–6.

58. Van Hove JL, Kahler SG, Feezor MD, Ramakrishna JP, Hart P, Treem WR, et al. Acylcarnitines in plasma and blood spots of patients with long-chain 3-hydroxyacyl-coenzyme A dehydrogenase defiency. J Inherit Metab Dis. 2000;23(6):571–82.

59. Ogilvie I, Pourfarzam M, Jackson S, Stockdale C, Bartlett K, Turnbull DM. Very long-chain acyl coenzyme A dehydrogenase deficiency presenting with exercise-induced myoglobinuria. Neurology. 1994;44(3 Pt 1):467–73.

60. Schymik I, Liebig M, Mueller M, Wendel U, Mayatepek E, Strauss AW, et al. Pitfalls of neonatal screening for very-long-chain acyl-CoA dehydrogenase deficiency using tandem mass spectrometry. J Pediatr. 2006;149(1):128–30.

61. Boneh A, Andresen BS, Gregersen N, Ibrahim M, Tzanakos N, Peters H, et al. VLCAD deficiency: pitfalls in newborn screening and confirmation of diagnosis by mutation analysis. Mol Genet Metab. 2006;88(2):166–70.

62. Sahai I, Bailey JC, Eaton RB, Zytkovicz T, Harris DJ. A near-miss: very long chain acyl-CoA dehydrogenase deficiency with normal primary markers in the initial well-timed newborn screening specimen. J Pediatr. 2011;158(1):172; author reply -3.

63. Spiekerkoetter U, Mueller M, Sturm M, Hofmann M, Schneider DT. Lethal undiagnosed very long-chain acyl-CoA dehydrogenase deficiency with mild C14-Acylcarnitine abnormalities on Newborn screening. JIMD Rep. 2012;6:113–5.

64. Arnold GL, Van Hove J, Freedenberg D, Strauss A, Longo N, Burton B, et al. A Delphi clinical practice protocol for the management of very long chain acyl-CoA dehydrogenase deficiency. Mol Genet Metab. 2009;96(3):85–90.

65. Spiekerkoetter U, Sun B, Zytkovicz T, Wanders R, Strauss AW, Wendel U. MS/MS-based newborn and family screening detects asymptomatic patients with very-long-chain acyl-CoA dehydrogenase deficiency.

J Pediatr. 2003;143(3):335–42.

66. Spiekerkoetter U, Lindner M, Santer R, Grotzke M, Baumgartner MR, Boehles H, et al. Treatment recommendations in long-chain fatty acid oxidation defects: consensus from a workshop. J Inherit Metab Dis. 2009;32(4):498–505.

67. Gillingham MB, Heitner SB, Martin J, Rose S, Goldstein A, El-Gharbawy AH, et al. Triheptanoin versus trioctanoin for long-chain fatty acid oxidation disorders: a double blinded, randomized controlled trial. J Inherit Metab Dis. 2017;40(6):831–43.

68. Robinson AM, Williamson DH. Physiological roles of ketone bodies as substrates and signals in mammalian tissues. Physiol Rev. 1980;60(1):143–87.

69. Thompson GN, Hsu BY, Pitt JJ, Treacy E, Stanley CA. Fasting hypoketotic coma in a child with deficiency of mitochondrial 3-hydroxy-3-methylglutaryl-CoA synthase. N Engl J Med. 1997;337(17):1203–7.

70. Aledo R, Zschocke J, Pie J, Mir C, Fiesel S, Mayatepek E, et al. Genetic basis of mitochondrial HMG-CoA synthase deficiency. Hum Genet. 2001;109(1):19–23.

71. Korman SH. Inborn errors of isoleucine degradation: a review. Mol Genet Metab. 2006;89(4):289–99.

72. Sovik O. Mitochondrial 2-methylacetoacetyl-CoA thiolase deficiency: an inborn error of isoleucine and ketone body metabolism. J Inherit Metab Dis. 1993;16(1):46–54.

73. Abdelkreem E, Harijan RK, Yamaguchi S, Wierenga RK, Fukao T. Mutation update on ACAT1 variants associated with mitochondrial acetoacetyl-CoA thiolase (T2) deficiency. Hum Mutat. 2019;40(10):1641–63.

74. Fukao T, Mitchell G, Sass JO, Hori T, Orii K, Aoyama Y. Ketone body metabolism and its defects. J Inherit Metab Dis. 2014;37(4):541–51.

75. Fukao T, Sass JO, Kursula P, Thimm E, Wendel U, Ficicioglu C, et al. Clinical and molecular characterization of five patients with succinyl-CoA:3-ketoacid CoA transferase (SCOT) deficiency. Biochim Biophys Acta. 2011;1812(5):619–24.

76. Fukao T, Mitchell GA, Song XQ, Nakamura H, Kassovska-Bratinova S, Orii KE, et al. Succinyl-CoA:3-ketoacid CoA transferase (SCOT): cloning of the human SCOT gene, tertiary structural modeling of the human SCOT monomer, and characterization of three pathogenic mutations. Genomics. 2000;68(2):144–51.

77. van Hasselt PM, Ferdinandusse S, Monroe GR, Ruiter JP, Turkenburg M, Geerlings MJ, et al. Monocarboxylate transporter 1 deficiency and ketone utilization. N Engl J Med. 2014;371(20):1900–7.

第 23 章

23

脂肪酸氧化障碍的营养管理

Fran Rohr

目录

核心信息

长链脂肪酸氧化障碍

急性期疾病的管理和避免长时间禁食是减少对脂肪作为能量来源依赖的重要治疗策略。

1. 营养管理取决于疾病的严重程度;在最严重的形势中,长链脂肪被限制在总能量摄入的 10% 以内。

2. 限制长链脂肪的饮食需要监测必需脂肪酸和脂溶性维生素。

中链酰基辅酶 A 脱氢酶缺乏症

1. 急性期疾病管理和避免长时间禁食是减少对脂肪作为能量来源的依赖的重要治疗策略。

2. MCAD 缺乏症患者应避免 MCT,但不建议限制其他脂肪的摄入,建议采用正常健康的饮食。

23.1 背景

脂肪酸氧化障碍的病理生理学在第 22 章有详细的描述。总之,当需要脂肪作为能量来源时,例如在长期禁食期间,就会发生脂肪分解。游离脂肪酸从甘油三酯中释放出来,酯化,与肉碱结合,并运输到线粒体中进行 β 氧化。在线粒体中,一系列碳链长度特异性酶将脂肪酸分解成乙酰辅酶 A,进入柠檬酸循环或形成酮体[1]。长链脂肪酸氧化障碍(long-chain fatty acid oxidation disorders, LC-FAOD)通路中任何一种酶的缺乏都可能导致代谢紊乱。LC-FAOD 包括 CPT-Ⅰ、CPT-Ⅱ、CACT、VLCAD、LCHAD 和三功能蛋白(trifunctional protein, TFP)缺乏症。CPT-Ⅰ、CACT 和 CPT-Ⅱ 缺乏症是将脂肪酸转运到线粒体发生障碍,而 VLCAD、LCHAD 和 TFP 缺乏症是线粒体 β 氧化过程的障碍[2](表 23.1)。所有这些都可能导致与心脏、肝脏和 / 或肌肉能量耗竭相关的症状。LC-

FAOD 的管理方法相似,包括避免长时间禁食,确保足够的能量摄入和补充中链甘油三酯或三庚酸甘油酯。

在第 22 章中描述的中链酰基辅酶 A 脱氢酶(MCAD)也是一种线粒体酶,参与了含 6~8 个碳原子的脂肪酸代谢[3],MCAD 缺乏症的管理也将在本章中讨论。短链酰基辅酶 A 脱氢酶(SCAD)缺乏症不需要特殊的饮食治疗,它是一种良性状态(表 23.1)[4]。

表 23.1 血浆酰基肉碱分析鉴定的脂肪酸氧化障碍[5]

肉碱代谢障碍
肉碱摄取缺陷
CACT 缺乏症
CPT-Ⅰ 和 CPT-Ⅱ 缺乏症
长链脂肪酸(12~20 个碳原子)氧化障碍
VLCAD 缺乏症
LCHAD 缺乏症
TFP 缺乏症
中链脂肪酸(6~12 个碳原子)氧化障碍
MCAD 缺乏症
中链 3-酮酰基辅酶 A 硫解酶(MCKAT)缺乏症
2,4 二烯酰辅酶 A 还原酶缺乏症
短链脂肪酸(<6 个碳原子)氧化障碍
SCAD 缺乏症
SCHAD 缺乏症
其他
MADD 缺乏症或戊二酸血症Ⅱ型

Adapted from Rinaldo et al.[5]。

23.2 长链脂肪酸氧化障碍的管理

23.2.1 慢性期营养管理

LC-FAOD 时,线粒体长链脂肪酸 β 氧化过程中的一种或多种酶缺乏,脂肪不能正常氧化为乙酰辅酶 A 进入柠檬酸循环,也不会形成酮体。营养管理的主要原则是避免依赖长链脂肪作为能量底物。这可以通过避免生理应激和饮食调整来实现(框 23.1)。

框 23.1   长链脂肪酸氧化障碍的管理原则

通过以下方式尽量减少将长链脂肪作为能量底物:
- 避免生理应激:
  - 疾病
  - 长时间禁食
  - 没有足够能量摄入时运动
- 将饮食调整为:
  - 限制长链脂肪摄入
  - 提供替代能源来源,如:
    中链甘油三酯
    三庚酸甘油酯

具体的营养建议取决于患者的健康状况和疾病的严重程度[6]。通常,LC-FAOD 婴儿临床表现为心肌病或低酮症性低血糖,多数需要严格的饮食调整。目前在许多国家,新生儿筛查发现了可能患有 LC-FAOD 的婴儿,其中许多婴儿无症状。在评估疾病严重程度的同时需要对无症状婴儿是否需要积极治疗进行临床判断,此外,还需要对疾病的严重程度进行准确分类。目前的分子和酶学评估在预测患儿是否会出现症状方面并不理想[7]。目前对无症状患者的临床管理实践中存在差异[8-10],但总体看有管理不严格的趋势[6]。LC-FAOD 的建议主要基于治疗 VLCAD 缺乏症的证据,但也可以应用于其他长链代谢障碍疾病。

23.2.2　疾病治疗

也许治疗 LC-FAOD 或 MCAD 缺乏症患者最重要的方面是向家属宣教患者生病时寻求医疗救助的紧迫性。特别是当患者摄入不足或呕吐时,需要快速补充能量(即碳水化合物)。根据患者的进食耐受能力,碳水化合

物以常规食物和饮料、含有葡萄糖聚合物的特医食品(附录 C)或静脉注射葡萄糖等形式提供。建议为家庭提供一份应急方案,其中包括疾病描述、应急管理和患者生病时要做的实验室检查[11]。

23.2.3　禁食

通常在禁食 12 小时后,葡萄糖和糖原储存耗尽,脂肪会被氧化以产生能量(第 5 章)。尽管 LC-FAOD 的婴儿可以毫无困难地忍受 12 小时的禁食,但临床上对两次喂食之间的时间间隔的建议差异很大[12],大多数建议将喂食间隔缩短小于 12 小时以提供安全边界。婴儿耐受禁食的能力将取决于是否存在疾病、末次就餐时间以及体重[12]。表 23.2 给出了 LC-FAOD 患者最大禁食间隔时间的建议[6]。由于新生儿一般每 2~4 小时喂一次奶,因此推荐的安全喂食间隔通常不会干扰婴儿的正常喂养计划。对于病情严重的婴儿,可能需要在夜间叫醒孩子喂养;然而,对于轻度 LC-FAOD 患者,这种做法可能会导致过度喂养,给家庭带来不必要的压力。

表 23.2　VLCAD 缺乏症患者在健康时两次喂养的最大间隔时间

年龄	小时
0~4 月龄	3~4
4~6 月龄	4~6
6~9 月龄	6~8
9~12 月龄	8~10
>12	10~12

选自 GMDI/SERN 营养指南[13]。

目标是在白天为患儿提供推荐的能量摄入量,并在晚上遵循禁食指南。如果白天的能量需求没有达标,建议在夜间食用含有复杂碳水化合物的零食[6]。与糖原贮积症不同,没有必要使用生玉米淀粉来延长喂养间隔。需要注意的是,低血糖很少是 LC-FAOD

患者生病时的首发症状[6];因此,不建议使用血糖仪监测血糖,因为这可能会给家庭带来一种虚假的安全感(见表 23.2)。

23.2.4 饮食调整

只要母乳供应充足(如果婴儿是母乳喂养的),按照提供的指南喂养(表 23.3),而且婴儿在临床上保持正常,无症状的 LC-FAOD 婴儿可以继续接受标准婴儿配方奶粉或母乳[6]。应密切监测无症状的婴儿,并提供在疾病情况下能使用的紧急治疗方案。在中度或重度 LC-FAOD 患儿中,饮食管理的目标是减少长链脂肪并提供替代能量来源。

表 23.3 VLCAD 缺乏症患者的脂肪建议摄入量(总脂肪、长链脂肪和中链脂肪)

年龄	疾病严重程度	总脂肪(总能量的百分比)	长链脂肪(总能量的百分比)	中链脂肪(总能量的百分比)
0~6月龄	重度	40~55	10~15	30~45
	中度		15~30	10~30
	轻度		30~55	0~20
7~12月龄	重度	35~45	10~15	25~30
	中度		15~30	10~25
	轻度		30~40	0~10
1~3岁	重度	30~40	10~15	10~30
	中度		20~30	10~20
	轻度		20~40	0~10
4~18岁	重度	25~35	10	15~25
	中度		15~25	10~20
	轻度		20~35	0~10
>19岁	重度	20~35	10	10~25
	中度		15~20	10~20
	轻度		20~35	0~10

选自 GMDI/SERN 营养指南[13]。

不限制饮食中的总脂肪,只限制脂肪的来源。推荐的长链脂肪摄入量范围,从严重型

LC-FAOD 婴儿 10% 的能量占比,到轻型 LC-FAOD 婴儿 45% 的能量占比(见表 23.3)[6]。除脂肪外的其他所有营养素的摄入量应满足 DRI(附录 D)。与较低的蛋白质摄入量(12% 的能量占比)相比,高蛋白摄入量(25% 的能量占比)与保持瘦体重和较低的脂质谱相关[14](见表 23.3)[13]。

中链甘油三酯(MCT)经常被用作替代能量来源。在 LC-FOAD 中使用 MCT 已被证明可以逆转心肌病[15]。MCT 含有偶数链脂肪酸,长度为 6~12 个碳原子。它们很容易通过门静脉吸收,在线粒体中运输不需要左旋肉碱,也不依赖 LCHAD 氧化[16]。MCT 提供 LC-FAOD 饮食中 10%~45% 的能量,具体取决于疾病的严重程度[6,17]。更高剂量的 MCT 是不切实际的,因为高浓度的 MCT 会导致胃肠道痉挛、呕吐和腹泻[18]。医生会根据体重来开具 MCT 处方,婴儿期使用 2~3g/kg,一年后使用 1~1.25g/kg[19]。

三庚酸甘油酯(C7)是一种奇数链中脂,每个脂肪酸侧链中含有 7 个碳原子。与 MCT 一样,它不需要肉碱来被转运到线粒体中,利用短链和中链酰基辅酶 A 脱氢酶进行 β 氧化,导致每个 7 碳脂肪酸产生 2 个乙酰辅酶 A 分子和 1 个丙酰辅酶 A 分子。乙酰辅酶 A 进入柠檬酸循环产生能量,或被转移到肝脏产生酮体。丙酰辅酶 A 被代谢为琥珀酰辅酶 A,进入柠檬酸循环。LC-FAOD 患者被认为缺乏柠檬酸中间体,而这些中间体的再供应,被称为添补反应,可以为糖异生提供能量[20]。

Dojolvi 是一种液体形式的三庚酸甘油酯,在美国被批准作为能量来源,用于治疗分子检测证实的 LC-FAOD 儿童和成人患者[21]。临床研究表明接受三庚酸甘油酯的 LC-FAOD 患者比偶数链 MCT 治疗患者的心脏改善更佳(例如,射血分数更高、左室壁质量减少、静息心率降低)[22,23],同时与 LC-FAOD 相关的主要临床事件的频率和持续时间降低[24]。药物副作用与 MCT 相似,主要是轻度至中度

胃肠道紊乱[25]。

处方建议 Dojolvi 可以提供最高达 35% 的患者总推荐能量。Dojolvi 用于替代偶数链 MCT,而不是作为其补充。正在接受 MCT 治疗的患者应该先停止 MCT,Dojolvi 从 MCT 提供的当前能量百分比开始,然后逐渐增加到总摄入能量的 35%。对于以前未用过偶数链 MCT 的患者,Dojolvi 开始提供总能量摄入的 10%,在耐受的情况下逐渐增加至 35% 的总能量。Dojolvi 每天至少被分为四次,在用餐时或与零食一起给予[21]。

23.2.5 婴儿期后的饮食

饮食遵循与婴儿期相同的原则,根据疾病的严重程度,保持长链脂肪和中链脂肪的数量之间的平衡。饮食中长链脂肪的来源从标准婴儿配方奶粉或母乳转向食物来源。需要严格限制长链脂肪摄入(占总能量的 10%~15%)的患者会被处方饮食中每日允许的最大长链脂肪克数,并被告知如何计算食物中脂肪的克数。如果患者正在接受 MCT 作为其治疗方案的一部分,他们要么继续使用通常含有 MCT 的特医食品配方,要么改用另一种来源的 MCT 补充剂(表 23.4)。

表 23.4 MCT 补充剂

产品	MCT kcal 占比 /%	MCT 含量	能量 kcal[d]
MCT Procal (Vitaflo[a])	92	每 16g 粉含 10g (16g = 1 包)	105
MCT 油 (Nestle[b])	100	每匙 14g	116
Liquigen (Nutricia[c])	96	45g 每瓶 (250mL)	450
Betaquik (Vitaflo[a])	89	45g 每瓶 (225mL)	420

[a] 美国 Vitaflo。
[b] 雀巢营养。
[c] 北美纽迪希亚。
[d] 在 "MCT 含量" 列中列出的每份含量。

23.2.6 补充

LCHAD 缺乏症患者应补充二十二碳六烯酸(DHA)(体重 <20kg 的患者为 60mg/d,体重≥20kg 的患者为 100mg/d),因为 DHA 可以稳定这种疾病中所见的视网膜病变[17]。对于其他 LC-FAOD,如果患者正在接受 FAOD 特医食品,则不需要在婴儿期补充 DHA,因为这些特医食品配方中添加了 DHA 和花生四烯酸(ARA)[6]。对于服用 Dojolvi 的婴儿,以及不再服用 FAOD 配方的较大儿童,根据营养师对 EFA 摄入量的评估和实验室监测,可能需要补充 DHA 或 EFA。补充特定的油,如核桃油或亚麻油,作为 EFA 的来源可能是必要的[26]。对于长链脂肪限制严重的患者,脂溶性维生素的摄入量可能较低,通常需要补充。

23.2.7 运动饮食

为长时间运动提供额外的能量来源可能有助于预防或减少 LC-FAOD 患者发生横纹肌溶解。建议包括提供复杂碳水化合物来源和补充 MCT(每千克体重补充 0.3g),以提高运动耐受性[27]。理想情况下,应在运动前 20~45 分钟补充 MCT[6]。在运动过程中,鼓励摄入足够的液体和简单碳水化合物,并根据需要休息。

23.3 LC-FAOD 患者的监测

脂肪酸氧化障碍患者的营养监测包括标准人体测量,以及对营养摄入量和身体体征和症状的评估(框 23.2)。常规实验室监测包括肌酸激酶和血浆肉碱谱分析,并对限制脂肪饮食的个体进行额外监测。患者有发生必需脂肪酸、DHA 和脂溶性维生素缺乏的风险。应至少每年监测一次红细胞或血浆脂肪酸谱和脂溶性维生素,如果临床有提示,应更频繁地监测(附录 H)。

肌酸激酶(CK)是一种与 VLCAD 缺乏症和其他 LC-FAOD 患者临床表现相关的生物标志物,应常规监测[6]。CK 升高是生理应激的标志,特别是骨骼肌缺乏能量的标志。非常高的 CK 浓度与横纹肌溶解有关,如果不加以纠正,可导致肾功能衰竭。肌钙蛋白和 B 型钠尿肽(BNP)是心肌应激的标志物,在严重 LC-FAOD 相关心肌病患者应进行随访检测。

LC-FAOD 患者应监测血浆肉碱谱(总肉碱、酯酰基肉碱和游离肉碱),但是否应该补充左旋肉碱是有争议的。如果血浆游离肉碱含量很低(<10μmol/L),通常建议补充[6],但一些临床医生认为补充肉碱尚未显示有益,不建议补充[28](附录 F)。

血浆酰基肉碱谱显示患者是否在酰基肉碱积累,可用于 LC-FAOD 患者的监测。然而,酰基肉碱受到几个因素的影响,如饮食和/或运动的时间,以及基因型[29];因此,它们有助于评估随时间变化的代谢控制趋势,而不是作为需要改变饮食的特定标志。这与 PKU 患者不同,PKU 患者的饮食是基于一个标志物进行微调:血液苯丙氨酸。在 LCHAD 患者中,减少饮食中的长链脂肪已被证明可以降低血浆酰基肉碱浓度,并与视网膜病变改善有关[17];然而,在 VLCAD 患者中,尚未显示降低酰基肉碱浓度的临床益处。

23.4 中链酰基辅酶 A 脱氢酶缺乏症的营养管理

23.4.1 慢性期管理

MCAD 缺乏症患者应避免使用中链甘油三酯(MCT),但在身体健康时不需要饮食干预。在婴儿期,只要母乳供应充足,就允许母乳喂养。然而,一些婴儿在出生后的前几天,母乳喂养正在建立,婴儿的能量摄入不足时,会出现 MCAD 缺乏症症状。只要配方奶中不含 MCT,用标准婴儿配方奶喂养是可以接受的。6 月龄至 1 岁的儿童,推荐禁食时间为 8 小时,1 岁后为 10 小时,2 岁后为 12 小时[30]。

MCAD 缺乏症患者补充肉碱存在争议,实践中也存在差异[10]。与 LC-FAOD 不同,MCAD 缺乏的酰基肉碱不会累积,因此不用过多担心其毒性。在一些中心,推荐每天服用肉碱,但在另一些中心,只在生病期间提供肉碱(第 22 章)。许多临床医生监测血浆游离肉碱,并在游离肉碱较低时补充肉碱。

23.5 FAOD(MCAD 缺乏症和 LC-FAOD)患者的急性期营养管理

发病的 FAOD 患者只要饮食可以,没有呕吐或腹泻,就可以在家治疗[6,31]。任何疾病都有可能危及生命,必须在代谢科医生的指导下进行评估。患者是否需要紧急就诊进行医学评估和/或静脉营养支持,取决于患者是否能够摄取足够的能量,以防止依赖脂肪作为能量来源。患者在家应摄入的碳水化合物量见第 5 章和附录 C。

患有 MCAD 缺乏症和 LC-FAOD 的个体在一生中都有代谢紊乱的风险,只要有可能导致能量剥夺的情况,包括疾病、长时间禁食(出于宗教或其他原因)、剧烈或长时间运动而没有提供足够的能量、不吃饭、过度节食或与疾病相关的呕吐、饮食失调或酗酒。长时间禁食的医源性原因,如镇静、麻醉、外科或牙科手术,患者不允许经口摄入时,应给予静脉注射葡萄糖作为能量来源。在择期外科手术和紧急的计划外手术前,应咨询代谢科医生。在生命早期就这些情况进行防御措施咨询,并继续随访 FAOD 患者,有助于预防意外发生。

需要注意的是,MCAD 缺乏症代谢紊乱风险最高的人群包括 A985G 突变纯合子的患者[32]和伴有呕吐等疾病的患者[33]。需要特别注意的是,要确保家属了解与 FAOD 相关的风险,并有足够的社会支持来快速应对紧急情况。

23.6　总结

脂肪酸氧化障碍涵盖了长链、中链和短链脂肪代谢中广泛的酶缺陷。LC-FAOD 和 MCAD 缺乏症患者可表现为严重疾病或无症状。LC-FAOD 的慢性期营养管理侧重于避免依赖脂肪作为能量来源,并通过其他方式提供足够的能量。在严重型 LC-FAOD,长链脂肪被限制在提供小于 10% 的总能量,补充 MCT 或三庚酸甘油酯可提供替代能量来源。MCAD 患者不需要日常调整饮食,但如果因疾病、应激或其他原因而禁食,则有发生急性代谢危象的风险。LC-FAOD 和 MCAD 缺乏症的急性期管理都是提供足够的能量来防止分解代谢。

23.7　饮食计算示例

例 1

患者信息	营养摄入目标（每天）
年龄:8 岁男孩,中度 VLCAD 缺乏症 体重:25kg	能量:1 900kcal(DRI) 总脂肪摄入:约 30%(正常脂肪摄入量) LCF:20% 能量 = 380kcal = 42g LCF MCT:10% 能量 = 190kcal = 23g MCT (记住 MCT 提供 8.3kcal/g) 亚油酸 10g(DRI) α- 亚麻酸 0.9g(DRI)

达到 MCT 的目标, 你需要补充多少 Liquigen?
- 每 100mL Liquigen 含有 45.4g MCT
- 23g MCT 除 以 45.4/100mL = 50.6mL (51mL)
- 给予 17mL,每日三次

从食物中摄取多少脂肪?
- 42g
- (每餐 10g,每份零食 4g——假设每日 3 餐,3 份零食)

附加案例

VLCAD 缺乏症工具包的 GMDI/SERN 营养指南包含 6 例饮食计算:
- 患有心肌病的婴儿
- 无症状婴儿
- 蹒跚学步的孩子正在过渡到不吃特医食品
- 参与体育运动的青少年
- 横纹肌溶解症的成人
- 孕妇

（张开创　译　　张惠文　审校）

参考文献

1. Aoyama T, Uchida Y, Kelley RI, Marble M, Hofman K, Tonsgard JH, et al. A novel disease with deficiency of mitochondrial very-long-chain acyl-CoA dehydrogenase. Biochem Biophys Res Commun. 1993;191(3):1369–72.

2. Knottnerus SJG, Bleeker JC, Wust RCI, Ferdinandusse S, IJlst L, Wijburg FA, et al. Disorders of mitochondrial long-chain fatty acid oxidation and the carnitine shuttle. Rev Endocr Metab Disord. 2018;19(1):93–106.

3. Merritt JL 2nd, Chang IJ. Medium-chain acyl-coenzyme A dehydrogenase deficiency. In: Adam MP, Ardinger HH, Pagon RA, Wallace SE, LJH B, Mirzaa G, et al., editors. GeneReviews((R)). Seattle: University of Washington, Seattle; 1993.

4. Gallant NM, Leydiker K, Tang H, Feuchtbaum L, Lorey F, Puckett R, et al. Biochemical, molecular, and clinical characteristics of children with short chain acyl-CoA dehydrogenase deficiency detected by newborn screening in California. Mol Genet Metab. 2012;106(1):55–61.

5. Rinaldo P, Cowan TM, Matern D. Acylcarnitine profile analysis. Genet Med. 2008;10(2):151–6.

6. Van Calcar SC, Sowa M, Rohr F, Beazer J, Setlock T, Weihe TU, et al. Nutrition management guideline for very-long chain acyl-CoA dehydrogenase deficiency (VLCAD): an evidence- and consensus-based approach. Mol Genet Metab. 2020;131(1–2):23–37.

7. Hesse J, Braun C, Behringer S, Matysiak U, Spiekerkoetter U, Tucci S. The diagnostic challenge in very-long chain acyl-CoA dehydrogenase deficiency (VLCADD). J Inherit Metab Dis. 2018;41(6):1169–78.

8. Arnold GL, Van Hove J, Freedenberg D, Strauss A, Longo N, Burton B, et al. A Delphi clinical practice protocol for the management of very long chain acyl-CoA dehydrogenase deficiency. Mol Genet Metab. 2009;96(3):85–90.

9. Spiekerkoetter U, Lindner M, Santer R, Grotzke M, Baumgartner MR, Boehles H, et al. Treatment recommendations in long-chain fatty acid oxidation defects: consensus from a workshop. J Inherit Metab Dis. 2009;32(4):498–505.

10. Potter BK, Little J, Chakraborty P, Kronick JB, Evans J, Frei J, et al. Variability in the clinical management of fatty acid oxidation disorders: results of a survey of Canadian metabolic physicians. J Inherit Metab Dis. 2012;35(1):115–23.

11. New England Consortium. Acute illness protocols for very long chain acyl-CoA dehydrogenase deficiency. 2020. Available from: https://www.newenglandconsortium.org/vlcadd.

12. Walter JH. Tolerance to fast: rational and practical evaluation in children with hypoketonaemia. J Inherit Metab Dis. 2009;32(2):214–7.

13. GMDI/SERN nutrition management guidelines for VLCAD. 2019. Available from: www.southeastgenetics/ngp.

14. Gillingham MB, Elizondo G, Behrend A, Matern D, Schoeller DA, Harding CO, et al. Higher dietary protein intake preserves lean body mass, lowers liver lipid deposition, and maintains metabolic control in participants with long-chain fatty acid oxidation disorders. J Inherit Metab Dis. 2019;42(5):857–69.

15. Cox GF, Souri M, Aoyama T, Rockenmacher S, Varvogli L, Rohr F, et al. Reversal of severe hypertrophic cardiomyopathy and excellent neuropsychologic outcome in very-long-chain acyl-coenzyme A dehydrogenase deficiency. J Pediatr. 1998;133(2):247–53.

16. Odle J. New insights into the utilization of medium-chain triglycerides by the neonate: observations from a piglet model. J Nutr. 1997;127(6):1061–7.

17. Gillingham MB, Connor WE, Matern D, Rinaldo P, Burlingame T, Meeuws K, et al. Optimal dietary therapy of long-chain 3-hydroxyacyl-CoA dehydrogenase deficiency. Mol Genet Metab. 2003;79(2):114–23.

18. Liu YM. Medium-chain triglyceride (MCT) ketogenic therapy. Epilepsia. 2008;49:33–6.

19. Saudubray JM, Martin D, de Lonlay P, Touati G, Poggi-Travert F, Bonnet D, et al. Recognition and management of fatty acid oxidation defects: a series of 107 patients. J Inherit Metab Dis. 1999;22(4):488–502.

20. Roe CR, Brunengraber H. Anaplerotic treatment of long-chain fat oxidation disorders with triheptanoin: review of 15 years experience. Mol Genet Metab. 2015;116(4):260–8.

21. Food and Drug Administration. Dojolvi prescribing information. Available from: https://www.accessdata.fda.gov/drugsatfda_docs/label/2020/213687s000lbl.pdf.

22. Gillingham MB, Heitner SB, Martin J, Rose S, Goldstein A, El-Gharbawy AH, et al. Triheptanoin versus trioctanoin for long-chain fatty acid oxidation disorders: a double blinded, randomized controlled trial. J Inherit Metab Dis. 2017;40(6):831–43.

23. Vockley J, Charrow J, Ganesh J, Eswara M, Diaz GA, McCracken E, et al. Triheptanoin treatment in patients with pediatric cardiomyopathy associated with long chain-fatty acid oxidation disorders. Mol Genet Metab. 2016;119(3):223–31.

24. Vockley J, Burton B, Berry G, Longo N, Phillips J, Sanchez-Valle A, et al. Effects of triheptanoin (UX007) in patients with long-chain fatty acid oxidation disorders: results from an open-label, long-term extension study. J Inherit Metab Dis. 2021;44(1):253–63.

25. Vockley J, Burton B, Berry GT, Longo N, Phillips J, Sanchez-Valle A, et al. UX007 for the treatment of long chain-fatty acid oxidation disorders: safety and efficacy in children and adults following 24weeks of treatment. Mol Genet Metab. 2017;120(4):370–7.

26. Roe CR, Roe DS, Wallace M, Garritson B. Choice of oils for essential fat supplements can enhance production of abnormal metabolites in fat oxidation disorders. Mol Genet Metab. 2007;92(4):346–50.

27. Gillingham MB, Weleber RG, Neuringer M, Connor WE, Mills M, van Calcar S, et al. Effect of optimal dietary therapy upon visual function in children with long-chain 3-hydroxyacyl CoA dehydrogenase and trifunctional protein deficiency. Mol Genet Metab. 2005;86(1–2):124–33.

28. Spiekerkoetter U, Bastin J, Gillingham M, Morris A, Wijburg F, Wilcken B. Current issues regarding treatment of mitochondrial fatty acid oxidation disorders. J Inherit Metab Dis. 2010;33(5):555–61.

29. Gillingham MB, Matern D, Harding CO. Effect of feeding, exercise and genotype on plasma 3-hydroxyacylcarnitines in children with LCHAD deficiency. Top Clin Nutr. 2009;24(4):359–65.

30. Derks TG, van Spronsen FJ, Rake JP, van der Hilst CS, Span MM, Smit GP. Safe and unsafe duration of fasting for children with MCAD deficiency. Eur J Pediatr. 2007;166(1):5–11.

31. Van Hove JL, Myers S, Kerckhove KV, Freehauf C, Bernstein L. Acute nutrition management in the prevention of metabolic illness: a practical approach with glucose polymers. Mol Genet Metab. 2009;97(1):1–3.

32. Maier EM, Gersting SW, Kemter KF, Jank JM, Reindl M, Messing DD, et al. Protein misfolding is the molecular mechanism underlying MCADD identified in newborn screening. Hum Mol Genet. 2009;18(9):1612–23.

33. Yusupov R, Finegold DN, Naylor EW, Sahai I, Waisbren S, Levy HL. Sudden death in medium chain acyl-coenzyme a dehydrogenase deficiency (MCADD) despite newborn screening. Mol Genet Metab. 2010;101(1):33–9.

第五部分

碳水化合物代谢障碍

第 24 章

24

半乳糖血症的营养管理

Laurie E. Bernstein，Sandy van Calcar

目录

核心信息

1. 经典型半乳糖血症会导致危及生命的并发症,未治疗的婴儿可能会有生长发育落后、肝细胞损伤和大肠杆菌性脓毒症。

2. 出生后数天开始使用大豆婴儿配方奶粉或其他不含乳糖的特医食品可以减轻这些并发症。

3. 即便终生进行饮食治疗,经典型半乳糖血症患者出现发育迟缓、言语问题和神经系统并发症的风险仍然较高。

4. 通过饮食摄入的半乳糖主要来源于乳制品。

5. 内源性合成的半乳糖占体内半乳糖总量的比例大于摄入植物性食品所获得的半乳糖。

24.1　背景

半乳糖血症是一种糖代谢异常导致的常染色体隐性遗传病。在美国,每 10 000~30 000 个新生儿中就有一个半乳糖血症患儿[1]。半乳糖 -1- 磷酸尿苷转移酶（GALT）基因为致病基因,位于染色体 9p13,目前已在该基因上发现超过 250 个致病突变[2-4]。

乳糖是一种双糖,可在小肠中被水解为葡萄糖和半乳糖。半乳糖必须通过 Leloir 途径转化为葡萄糖,从而为机体供能[5],这一过程主要发生在肝脏。GALT 作用于 Leloir 途径的第二步,其严重缺乏会导致经典型半乳糖血症（图 24.1,框 24.1）。

框 24.1　半乳糖血症营养管理的原则

- 限制摄入:乳糖和半乳糖
- 补充摄入:钙和维生素 D[a]
- 毒性代谢物: 半乳糖 -1- 磷酸和半乳糖醇[b]

[a] 由于饮食中很少摄入乳制品,这些物质摄入量通常很低。

[b] 这些代谢物会累积,但其浓度与患者的结局没有必然联系。

经典型半乳糖血症会导致严重甚至危及生命的并发症,未经治疗的婴儿可能会出现生长发育落后、肝细胞损伤和大肠杆菌性脓

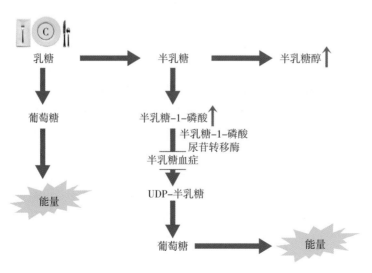

图 24.1　半乳糖血症的代谢途径

毒症（框 24.2）。出生后数天开始使用以大豆为主要成分的婴儿配方奶粉或其他不含乳糖的特医食品通常可以减轻这些急性并发症的发生。但即便通过新生儿筛查手段早期识别出患者并尽早限制患者半乳糖摄入，部分终生贯彻饮食治疗的经典型半乳糖血症患者仍会出现远期并发症，如生长迟缓、认知功能受损、言语障碍和运动功能障碍等，女性患者还会有卵巢早衰[6,7]。

框 24.2　未治疗的经典型半乳糖血症新生儿的临床表现

- 体重增加缓慢
- 喂养困难
- 黄疸
- 呕吐
- 腹泻
- 嗜睡 / 昏迷
- 肌张力低下
- 脑水肿 / 囟门隆起
- 白内障
- 肝大
- 凝血功能障碍
- 脓毒症

经典型半乳糖血症患者体内半乳糖 -1- 磷酸、半乳糖醇及其他代谢物浓度增加，UDP- 半乳糖合成减少，这些代谢物浓度的异常可能是导致疾病远期并发症的原因[8-10]。目前的研究还不能明确解释半乳糖及其代谢物的毒性机制[11,12]。针对智力和神经系统方面结局差的经典型半乳糖血症患者，研究发现患者颅脑 MRI 显示脑白质和脑灰质的病变以及严重的大脑异常[13]。但是，经典型半乳糖血症患者脑白质病变并非广泛分布的，这一发现可能表明该病主要是一种脑灰质疾病，脑灰质神经元变性进而导致了脑白质的继发性损伤[13]。

24.2　营养管理

患有半乳糖血症的新生儿与其他新生儿一样，需要摄入足够的宏量和微量营养素来促进身体的生长发育。然而，母乳和以牛乳为基础的配方奶粉由于乳糖含量高，不能用于喂养半乳糖血症的婴儿[14-18]，应该使用含有大豆蛋白或含有 *L*- 氨基酸的全营养配方奶粉进行喂养（框 24.3）。

框 24.3　治疗半乳糖血症婴儿的奶粉配方

　大豆配方奶粉
　蛋白质来源：大豆蛋白（从大豆中提取）
- 含有少量的半乳糖
- 粉状和液态的大豆配方奶粉都可以使用

　全营养配方奶粉
　蛋白质来源：*L*- 氨基酸
- 不含半乳糖
- 可能会使半乳糖 -1- 磷酸的浓度更快降低

即食豆浆和浓缩豆浆液相比豆浆粉含有更多的半乳糖，因为豆浆液的配方中加入了卡拉胶作为乳化剂，但卡拉胶中的半乳糖不能被胃肠道消化吸收[19]，因此，液态大豆配方奶中的游离半乳糖含量与豆浆粉中的含量相当，不论是哪种状态的大豆配方奶，都可以推荐给半乳糖血症婴儿食用。喂食大豆配方奶粉的婴儿通常状态较好，红细胞中半乳糖 -1- 磷酸的水平在数月内下降，但也有部分婴儿的红细胞半乳糖 -1- 磷酸在喂养后 6 个月才能降低到控制范围内。有从事半乳糖代谢研究的课题组建议将大豆配方奶粉改为全营养配方奶粉，以完全避免半乳糖的摄入[14,17]。虽然目前尚不清楚，使用全营养配

方奶粉的婴儿红细胞中半乳糖 -1- 磷酸水平是否比使用大豆配方奶粉的婴儿下降得更快,而且短期或长期使用全营养配方奶粉是否能给半乳糖症婴儿带来更多好处,至今也尚未有定论,但仍然建议患有半乳糖血症的早产儿使用全营养配方奶粉,谨慎使用大豆配方奶粉[20]。

在以大豆为原料的婴儿配方奶粉中可能会含有少量的异黄酮[15]。异黄酮存在于大豆及其制品中,比如豆腐、豆豉和豆浆等。异黄酮属于植物雌激素和选择性雌激素受体调节剂。研究表明,长期喂养大豆配方奶粉的婴儿并没有出现与异黄酮摄入有关的远期并发症[15,21]。

饮食中半乳糖的主要来源是乳制品中的乳糖,因此,半乳糖血症患者必须避免食用乳制品。但乳制品中乳糖的含量会随食品加工而减少。例如,在奶酪生产过程中,需要把乳清和酪蛋白进行分离,水溶性的乳糖主要存在于乳清部分,富含乳糖的乳清是食品生产的重要原料。酪蛋白部分(凝乳)用于生产奶酪,其中残留大量的乳糖在生产过程中会逐渐减少。发酵奶酪所使用的菌类、发酵的温度以及陈化时间的长短等因素决定了奶酪最终的半乳糖含量。一些陈年奶酪的成品中含有极少或几乎不含半乳糖[22,23]。酪蛋白酸钠和酪蛋白酸钙作为乳化剂和稳定剂被添加到许多加工食品中[24]。虽然酪蛋白酸盐是由酪蛋白生产的,但是大量的沉淀和清洗步骤使得终产品中半乳糖含量极少[23]。

半乳糖以游离或结合的形式少量地存在于各种植物中[25,26](框 24.4)。半乳糖被结合在多种水果、蔬菜、坚果、种子和豆类的细胞壁上。由于缺乏 α- 半乳糖苷酶,结合半乳糖不能被胃肠道消化,植物中结合半乳糖不会增加体内的游离半乳糖含量。但加热和发酵等食品加工过程可以使结合半乳糖转化成游离半乳糖,导致食物中可被人体吸收的半乳糖含量增加[27,28]。

框 24.4　结合和游离的半乳糖

结合半乳糖

- 存在于大多数水果、蔬菜、坚果、种子和豆类的植物细胞壁中
- 由于人体缺乏 α- 半乳糖苷酶,不能在人类的胃肠道中被消化
- 不会增加体内的游离半乳糖含量
- 催熟、加热和发酵等加工过程使其转化为可被身体吸收的游离半乳糖

游离半乳糖

- 在乳制品中含量最高,是乳糖的组分之一
- 在内脏和大多数植物性食物(水果、蔬菜、坚果、种子和豆类等)中含量较低
- 在消化道中可被迅速吸收,使得体内的游离半乳糖含量增加

尽管饮食中限制了半乳糖的摄入,但半乳糖血症患者血液和尿液中半乳糖代谢物浓度仍然较高,且红细胞的半乳糖 -1- 磷酸浓度与残留的 GALT 活性之间存在负向非线性相关关系[29],这可能是由于身体内源性合成的半乳糖所致(图 24.2)[30]。

半乳糖的内源性合成与年龄相关,与成人相比,婴儿每千克体重合成的半乳糖量更多[32]。对三名健康的男性和三名经典型半乳糖血症患者静脉注射 D- 半乳糖的稳定同位素示踪剂,测量他们体内内源性半乳糖的产生率[33],健康组和患者组的半乳糖每小时合成率在 0.53~1.05mg/kg,说明身体每天内源性合成以克为单位计数的半乳糖。内源性半乳糖的产生可能是导致半乳糖血症患者出现远期并发症的一个重要因素[33-35]。半乳糖血症患者饮食中半乳糖的限制摄入量不随年龄变化[8,36]。

与内源性合成的半乳糖相比,摄入植物性食物所获得的半乳糖量非常低(图 24.3)。1991 年发表的一项研究发现西红柿中含有

内源性半乳糖

内源性半乳糖是指身体每天合成的半乳糖。内源性半乳糖的合成量与年龄有关。

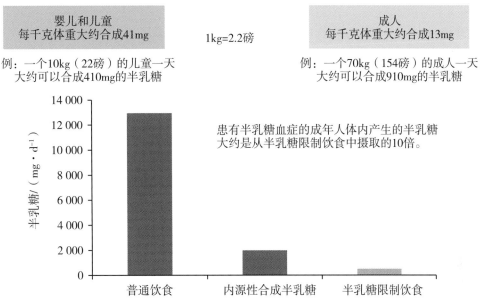

婴儿和儿童 每千克体重大约合成41mg	1kg=2.2磅	成人 每千克体重大约合成13mg

例：一个10kg（22磅）的儿童一天大约可以合成410mg半乳糖

例：一个70kg（154磅）的成人一天大约可以合成910mg的半乳糖

患有半乳糖血症的成年人体内产生的半乳糖大约是从半乳糖限制饮食中摄取的10倍。

1. 经典饮食中的半乳糖含量，包括2杯牛奶和3份半乳糖含量>20mg/100g的水果和蔬菜。
2. 一个成年半乳糖血症患者合成的内源性半乳糖含量。
3. 经典半乳糖限制饮食中的半乳糖含量，包括3份半乳糖含量>20mg/100g的水果和蔬菜。

图 24.2　经典饮食中的半乳糖含量、内源性合成的半乳糖以及经典半乳糖限制饮食中的半乳糖含量比较[30,31]

内源性半乳糖合成

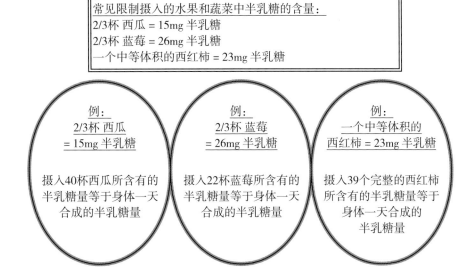

> 内源性半乳糖的合成：
> 4.5kg 的婴儿每天大约合成185mg 半乳糖
> 68kg 的成年女性每天大约合成900mg 半乳糖
>
> 常见限制摄入的水果和蔬菜中半乳糖的含量：
> 2/3杯 西瓜 = 15mg 半乳糖
> 2/3杯 蓝莓 = 26mg 半乳糖
> 一个中等体积的西红柿 = 23mg 半乳糖

例：
2/3杯 西瓜
= 15mg 半乳糖
摄入40杯西瓜所含有的半乳糖量等于身体一天合成的半乳糖量

例：
2/3杯 蓝莓
= 26mg 半乳糖
摄入22杯蓝莓所含有的半乳糖量等于身体一天合成的半乳糖量

例：
一个中等体积的西红柿 = 23mg 半乳糖
摄入39个完整的西红柿所含有的半乳糖量等于身体一天合成的半乳糖量

图 24.3　体重 68kg（150 磅）的半乳糖血症成年患者每天内源性合成的半乳糖量对应的西瓜、蓝莓和西红柿数量[31]

游离半乳糖[37]，这使得当时许多医生建议患者限制西红柿及其他游离半乳糖含量较高的水果、蔬菜和豆类的摄入[36]。然而，后续的研究发现患者在不食用这些食物的情况下，治疗效果没有明显改善[8]，一些患者即使没有限制水果和蔬菜的摄入，所报告的并发症也并无增加（图 24.3）[31]。

此外，各种豆类含有的游离半乳糖比最初报道的要少，因此没有必要限制这些食物的摄入[23]。但豆制品的发酵过程会使豆类中的结合半乳糖中转化成游离半乳糖，因此经过发酵的豆制品中游离的半乳糖含量相对较高[36]。常见的经过发酵的豆制品包括酱油、味噌、纳豆、豆豉和腐乳等。不过，这些产品在日常饮食中的添加量通常很小，在使用这些豆制品的时候，需要控制用量。此外，一些促进消化的保健品如 Beano 中含有 α- 半乳糖苷酶，该酶会在胃肠道内分解植物性食物中的结合半乳糖，因此，半乳糖血症患者要避免使用这些非处方产品。

表 24.1 中列出了半乳糖血症患者可以食用的各种食物成分，包括所有的水果、蔬菜、豆类、非发酵豆制品、酪蛋白和一些陈年奶酪[36,38]。

表 24.1　经典型半乳糖血症患者可食用和限制食用的食品

可食用的食品

含有大豆蛋白的大豆婴儿配方奶粉，氨基酸全营养婴儿配方奶粉

所有水果、蔬菜、果蔬汁和腌制的蔬菜水果

所有豆类（如白腰豆、菜豆、豆角、黄豆）

未经发酵的豆制品（豆奶、豆腐、大豆蛋白、水解植物蛋白、浓缩大豆蛋白、大豆蛋白素肉、未经发酵的酱油[a]）

成熟奶酪[b]（半乳糖含量 <25mg/100g）：雅兹伯格奶酪、埃门塔尔干酪、瑞士奶酪、格鲁耶尔奶酪、提尔西特奶酪、陈化大于 10 个月的帕玛森奶酪、100% 帕玛森奶酪碎和陈化 6~9 个月的切达奶酪

酪蛋白酸钠和酪蛋白酸钙

除牛奶巧克力外的所有可可制品

续表

其他成分：天然和人工香料，包括卡拉胶在内的所有食用胶

适量摄入的食品

内脏——半乳糖含量不详，但没有直接证据表明其有危害

发酵的豆制品[c]（例如，味噌、纳豆、豆豉、豆腐）

加工肉制品

限制食用的食品

母乳和所有以牛奶为原料的婴儿配方奶粉

除上述酪蛋白和陈年奶酪外所有以牛奶为原料的食品和饮料

以牛奶为原料的食品，包括白脱牛奶粉、酪蛋白、牛乳蛋白粉、牛乳粉、水解乳清蛋白、水解酪蛋白、乳糖、乳白蛋白、乳清

除"可食用的食品"中列出的产品外所有奶酪和以奶酪为原料的产品

　[a] 未经发酵的酱油是由水解大豆蛋白制成的。
　[b] 不同国家生产的奶酪半乳糖含量可能有所不同。
　[c] 这些发酵的大豆产品通常作为调味品或食品配料使用。使用这些产品的时候，需要注意用量。

24.3　监测

评估半乳糖血症治疗效果的主要生化指标是红细胞中半乳糖 -1- 磷酸水平。建议在出生后的第一年进行定期监测，随后每年测量一次，直到确定达到个体的基线浓度[38]。通过红细胞半乳糖 -1- 磷酸与个体基线浓度的比较，可以判断半乳糖摄入是否过量。测量血液或尿液中的半乳糖醇水平对判断半乳糖摄入是否过量的作用有限[38]。

尽管摄入足量的钙、镁、锌、维生素 D 和蛋白质，部分患有半乳糖血症的儿童和青少年仍会出现腰椎骨质疏松，各种骨吸收和形成相关的生化标志物浓度异常[39-41]。半乳糖血症人群的骨密度下降与营养摄入不足、胶原蛋白合成缺陷以及女性性激素水平的异常有关[42,43]。在患有半乳糖血症的成年人中，体重指数（BMI）与骨密度相关[43]。国际指南建议在 8~10 岁时使用双能 X 射线吸收

法（DXA）对骨密度进行初步测定。如果 Z
分数≤-2，建议定期随访[38]。如果在这个年
龄段没有发现骨密度降低，则不需要在青春
期结束前重复进行 DXA 测定[38,43]。虽然半
乳糖血症患者骨密度下降的机制尚未清楚，
但确保摄入足量有利于骨骼发育和骨量维持
的营养物质，可以避免骨质疏松加重。

2011 年，美国医学会修订了钙和维生素 D
的 DRI[44]。建议定期检测血 25- 羟基维生
素 D 含量，保证其血清浓度高于 20~32ng/mL
（50~80nmol/L），同时每年对患者的钙和维生
素 D 摄入量进行饮食评估[38,45,46]。随着患
者可以食用的高钙食品越来越多，再加上部
分半乳糖含量低的乳制品被允许添加到饮食
中，目前经典型半乳糖血症患者缺乏钙和维
生素 D 的风险也在降低（框 24.5）。

框 24.5 经典型半乳糖血症患者的营养状态监测

- 常规评估包括身高体重测定、饮食摄入、体格检查
- 实验室监测
  - 诊断特异性生化指标
    红细胞中的半乳糖 -1- 磷酸（GAL-1-P）。
    尿液中的半乳糖醇
  - 限制饮食的半乳糖血症患者营养相关指标包括血清总 25- 羟基维生素 D
- 骨密度测定

24.4 总结

新生儿筛查和尽早开始的半乳糖限制饮食降低了经典型半乳糖血症婴儿的死亡率，但限制半乳糖饮食的长期效果有限，半乳糖血症患者仍有发育异常和出现神经系统并发症的风险。内源性半乳糖的合成占体内游离

半乳糖总量的比重很大，相比之下，植物性食物中半乳糖含量极少，因此不再限制患者食用植物性食物。建议患者避免食用含有大量半乳糖的乳制品，但奶酪、酪蛋白酸钠和酪蛋白酸钙等部分乳制品中含有的半乳糖可忽略不计，可以允许半乳糖血症患者食用。目前没有足够的安全性证据支持成年半乳糖血症患者可以停止半乳糖限制饮食。

（梁颖君 译 张惠文 审校）

参考文献

1. Acosta PB. Nutrition management of patients with inherited metabolic disorders. Sudbury: Jones and Bartlett Publishers, LLC; 2010.
2. Calderon FR, Phansalkar AR, Crockett DK, Miller M, Mao R. Mutation database for the galactose-1-phosphate uridyltransferase (GALT) gene. Hum Mutat. 2007;28(10):939–43.
3. Bosch AM, Ijlst L, Oostheim W, Mulders J, Bakker HD, Wijburg FA, et al. Identification of novel mutations in classical galactosemia. Hum Mutat. 2005;25(5):502.
4. Pasquali M, Yu C, Coffee B. Laboratory diagnosis of galactosemia: a technical standard and guideline of American College of Medical Genetics (ACMG). Genet Med. 2018;20(1):3–11.
5. Shils ME, Shike M. Modern nutrition in health and disease. 10th ed. Philadelphia: Lippincott Williams & Wilkins; 2006. xxv, 2069 p.
6. Waggoner DD, Buist NR, Donnell GN. Long-term prognosis in galactosaemia: results of a survey of 350 cases. J Inherit Metab Dis. 1990;13(6):802–18.
7. Hermans ME, Welsink-Karssies MM, Bosch AM, Oostrom KJ, Geurtsen GJ. Cognitive functioning in patients with classical galactosemia: a systematic review. Orphanet J Rare Dis. 2019;14(1):226.
8. Frederick AB, Cutler DJ, Fridovich-Keil JL. Rigor of non-dairy galactose restriction in early childhood, measured by retrospective survey, does not associate with severity of five long-term outcomes quantified in 231 children and adults with classic galactosemia. J Inherit Metab Dis. 2017;40(6):813–21.
9. Shaw KA, Mulle JG, Epstein MP, Fridovich-Keil JL. Gastrointestinal health in classic galactosemia. JIMD Rep. 2017;33:27–32.
10. Coelho AI, Rubio-Gozalbo ME, Vicente JB, Rivera I. Sweet and sour: an update on classic galactosemia. J Inherit Metab Dis. 2017;40(3):325–42.
11. Gross W, Schnarrenberger C. Purification and characterization of a galactose-1-phosphate: UDP-glucose uridyltransferase from the red alga Galdieria sulphuraria. Eur J Biochem. 1995;234(1):

258–63.

12. Welsink-Karssies MM, Ferdinandusse S, Geurtsen GJ, Hollak CEM, Huidekoper HH, Jansen MCH, et al. Deep phenotyping classical galactosemia: clinical outcomes and biochemical markers. Brain Comm. 2020;2(1):fcaa006.

13. Welsink-Karssies MM, Schrantee A, Caan MWA, Hollak CEM, Janssen MCH, Oussoren E, et al. Gray and white matter are both affected in classical galactosemia: an explorative study on the association between neuroimaging and clinical outcome. Mol Genet Metab. 2020;131(4):370–9.

14. Zlatunich CO, Packman S. Galactosaemia: early treatment with an elemental formula. J Inherit Metab Dis. 2005;28(2):163–8.

15. Vandenplas Y, De Greef E, Devreker T, Hauser B. Soy infant formula: is it that bad? Acta Paediatr. 2011;100(2):162–6.

16. ESPGHAN Committee on Nutrition, Agostoni C, Axelsson I, Goulet O, Koletzko B, Michaelsen KF, et al. Soy protein infant formulae and follow-on formulae: a commentary by the ESPGHAN committee on nutrition. J Pediatr Gastroenterol Nutr. 2006;42(4):352–61.

17. Ficicioglu C, Hussa C, Yager C, Segal S. Effect of galactose free formula on galactose-1-phosphate in two infants with classical galactosemia. Eur J Pediatr. 2008;167(5):595–6.

18. Turck D. Soy protein for infant feeding: what do we know? Curr Opin Clin Nutr Metab Care. 2007;10(3):360–5.

19. Joint FAO/WHO Expert Committee on Food Additives. Evaluation of certain veterinary drug residues in food. Fiftieth report of the joint FAO/WHO expert committee on food additives. World Health Organ Tech Rep Ser. 1999;888:i-vii,:1–95.

20. Bhatia J, Greer F. American Academy of Pediatrics Committee on Nutrition. Use of soy protein-based formulas in infant feeding. Pediatrics. 2008;121(5):1062–8.

21. Mendez MA, Anthony MS, Arab L. Soy-based formulae and infant growth and development: a review. J Nutr. 2002;132(8):2127–30.

22. Portnoi PA, MacDonald A. Determination of the lactose and galactose content of cheese for use in the galactosaemia diet. J Hum Nutr Diet. 2009;22(5):400–8.

23. Van Calcar SC, Bernstein LE, Rohr FJ, Yannicelli S, Berry GT, Scaman CH. Galactose content of legumes, caseinates, and some hard cheeses: implications for diet treatment of classic galactosemia. J Agric Food Chem. 2014;62(6):1397–402.

24. Southward CR. Casein products: chemical processes in New Zealand. Palmerston North: New Zealand Dairy Research Institute; 1998. p. 1–13.

25. Wright EM, Martin MG, Turk E. Intestinal absorption in health and disease--sugars. Best Pract Res Clin Gastroenterol. 2003;17(6):943–56.

26. Upreti VV, Khurana M, Cox DS, Eddington ND. Determination of endogenous glycosaminoglycans derived disaccharides in human plasma by HPLC: validation and application in a clinical study. J Chromatogr B Analyt Technol Biomed Life Sci. 2006;831(1–2):156–62.

27. Kim HO, Hartnett C, Scaman CH. Free galactose content in selected fresh fruits and vegetables and soy beverages. J Agric Food Chem. 2007;55(20): 8133–7.

28. Hartnett C, Kim HO, Scaman CH. Effect of processing on galactose in selected fruits. Can J Diet Pract Res. 2007;68(1):46–50.

29. Yuzyuk T, Viau K, Andrews A, Pasquali M, Longo N. Biochemical changes and clinical outcomes in 34 patients with classic galactosemia. J Inherit Metab Dis. 2018;41(2):197–208.

30. Berry GT, Elsas LJ. Introduction to the Maastricht workshop: lessons from the past and new directions in galactosemia. J Inherit Metab Dis. 34(2):249–55.

31. Bernstein LE. Galactosemia: the diet. Aurora: Children's Hospital Colorado; 2014.

32. Schadewaldt P, Kamalanathan L, Hammen HW, Wendel U. Age dependence of endogenous galactose formation in Q188R homozygous galactosemic patients. Mol Genet Metab. 2004;81(1):31–44.

33. Berry GT, Nissim I, Lin Z, Mazur AT, Gibson JB, Segal S. Endogenous synthesis of galactose in normal men and patients with hereditary galactosaemia. Lancet. 1995;346(8982):1073–4.

34. Berry GT, Moate PJ, Reynolds RA, Yager CT, Ning C, Boston RC, et al. The rate of de novo galactose synthesis in patients with galactose-1-phosphate uridyltransferase deficiency. Mol Genet Metab. 2004;81(1):22–30.

35. Berry GT, Reynolds RA, Yager CT, Segal S. Extended [13C]galactose oxidation studies in patients with galactosemia. Mol Genet Metab. 2004;82(2): 130–6.

36. Van Calcar SC, Bernstein LE, Rohr FJ, Scaman CH, Yannicelli S, Berry GT. A re-evaluation of life-long severe galactose restriction for the nutrition management of classic galactosemia. Mol Genet Metab. 2014;112(3):191–7.

37. Gross KC, Acosta PB. Fruits and vegetables are a source of galactose: implications in the planning the diets of patients with galactosemia. J Inherit Metab Dis. 1991;14:253–8.

38. Welling L, Bernstein LE, Berry GT, Burlina AB, Eyskens F, Gautschi M, et al. International clinical guideline for the management of classical galactosemia: diagnosis, treatment, and follow-up. J Inherit Metab Dis. 2017;40(2):171–6.

39. Panis B, Forget PP, van Kroonenburgh MJ, Vermeer C, Menheere PP, Nieman FH, et al. Bone metabolism in galactosemia. Bone. 2004;35(4):982–7.

40. Rubio-Gozalbo ME, Hamming S, van Kroonenburgh MJ, Bakker JA, Vermeer C, Forget PP. Bone mineral density in patients with classic galactosaemia. Arch Dis Child. 2002;87(1):57–60.

41. Gajewska J, Ambroszkiewicz J, Radomyska B, Chelchowska M, Oltarzewski M, Laskowska-Klita T, et al. Serum markers of bone turnover in children and adolescents with classic galactosemia. Adv Med Sci.

2008;53(2):214–20.

42. Van Erven B, Welling L, Van Calcar SC, Doulgeraki A, Eyskens F, Gribbon J, et al. Bone health in classical galactosemia: systematic review and meta-analysis. JIMD Reports. 2017;35:87–96.

43. Batey LA, Welt CK, Rohr F, Wessel A, Anastasoaie V, Feldman HA, et al. Skeletal health in adult patients with classic galactosemia. Osteoporos Int. 2013;24(2):501–9.

44. Ross AC, Manson JE, Abrams SA, Aloia JF, Brannon PM, Clinton SK, et al. The 2011 dietary reference intakes for calcium and vitamin D: what dietetics practitioners need to know. J Am Diet Assoc. 2011;111(4):524–7.

45. Bachrach LK, Sills IN, Section on Endocrinology Clinical report-bone densitometry in children and adolescents. Pediatrics. 2011;127(1): 189–94.

46. Panis B, van Kroonenburgh MJ, Rubio-Gozalbo ME. Proposal for the prevention of osteoporosis in paediatric patients with classical galactosaemia. J Inherit Metab Dis. 2007;30(6):982.

第 25 章

25

糖原贮积症

Aditi Korlimarla，Rebecca Gibson，Priya S. Kishnani

目录

核心信息

1. 糖原贮积症(glycogen storage disease,GSD),糖原在肌肉、肝脏和／或心脏中过量堆积。

2. 按受影响的组织分类,GSD 有 15 余种类型:

– Ⅰ、Ⅲ、Ⅳ、Ⅵ和Ⅸ型主要影响肝脏。

– Ⅱ、Ⅴ和Ⅶ型主要影响肌肉。

– Ⅱ型可同时影响肝脏和心脏。

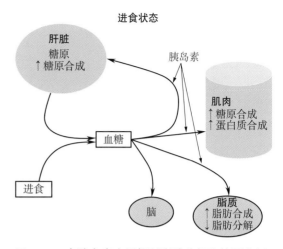

图 25.1　高胰岛素水平抑制脂肪分解和糖原分解,并刺激脂肪合成

25.1　背景

糖原是葡萄糖的主要储存形式。糖原含有丰富支链,是由葡萄糖通过 α-1,4 糖苷键连接组成糖链、α-1,6 糖苷键连接组成支链形成。机体摄入碳水化合物后会形成糖原,当机体对葡萄糖的需求增加或食物摄入不足时,糖原会分解成葡萄糖。肝脏是糖原的主要储存库,可以将葡萄糖释放到不能合成足量葡萄糖供能的其他组织中。骨骼肌也含有大量糖原,它们是高强度肌肉活动的主要能量来源。

在进食状态下,餐后葡萄糖被立刻吸收,并以糖原形式储存。碳水化合物的摄入能够使血液中的葡萄糖水平升高,升高的血糖引起胰岛素释放,胰岛素使葡萄糖转运体 4(glucose transporter 4,GLUT4)表达上调,促进葡萄糖进入肌肉和脂肪组织。高浓度胰岛素可抑制脂肪分解。在脂肪组织中,过量的葡萄糖通过脂质合成转化为脂类。在肌肉组织中,过量的葡萄糖通过糖原合成转化为糖原。肝脏通过胰岛素非依赖性转运体(GLUT2)摄取并利用血液中的葡萄糖。在血糖和胰岛素水平升高的情况下,肝脏通过糖原合成产生糖原(图 25.1)。大脑通过胰岛素非依赖性转运体 GLUT1 持续利用血液中的葡萄糖。

在禁食状态下,血糖水平逐渐降低。经过足够长的禁食期后,降低的胰岛素水平和升高胰高血糖素水平会阻止肌肉组织对葡萄糖的摄取和肝脏中肝糖原的合成。降低的血糖和胰岛素水平会同时引发两个反应:肝脏中糖原的降解和利用蛋白质生成葡萄糖(糖异生),从而释放葡萄糖入血,维持正常的血糖水平,保障依赖葡萄糖供能的器官组织(如红细胞和大脑)正常运作。随着禁食期的延长,机体释放肾上腺素和皮质醇使脂肪分解,脂肪组织释放游离脂肪酸和甘油。脂肪酸是葡萄糖供能减少时肌肉组织的主要能量来源。肝脏也可以利用脂肪酸供能,但当脂肪酸水平较高时,肝脏会将脂肪酸代谢生成酮体。酮体可作为额外的能量来源或代替葡萄糖成为主要能量来源,被包括大脑在内的各种组织利用。乳酸(Cori 循环)、游离氨基酸(氨基酸代谢,如肌肉来源的丙氨酸)和脂肪分解产生的甘油为肝脏提供糖异生的底物(图 25.2)。乳酸和生糖氨基酸生成丙酮酸,脂肪酸 β 氧化生成三磷酸腺苷(adenosine triphosphate,ATP)。丙酮酸和 ATP 是肝脏糖异生的主要底物。

进食状态向禁食状态转变的时机对临床护理有重要影响。常规餐后食物中碳水化合物的吸收通常需要 3~4 小时。在此吸收过

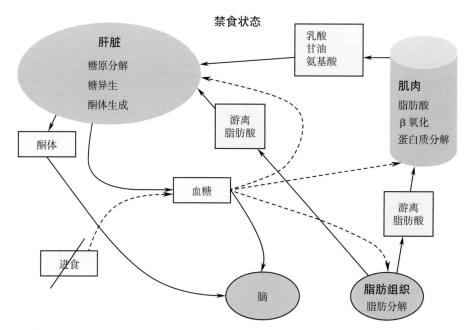

图 25.2　禁食状态下,血糖和胰岛素水平降低,糖原分解、脂肪分解和酮体生成可提供能量

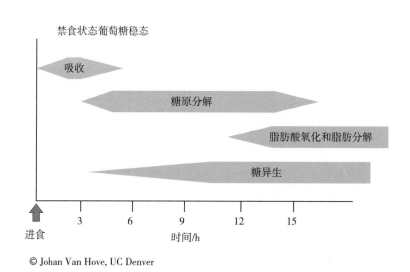

© Johan Van Hove, UC Denver

图 25.3　禁食状态下,机体依次依靠餐后葡萄糖吸收、糖原分解和糖异生、脂肪酸氧化和酮体生成作为能量来源,维持葡萄糖稳态

程中,糖原持续合成。随着吸收完成,血糖水平降低,糖原开始分解,同时糖异生辅助供能。这一过程维持了餐后 4 小时至 12~15 小时的葡萄糖稳态。当餐后禁食 12~15 小时,血糖和胰岛素水平会降至能够引起脂肪分解的水平。在禁食 15~18 小时甚至更长时间内,脂肪分解和脂肪酸氧化成为主要的能量来源,而糖异生仍在继续进行(图 25.3)。

正常餐前血糖水平为 3.9~6.7mmol/L,游离脂肪酸水平小于 0.5mmol/L,酮体 3- 羟基丁酸和乙酰乙酸水平小于 0.5mmol/L。禁食一夜后,3- 羟基丁酸 : 乙酰乙酸的正常值大于 1,餐后的 3- 羟基丁酸 : 乙酰乙酸的正常值小于 1。儿童标准化禁食试验显示了这些代谢和内分泌指标在餐后的变化时间点(表 25.1)[1]。

表 25.1　禁食状态不同年龄患儿的生物标志物[1]

年龄		婴儿（≤12 月龄）			1~7 岁			7~15 岁		
生物标志物		葡萄糖	游离脂肪酸	酮体	葡萄糖	游离脂肪酸	酮体	葡萄糖	游离脂肪酸	酮体
餐前		3.9~6.7	<0.5	<0.5	3.9~6.7	<0.5	<0.4	3.9~6.7	<0.5	<0.5
禁食状态	12 小时		不一致地升高			不一致地升高			不一致地升高	
	15 小时	3.9~5.3	0.5~1.6	0.1~1.5	3.5~4.8	0.6~1.5	0.15~2.0	4.4~4.9	0.2~1.1	<0.1~0.5
	20 小时	3.5~4.6	0.6~1.3	0.6~3.2	2.8~4.3	0.9~2.6	1.2~3.7	3.8~4.9	0.6~1.3	0.1~1.3
	24 小时	2.7~4.5	1.1~1.6	1.5~3.9	2.8~3.8	1.1~2.8	2.2~5.8	3.0~4.3	1.0~1.8	0.7~3.7

所有单位均为毫摩尔 / 升（mmol/L）[1]。

糖原需通过两步反应才能分解为葡萄糖。首先，磷酸化酶经磷酸化酶激酶激活，释放外侧葡萄糖基团，葡萄糖基团被转移至磷酸盐基团上，形成葡糖 -1- 磷酸。然后，磷酸葡萄糖变位酶将葡糖 -1- 磷酸转化为葡糖 -6- 磷酸。在磷酸化结束后，糖原核心在其分支点仅有四个葡萄糖基团，这种结构被称为 α- 极限糊精。随后，糖原脱支酶在接下来的两个连续反应中发挥作用。首先，具有糖基转移酶活性的脱支酶将外侧三个葡萄糖分子以 α-1,4 糖苷键连接转移到附近的支链上，仅留下一个由 α-1,6 糖苷键连接的葡萄糖分子。然后，这最后一个葡萄糖分子被具有 α-1,6 糖苷酶水解功能的脱支酶水解为游离葡萄糖，从而完成 α-1,6 糖苷键分支的消除。在肝糖原分解过程中，肝脏中的葡糖 -6- 磷酸被葡糖 -6- 磷酸酶转化为葡萄糖，以补充血液中内源性分泌的葡萄糖。因此，葡糖 -6- 磷酸酶缺陷会同时影响糖异生和糖原分解[1-3]。

25.2　糖原贮积症

糖原贮积症（glycogen storage disease，GSD）影响糖原合成或分解。影响肝脏糖原池的 GSD 会影响血糖稳态。影响骨骼肌糖原利用的 GSD 会引起肌肉相关症状。影响心肌糖原利用的 GSD 会引起心脏症状。由于红细胞完全依赖于糖酵解供能，故糖酵解途径的紊乱常引起溶血。

过量葡萄糖可用于合成糖原，空腹时可经糖原分解获得葡萄糖。葡萄糖也可以通过糖酵解途径代谢为丙酮酸，并经丙酮酸代谢为乙酰辅酶 A 参与柠檬酸循环。葡萄糖还可以由糖酵解的逆反应糖异生过程生成。其他碳水化合物（如果糖和半乳糖）可被代谢为葡糖 -6- 磷酸，从而转化为葡萄糖供多种器官利用。半乳糖由半乳糖 -1- 磷酸转化而来，随后被代谢为 UDP- 半乳糖、UDP- 葡糖和葡糖 -1- 磷酸，经葡糖 -1- 磷酸进入糖原代谢途径。果糖被代谢为果糖 -1- 磷酸，接着被醛缩酶分解成磷酸二羟丙酮和甘油醛，甘油醛随后被代谢为甘油醛 -3- 磷酸。磷酸二羟丙酮和甘油醛 -3- 磷酸均会参与糖酵解 / 糖异生途径。

在磷酸化酶缺陷等糖原分解受阻的 GSD，即使糖异生功能完好，也会出现葡萄糖短缺。在主要影响肝脏的 GSD 中，这会导致低血糖；而在主要影响肌肉的 GSD 中，则会导致肌肉痉挛和横纹肌溶解。糖异生主要发生在肝脏，但肾脏和小肠中也有少量。糖异生障碍也会导致葡萄糖缺乏。当禁食约 12 小时后，即糖原贮备耗尽时，患者会出现低血糖，并伴有前体物质丙酮酸和与之平衡的乳酸的蓄积。因此在果糖 -1,6- 二磷酸酶缺乏症等孤立的糖异生障碍中，低血糖程度通

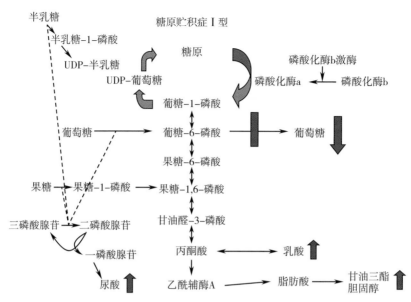

图 25.4　糖原贮积症 I 型的代谢途径

常较轻但伴有乳酸酸中毒。最后,在葡糖 -6-磷酸酶缺陷,葡糖 -6- 磷酸无法释放出葡萄糖,导致糖原分解和糖异生同时受阻。由于这两种代谢通路同时受阻,患者低血糖出现早且严重,并伴有糖异生前体物质蓄积导致的乳酸酸中毒(图 25.4)。

GSD 的主要临床特征与酶缺陷所在的器官相关(表 25.2)。肝糖原用于维持血糖水平的稳态,故肝脏 GSD 表现为低血糖,并且通常在禁食时发生。

表 25.2　GSD 的主要临床表现

累及肝脏	低血糖
	肝大
	高脂血症
	肝转氨酶升高
	乳酸酸中毒(当缺乏酶同时影响糖原分解和糖异生)
	肝纤维化、肝硬化
累及肌肉	乏力、消瘦、肌张力低下、运动不耐受、横纹肌溶解(V 型)
累及心脏	肥厚型心肌病
	心律失常
红细胞	糖酵解障碍:溶血性贫血

糖异生障碍表现为低血糖和乳酸酸中毒。在糖原分解和糖异生均受损的情况下,肝脏明显肿大,提示糖原的异常累积和肝脂肪变性。低血糖的发作取决于病情的严重程度和患者的年龄。糖异生障碍通常表现为在禁食 8~12 小时后出现低血糖。然而,在糖原分解受主要影响的疾病(如 GSD-Ⅲ、GSD-Ⅵ 和 GSD-Ⅸ)或糖原分解和糖异生均受阻的疾病(如葡糖 -6- 磷酸酶缺乏)中,患者在吸收期结束后即可出现低血糖,通常为餐后 4 小时。

在运动过程中,肌肉利用血液中的葡萄糖和线粒体有氧代谢供能。然而,在短时间的剧烈运动中,肌肉会利用糖原分解产生的葡萄糖供能。因此,影响肌肉的 GSD 患者存在能量供应不足,导致疼痛性痉挛和横纹肌溶解、肌无力、消瘦和肌张力低下。溶血可以发生在某些糖酵解障碍,因为糖酵解是红细胞唯一的供能途径。最后,不同的 GSD 均可导致糖原在肝细胞中蓄积,肌肉萎缩,心脏受累并发生心肌病以及神经病变。基于这些差异,可对 GSD 进行大致分类(表 25.3)[4]。

表 25.3　糖原贮积症

主要累及肝脏的糖原贮积症：
　　Ⅰ型（葡糖 -6- 磷酸酶复合物缺乏症，von Gierke 病）
　　Ⅵ型（肝磷酸化酶缺乏症，Hers 病）
　　Ⅸ型［α2 和 γ2 亚型；磷酸化酶激酶（PhK）缺乏症］
　　其他：0 型（肝糖原合成酶缺乏症），Ⅺ型（Fanconi-Bickel 综合征）

同时影响肝脏和肌肉的糖原贮积症：
　　Ⅲ型（淀粉 -1,6- 葡萄糖苷酶缺乏症、脱支酶缺乏症、极限糊精沉积病、Cori 病、Forbes 病）
　　Ⅸ型［β 亚型；磷酸化酶激酶（PhK）缺乏症］
　　Ⅳ型（分支酶缺乏症、支链淀粉病、淀粉 -1,4-1,6- 转葡糖苷酶缺乏症、Andersen 病）

主要累及肌肉的糖原贮积症：
　　Ⅱ型（溶酶体酸性 α- 葡萄糖苷酶缺乏症、庞贝病、酸性麦芽糖酶缺乏症、α-1,4- 葡萄糖苷酶缺乏症）
　　Ⅴ型（肌磷酸化酶缺乏症、McArdle 病、肌磷酸化酶缺乏症、PYGM 缺乏症）
　　Ⅶ型（肌磷酸果糖激酶缺乏症，Tarui 病）
　　其他：肌磷酸化酶激酶缺乏症、糖原蛋白 -1 缺乏症和其他酶缺陷包括磷酸甘油酸激酶、磷酸甘油酸变位酶、乳酸脱氢酶、果糖 -1,6- 二磷酸醛缩酶 A 和 β- 烯醇化酶

主要累及心脏的糖原贮积症：
　PRKAG2 综合征
　Danon 病

25.2.1　主要累及肝脏的糖原贮积症

25.2.1.1　糖原贮积症Ⅰ型

　　生化　GSD-Ⅰ由葡糖 -6- 磷酸酶复合物缺陷引起，该复合物由转位酶亚基（葡糖 -6- 磷酸转位酶）和催化亚基（葡糖 -6- 磷酸酶 α）组成。转位酶亚基（*SLC37A4* 基因）作为载体将葡糖 -6- 磷酸从细胞质转运至内质网（endoplasmic reticulum，ER）；进入 ER 后，催化亚基（*G6PC* 基因）可促使葡糖 -6- 磷酸转化为葡萄糖。葡糖 -6- 磷酸酶缺陷和葡糖 -6- 磷酸转运体缺陷所导致的疾病分别被称为 GSD-Ⅰa 和 GSD-Ⅰb。这两种酶或转位体功能中任何一种缺陷都会导致葡糖 -6- 磷

酸酶活性缺陷，使机体无法从糖原分解或糖异生获取葡萄糖，并导致餐后早期（幼儿在餐后约 3~4 小时内）出现严重低血糖。在机体试图生成葡萄糖的过程中，不能被释放的葡糖 -6- 磷酸通过糖酵解途径代谢，导致丙酮酸蓄积，进而使乳酸和乙酰辅酶 A 水平升高，并由此导致甘油三酯和胆固醇的生成。果糖和半乳糖均不能被代谢为葡萄糖，但可以促进葡糖 -6- 磷酸的蓄积，使 ATP 逐步转化为 ADP 和 AMP，而 AMP 会导致尿酸生成增多。因此，GSD-Ⅰ的特征生化改变包括低血糖、乳酸酸中毒、高尿酸血症、高甘油三酯血症、高胆固醇血症、肝脂肪变性以及肝糖原蓄积。

　　临床表现　GSD-Ⅰ的临床表现通常在出生后 6 个月内出现（主要发生在断奶时），婴儿期患者可因明显的肝大或低血糖症状而就医（尤其是通宵睡眠后）。未予治疗的患儿会出现身材矮小和娃娃样面容。患者通常存在明显的肝肾肿大，但脾脏和心脏的大小正常（表 25.4）。

表 25.4　GSD-I 的症状和体征

GSD-Ⅰa：葡糖 -6- 磷酸酶（催化亚基）缺陷
GSD-Ⅰb：葡糖 -6- 磷酸转运体（转位酶亚基）缺陷
糖原分解和糖异生受阻
症状：
　肝大；肾肿大
　低血糖：在婴儿期出现早且程度较重
　乳酸酸中毒
　高甘油三酯血症
　高胆固醇血症
　高尿酸血症
　身材矮小、娃娃样面容
　中性粒细胞减少症（Ⅰb）：易感染、慢性炎症性肠病发病率增加，导致严重腹泻和营养不良、牙周病，自身免疫性甲状腺功能减退症患病风险增加

　　GSD-Ⅰb 患者具有与上述 GSD-Ⅰa 患者相同的生化改变。ER 中的葡糖 -6- 磷酸也是中性粒细胞中还原当量的前体，对中性粒

细胞呼吸爆发的产生和对细菌的杀伤至关重要。因此,GSD-Ⅰb患者还存在不同程度的中性粒细胞减少和功能障碍(趋化和杀伤作用减弱),这导致患者易发生感染(如葡萄球菌感染)和慢性炎症性肠病,后者可导致重度腹泻和营养不良。

过去,GSD-Ⅰ的诊断依靠肝活检。肝活检证实葡糖-6-磷酸酶活性缺陷,以及肝脏中糖原和脂质蓄积。在GSD-Ⅰb,其活性缺陷仅存在于新鲜组织中,组织冷冻和解冻后其活性正常。在GSD-Ⅰa,新鲜、冻溶组织中的葡糖-6-磷酸酶均缺乏活性。但是,该诊断方法目前已被 G6PC 和 SLC37A4 基因测序取代。已有许多两个基因中遗传变异的报道。

并发症　GSD-Ⅰ患者可出现数种并发症,主要涉及肾脏和肝脏。患者肾脏存在血流增快和超滤现象,可发展为局灶性节段性肾小球硬化症,并导致肾衰竭。一旦开始出现显著蛋白尿(>1g/d),肾脏病变会持续进展,最终可能发展为肾衰竭,故许多患者需要进行透析或肾移植。此外,肾结石的发生风险也很高,其促发因素包括高钙尿症和低柠檬酸尿症。罕见的肾脏并发症如肾淀粉样变性,尤其好发于GSD-Ⅰb患者。

GSD-Ⅰ患者的肝脏易发生肝腺瘤,可能引起急性肝内出血。随着治疗的改善,肝腺瘤可逐渐消退,但仍存在代谢控制以外的致病因素。患者发生肝癌的风险很高,最常见于30~40岁患者,但也有更早的病例报道。其他并发症包括重度高甘油三酯血症所致的胰腺炎、肺动脉高压、重度高尿酸血症所致的痛风和伴有病理性骨折的重度骨质疏松。

部分患者有血管性血友病样缺陷导致的血小板功能障碍,可引起鼻出血、容易瘀伤、月经过多和手术期间出血风险增加。女性患者可出现多囊卵巢,但已有许多成功妊娠的案例。

管理　GSD-Ⅰ患者需要良好的血糖管理,并需加用药物以避免代谢并发症[5]。GSD-Ⅰ

营养管理的主要目标是使血糖水平维持在启动糖原分解和糖异生的水平以上,从而预防异常的生化反应。患者应服用复杂碳水化合物,使血糖水平维持在 70~80mg/dL 以上。良好的血糖管理可使乳酸水平接近正常,使甘油三酯和尿酸水平显著降低。因为部分患者存在血小板功能障碍,所以在有出血风险的手术等计划干预过程中,必须确保患者处于良好的代谢状态中。患者应在术前入院并接受静脉注射葡萄糖。对于急性出血的患者,可使用醋酸去氨加压素(DDAVP)或纤维蛋白溶解抑制剂,如 ε-氨基己酸(Amicar)。

过度治疗和治疗不足一样具有挑战性。过度治疗可导致底物葡糖-6-磷酸浓度增加,引起乳酸、尿酸及其他生物标志物水平升高。过度治疗也可导致高胰岛素血症,引起低血糖。因此,常规监测实验室生物标志物是GSD-Ⅰ患者管理的关键。

维持血糖水平　为维持正常的血糖水平,患者需要持续补充葡萄糖,如增加进餐的次数,或在夜间持续胃管喂养。出现急性低血糖时,应立即口服或静脉注射葡萄糖,给患者提供急诊室信函并佩戴医疗警报手环(或类似装置),以提醒医护人员该患者存在危及生命的低血糖风险。若出现不可预见的低血糖,需考虑到胃管移位的可能性。

婴儿期患者需间隔 3~4 小时喂养一次或使用鼻胃管/手术放置的胃造口管夜间持续喂养,避免夜间禁食。4~6 月龄患儿可引入固体食物,包括谷物、蔬菜和肉类。

当患儿 9~12 月龄即胰腺发育成熟时,可引入生玉米淀粉。由于生玉米淀粉的复杂性,人胰淀粉酶需要花费较长时间才能将其消化,这使得生玉米淀粉的吸收相延长,通常可达 4~6 小时。生玉米淀粉的剂量需要在几个月内逐渐增加,以使胰腺适应这种较难消化的碳水化合物。最终,患者可通过每 3~4 小时甚至每 6 小时服用一次生玉米淀粉、正常进餐和吃零食(在生玉米淀粉效果开始减弱前 1 小时食用)来实现良好的血糖控制。对于年龄较小的患儿,胰脂肪酶(脂肪酶、蛋白酶和淀粉酶)等胰酶可间歇性与生玉米淀粉联合使用。患者应避免食用含半乳糖、蔗糖、果糖和乳糖的食物,并限制膳食脂肪摄入以缓解高甘油三酯血症。这些饮食限制可能导致维生素 D 和钙的缺乏,可额外补充(第 26 章)。

患者可能需要使用药物才能控制严重的高甘油三酯血症,故建议部分患者使用苯氧酸类药物和 HMG-CoA 抑制剂。大多数因饮食控制不佳而发生严重高尿酸血症的患者应接受别嘌呤醇或类似的降尿酸药物治疗。粒细胞集落刺激因子(granulocyte colony-stimulating factor,G-CSF)可用于治疗 GSD-Ⅰb 患者的中性粒细胞减少症。但由于已有高剂量 G-CSF 治疗导致巨脾和脾功能亢进的病例报道,故在使用过程中应仔细控制其剂量。当患者出现侵入性感染时,应仔细监测感染情况并使用有细胞内杀伤作用的抗生素。尽管患者不易出现瘘管,但并发严重炎症性肠病的患者可能需要类似于克罗恩病的医疗管理。据报道,维生素 E 可改善中性粒细胞功能。降糖药 SGLT2 抑制剂恩格列净(Empaglifozin/EMPA;用于 2 型糖尿病)可用于治疗 GSD-Ⅰb 的中性粒细胞减少症和中性粒细胞功能障碍,而不会引起症状性低血糖[6]。通过严格的终生慢性治疗,肝腺瘤、肝癌和局灶性节段性肾小球硬化症的发生率可降低。对于有蛋白尿倾向的患者,建议使用血管紧张素转换酶(angiotensin-converting enzyme,ACE)抑制剂治疗。人们认为,继发性升高的乳酸和甘油三酯极有可能促进了这些长期并发症的发生。因此,GSD-Ⅰ成人患者的管理不应仅关注低血糖的预防,还应使血乳酸和甘油三酯水平正常化,实现对生化指标的总体控制。

最后,肝移植的适应证包括肝癌、肝腺瘤体积和 / 或数量增加、药物难治性并发症或因生活质量差而难以维持药物治疗。然而,这些患者的肾脏疾病也可能进展,在某些情况下可能需要肝肾联合移植。

GSD-Ⅰ治疗的监测包括血糖、血乳酸、血胆固醇、血甘油三酯和血尿酸水平。使用动态血糖监测系统是监测和维持正常血糖水平、同时进行饮食调整的一种安全可靠的方法[7]。建议每年进行一次肝脏影像学检查(首选 MRI),并每年检测一次尿蛋白、尿钙和尿柠檬酸评估肾功能。骨质疏松症的监测包括定期进行 DEXA 扫描以测量骨矿物质含量,以及检测钙和维生素 D 水平(表 25.5)[5,7-11]。

表 25.5　GSD-Ⅰ成人患者的监测

代谢标志物
乳酸:<4μmol
葡萄糖
胆固醇、甘油三酯
肝脏
转氨酶(AST、ALT)
肝腺瘤、脂肪变性、肝癌
MRI
肾脏
血压
肾小球滤过率
蛋白尿
结石:钙尿、枸橼酸盐尿
骨
DEXA 扫描
25- 羟基维生素 D
痛风
尿酸 <8mg/dL

25.2.1.2　糖原贮积症Ⅵ型

生化　GSD-Ⅵ 是由于肝磷酸化酶激酶缺陷,导致肝糖原不能分解为葡萄糖。值得注意的是,磷酸化酶活性通常仅部分缺乏,且肝脏糖异生功能完好。

临床表现　GSD-Ⅵ 可表现为低血糖、高脂血症和高酮症。患者常在婴儿期或儿童早期出现肝肿大、腹部膨隆和生长迟缓[12]。临床病程的异质性较大。部分患者存在显著的肝肿大和酮症、反复严重低血糖和发育停滞。肝病严重进展的患者可发生进行性肝纤维化,且肝硬化的风险提升[13-15]。

管理 GSD-Ⅵ的治疗和GSD-Ⅲ相似。少量多次的生玉米淀粉喂养可以减少低血糖的发生。由于GSD-Ⅵ患者的糖异生功能完好,故推荐高蛋白饮食。建议对所有GSD-Ⅵ患者进行常规筛查和长期随访肝脏情况[13,16]。

25.2.2 涉及肝脏和肌肉的糖原贮积症

25.2.2.1 糖原贮积症Ⅲ型:脱支酶缺陷

生化 脱支酶具有两种酶活性:糖基转移酶和α-1,6糖苷酶。这两种酶活性都是糖原完全分解(催化活性)为葡萄糖所必需的。基于脱支酶缺陷的组织特异性,GSD-Ⅲ有2种亚型。在GSD-Ⅲa(占比85%)中,该酶在肝脏和肌肉中均缺乏;而在GSD-Ⅲb(占比15%)中,该酶仅在肝脏中缺乏、在肌肉中正常。在GSD-Ⅲb中,肌肉酶活性的保留是由外显子2的遗传变异所致,此变异使得肌肉启动子能够使用二级起始位点进行翻译。

临床表现 GSD-Ⅲ的起始表现与GSD-Ⅰ相似,包括低血糖、肝大、生长迟缓、高甘油三酯血症和高胆固醇血症,但血乳酸和血尿酸的水平一般正常。此外,GSD-Ⅲa患者可出现不同程度的骨骼肌病、心肌病、转氨酶升高和肌酸激酶升高。GSD-Ⅲa的低血糖常与空腹酮症相关。糖原的异常蓄积导致肝细胞损害,使患者出现肝病症状,并可进一步发展为肝纤维化、肝硬化、肝癌和肝腺瘤[17]。成年期的其他严重并发症包括心肌病和进行性肌病。女性患者中可见多囊卵巢,但生育能力不受影响。

管理 GSD-Ⅲ的初始治疗与GSD-Ⅰ相似,患者需增加进餐次数并补充生玉米淀粉。连续血糖监测可有效监测有症状患者的血糖水平,发现患者的无症状性低血糖[7]。由于GSD-Ⅲ中糖异生过程不受影响,故不需要避免含半乳糖和果糖的食物。患者可能患有进行性心肌病,必须专门评估心脏传导缺陷和心律失常。据报道,高蛋白饮食可刺激糖异生,并可改善心肌病和肌病。与GSD-Ⅰ

相似,肝移植不能改善GSD-Ⅲ患者的临床表现,因为肝移植后,肌病和危及生命的心律失常仍进展。此外,某些情况下患者可能需要进行心脏移植[7,17-21]。建议定期对肌力和耐力进行物理治疗评估,并在监督下进行个体化运动。

25.2.2.2 糖原贮积症Ⅸ型

生化 GSD-Ⅸ是由磷酸化酶激酶缺陷所致。在禁食状态下,胰高血糖素和肾上腺素的释放可激活PhK,PhK促进糖原磷酸化酶的磷酸化,有助于将糖原转化为葡糖-1-磷酸。PhK缺陷导致糖原累积,主要累及肝脏。PhK是一种由4个亚基(α、β、γ和δ)组成的四聚体酶,γ亚基上具有催化活性,α亚基和β亚基的磷酸化调节γ亚基的活性,而δ亚基则是一种钙调蛋白。每个亚基有不同基因编码的几种组织特异性异构体[22,23]。*PHKA1*基因编码PhKα1亚基的肌肉异构体,与GSD-Ⅸ肌肉型(GSD-Ⅸα1)有关。*PHKB*基因编码PhKβ亚基的肌肉和肝脏异构体,与GSDⅨ肌肉和肝脏型(GSD-Ⅸβ)有关。*PHKA2*和*PHKG2*基因分别编码PhKα2和γ2亚基的肝脏特异性异构体,并与GSD-Ⅸ肝脏型PHKA2(GSD-Ⅸα2)和PHKG2(GSD-Ⅸγ2)有关。其中,最常见的是*PHKA2*基因的X连锁变异(GSD-Ⅸα2),最严重的是*PHKG2*基因的致病变异(GSD-Ⅸγ2)。

临床表现 GSD-Ⅸ患者的PhK缺陷使糖原无法充分分解为葡萄糖,导致低血糖、肝糖原累积,并伴有肝大、生长迟缓和转氨酶升高[13,24,25]。症状通常在青春期有所改善。然而,在GSD-Ⅸα2和GSD-Ⅸγ2,肝脏PhK缺陷会导致严重的进行性肝病。在一项研究中,约80%的GSD-Ⅸγ2患者接受了肝活检,其中96%的病理报告发现肝纤维化和/或肝硬化[26]。最终,患有GSD-Ⅸα2和GSD-Ⅸγ2型患者发生严重进行性肝病的风险很高,从肝纤维化、肝硬化发展到肝功能衰竭和死亡[27,28]。累及肌肉的GSD-Ⅸ亚型罕见,其在儿童期至成年期均可起病,表现为运动不耐受、肌痛、肌肉痉挛、肌红蛋白尿和进行性肌无力。

管理 GSD-Ⅸ患者的营养管理强调高蛋白质饮食和生玉米淀粉的补充。高蛋白的摄入可补充维持糖异生所必需的蛋白质前体。饮食管理可改善低血糖发作症状，但不能缓解肝脏中糖原的持续蓄积，这是该病的基本病理生理学机制。在 GSD-Ⅸγ2 患者中，肝糖原的持续累积导致进行性肝纤维化、转氨酶升高、肝功能减退，可能需要进行肝移植[13,16,25,29]。对于肌肉型的患者，建议根据身体状况定期进行物理治疗评估和干预。

25.2.2.3 糖原贮积症Ⅳ型：分支酶缺陷

生化 GSD-Ⅳ是由于 *GBE1* 基因变异导致糖原分支酶（glycogen branching enzyme，GBE）缺陷产生一种类似于支链淀粉或多葡聚糖结构的异常糖原在体内蓄积。

临床表现 GSD-Ⅳ是一种异质性疾病，有肝脏型和神经肌肉型两种类型，每种类型都有多种临床表现。肝脏型包括两大亚型，经典型和非进展型。经典型患者在出生后 18 个月内表现为生长迟缓、肝脾大，并可进展为严重肝病、肝硬化、肝细胞癌、终末期肝衰竭，在 5 岁左右死亡[30,31]。非进展型患者表现为肝大、肝功能不全、肌病和肌张力低下，但进展为严重肝脏疾病的可能性小。经典型和非进展型 GSD-Ⅳ的临床表现有重叠之处，需要通过长期研究更好地了解其临床病程。

神经肌肉型 GSD-Ⅳ根据发病年龄分为四种亚型，包括围产期、先天性、儿童期和成人期。围产期神经肌肉型患者在子宫内表现为胎儿运动障碍、胎动减少、羊水过多和胎儿水肿。先天性神经肌肉型患者在新生儿期即表现为肌张力低下、肌无力、呼吸窘迫、扩张型心肌病。围产期和先天性神经肌肉型患者的死亡通常发生在婴儿早期。儿童神经肌肉型患者的临床表现和病程变化较大，通常在青春期表现为肌无力、心肌病和神经病变，可发展为轻微疾病或进展为更严重的导致死亡

的疾病。成人神经肌肉型，也被称为成人多葡聚糖体病（adult polyglucosan body disease，APBD），表现为孤立性肌病和／或弥漫性中枢和周围神经系统功能障碍，并伴有神经系统中多葡聚糖体的蓄积。神经系统症状包括神经源性膀胱、脑白质营养不良和轻度认知障碍。

管理 通过检测 *GBE1* 基因中的双等位致病变异来诊断本病，在某些情况下也会检测肝脏、肌肉、白细胞、神经细胞或皮肤成纤维细胞中的 GBE 活性。当组织病理学中发现明显增大的含过碘酸希夫染色（periodic acid-Schiff staining，PAS）阳性和抗淀粉酶多葡聚糖体的肝细胞时，可辅助本病诊断。GSD-Ⅳ尚无明确的治疗方法。神经肌肉型患者对步态异常和膀胱功能障碍等可采取对症性治疗，进展型肝脏型患者需通过肝移植治疗肝硬化和终末期肝衰竭。值得注意的是，即使在肝移植后，心肌病和神经系统功能障碍等肝外表现仍可出现[30-33]。

25.2.3 主要累及肌肉的糖原贮积症

25.2.3.1 糖原贮积症Ⅱ型（庞贝病，酸性α-1,4 葡萄糖苷酶缺乏症）

生化 GSD-Ⅱ（庞贝病）是由 *GAA* 基因变异导致酸性 α-葡萄糖苷酶（acid alpha-glucosidase，GAA）缺陷引起的。GAA 可以将糖原水解为葡萄糖，它的缺乏会导致糖原在溶酶体中蓄积。随着疾病进展，过量的糖原从溶酶体中漏出并在细胞质中累积。实验室检查指标如转氨酶（ALT 和 AST）、肌酸激酶和尿葡萄糖四糖（urine glucose tetrasaccharide，尿 Glc4）常升高，且这些指标可作为监测疾病进展的生物标志物。

临床表现 GSD-Ⅱ目前被认为是一种影响骨骼和平滑肌、心脏、呼吸系统和神经系统的多系统受累疾病。临床表现复杂多样，大致分为婴儿型和迟发型[34]。典型的婴儿型患者在出生后数天至数周内表现为肌张力低下、全身肌肉无力"松软儿"样貌、发育迟

缓、明显的肥厚型心肌病、巨舌症以及喂养困难。若不及时治疗，这些婴儿将在2年内死于进行性心力衰竭及呼吸衰竭。

迟发型患者可在出生后第一年或直至60岁才起病，表现为进行性近端和远端骨骼肌无力，伴有运动耐力降低。若不及时治疗，这些患者会出现严重的步态障碍（需要步行辅助器）、重度呼吸功能不全（需要人工通气）和口咽肌无力[35,36]。其他并发症包括脑动脉瘤、主动脉异常、脑出血、心律失常、周围神经病变、感觉异常、慢性胃肠病、慢性泌尿生殖道疾病等。

管理 GSD-Ⅱ目前是美国新生儿推荐统一筛查目录的一部分，庞贝病新生儿筛查已在30多个州开展[37]。在整个病程中，早期诊断对于及时干预至关重要。外周血滤纸片或白细胞GAA酶活性测定和基因检测被广泛应用于本病诊断。

GSD-Ⅱ唯一确定的治疗方法是酶替代疗法（enzyme replacement therapy，ERT），包括每两周或每周静脉输注一次阿葡糖苷酶α（一种人重组酸性α-葡萄糖苷酶，rhGAA）和艾夫糖苷酶α（avalglucosidase α）。ERT提高了婴儿型GSD-Ⅱ的生存率，改善了迟发型GSD-Ⅱ的症状。其他辅助治疗包括高蛋白饮食、亚极量有氧运动和呼吸肌训练（respiratory muscle training，RMT）。夜间进行通气支持可提高迟发型患者的生活质量，且在呼吸失代偿期间是有益的。基因治疗是另一种新治疗方法，相关临床试验正在进行中[34]。

25.2.3.2 糖原贮积症Ⅴ型（肌磷酸化酶缺乏症，McArdle病）

生化 在运动过程中，肌磷酸化酶促进肌肉糖原分解，为肌肉提供葡萄糖作为能量来源。在GSD-Ⅴ，由于PYGM基因变异导致肌磷酸化酶缺陷，从而引起糖原在骨骼肌中蓄积。

临床表现 GSD-Ⅴ的临床症状具有异质性，但主要发生在10岁以内。患者可表现为运动引起的肌肉疲劳、疼痛和骨骼肌损伤，从而导致肌红蛋白尿和肾功能衰竭。

管理 通过检测PYGM基因中双等位致病变异可诊断本病。若基因检测结果阴性或仅检测出单等位基因致病变异，可进行肌磷酸化酶活性测定。目前已发现通过调整生活方式和饮食可缓解症状。中等强度有氧运动、运动前口服蔗糖、雷米普利、低剂量肌酸和高碳水化合物饮食也被证明对患者有益。患者在高强度运动（如短跑、负重）和/或低强度连续运动（爬楼梯、爬山）后往往会出现乏力、肌痛等运动不耐受症状，运动前摄入碳水化合物可预防此症状，因为骨骼肌能够利用血液中浓度升高的葡萄糖[38]。运动过程中，患者在开始出现症状时应稍作休息，休息几分钟后，部分患者可出现"恢复活力"现象，能够继续活动。这是GSD-Ⅴ的一种特征性表现。迄今为止，GSD-Ⅴ尚无治愈方法，但在动物模型中已有一些颇具前景的基因治疗试验[39,40]。

25.3 总结

糖原贮积症中过量的糖原在肌肉、肝脏和/或心脏蓄积，这导致GSD患者具有一系列不同的临床表现。GSD有超过15种类型，根据受累组织的不同可对其进行大致分类：Ⅰ型、Ⅵ型、Ⅸα2型、Ⅸγ2型主要影响肝脏，Ⅱ型、Ⅴ型、Ⅶ型主要影响肌肉，Ⅲa、Ⅳ、Ⅸβ型可同时影响肝脏和肌肉。营养管理是所有GSD管理指南的关键。

（夏瑜 译 邱文娟 审校）

参考文献

1. Bonnefont JP, Specola NB, Vassault A, Lombes A, Ogier H, de Klerk JB, et al. The fasting test in paediatrics: application to the diagnosis of pathological hypo- and hyperketotic states. Eur J Pediatr. 1990;150(2):80–5.

2. Costa CC, de Almeida IT, Jakobs C, Poll-The BT, Duran M. Dynamic changes of plasma acylcarnitine levels induced by fasting and sunflower oil challenge test in children. Pediatr Res. 1999;46(4):440–4.

3. van Veen MR, van Hasselt PM, de Sain-van der Velden MG, Verhoeven N, Hofstede FC, de Koning TJ, et al. Metabolic profiles in children during fasting. Pediatrics. 2011;127(4):e1021–7.

4. Kishnani P, Chen Y. Disorders of carbohydrate metabolism. In: Pyeritz RE, Korf BR, Grody WW, editors. Emery and Rimoin's principles and practice of medical genetics and genomics. 7th ed. Academic Press; 2021. p. 105–56.

5. Kishnani PS, Austin SL, Abdenur JE, Arn P, Bali DS, Boney A, et al. Diagnosis and management of glycogen storage disease type I: a practice guideline of the American College of Medical Genetics and Genomics. Genet Med. 2014;16(11):e1.

6. Wortmann SB, Van Hove JLK, Derks TGJ, Chevalier N, Knight V, Koller A, et al. Treating neutropenia and neutrophil dysfunction in glycogen storage disease type Ib with an SGLT2 inhibitor. Blood. 2020;136(9):1033–43.

7. Herbert M, Pendyal S, Rairikar M, Halaby C, Benjamin RW, Kishnani PS. Role of continuous glucose monitoring in the management of glycogen storage disorders. J Inherit Metab Dis. 2018;41(6):917–27.

8. Boers SJ, Visser G, Smit PG, Fuchs SA. Liver transplantation in glycogen storage disease type I. Orphanet J Rare Dis. 2014;9:47.

9. Jun HS, Weinstein DA, Lee YM, Mansfield BC, Chou JY. Molecular mechanisms of neutrophil dysfunction in glycogen storage disease type Ib. Blood. 2014;123(18):2843–53.

10. Chen YT, Van Hove JL. Renal involvement in type I glycogen storage disease. Adv Nephrol Necker Hosp. 1995;24:357–65.

11. Franco LM, Krishnamurthy V, Bali D, Weinstein DA, Arn P, Clary B, et al. Hepatocellular carcinoma in glycogen storage disease type Ia: a case series. J Inherit Metab Dis. 2005;28(2):153–62.

12. Koeberl Y, et al. Glycogen storage diseases. In: Scriver C, Beaudet AL, Sly WS, Valle D, Childs BH, Kinzler KW, et al., editors. The online metabolic and molecular bases of inherited disease. New York: McGraw-Hill; 2002.

13. Roscher A, Patel J, Hewson S, Nagy L, Feigenbaum A, Kronick J, et al. The natural history of glycogen storage disease types VI and IX: long-term outcome from the largest metabolic center in Canada. Mol Genet Metab. 2014;113(3):171–6.

14. Manzia TM, Angelico R, Toti L, Cillis A, Ciano P, Orlando G, et al. Glycogen storage disease type Ia and VI associated with hepatocellular carcinoma: two case reports. Transplant Proc. 2011;43(4):1181–3.

15. Ogawa A, Ogawa E, Yamamoto S, Fukuda T, Sugie H, Kohno Y. Case of glycogen storage disease type VI (phosphorylase deficiency) complicated by focal nodular hyperplasia. Pediatr Int. 2010;52(3):e150–3.

16. Kishnani PS, Goldstein J, Austin SL, Arn P, Bachrach B, Bali DS, et al. Diagnosis and management of glycogen storage diseases type VI and IX: a clinical practice resource of the American College of Medical Genetics and Genomics (ACMG). Genet Med. 2019;21(4):772–89.

17. Korlimarla A, et al. Hepatic manifestations in glycogen storage disease type III. Curr Pathobiol Rep. 2018;6(4):233–40.

18. Kishnani PS, Austin SL, Arn P, Bali DS, Boney A, Case LE, et al. Glycogen storage disease type III diagnosis and management guidelines. Genet Med. 2010;12(7):446–63.

19. Slonim AE, Coleman RA, Moses WS. Myopathy and growth failure in debrancher enzyme deficiency: improvement with high-protein nocturnal enteral therapy. J Pediatr. 1984;105(6):906–11.

20. Demo E, Frush D, Gottfried M, Koepke J, Boney A, Bali D, et al. Glycogen storage disease type III-hepatocellular carcinoma a long-term complication? J Hepatol. 2007;46(3):492–8.

21. Shen JJ, Chen YT. Molecular characterization of glycogen storage disease type III. Curr Mol Med. 2002;2(2):167–75.

22. Brushia RJ, Walsh DA. Phosphorylase kinase: the complexity of its regulation is reflected in the complexity of its structure. Front Biosci. 1999;4:D618–41.

23. Venien-Bryan C, Jonic S, Skamnaki V, Brown N, Bischler N, Oikonomakos NG, et al. The structure of phosphorylase kinase holoenzyme at 9.9 angstroms resolution and location of the catalytic subunit and the substrate glycogen phosphorylase. Structure. 2009;17(1):117–27.

24. Willems PJ, Gerver WJ, Berger R, Fernandes J. The natural history of liver glycogenosis due to phosphorylase kinase deficiency: a longitudinal study of 41 patients. Eur J Pediatr. 1990;149(4):268–71.

25. Li C, Huang L, Tian L, Chen J, Li S, Yang Z. PHKG2 mutation spectrum in glycogen storage disease type IXc: a case report and review of the literature. J Pediatr Endocrinol Metab. 2018;31(3):331–8.

26. Fernandes SA, Cooper GE, Gibson RA, Kishnani PS. Benign or not benign? Deep phenotyping of liver glycogen storage disease IX. Mol Genet Metab. 2020;131(3):299–305.

27. Burwinkel B, Tanner MS, Kilimann MW. Phosphorylase kinase deficient liver glycogenosis: progression to cirrhosis in infancy associated with PHKG2 mutations (H144Y and L225R). J Med Genet. 2000;37(5):376–7.

28. Bali DS, Goldstein JL, Fredrickson K, Rehder C, Boney A, Austin S, et al. Variability of disease spectrum in children with liver phosphorylase kinase deficiency caused by mutations in the PHKG2 gene. Mol Genet Metab. 2014;111(3):309–13.

29. Herbert M, Goldstein JL, Rehder C, Austin S, Kishnani PS, Bali DS. Phosphorylase kinase deficiency. In: Adam MP, Ardinger HH, Pagon RA, Wallace SE, Bean LJH, Mirzaa G, et al., editors. GeneReviews((R)). Seattle: University of Washington,Seattle; 1993.

30. Magoulas PL, El-Hattab AW. Glycogen storage disease type IV. In: Adam MP, Ardinger HH, Pagon RA, Wallace SE, Bean LJH, Mirzaa G, et al., edi-

tors. GeneReviews((R)). Seattle: University of Washington, Seattle;1993.

31. Szymanska E, Szymanska S, Truszkowska G, Ciara E, Pronicki M, Shin YS, et al. Variable clinical presentation of glycogen storage disease type IV: from severe hepatosplenomegaly to cardiac insufficiency. Some discrepancies in genetic and biochemical abnormalities. Arch Med Sci. 2018;14(1):237–47.

32. Davis MK, Weinstein DA. Liver transplantation in children with glycogen storage disease: controversies and evaluation of the risk/benefit of this procedure. Pediatr Transplant. 2008;12(2):137–45.

33. Matern D, Starzl TE, Arnaout W, Barnard J, Bynon JS, Dhawan A, et al. Liver transplantation for glycogen storage disease types I, III, and IV. Eur J Pediatr. 1999;158 Suppl 2:S43–8.

34. Disease AWGoMoP, Kishnani PS, Steiner RD, Bali D, Berger K, Byrne BJ, et al. Pompe disease diagnosis and management guideline. Genet Med. 2006;8(5):267–88.

35. Chan J, Desai AK, Kazi ZB, Corey K, Austin S, Hobson-Webb LD, et al. The emerging phenotype of late-onset Pompe disease: a systematic literature review. Mol Genet Metab. 2017;120(3):163–72.

36. Wokke JH, Escolar DM, Pestronk A, Jaffe KM, Carter GT, van den Berg LH, et al. Clinical features of late-onset Pompe disease: a prospective cohort study. Muscle Nerve. 2008;38(4):1236–45.

37. Kronn DF, Day-Salvatore D, Hwu WL, Jones SA, Nakamura K, Okuyama T, et al. Management of confirmed newborn-screened patients with Pompe disease across the disease spectrum. Pediatrics. 2017;140(Suppl 1):S24–45.

38. Vissing J, Haller RG. The effect of oral sucrose on exercise tolerance in patients with McArdle's disease. N Engl J Med. 2003;349(26):2503–9.

39. Nogales-Gadea G, Santalla A, Brull A, de Luna N, Lucia A, Pinos T. The pathogenomics of McArdle diseaseDOUBLEHYPHENgenes, enzymes, models, and therapeutic implications. J Inherit Metab Dis. 2015;38(2):221–30.

40. McKusick V, et al. Glycogen storage disease V. Online Mendelian Inheritance in Man (OMIM). 2015.

第 26 章

26

糖原贮积症的营养管理

Mary Sowa

目录

核心要点

1. 糖原贮积症Ⅰ型（GSD-Ⅰ）以空腹低血糖、高乳酸血症、高尿酸血症和高甘油三酯血症为特征，GSDⅠb患者还有发生中性粒细胞减少症和炎症性肠病的风险。

2. GSD-Ⅰ的营养管理包括补充生玉米淀粉作为葡萄糖来源，避免饮食中的半乳糖和果糖，并适度限制脂肪。为预防营养不良，患者还需补充维生素和矿物质。

3. 患者需要经常在家监测血糖并调整饮食，以预防低血糖和高血糖。

4. Glycosade是一种玉米淀粉衍生物，可延长夜间禁食时间。

26.1 糖原贮积症的研究背景

糖原贮积症是指糖原合成或降解过程中出现的遗传代谢病。任何年龄段人群都可能出现症状。根据受累器官不同，GSD主要可分为肝脏型和/或肌肉型（表26.1）[1,2]。低血糖是肝脏GSD的主要症状，由空腹时葡萄糖动员障碍引起。肌无力和运动不耐受是肌肉GSD的主要症状，由于机体不能利用储存的肌糖原所致[3]。本章的重点是GSDⅠa型和GSDⅢa型的营养管理。

26.2 糖原贮积症Ⅰ型的研究背景

糖原贮积症Ⅰ型（GSD-Ⅰ），也称为Von Gierke病，由葡糖-6-磷酸酶（GSD-Ⅰa）或葡

表26.1 糖原贮积症的分类及特征

类型	缺陷酶	受累器官	受累器官中的糖原	临床表现
Ⅰ Von Gierke	葡糖6-磷酸酶转运系统	肝脏和肾脏	结构正常，数量增加	肝大、生长受限、严重低血糖、酮症、高尿酸血症、高脂血症
Ⅱ Pompe	α-1,4-葡萄糖苷酶（溶酶体）	所有器官	结构正常，数量大量增加	多在2岁前因心肺衰竭死亡
Ⅲ Cori	淀粉-1,6-葡萄糖苷酶（脱支酶）	肌肉和肝脏	出现短外围分支结构，数量增加	肝大，低血糖症状较轻，但可能有更严重的酮症酸中毒。AST增加；血乳酸和尿酸正常
Ⅳ Andersen	分支酶（α-1,4-α-1,6）	肝脏和脾脏	出现极长外围分支结构，数量增加	进行性肝硬化，通常在2岁前因肝衰竭死亡
Ⅴ McArdle	磷酸化酶	肌肉	结构正常，数量轻度增加	可因疼痛性肌肉痉挛导致剧烈运动受限，无其他明显临床症状
Ⅵ Hers	肝磷酸化酶	肝脏	数量增加	病情较轻，但部分患者在空腹时可出现严重低血糖，通常伴有高酮症；血乳酸正常，但餐后可能升高
Ⅶ	磷酸果糖激酶	肌肉	结构正常，数量增加	与Ⅴ型相似
Ⅷ	磷酸化酶激酶	肝脏	结构正常，数量增加	轻度肝脏肿大。轻度低血糖

Adapted from Berg et al.[1] and Kishnani et al.[2]
注：Ⅰ型至Ⅶ型为常染色体隐性遗传，Ⅷ型与性别有关。

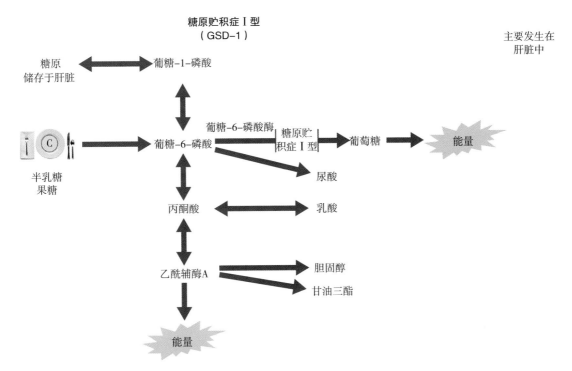

图 26.1　糖原贮积症 I 型的代谢通路

糖 -6- 磷酸酶转运体（GSD- I b）缺陷引起，导致空腹时从糖原向葡萄糖生成受阻。若不进行治疗，会引起严重低血糖[4]。GSD- I 患者中，80% 为 I a 型，20% 为 I b 型[4]。这两种类型的主要临床症状和实验室异常结果包括低血糖、肝大、发育迟缓、身材矮小、乳酸酸中毒、高甘油三酯血症和高尿酸血症[4]。I b 型患者也可能出现中性粒细胞减少症，并且是炎症性肠病的高危人群[4]。2014 年发表了 GSD- I 的诊断和管理指南[4]。GSD- I 患者营养管理的目标是将葡萄糖浓度维持在 75~100mg/dL（4.2~5.6mmol/L），预防或纠正代谢紊乱并提供最佳营养以支持生长和发育[4]（图 26.1）。

26.3　GSD- I 的营养管理

26.3.1　婴儿营养管理原则

　　婴儿营养管理的首要原则是预防低血糖和高乳酸血症[4,5]。0~6 月龄患儿可能需要每 1.5~2 小时喂养一次。9 个月后，可引入生玉米淀粉治疗（第 26.3.5 节）。婴儿的推荐配方奶粉不含蔗糖（果糖）或乳糖。通常建议使用不含蔗糖的大豆配方奶粉（即 Prosobee）。若患儿不能耐受也可使用无蔗糖水解或元素配方奶粉（如 Nutramigen、Pregestimil、Neocate Infant）（表 26.2）。不推荐使用葡萄糖聚合物，以避免血糖急剧升高和胰岛素分泌过多而造成糖原生成过多[4-6]。根据下文有关饮食限制的讨论，可在患儿 4~6 月龄时引入固体食物。然而，许多 GSD- I 婴儿对口服喂养产生抵触，并在饮食技能方面有所落后。所以，应先进行发育评估，并为任何未达到与年龄相匹配的饮食技能里程碑的婴儿提供治疗。部分患者在 1 岁后仍需将完全营养配方奶粉作为婴儿配方奶粉的过渡继续使用。该营养原则也适用于 GSD- I 儿童和成人的营养选择（表 26.2）。

表 26.2　适用于 GSD-Ⅰ患儿的配方奶粉

婴儿配方奶粉	幼儿配方奶粉	成人配方奶粉
雅培营养品		
Elecare（婴儿用）	Elecare Jr.（原味的） PediaSure Peptide1.0（原味的）	Osmolite
美赞臣营养品		
Enfamil Prosobee Nutramigen Pregestimil PurAmino	Nutramigen Toddler	
雀巢健康		
Alfamino Infant	Alfamino Junior Peptamen Junior（原味的） Vivonex Pediatric	Glytrol（原味的） Isosource HN（原味的） Peptamen（原味的） Vivonex Plus/TEN Tolerex
纽迪希亚		
Neocate Infant	Neocate Jr.	

Adapted from，email posting，Saavedra，H. July 2019.

26.3.2　营养评估与膳食组成

　　对于 GSD-Ⅰ患者，其能量需求可根据年龄、体重、身高和活动量进行标准计算，并根据体重增减或能量目标进行调整[7]。饮食中推荐的常量营养成分包括：60%~70% 的总能量需求来自碳水化合物，10%~15% 来自蛋白质，其余能量来自脂肪。2 岁以上患儿来自脂肪的能量小于 30% 推荐的总能量[4]。玉米淀粉的热量（3.8kcal/g）应包含在总碳水化合物中。在 GSD-Ⅰ患者中，果糖和半乳糖不能转化为葡萄糖。因此，饮食中必须避免或

严格限制这两种糖。由于果糖是蔗糖的成分之一，而半乳糖是乳糖的成分之一，所以也必须严格限制含有蔗糖和乳糖的食物摄入。表 26.3 提供了 GSD-Ⅰ患者饮食中可摄入与禁止摄入的食物清单。

表 26.3　GSD-Ⅰ患者饮食中可摄入与不可摄入的食物清单[2]

食物类型	可食用	禁止食用
乳制品	每天最多一份： 一杯低脂牛奶（豆奶或杏仁牛奶最佳） 一杯低脂无糖酸奶 28.35g（1.5oz）硬奶酪	冰激凌 加奶甜酸奶 甜牛奶
谷类	未添加糖的干熟麦片	含水果或添加糖的谷类
面包	白面包、小麦面包或黑麦面包 无糖饼干、松饼、英式松饼 晚餐卷、饼干 皮塔饼	葡萄干面包 麦芬蛋糕 甜卷 派 蛋糕 甜面包 用糖做的华夫饼和煎饼
淀粉	糙米和白米 意大利面 爆米花 玉米粉圆饼 土豆	任何加糖、牛奶、奶酪的淀粉制品 甜土豆
蔬菜	所有非淀粉类蔬菜，包括芦笋，卷心菜、菠菜，南瓜、洋葱、青豆、萝卜、生菜	任何添加了牛奶、糖、奶酪的食物 比其他蔬菜含糖量高的玉米、豌豆和胡萝卜
水果	柠檬、酸橙 牛油果	西红柿 所有其他新鲜、罐装的水果或果干
肉类	瘦肉家禽、牛肉、猪肉、鱼	内脏 肥肉和加工肉
豆类/坚果	所有的豆类和坚果	任何加糖的豆类、坚果或种子

续表

食物类型	可食用	禁止食用
汤	用以上可摄入的肉、淀粉和蔬菜做成的肉汤	奶油汤
脂肪	菜籽油和橄榄油、玉米、红花、菜籽油和大豆油为基础的调味品 低脂肪调味品	反式脂肪酸饱和脂肪
糖	代糖、三氯蔗糖、葡萄糖、100% 玉米糖浆、大米糖浆、无糖果冻和用葡萄糖制成的糖果	所有其他糖、糖果、糖浆、高果糖玉米糖浆、蜂蜜、糖蜜、山梨醇、蔗糖、果汁

　　较年长的患者应限制进餐和零食中的碳水化合物摄入量,以避免糖原储存过多、体重增加和实验室指标异常[6]。碳水化合物的推荐限值包括:正餐 15g 和零食 5g(附录 J)[6]。此外,单糖需限制在每餐 5g 以下(相当于 2.5g 果糖或半乳糖)、每份零食 2~3g[5,6]。正餐和零食应与玉米淀粉分开摄入,以提供最佳的代谢控制并避免干扰食欲。酒精可导致低血糖,因此也应避免(框 26.1)[4]。

框 26.1　GSD- I 患者膳食的推荐宏量营养素成分

● 碳水化合物(60%~70% 能量来源)
 – 含玉米淀粉提供的能量
 – 使用复杂碳水化合物
　摄入量限制在每餐 15g/ 零食 5g
 – 避免果糖摄入(每餐限制在 2.5g)
　避免水果摄入
　限制蔬菜摄入
 – 限制半乳糖和乳糖
　每天可摄入 1 份奶制品
● 蛋白质(10%~15% 能量来源)
 – 提供瘦肉蛋白质来源

 – 包含具有高生物价值的蛋白质
● 脂肪(<30% 能量来源)
 – 限制饱和脂肪酸
 – 包含单不饱和及多不饱和来源
 – 保证必需脂肪酸的摄入

　　糖原贮积症协会(www.agsdus.org)提供专为 GSD 编写的食谱,关于 GSD 营养管理的教学资源可在 https://gmdi.org/ 的临床实践工具下获得。

26.3.3　禁食和夜间喂养

　　GSD 患者禁食时间有限。对于 GSD- I 患者而言,通常建议 2 岁以下儿童的喂养间隔时间为 2~3.5 小时,年龄较大的儿童和成人为 3~5 小时[4]。通常需要通过胃造口管进行大剂量喂养或连续滴注喂养,以满足这些夜间禁食建议。一项对已发表病例进行的荟萃分析表明,夜间间歇性服用生玉米淀粉(UCCS)预防低血糖的效果优于夜间连续给予葡萄糖[8]。虽然夜间 UCCS 喂养有很多不便,但它排除了泵故障问题可能导致的严重低血糖。如果必须夜间连续管饲葡萄糖,婴儿和年龄较大儿童的起始葡萄糖输注速率(glucose infusion rate,GIR)应分别为 8~10mg/(kg·min) 和 4~8mg/(kg·min)[4](附录 I)。不同医院选择的喂食方法各不相同,需要进一步研究才能给出夜间喂养的明确建议[9]。夜间连续滴注喂养结束时监测血糖浓度有助于确定预防低血糖所需的正确输注速率。此外,应在夜间连续滴注喂养结束前约 30 分钟给予配方奶粉喂养(婴儿)或 UCCS,以防止喂养周期结束时高浓度胰岛素引起的低血糖[4]。使用 Glycosade 延长夜间禁食时间的问题将在本章后面讨论。

26.3.4　GSD- I 患者的营养补充

　　由于 GSD- I 患者需要限制饮食,因此需要营养补充剂。推荐使用无糖的复合维生素 /

矿物质补充剂,以满足大多数维生素和矿物质的DRI(附录D)。此外,由于大多数复合维生素/矿物质补充剂无法提供足量的钙,还推荐使用无糖钙补充剂来满足个人年龄的DRI。当饮食无法满足DRI的要求和/或总25-羟基维生素D浓度较低时,需额外补充维生素D_3。即使补充剂在满足推荐DRI的患者中,血清总25-羟基维生素D浓度也可能低于正常水平[4]。对于Ib型患者,额外需要补充益生菌以控制IBD,维生素E以控制中性粒细胞减少症[4,5]。

26.3.5 GSD-I患者的玉米淀粉治疗

自20世纪80年代以来,UCCS已被用于治疗GSD-I。作为一种缓慢消化的淀粉,UCCS提供持续的葡萄糖来源,且其持续时间长于任何食物来源[10]。由于年龄较小的婴儿没有足够的胰淀粉酶活性来充分消化淀粉,故在9~12月龄前引入UCCS可能会导致胃肠道不适[11,12]。比尔(Bier)方程(框26.2)可用于计算8岁以下儿童玉米淀粉的理想剂量[6]。然而,该方程不适用于体重>30kg的、青春期或成人患者[6]。UCCS的起始剂量为1g/次,每周增加1g直至达到最佳剂量[5]。理想情况下,UCCS应以克为单位称重;如果使用家庭量具,一汤匙UCCS的重量约为8g。UCCS的逐步增量可以预防胃肠道副作用。每次喂养前,可以将UCCS添加到婴儿配方奶粉中。如果婴儿出现胃肠道不适,可能会暂缓引入UCCS,或者进行短期胰酶治疗[4](框26.2)。

8岁以上的患者不建议根据体重调整剂量,因为过度治疗可能导致体重过度增加、糖原贮积、胰岛素抵抗和乳酸浓度升高[6]。对于8岁以上的患者,推荐初始剂量的UCCS每小时提供10~11g葡萄糖,并根据血糖和乳酸浓度进一步调整[4]。在一项对112例10岁以上GSD-Ia患者的回顾性研究中,平均UCCS总量为272~337g/d,每小时提供11.3~14g葡萄糖(剂量随年龄增加而减少),平均6次/d(4~8次/d)[13]。

UCCS不得加热或添加到酸性饮料中,因为高温和酸都会降解淀粉分子并降低其有效性[4]。此外,柠檬酸盐溶液(即Bicitra)会促进淀粉消化,因此不应与UCCS同时服用[4]。对于较年长的患者而言,建议饮用水或无糖饮料(1g UCCS溶液需2~3mL液体)[4]。UCCS应在餐后服用,减少其对食欲的负面影响,并延长其有效性以维持最佳血糖水平。当玉米淀粉(90%碳水化合物)不耐受时,可以尝试其他食物淀粉包括木薯淀粉(86%碳水化合物),葛根粉(88%碳水化合物)和木薯(88%碳水化合物)[5]。相比玉米淀粉,摄入更多的其他淀粉才能达到相同的血糖结果(框26.3)[4,14]。

框26.3 GSD-I患者的玉米淀粉治疗

- 尽量用克秤称玉米淀粉的重量;或使用家用量具替代
- 一汤匙约8g玉米淀粉,可提供7.2g碳水化合物
- 将玉米淀粉混合到无蔗糖、无乳糖配方奶粉、水或减肥饮料中
- 将1g玉米淀粉溶解于2~3mL液体
- 请勿混入酸性饮料中
- 请勿煮熟
- 与液体混合后立即食用
- 在室温下储存干玉米淀粉
- 根据不同的环境条件,玉米淀粉开封后有效期为2~4周
- 美国推荐玉米淀粉Argo[3,13]

框26.2 计算8岁以下GSD-I患者的葡萄糖需求

$$Y = 0.001\,4X^3 - 0.214X^2 + 10.411X - 9.084$$

Y = 每分钟葡萄糖需要量(mg/min)

X = 体重(kg)

例 X = 10kg;Y = 75mg/min(4.5g/h)

26.3.6　GSD-Ⅰ患者的 Glycosade 治疗

Glycosade(美国 Vitaflo)是一种具有高支链淀粉含量的玉米淀粉衍生物,可以增加 0 型、Ⅰ 型、Ⅲ 型、Ⅵ 型和Ⅸ 型患者的夜间禁食时间[15]。有一项研究表明,88% 的 GSD-Ⅰ患者中 Glycosade 的治疗效果优于比玉米淀粉,其夜间禁食耐受时间从 4.1 小时增加到 7.8 小时[16]。然而,由于 IBD 引起的吸收不良,Glycosade 对Ⅰb 型患者的疗效不佳[16]。美国目前仅推荐夜间和 5 岁以上患者使用,日间使用情况正在研究中[15]。1g Glycosade 可与 2mL 水或患者常用的冷饮混合[15]。美国 Vitaflo 为 GSD-Ⅰ患者初始治疗提供了详细指南[15](框 26.4)。

框 26.4　GSD-Ⅰ患者 Glycosade 推荐剂量建议

年龄	剂量 /g
5~6 岁	60~75
7~8 岁	75~90
青春期前	90~120
青春期	135~150
成人	120~150

Glycosade 60g/ 包;含 211cal(3.5kcal/g) 和 53g 碳水化合物。

26.4　特殊情况下的营养管理

26.4.1　运动

体育活动时,需要额外的葡萄糖来源以满足更大的能量需求。在此期间,会很快发生低血糖,因此需要采取额外的预防措施。为了确定最佳管理策略,应在运动前、运动中和运动后检测葡萄糖水平。尽管部分患者可能存在胃肠道不适,仍可在运动前 30 分钟额外加入 UCCS(1 小时剂量)[5]。需要频繁监测血糖来制订每个患者的最佳方案。

26.4.2　治疗低血糖和其他疾病

无症状低血糖(<70mg/dL 或 <4mmol/L)患者可通过进食(椒盐卷饼、饼干等)获取 5g 碳水化合物,并在 10 分钟内复查血糖。若患者的血糖仍低于 70mg/dL,则重复此治疗[5]。若患者出现症状,则在进食基础上给予 10g 葡萄糖(即葡萄糖凝胶、葡萄糖片、Smarties)或补充 1 小时常规 UCCS 剂量。10 分钟后复测血糖,如果血糖仍然较低,则重复该治疗[5]。

疾病可增加患者对葡萄糖的需求,以及增加发生低血糖的风险。轻症疾病可通过增加 UCCS 喂养的频率或者连续滴注喂养高碳水化合物配方(即 Tolerex)以维持足够的血糖。然而,由于患病期间出现低血糖的风险较高,应降低应急评估和 / 或入院的门槛。通常建议通过外周静脉提供葡萄糖(常用浓度为 10% 或 12.5% 以满足 GIR)和适当的电解质。重要的是,为避免血糖浓度下降,在逐步减少静脉输注量之前,应确保患者能够通过口或胃造口管摄入碳水化合物和 UCCS[11]。

应向所有家庭提供急诊室信函,解释避免低血糖所需的治疗方法、禁忌药物以及评估患者状况的实验室检测。鼓励家庭准备一个"急救包",其中包含葡萄糖来源(即 Instaglucose)、含碳水化合物的食物(即椒盐卷饼、饼干)、血糖仪、玉米淀粉和水。所有 GSD-Ⅰ患者还应携带紧急身份证明,如医疗警报手环。

26.4.3　监测

因为代谢控制不佳会引起 GSD-Ⅰ几种并发症的发生,所以需要重视血糖监测。代谢控制不佳的患者常常伴发肾脏疾病和肝腺瘤[4]。痛风是高尿酸的并发症[4]。由于钙和维生素 D 摄入不足以及长期乳酸升高的影响,患者容易发生骨矿化不良[4]。应至少每年进行一次实验室筛查和评估,或根据需要增加评估频率(框 26.5)。第 25 章讨论了疾病并发症、监测和辅助治疗 / 新疗法的更多细节。

框 26.5 GSD-I 患者的营养监测

- 常规评估包括人体测量、饮食摄入量和体格检查
- 实验室监测
  - 诊断特异性
    葡萄糖
    乳酸
    尿酸
    甘油三酯
    胆固醇
    肝功能
  - 营养监测
    营养性贫血(血红蛋白、血细胞比容、MCV、血清维生素 B_{12} 和 / 或甲基丙二酸、总同型半胱氨酸、铁蛋白、铁、叶酸、总铁结合力)
    维生素和矿物质(25- 羟基维生素 D、锌、微量矿物质)
    其他临床指征

26.5 GSD-Ⅲ 的研究背景

GSD-Ⅲ 型,也被称为 Cori 病或 Forbes 病,是由于淀粉 -1,6- 葡萄糖苷酶(糖原脱支酶)缺陷导致糖原不完全分解和糖原过度蓄积所致[17]。指南将 GSD-Ⅲ 分为 a 和 b 两种类型[17]。大多数(85%)GSD-Ⅲ 患者为 a 型,同时累及肌肉和肝脏,15% 的患者为 b 型,仅累及肝脏[17]。GSD-Ⅲa 表现为低血糖、肝大、高脂血症、身材矮小以及最终累及肌肉(包括心肌病)(表 26.1)[17]。本章重点关注 Ⅲa 型患者的营养管理。GSD-Ⅲ 的诊疗指南于 2010 年发布[17]。第 25 章进一步描述了GSD 的生化和临床特征。

GSD-Ⅲa 要点

- 因为糖异生过程存在,GSD-Ⅲa 中的低血糖发生率低于 GSD-Ⅰ。
- GSD-Ⅲa 的营养管理包括提供高蛋白质、低碳水化合物和适度脂肪的饮食。
- 应根据个人情况,评估维生素和矿物质的补充量。
- 家庭监测血糖和调整饮食是恰当管理的必要条件。
- Glycosade 是一种玉米淀粉衍生物,可以延长禁食时间。

26.6 GSD-Ⅲ 的营养管理

GSD-Ⅲ 婴幼儿营养管理的主要目标是预防低血糖[17],这可以通过频繁喂养和使用玉米淀粉(已在 GSD-Ⅰ 中详述)来实现,尤其是对于严重的 GSD-Ⅲ 患者而言其疗效更明显。然而,由于 GSD-Ⅲ 患者的糖异生过程存在,氨基酸、脂肪酸和其他代谢物能够生成葡萄糖,因此其饮食限制比 GSD-Ⅰ 患者少。例如,GSD-Ⅲ 患者不需要限制半乳糖和果糖的摄入,也不需要特定的婴儿配方奶粉[17]。但是,为防止能量摄入过多而导致糖原储存增加,仍需限制单糖的摄入。由于氨基酸在 GSD-Ⅲ 中可用于糖异生,故高蛋白质摄入是治疗的重要组成部分。推荐的常量营养素组成为:35%~55% 的能量摄入来自碳水化合物,20%~30% 来自蛋白质,20%~35% 来自脂肪[17]。推荐蛋白质摄入目标为 3g/(kg·d),使血清蛋白标志物(白蛋白、前白蛋白)和肌酸激酶浓度恢复正常[4]。但有些医生推荐更高的蛋白质摄入量,最高可达 4g/(kg·d)[5,6]。添加蛋白质补充剂(即 Unjury、Beneprotein)可以帮助满足这些更高的蛋白质需求。除了为糖异生提供底物外,

高蛋白质摄入还可能通过减少碳水化合物摄入来改善肌肉功能,并减少过多的糖原储存[4]。为了帮助提高夜间禁食耐受性,应该推荐高蛋白质的睡前零食(用或不用 UCCS 或 Glycosade);然而,重症患者仍然需要额外的夜间喂养[17]。酒精会阻碍糖异生、干扰诊断,因此应避免饮酒[6]。

26.6.1　GSD-Ⅲ 患者的玉米淀粉治疗

GSD-Ⅲ患者中 UCCS 的所需剂量通常低于 GSD-Ⅰ患者。尽管一些重症 GSD-Ⅲa 患者可能需要更高剂量和与 GSD-Ⅰ患者相似的喂养频率,大部分 GSD-Ⅲ患者每 4 小时喂养 1 次 UCSS(1g/kg)足以预防低血糖[17]。开始使用 UCCS 需注意的问题与 GSD-Ⅰ相同,建议缓慢逐渐增加 UCCS 剂量,以减少胃肠道不适。UCCS 可以与牛奶或酸奶混合,以提供额外的蛋白质来源。

26.6.2　GSD-Ⅲ 患者的 Glycosade 治疗

已在 GSD 的酮症形式(包括Ⅲ型)中研究了 Glycosade 的使用。酮症型 GSD(0 型、Ⅲ型、Ⅵ型和Ⅸ型)患者能够产生酮体并将其作为能量来源。如果患者在夜间禁食后出现低血糖或酮体升高,Glycosade 可改善整体代谢控制情况[18]。有研究发现,Glycosade 可将夜间禁食耐受时间从 4.9 小时增加到 9.6 小时[18]。酮症型 GSD 的推荐睡前剂量为 30~75g[15]。

26.6.3　GSD-Ⅲ 患者的营养补充

由于 GSD-Ⅲ患者的饮食限制比 GSD-Ⅰ患者少,故 GSD-Ⅲ患者通常不需要补充维生素和矿物质。有研究报道,GSD-Ⅲ患者的骨矿化减少,因此应评估钙摄入量和维生素 D 状况[17]。

26.6.4　辅助治疗

在 GSD-Ⅲ患者中,肌肉骨骼疾病是进行性发展且显著的。肌肉骨骼疾病曾被认为仅在成年人中发生,但目前在年轻人中也有发现[17]。在少数已发表的病例中,使用改良阿特金斯(Atkins)饮食和生酮饮食后可观察到心肌病、肌肉功能和其他代谢指标的改善[19-21]。

26.7　血糖监测

管理 GSD-Ⅰ 和 GSD-Ⅲ 的主要方法是在家中监测血糖,以在 24 小时内将血糖浓度维持在治疗范围内。确实如此,在一项多中心问卷调查中,主要安全问题是由于患者或护理人员未能在夜间因低血糖警报醒来,进而导致严重的低血糖发生[22]。因此,设置多个警报有助于避免因错过补充 UCCS 剂量而导致的灾难性后果。通常情况下,为糖尿病管理设计的血糖仪被推荐用于早晨给予玉米淀粉前或连续喂养结束时、白天餐前或玉米淀粉使用前以及运动后检查血糖。照护者和患者应记录血糖测量值、进餐时间、玉米淀粉剂量和运动量,以帮助调整个体的治疗计划。

动态血糖监测(continuous glucose monitoring,CGM)是一款可提供 24 小时血糖趋势的新仪器。CGM 最初是设计用于糖尿病的血糖管理,但也适用于 GSD 护理。CGM 每 5 分钟记录一次血糖水平,并可在手机上“实时”下载和查看[23]。然而,CGM 中的葡萄糖是在间质液中测量的,因此不能等同于血糖仪的测量结果[23],在通过 CGM 数据调整治疗时需考虑到这一点。但是,CGM 可用于监测血糖控制趋势,从而精细调节最长禁食时间、UCCS/Glycosade 剂量和碳水化合物的喂养[23,24]。

在 GSD-Ⅰ 中,即使葡萄糖水平正常也可能存在乳酸酸中毒,因此乳酸浓度可能是反映该病的代谢情况较灵敏的标志物[4,25]。可在推荐血糖监测的相似时间使用乳酸测量仪检测血乳酸,以维持正常乳酸浓度[26]。如果经常检测到升高,则需要重新评估饮食和

UCCS/Glycosade 剂量。在 GSD-Ⅲ 中,血酮体监测可能有助于评估禁食后的代谢控制情况[17]。

26.8　总结

　　GSD-Ⅰ 和 GSD-Ⅲ 营养管理的总体目标是预防低血糖和减少代谢紊乱。通过将血糖浓度维持在 75~100mg/dL(4.2~5.6mmol/L),以及将乳酸和酮体维持在正常水平,GSD 患者的并发症和合并症发生率可降至最低。GSD 的营养管理包括:Ⅰ型患者限制半乳糖和果糖饮食、Ⅲ型患者高蛋白饮食和避免禁食、使用 UCCS 和 / 或 Glycosade,以及对两种疾病进行仔细的血糖监测。随着包括基因治疗在内的进一步辅助治疗的发展,GSD-Ⅰ和 GSD-Ⅲ 患者的临床结局将得到进一步改善。

26.9　饮食计算示例

　　以一个体重为 21.5kg 的 6 岁 GSD-Ⅰa 男孩为例:
- **第 1 步　确定营养目标**
  能量:85kcal/kg = 1 800kcal/d
  - 推荐的宏量营养素组成:
  - 碳水化合物:占总热量的 60%　1 080kcal ÷ 4kcal/g = 270g 碳水化合物(玉米淀粉包含在总碳水化合物摄入量中)
  - 蛋白质:占总热量的 12%　216kcal ÷ 4kcal/g = 54g 蛋白质
  - 脂肪:占总热量的 28%　504kcal ÷ 9kcal/g = 高达 56g 脂肪
- **第 2 步　根据比尔方程计算所需的葡萄糖[6]**
  - $Y = 0.001\ 4X^3 - 0.214X^2 + 10.411X - 9.084$
  - Y = 每分钟葡萄糖摄入量(mg/min)
  - X = 体重(kg)
  - X = 21.5kg,由比尔方程:Y = 130mg/min;130mg/min × 60min/1 000mg = 7.8g/h
- 假设每 3 小时提供一次 UCCS,每次喂养时给予 7.8g/h × 3h = 23.4g ÷ 0.9(CHO/g 粉)= 26g UCCS(四舍五入至 25g)。一天有 8 个 3 小时时段,因此该孩子将得到 8 次喂食 × 25g/ 次 = 200g UCCS
- **第 3 步　确定 UCCS 提供的能量**
  - UCCS 200g × 3.8kcal/g = 760kcal
- **第 4 步　测定 UCCS 提供的碳水化合物的数量**
  - 760kcal ÷ 4kcal/g = 190g 碳水化合物
- **第 5 步　确定食物来源允许的碳水化合物剩余量**
  - 270g 碳水化合物目标 – 190g 来自 UCCS 的碳水化合物 = 80g 来自食物的碳水化合物
- **第 6 步　确定一个喂养时间表,在一天中均匀地分配复杂碳水化合物和玉米淀粉的剂量**
  - 使用交换系统,1 份 = 15g 复杂碳水化合物
  - 从食物中摄取的总碳水化合物 80g ÷ 15g 碳水化合物 / 次 = 5.3 次 /d(约 5 次)
  - 膳食:早餐和午餐各 1 份;晚餐 2 份

- 零食:1 份 15g;每份零食 5g×3 份
- *不可能每个家庭在白天和晚上每间隔 3 小时一次 UCCS,一些可供选择的建议:
  (1) 在 6~8 小时内,通过夜间胃造口管喂养提供等量的碳水化合物。

  例:7.8g/h×6h 周期 = 46.8g 葡萄糖
- 选择一种 GSD- I 配方(表 26.2)
- PediaSure Peptide 1.0,原味,碳水化合物含量 31.7g/237mL
- 46.8g 葡萄糖 /31.7g = 1.48×237mL = 350mL
- 喂养速率:350mL/6h = 58mL/h
  (2) Glycosade(推荐剂量见框 26.4)。

  在睡前(晚上 9 点)提供 70g Glycosade,经过测试该剂量可持续 7 小时(需要对每位患者的 Glycosade 剂量进行检测,因为每剂 Glycosade 预防低血糖的时间长短有个体差异)

  凌晨 4 点恢复 25g 的 UCCS 摄入,并在一天中每 3 小时使用一次

（杜陶子　夏瑜　译　　邱文娟　审校）

参考文献

1. Berg JM, Tymoczko JL, Stryer L. Biochemistry. 7th ed. New York: W.H. Freeman; 2012. xxxii, 1054, 43, 41, 48 p.
2. Kishnani PS, Austin SL, Abdenur JE, Arn P, Bali DS, Boney A, et al. Diagnosis and management of glycogen storage disease type 1: a practical guideline of the American College of Medical Genetics and Genomics. Genet Med. 2014;16:1–29.
3. Baumgartner MR, Saudubray J-M, Walter JH. Inborn metabolic diseases : diagnosis and treatment. Berlin/Heidelberg: Springer: Imprint: Springer; 2016.
4. Weinstein DA, Steuerwald U, De Souza CFM, Derks TGJ. Inborn errors of metabolism with hypoglycemia: glycogen storage diseases and inherited disorders of gluconeogenesis. Pediatr Clin N Am. 2018;65(2):247–65.
5. Saavedra H, editor. Management of glycogen storage disease type I & IIIf. Vitaflo metabolic RD summit. San Diego; 2020.
6. Ross KM, Ferrecchia IA, Dahlberg KR, Dambska M, Ryan PT, Weinstein DA. Dietary management of the glycogen storage diseases: evolution of treatment and ongoing controversies. Adv Nutr. 2020;11(2):439–46.
7. Institute of Medicine (U.S.). Panel on Macronutrients., Institute of Medicine (U.S.). Standing Committee on the Scientific Evaluation of Dietary Reference Intakes. Dietary reference intakes for energy, carbohydrate, fiber, fat, fatty acids, cholesterol, protein, and amino acids. Washington, DC: National Academies Press; 2005. xxv, 1331 p.
8. Shah KK, O'Dell SD. Effect of dietary interventions in the maintenance of normoglycaemia in glycogen storage disease type 1a: a systematic review and meta-analysis. J Hum Nutr Diet. 2013;26(4):329–39.
9. Derks TG, Martens DH, Sentner CP, van Rijn M, de Boer F, Smit GP, et al. Dietary treatment of glycogen storage disease type Ia: uncooked cornstarch and/or continuous nocturnal gastric drip-feeding? Mol Genet Metab. 2013;109(1):1–2.
10. Sidbury JB, Chen YT, Roe CR. The role of raw starches in the treatment of type I glycogenosis. Arch Intern Med. 1986;146(2):370–3.
11. Saudubray JM, Van den Berghe G, Walter J. Inborn metabolic diseases: diagnosis and treatment. 5th ed. Berlin: Springer; 2012. xxv, 656 p.
12. Blau N, Duran M, Gibson KM, Vici C D. Physician's guide to the treatment and follow-up of metabolic diseases. New York: Springer; 2014.
13. Dahlberg KR, Ferrecchia IA, Dambska-Williams M, Resler TE, Ross KM, Butler GL, et al. Cornstarch requirements of the adult glycogen storage disease Ia population: a retrospective review. J Inherit Metab Dis. 2020;43(2):269–78.
14. Nalin T, Venema K, Weinstein DA, de Souza CF, Perry ID, van Wandelen MT, et al. In vitro digestion of starches in a dynamic gastrointestinal model: an innovative study to optimize dietary management of patients with hepatic glycogen storage diseases. J Inherit Metab Dis. 2015;38(3):529–36.
15. Vitaflo. A practical guide for overnight use of glycosade in hepatic glycogen storage disease. Bridgewater: Vitaflo USA, LLC; 2020.
16. Ross KM, Brown LM, Corrado MM, Chengsupanimit

T, Curry LM, Ferrecchia IA, et al. Safety and effi-cacy of chronic extended release cornstarch therapy for glycogen storage disease type I. JIMD Rep. 2016;26:85–90.

17. Kishnani PS, Austin SL, Arn P, Bali DS, Boney A, Case LE, et al. Glycogen storage disease type III diagnosis and management guidelines. Genet Med. 2010;12(7):446–63.

18. Ross KM, Brown L, Corrado MM, Chengsupanimit T, Curry LM, Ferrecchia IA, et al. Safety and efficacy of long-term use of extended release cornstarch therapy for glycogen storage disease types 0, III, VI, and IX. J Nutr Ther. 2015;4(4):137–42.

19. Olgac A, Inci A, Okur I, Biberoglu G, Oguz D, Ezgu FS, et al. Beneficial effects of modified Atkins diet in glycogen storage disease type IIIa. Ann Nutr Metab. 2020;76(4):233–41.

20. Francini-Pesenti F, Tresso S, Vitturi N. Modified Atkins ketogenic diet improves heart and skeletal muscle function in glycogen storage disease type III. Acta Myol. 2019;38(1):17–20.

21. Marusic T, Zerjav Tansek M, Sirca Campa A, Mezek A, Berden P, Battelino T, et al. Normalization of obstructive cardiomyopathy and improvement of hep-atopathy on ketogenic diet in patient with glycogen

storage disease (GSD) type IIIa. Mol Genet Metab Rep. 2020;24:100628.

22. Steunenberg TAH, Peeks F, Hoogeveen IJ, Mitchell JJ, Mundy H, de Boer F, et al. Safety issues asso-ciated with dietary management in patients with hepatic glycogen storage disease. Mol Genet Metab. 2018;125(1–2):79–85.

23. Herbert M, Pendyal S, Rairikar M, Halaby C, Benjamin RW, Kishnani PS. Role of continu-ous glucose monitoring in the management of glycogen storage disorders. J Inherit Metab Dis. 2018;41(6):917–27.

24. White FJ, Jones SA. The use of continuous glu-cose monitoring in the practical management of glycogen storage disorders. J Inherit Metab Dis. 2011;34(3):631–42.

25. Daublin G, Schwahn B, Wendel U. Type I glycogen storage disease: favourable outcome on a strict man-agement regimen avoiding increased lactate produc-tion during childhood and adolescence. Eur J Pediatr. 2002;161(Suppl 1):S40–5.

26. Saunders AC, Feldman HA, Correia CE, Weinstein DA. Clinical evaluation of a portable lactate meter in type I glycogen storage disease. J Inherit Metab Dis. 2005;28(5):695–701.

附录 A

常用肠外营养液的营养成分

碳水化合物

碳水化合物以静脉注射葡萄糖的形式提供。

葡萄糖含热量 3.4kcal/g。

葡萄糖溶液按重量计算，范围为 5%（D5W）至 25%（D25W）。

含有 12.5% 及更高浓度的葡萄糖溶液不能经外周静脉给予，需要通过外周置入中心导管（PICC）、输液港或中心静脉给予。

溶液百分比	碳水化合物含量 / (g · 100mL^{-1})	kcal/100mL
D5W（5%）	5	17
D10W（10%）	10	34
D25W（25%）	25	85

蛋白质

蛋白质以结晶氨基酸溶液的形式提供。

6% 和 10%（B. Braun）的 Trophamine 和 7% 的 Aminosyn-PF（Hospira）是常用的溶液。氨基酸溶液提供热量 4kcal/g。

溶液百分比 /%	氨基酸含量（g/100mL）	kcal/100mL
3.0	3	12
3.5	3.5	14
5.0	5	20
10	10	40

脂肪

脂肪以脂肪乳液的形式提供。

10% 的 Intralipid 和 20% 的 Intralipid 是经常被使用的脂肪乳液。

脂肪乳液百分比	kcal/100mL
10%	1.1
20%	2.0

SMOFlipid（Fresenius Kabi, Zurich Switzerland）含有 0.2g 脂质 /mL，是大豆油、中链甘油三酯（MCT）、橄榄油和鱼油的混合物。

（赵萱 译 冯一 审校）

附录 B

维持液需求

Holliday-Segar 图表是一种常用的估算水分丢失量和计算液体需要量的方法[1]。

液体需求计算

1. 第一个 10kg 体重需要量为 100mL/kg +
2. 第二个 10kg 体重需要量为 50mL/kg +
3. 剩余每公斤体重需要量为 20mL/kg =
4. 每日总液体需要量

示例：一个体重 25kg 的孩子需要

1. 100mL× 第一个 10kg = 1 000mL +
2. 50mL× 第二个 10kg = 500mL +
3. 20mL× 剩余 5kg = 100mL =
4. 总液体需要量为 1 600mL/d

液体需求通常是在 24 小时的基础上计算的，而补液需要计算每小时输注速度。为了估算每小时速度，可以使用 "4-2-1" 公式[2]。

每小时维持液输注量计算（使用 "4-2-1" 公式）

1. 第一个 10kg 为 4mL/(kg·h) +
2. 第二个 10kg 为 2mL/kg/(kg·h) +
3. 剩余每千克体重为 1mL/(kg·h) =
4. 每小时总输液速度

示例：对于一个 25kg 的儿童，维持液的用量为

1. 4mL/(kg·h) × 第一个 10kg = 40mL/h +
2. 2mL/(kg·h) × 第二个 10kg = 20mL/h +
3. 1mL/(kg·h) × 剩余 5kg = 5mL/h =
4. 每小时总输注量 = 65mL/h = 1 560mL

（赵萱 译　冯一 审校）

参考文献

1. Holliday MA, SEGAR WE. The maintenance need for water in parenteral fluid therapy. Pediatrics. 1957;19(5):823–32.
2. Kalia A. Maintenance fluid therapy in children. Fluids Electrol. 2008 [cited 2014 October 8]; Available from: http://www.utmb.edu/pedi_ed/CORE/Fluids&Electyrolytes/page_04.htm.

附录 C

急性疾病期合成代谢时所需能量

年龄	体重	身高	总能量	碳水化合物（D10）	日液量	液率	GIR	葡萄糖供能	脂肪乳剂	脂肪乳剂供能	总能量（葡萄糖＋脂肪）	供需比
	kg	m	Kcal	X 维持	mL/d	mL/h	mg（kg·min）	kcal	g/（kg·d）	kcal	kcal	%
婴儿（0~3月龄）	3.5	NA	387	1.5	525	22	10.5	179	4	140	319	82
婴儿（0~3月）	3.5	NA	387	1×D20	350	14.6	13.9	238	4	140	378	98
婴儿（4~6月龄）	7	NA	579	1.5	1 050	44	10.5	357	3	210	567	98
									4	280	637	110
婴儿（7~12月龄）	10	NA	812	1.5	1 500	63	10.5	510	1	100	610	75
									3	300	810	100
									4	400	910	112
幼儿（13~36月龄）	15	NA	1 255	1.5	1 875	78	8.7	638	2	300	938	75
									3	450	1 088	87
男童（6岁）	20	1.15	1 310	1.5	2 250	94	7.85	765	2	400	1 165	89
									3	600	1 365	104
女童（6岁）	20	1.15	1 245	1.5	2 250	94	7.85	765	2	400	1 165	94
									3	600	1 365	110
男性少年（10岁）	30	1.35	1 515	1.5	2 550	106	5.9	867	2	600	1 467	97

续表

年龄	体重	身高	总能量	碳水化合物（D10）	日液量	液率	GIR	葡萄糖供能	脂肪乳剂	脂肪乳剂供能	总能量（葡萄糖＋脂肪）	供需比
	kg	m	Kcal	X 维持	mL/d	mL/h	mg（kg·min）	kcal	g/（kg·d）	kcal	kcal	%
女性少年（10 岁）	30	1.35	1 413	1.5	2 550	106	5.9	867	2	600	1 467	104
男性青年（16 岁）	60	1.7	2 260	1.5	3 450	144	4.0	1 173	1	600	1 773	78
									2	1 200	2 373	105
女性青年（16 岁）	55	1.625	1 735	1.5	3 300	138	4.2	1 122	1	550	1 672	96
									2	1 100	2 222	128

缩写：D10，葡萄糖 10%，D20，葡萄糖 20%，GIR，葡萄糖输注率。

来源：Kimberly A.Kripps[ab]Peter R.Baker II[a]Janet A.Thomas[a]Heather E.Skillman[c]LaurieBernstein[a]SommerGaughan[a]CaseyBurns[a]Curtis R.CoughlinII[a]Shawn E.McCandless[a]Austin A.Larson[a]AainaKochar[a]Chelsey F.Stillman[de]Erica M.Wymore[f]Ellie G.Hendricks[g]MichaelWoontner[a]Johan L.K.Van Hove[a] REVIEW: Practical strategies to maintain anabolism by intravenous nutritional management in children with inborn metabolic diseases. Molecular Genetics and Metabolism: Available online 7 May 2021

（王叶佳 译　冯一 审校）

附录 D

膳食营养素参考摄入量

膳食营养素参考摄入量（DRI）：平均需要量
美国国家科学院，医学研究所，食品和营养委员会

生命阶段分组	钙/(mg·d⁻¹)	碳水化合物/(g·d⁻¹)	蛋白质/(g·kg⁻¹·d⁻¹)	维生素A/(μg·d⁻¹)[a]	维生素C/(mg·d⁻¹)	维生素D/(μg·d⁻¹)[b]	维生素E/(mg·d⁻¹)	硫胺素/(mg·d⁻¹)	核黄素/(mg·d⁻¹)	烟酸/(mg·d⁻¹)[c]	维生素B₆/(mg·d⁻¹)	叶酸/(μg·d⁻¹)[d]	维生素B₁₂/(μg·d⁻¹)	铜/(μg·d⁻¹)	碘/(μg·d⁻¹)	铁/(mg·d⁻¹)	镁/(mg·d⁻¹)	钼/(μg·d⁻¹)	磷/(mg·d⁻¹)	硒/(μg·d⁻¹)	锌/(mg·d⁻¹)
婴儿																					
0~6 月龄																					
6~12 月龄			1.0													6.9					2.5
儿童																					
1~3 岁	500	100	0.87	210	13	10	5	0.4	0.4	5	0.4	120	0.7	260	65	3.0	65	13	380	17	2.5
4~8 岁	800	100	0.76	275	22	10	6	0.5	0.5	6	0.5	160	1.0	340	65	4.1	110	17	405	23	4.0
男性																					
9~13 岁	1 100	100	0.76	445	39	10	9	0.7	0.8	9	0.8	250	1.5	540	73	5.9	200	26	1 055	35	7.0
14~18 岁	1 100	100	0.73	630	63	10	12	1.0	1.1	12	1.1	330	2.0	685	95	7.7	340	33	1 055	45	8.5
19~30 岁	800	100	0.66	625	75	10	12	1.0	1.1	12	1.1	320	2.0	700	95	6	330	34	580	45	9.4
31~50 岁	800	100	0.66	625	75	10	12	1.0	1.1	12	1.1	320	2.0	700	95	6	350	34	580	45	9.4
51~70 岁	800	100	0.66	625	75	10	12	1.0	1.1	12	1.4	320	2.0	700	95	6	350	34	580	45	9.4
>70 岁	1 000	100	0.66	625	75	10	12	1.0	1.1	12	1.4	320	2.0	700	95	6	350	34	580	45	9.4
女性																					
9~13 岁	1 100	100	0.76	420	39	10	9	0.7	0.8	9	0.8	250	1.5	540	73	5.7	200	26	1 055	35	7.0
14~18 岁	1 100	100	0.71	485	56	10	12	0.9	0.9	11	1.0	330	2.0	685	95	7.9	300	33	1 055	45	7.3
19~30 岁	800	100	0.66	500	60	10	12	0.9	0.9	11	1.1	320	2.0	700	95	8.1	255	34	580	45	6.8
31~50 岁	800	100	0.66	500	60	10	12	0.9	0.9	11	1.1	320	2.0	700	95	8.1	265	34	580	45	6.8

续表

生命阶段分组	钙/ (mg·d⁻¹)	碳水化合物/ (g·d⁻¹)	蛋白质/ (g·kg⁻¹·d⁻¹)	维生素A/ (μg·d⁻¹)ᵃ	维生素C/ (mg·d⁻¹)	维生素D/ (μg·d⁻¹)	维生素E/ (mg·d⁻¹)ᵇ	硫胺素/ (mg·d⁻¹)	核黄素/ (mg·d⁻¹)	烟酸/ (mg·d⁻¹)ᶜ	维生素B₆/ (mg·d⁻¹)	叶酸/ (μg·d⁻¹)ᵈ	维生素B₁₂/ (μg·d⁻¹)	铜/ (μg·d⁻¹)	碘/ (μg·d⁻¹)	铁/ (mg·d⁻¹)	镁/ (mg·d⁻¹)	钼/ (μg·d⁻¹)	磷/ (mg·d⁻¹)	硒/ (μg·d⁻¹)	锌/ (mg·d⁻¹)
51~70岁	1 000	100	0.66	500	60	10	12	0.9	0.9	11	1.3	320	2.0	700	95	5	265	34	580	45	6.8
>70岁	1 000	100	0.66	500	60	10	12	0.9	0.9	11	1.3	320	2.0	700	95	5	265	34	580	45	6.8
妊娠期																					
14~18岁	1 000	135	0.88	530	66	10	12	1.2	1.2	14	1.6	520	2.2	785	160	23	335	40	1 055	49	10.5
19~30岁	800	135	0.88	550	70	10	12	1.2	1.2	14	1.6	520	2.2	800	160	22	290	40	580	49	9.5
31~50岁	800	135	0.88	550	70	10	12	1.2	1.2	14	1.6	520	2.2	800	160	22	300	40	580	49	9.5
哺乳期																					
14~18岁	1 000	160	1.05	885	96	10	16	1.2	1.3	13	1.7	450	2.4	985	209	7	300	35	1 055	59	10.9
19~30岁	800	160	1.05	900	100	10	16	1.2	1.3	13	1.7	450	2.4	1 000	209	6.5	255	36	580	59	10.4
31~50岁	800	160	1.05	900	100	10	16	1.2	1.3	13	1.7	450	2.4	1 000	209	6.5	265	36	580	59	10.4

注:预估平均需要量(EAR)是预估可满足某个生命阶段和性别群体中半数健康个体需要量的平均每日营养素摄入水平。对于维生素 K、泛酸、生物素、胆碱、铬、氟、锰或其他尚未通过 DRI 程序进行评估的营养素,EAR 尚未建立。

ᵃ 指视黄醇活性当量(RAE)。1 RAE=1μg 视黄醇,12μg β- 胡萝卜素,24μg α- 胡萝卜素 或 24μg β- 隐黄质。膳食维生素 A 原类胡萝卜素的应摄剂量是视黄醇当量(RE)的 2 倍,而预制维生素 A 的应摄取剂量与 RE 相同。

ᵇ 指 α- 生育酚。α- 生育酚包括 RRR-α- 生育酚(天然存在于食物中的唯一形式),以及强化食品和补充剂中的 2R- 立体异构形式(RRR-、RSR-、RRS- 和 RSS-α- 生育酚)。它不包括也存在于强化食品和补充剂中的 2S- 立体异构形式的 α- 生育酚(SRR-、SSR-、SRS- 和 SSS-α- 生育酚)。

ᶜ 指烟酸当量(NE)。1mg 烟酸当量(NE)=60mg 色氨酸。

ᵈ 指膳食叶酸当量(DFE)。1 DFE=1μg 食物叶酸=0.6μg 食物或强化食物补充剂作为食物补充剂摄入的叶酸=0.5μg 空腹摄入的补充剂。

来源:Dietary Reference Intakes for Calcium, Phosphorous, Magnesium, Vitamin D, and Fluoride (1997); Dietary Reference Intakes for Thiamin, Riboflavin, Niacin, Vitamin B₆, Folate, Vitamin B₁₂, Pantothenic Acid, Biotin, and Choline (1998); Dietary Reference Intakes for Vitamin C, Vitamin E, Selenium, and Carotenoids (2000); Dietary Reference Intakes for Vitamin A, Vitamin K, Arsenic, Boron, Chromium, Copper, Iodine, Iron, Manganese, Molybdenum, Nickel, Silicon, Vanadium, and Zinc (2001); Dietary Reference Intakes for Energy, Carbohydrate, Fiber, Fat, Fatty Acids, Cholesterol, Protein, and Amino Acids (2002/2005); and Dietary Reference Intakes for Calcium and Vitamin D (2011). These reports may be accessed via www.nap.edu.

膳食营养素参考摄入量(DRI):推荐膳食摄入量和适宜摄入量，维生素
美国国家科学院，医学研究所，食品和营养委员会

生命阶段分组	维生素 A (μg·d⁻¹)ᵃ	维生素 C (mg·d⁻¹)	维生素 D (μg·d⁻¹)ᵇ·ᶜ	维生素 E (mg·d⁻¹)ᵈ	维生素 K (μg·d⁻¹)	硫胺素 (mg·d⁻¹)	核黄素 (mg·d⁻¹)	烟酸 (mg·d⁻¹)ᵉ	维生素 B₆ (mg·d⁻¹)	叶酸 (μg·d⁻¹)ᶠ	维生素 B₁₂ (μg·d⁻¹)	泛酸 (mg·d⁻¹)	生物素 (μg·d⁻¹)	胆碱 (mg·d⁻¹)ᵍ
婴儿														
0~6 月龄	400*	40*	10	4*	2.0*	0.2*	0.3*	2*	0.1*	65*	0.4*	1.7*	5*	125*
6~12 月龄	500*	50*	10	5*	2.5*	0.3*	0.4*	4*	0.3*	80*	0.5*	1.8*	6*	150*
儿童														
1~3 岁	300	15	15	6	30*	0.5	0.5	6	0.5	150	0.9	2*	8*	200*
4~8 岁	400	25	15	7	55*	0.6	0.6	8	0.6	200	1.2	3*	12*	250*
男性														
9~13 岁	600	45	15	11	60*	0.9	0.9	12	1.0	300	1.8	4*	20*	375*
14~18 岁	900	75	15	15	75*	1.2	1.3	16	1.3	400	2.4	5*	25*	550*
19~30 岁	900	90	15	15	120*	1.2	1.3	16	1.3	400	2.4	5*	30*	550*
31~50 岁	900	90	15	15	120*	1.2	1.3	16	1.3	400	2.4	5*	30*	550*
51~70 岁	900	90	15	15	120*	1.2	1.3	16	1.7	400	2.4ʰ	5*	30*	550*
>70 岁	900	90	20	15	120*	1.2	1.3	16	1.7	400	2.4ʰ	5*	30*	550*
女性														
9~13 岁	600	45	15	11	60*	0.9	0.9	12	1.0	300	1.8	4*	20*	375*
14~18 岁	700	65	15	15	75*	1.0	1.0	14	1.2	400ⁱ	2.4	5*	25*	400*
19~30 岁	700	75	15	15	90*	1.1	1.1	14	1.3	400ⁱ	2.4	5*	30*	425*
31~50 岁	700	75	15	15	90*	1.1	1.1	14	1.3	400ⁱ	2.4	5*	30*	425*
51~70 岁	700	75	15	15	90*	1.1	1.1	14	1.5	400	2.4ʰ	5*	30*	425*
>70 岁	700	75	20	15	90*	1.1	1.1	14	1.5	400	2.4ʰ	5*	30*	425*

续表

生命阶段分组	维生素 A/ (µg·d⁻¹)[a]	维生素 C/ (mg·d⁻¹)	维生素 D/ (µg·d⁻¹)[b,c]	维生素 E/ (mg·d⁻¹)[d]	维生素 K/ (µg·d⁻¹)	硫胺素/ (mg·d⁻¹)	核黄素/ (mg·d⁻¹)	烟酸/ (mg·d⁻¹)[e]	维生素 B_6/ (mg·d⁻¹)	叶酸/ (µg·d⁻¹)[f]	维生素 B_{12}/ (µg·d⁻¹)	泛酸/ (mg·d⁻¹)	生物素/ (µg·d⁻¹)	胆碱/ (mg·d⁻¹)[g]
妊娠期														
14~18 岁	750	80	15	15	75*	1.4	1.4	18	1.9	600[j]	2.6	6*	30*	450*
19~30 岁	770	85	15	15	90*	1.4	1.4	18	1.9	600[j]	2.6	6*	30*	450*
31~50 岁	770	85	15	15	90*	1.4	1.4	18	1.9	600[j]	2.6	6*	30*	450*
哺乳期														
14~18 岁	1 200	115	15	19	75*	1.4	1.6	17	2.0	500	2.8	7*	35*	550*
19~30 岁	1 300	120	15	19	90*	1.4	1.6	17	2.0	500	2.8	7*	35*	550*
31~50 岁	1 300	120	15	19	90*	1.4	1.6	17	2.0	500	2.8	7*	35*	550*

注：本表（摘自 DRI 报告）以粗体表示推荐膳食摄入量（RDA），以普通字体且在后面加星号（*）表示适宜摄入量（AI）。RDA 是指以满足群体中几乎所有健康个体（97%~98%）的营养需求的平均每日饮食摄入水平。它是根据平均需要量（EAR）计算出来的。如果没有足够的科学证据来建立 EAR，而计算 RDA，则通常会开发 AI。对于健康的母乳喂养婴儿，AI 是平均摄入量。对于其他生命阶段和性别群体，AI 被认为可以满足这些群体中所有健康个体中所有个体的需求，但由于缺乏数据或数据不确定，无法确定这一摄入量所涵盖的个体的百分比。

* 表示适宜摄入量（AI）。

[a] 视黄醇活性当量（RAE）。1RAE = 1µg 视黄醇，12µgβ- 胡萝卜素，24µgα- 胡萝卜素，或 24µgβ- 隐黄素。膳食维生素原 A 类胡萝卜素的 RAE 是视黄醇当量（RE）的两倍，而预制维生素 A 的 RAE 与 RE 相同。

[b] 指维生素 D_3。1µg 维生素 D_3 = 40IU 维生素 D。

[c] 暴露于最低限度的日光下。

[d] 指 α- 生育酚。α- 生育酚包括 RRR-α- 生育酚，一种天然存在于食物中的 α- 生育酚的唯一形式，以及在强化食品和补充剂中出现的 α- 生育酚的 2R- 立体异构形式（RRR-、RSR-、RRS- 和 RSS-α- 生育酚）。它不包括也在强化食品和补充剂中发现的 α- 生育酚的 2S 立体异构形式（SRR-、SSR-、SRS- 和 SSS-α- 生育酚）。

[e] 指烟酸当量（NE）。1mg 烟酸（NE）= 60mg 色氨酸（不是 NE）；0~6 月龄 = 预制烟酸。

[f] 膳食叶酸当量（DFE）。DFE = 1µg 食物叶酸 = 0.6µg 从强化食品或膳食补充剂摄入的叶酸 = 0.5µg 空腹服用补充剂。

[g] 虽然已经确定了胆碱的 AI 值，但很少有数据来评估是否在生命周期都需要膳食补充胆碱，并且可能某些阶段可以通过内源性合成来满足需求。

[h] 因为 10%~30% 的老年人很难吸收食物中的 B_{12}，所以建议 50 岁以上的人主要通过食用富含 B_{12} 的食物或含有 B_{12} 的补充剂来满足 RDA。

[i] 鉴于有证据表明叶酸摄入与胎儿神经管缺陷有关，建议所有有能力怀孕的女性非进入产前护理前从食用富多样化食品中摄入 400µg 叶酸，还要从补充剂或强化食品中摄入 400µg 叶酸——这是神经管形成的关键时期。

[j] 假设女性将继续从补充剂或强化食品中摄入 400µg 叶酸直到她们确认怀孕并进入产前护理，这通常发生在围孕期结束后。

来源：Dietary Reference Intakes for Calcium, Phosphorous, Magnesium, Vitamin D, and Fluoride (1997); Dietary Reference Intakes for Thiamin, Riboflavin, Niacin, Vitamin B_6, Folate, Vitamin B_{12}, Pantothenic Acid, Biotin, and Choline (1998); Dietary Reference Intakes for Vitamin C, Vitamin E, Selenium, and Carotenoids (2000); Dietary Reference Intakes for Vitamin A, Vitamin K, Arsenic, Boron, Chromium, Copper, Iodine, Iron, Manganese, Molybdenum, Nickel, Silicon, Vanadium, and Zinc (2001); Dietary Reference Intakes for Water, Potassium, Sodium, Chloride, and Sulfate (2005); and Dietary Reference Intakes for Calcium and Vitamin D (2011). These reports may be accessed via www.nap.edu.

膳食营养素参考摄入量（DRI）：推荐膳食摄入量和适宜摄入量，矿物质

美国国家科学院，医学研究所，食品和营养委员会

生命阶段分组	钙/(mg·d⁻¹)	铬/(μg·d⁻¹)	铜/(μg·d⁻¹)	氟/(mg·d⁻¹)	碘/(μg·d⁻¹)	铁/(mg·d⁻¹)	镁/(mg·d⁻¹)	锰/(mg·d⁻¹)	钼/(μg·d⁻¹)	磷/(mg·d⁻¹)	硒/(μg·d⁻¹)	锌/(mg·d⁻¹)	钾/(g·d⁻¹)	钠/(g·d⁻¹)	氯/(g·d⁻¹)
婴儿															
0~6 月龄	200*	0.2*	200*	0.01*	110*	0.27*	30*	0.003*	2*	100*	15*	2*	0.4*	0.12*	0.18*
6~12 月龄	260*	5.5*	220*	0.5*	130*	11	75*	0.6*	3*	275*	20*	3	0.7*	0.37*	0.57*
儿童															
1~3 岁	700	11*	340	0.7*	90	7	80	1.2*	17	460	20	3	3.0*	1.0*	1.5*
4~8 岁	1 000	15*	440	1*	90	10	130	1.5*	22	500	30	5	3.8*	1.2*	1.9*
男性															
9~13 岁	1 300	25*	700	2*	120	8	240	1.9*	34	1 250	40	8	4.5*	1.5*	2.3*
14~18 岁	1 300	35*	890	3*	150	11	410	2.2*	43	1 250	55	11	4.7*	1.5*	2.3*
19~30 岁	1 000	35*	900	4*	150	8	400	2.3*	45	700	55	11	4.7*	1.5*	2.3*
31~50 岁	1 000	35*	900	4*	150	8	420	2.3*	45	700	55	11	4.7*	1.5*	2.3*
51~70 岁	1 000	30*	900	4*	150	8	420	2.3*	45	700	55	11	4.7*	1.3*	2.0*
>70 岁	1 200	30*	900	4*	150	8	420	2.3*	45	700	55	11	4.7*	1.2*	1.8*
女性															
9~13 岁	1 300	21*	700	2*	120	8	240	1.6*	34	1 250	40	8	4.5*	1.5*	2.3*
14~18 岁	1 300	24*	890	3*	150	15	360	1.6*	43	1 250	55	9	4.7*	1.5*	2.3*

续表

生命阶段分组	钙/(mg·d⁻¹)	铬/(μg·d⁻¹)	铜/(μg·d⁻¹)	氟/(mg·d⁻¹)	碘/(μg·d⁻¹)	铁/(mg·d⁻¹)	镁/(mg·d⁻¹)	锰/(mg·d⁻¹)	钼/(μg·d⁻¹)	磷/(mg·d⁻¹)	硒/(μg·d⁻¹)	锌/(mg·d⁻¹)	钾/(g·d⁻¹)	钠/(g·d⁻¹)	氯/(g·d⁻¹)
19~30 岁	1 000	25*	900	3*	150	18	310	1.8*	45	700	55	8	4.7*	1.5*	2.3*
31~50 岁	1 000	25*	900	3*	150	18	320	1.8*	45	700	55	8	4.7*	1.5*	2.3*
51~70 岁	1 200	20*	900	3*	150	8	320	1.8*	45	700	55	8	4.7*	1.3*	2.0*
>70 岁	1 200	20*	900	3*	150	8	320	1.8*	45	700	55	8	4.7*	1.2*	1.8*
妊娠期															
14~18 岁	1 300	29*	1 000	3*	220	27	400	2.0*	50	1 250	60	12	4.7*	1.5*	2.3*
19~30 岁	1 000	30*	1 000	3*	220	27	350	2.0*	50	700	60	11	4.7*	1.5*	2.3*
31~50 岁	1 000	30*	1 000	3*	220	27	360	2.0*	50	700	60	11	4.7*	1.5*	2.3*
哺乳期															
14~18 岁	1 300	44*	1 300	3*	290	10	360	2.6*	50	1 250	70	13	5.1*	1.5*	2.3*
19~30 岁	1 000	45*	1 300	3*	290	9	310	2.6*	50	700	70	12	5.1*	1.5*	2.3*
31~50 岁	1 000	45*	1 300	3*	290	9	320	2.6*	50	700	70	12	5.1*	1.5*	2.3*

注：本表（摘自 DRI 报告）以粗体表示推荐膳食摄入量（RDA），以普通字体表示适宜摄入量（AI）。RDA 是指足以满足群体中儿乎所有健康个体（97%~98%）的营养需求的平均每日饮食摄入水平。它是根据平均需要量（EAR）而计算出来的。如果没有足够的科学证据来建立 EAR，而计算 RDA，则通常会开发 AI。对于健康的母乳喂养婴儿，AI 是平均摄入量。对于其他生命阶段和性别群体，AI 被认为可以满足这些群体中所有健康个体所需的需求，但由于缺乏数据或数据不确定，无法确定这一摄入量所涵盖的个体的百分比。

来源：*Dietary Reference Intakes for Calcium, Phosphorous, Magnesium, Vitamin D, and Fluoride (1997); Dietary Reference Intakes for Thiamin, Riboflavin, Niacin, Vitamin B₆, Folate, Vitamin B₁₂, Pantothenic Acid, Biotin, and Choline (1998); Dietary Reference Intakes for Vitamin C, Vitamin E, Selenium, and Carotenoids (2000); and Dietary Reference Intakes for Vitamin A, Vitamin K, Arsenic, Boron, Chromium, Copper, Iodine, Iron, Manganese, Molybdenum, Nickel, Silicon, Vanadium, and Zinc (2001); Dietary Reference Intakes for Water, Potassium, Sodium, Chloride, and Sulfate (2005); and Dietary Reference Intakes for Calcium and Vitamin D (2011).* These reports may be accessed via www.nap.edu.

膳食营养素参考摄入量（DRI）：推荐膳食摄入量和适宜摄入量，水和常量营养素

美国国家科学院，医学研究所，食品和营养委员会

生命阶段分组	总水 / $(L \cdot d^{-1})^a$	碳水化合物 / $(g \cdot d^{-1})$	总纤维 / $(g \cdot d^{-1})$	脂肪 / $(g \cdot d^{-1})$	亚油酸 / $(g \cdot d^{-1})$	α-亚麻酸 / $(g \cdot d^{-1})$	蛋白质 / $(g \cdot d^{-1})^b$
婴儿							
0~6 月龄	0.7*	60*	ND	31*	4.4*	0.5*	9.1*
6~12 月龄	0.8*	95*	ND	30*	4.6*	0.5*	11.0
儿童							
1~3 岁	1.3*	130	19*	ND[c]	7*	0.7*	13
4~8 岁	1.7*	130	25*	ND	10*	0.9*	19
男性							
9~13 岁	2.4*	130	31*	ND	12*	1.2*	34
14~18 岁	3.3*	130	38*	ND	16*	1.6*	52
19~30 岁	3.7*	130	38*	ND	17*	1.6*	56
31~50 岁	3.7*	130	38*	ND	17*	1.6*	56
51~70 岁	3.7*	130	30*	ND	14*	1.6*	56
>70 岁	3.7*	130	30*	ND	14*	1.6*	56
女性							
9~13 岁	2.1*	130	26*	ND	10*	1.0*	34
14~18 岁	2.3*	130	26*	ND	11*	1.1*	46
19~30 岁	2.7*	130	25*	ND	12*	1.1*	46
31~50 岁	2.7*	130	25*	ND	12*	1.1*	46
51~70 岁	2.7*	130	21*	ND	11*	1.1*	46
>70 岁	2.7*	130	21*	ND	11*	1.1*	46
妊娠期							
14~18 岁	3.0*	175	28*	ND	13*	1.4*	71
19~30 岁	3.0*	175	28*	ND	13*	1.4*	71
31~50 岁	3.0*	175	28*	ND	13*	1.4*	71
哺乳期							
14~18 岁	3.8*	210	29*	ND	13*	1.3*	71

续表

生命阶段分组	总水 / (L·d^{-1})^a	碳水化合物 / (g·d^{-1})	总纤维 / (g·d^{-1})	脂肪 / (g·d^{-1})	亚油酸 / (g·d^{-1})	α- 亚麻酸 / (g·d^{-1})	蛋白质 / (g·d^{-1})^b
19~30 岁	3.8*	210	29*	ND	13*	1.3*	71
31~50 岁	3.8*	210	29*	ND	13*	1.3*	71

注:本表(摘自 DRI 报告,见 www.nap.edu)以粗体表示推荐膳食摄入量(RDA),以普通字体且在后面加星号(*)表示适宜摄入量(AI)。RDA 是指足以满足群体中几乎所有健康个体(97%~98%)的营养需求的平均每日饮食摄入水平。它是根据平均需要量(EAR)计算出来的。如果没有足够的科学证据来建立 EAR,而计算 RDA,则通常会开发 AI。对于健康的母乳喂养婴儿,AI 是平均摄入量。对于其他生命阶段和性别群体,AI 被认为可以满足这些群体中所有健康个体的需求,但由于缺乏数据或数据不确定,无法确定这一摄入量所涵盖的个体的百分比。

^{a} 总水包括食物、饮料和饮用水中所含的所有水。

^{b} 以参考体重乘以每千克体重的蛋白质克数,例如,成人 0.8g/kg 乘以参考体重。

^{c} 不确定。

来源: *Dietary Reference Intakes for Energy, Carbohydrate, Fiber, Fat, Fatty Acids, Cholesterol, Protein, and Amino Acids* (2002/2005) and *Dietary Reference Intakes for Water, Potassium, Sodium, Chloride, and Sulfate* (2005). The report may be accessed via www.nap.edu.

膳食营养素参考摄入量(DRI):可接受宏量营养素范围
美国国家科学院,医学研究所,食品和营养委员会

营养素	范围(能量百分比)		
	儿童(1~3 岁)	儿童(4~18 岁)	成人
脂肪	30~40	25~35	20~35
n-6 多不饱和脂肪酸 ^{a}(亚油酸)	5~10	5~10	5~10
n-3 多不饱和脂肪酸 ^{a}(α- 亚麻酸)	0.6~1.2	0.6~1.2	0.6~1.2
碳水化合物	45~65	45~65	45~65
蛋白质	5~20	10~30	10~35

^{a} 大约 10% 可以从长链 n-3 或 n-6 脂肪酸获取。

来源: *Dietary Reference Intakes for Energy, Carbohydrate, Fiber, Fat, Fatty Acids, Cholesterol, Protein, and Amino Acids* (2002/2005). The report may be accessed via www.nap.edu.

膳食营养素参考摄入量(DRI):可接受营养素范围
美国国家科学院,医学研究所,食品和营养委员会

宏量营养素	推荐
膳食胆固醇	在摄入营养充足的前提下尽可能低
反式脂肪酸	在摄入营养充足的前提下尽可能低
饱和脂肪酸	在摄入营养充足的前提下尽可能低
添加糖 ^{a}	不超过总能量的 25%

^{a} 这不是推荐的摄入量。为了实现健康的饮食,并没有设定个体每天摄入的添加糖量。

来源: *Dietary Reference Intakes for Energy, Carbohydrate, Fiber, Fat, Fatty Acids, Cholesterol, Protein, and Amino Acids* (2002/2005). The report may be accessed via www.nap.edu.

膳食营养素参考摄入量（DRI）：可耐受最大摄入量，维生素
美国国家科学院，医学研究所，食品和营养委员会

生命阶段分组	维生素 A/ (μg·d⁻¹)ᵃ	维生素 C/ (mg·d⁻¹)	维生素 D/ (μg·d⁻¹)	维生素 E/ (mg·d⁻¹)ᵇ,ᶜ	维生素 K	硫胺素/ (mg·d⁻¹)	核黄素/ (mg·d⁻¹)	烟酸/ (mg·d⁻¹)ᶜ	维生素 B₆/ (mg·d⁻¹)	叶酸/ (μg·d⁻¹)ᶜ	维生素 B₁₂/ (μg·d⁻¹)	泛酸/ (mg·d⁻¹)	生物/ (μg·d⁻¹)	胆碱/ (mg·d⁻¹)	类胡萝卜素ᵈ
婴儿															
0~6 月龄	600	NDᵉ	25	ND	ND	ND	ND	ND	ND	ND	ND	ND	ND	ND	ND
6~12 月龄	600	ND	38	ND	ND	ND	ND	ND	ND	ND	ND	ND	ND	ND	ND
儿童															
1~3 岁	600	400	63	200	ND	ND	ND	10	30	300	ND	ND	ND	1.0	ND
4~8 岁	900	650	75	300	ND	ND	ND	15	40	400	ND	ND	ND	1.0	ND
男性															
9~13 岁	1 700	1 200	100	600	ND	ND	ND	20	60	600	ND	ND	ND	2.0	ND
14~18 岁	2 800	1 800	100	800	ND	ND	ND	30	80	800	ND	ND	ND	3.0	ND
19~30 岁	3 000	2 000	100	1 000	ND	ND	ND	35	100	1 000	ND	ND	ND	3.5	ND
31~50 岁	3 000	2 000	100	1 000	ND	ND	ND	35	100	1 000	ND	ND	ND	3.5	ND
51~70 岁	3 000	2 000	100	1 000	ND	ND	ND	35	100	1 000	ND	ND	ND	3.5	ND
>70 岁	3 000	2 000	100	1 000	ND	ND	ND	35	100	1 000	ND	ND	ND	3.5	ND
女性															
9~13 岁	1 700	1 200	100	600	ND	ND	ND	20	60	600	ND	ND	ND	2.0	ND
14~18 岁	2 800	1 800	100	800	ND	ND	ND	30	80	800	ND	ND	ND	3.0	ND
19~30 岁	3 000	2 000	100	1 000	ND	ND	ND	35	100	1 000	ND	ND	ND	3.5	ND

续表

生命阶段分组	维生素 A/ (μg·d⁻¹)ᵃ	维生素 C/ (mg·d⁻¹)	维生素 D/ (μg·d⁻¹)	维生素 E/ (mg·d⁻¹)ᵇ,ᶜ	维生素 K	硫胺素/ (mg·d⁻¹)	核黄素/ (mg·d⁻¹)	烟酸/ (mg·d⁻¹)ᶜ	维生素 B₆/ (mg·d⁻¹)	叶酸/ (μg·d⁻¹)ᶜ	维生素 B₁₂/ (μg·d⁻¹)	泛酸/ (mg·d⁻¹)	生物素/ (μg·d⁻¹)	胆碱/ (mg·d⁻¹)	类胡萝卜素ᵈ
31~50 岁	3 000	2 000	100	1 000	ND	ND	ND	35	100	1 000	ND	ND	ND	3.5	ND
51~70 岁	3 000	2 000	100	1 000	ND	ND	ND	35	100	1 000	ND	ND	ND	3.5	ND
>70 岁	3 000	2 000	100	1 000	ND	ND	ND	35	100	1 000	ND	ND	ND	3.5	ND
妊娠期															
14-18 岁	2 800	1 800	100	800	ND	ND	ND	30	80	800	ND	ND	ND	3.0	ND
19~30 岁	3 000	2 000	100	1 000	ND	ND	ND	35	100	1 000	ND	ND	ND	3.5	ND
31~50 岁	3 000	2 000	100	1 000	ND	ND	ND	35	100	1 000	ND	ND	ND	3.5	ND
哺乳期															
14~18 岁	2 800	1 800	100	800	ND	ND	ND	30	80	800	ND	ND	ND	3.0	ND
19~30 岁	3 000	2 000	100	1 000	ND	ND	ND	35	100	1 000	ND	ND	ND	3.5	ND
31~50 岁	3 000	2 000	100	1 000	ND	ND	ND	35	100	1 000	ND	ND	ND	3.5	ND

注：可耐受最高摄入量（UL）是每日营养摄入量的最高水平，它对一般人群中几乎所有的个人都不会构成不利的健康影响的风险。除非另有说明，UL 表示从食物、水和补充剂中获得的总摄入量。由于缺乏合适的数据，无法建立维生素 K、硫胺素、核黄素、维生素 B₁₂、泛酸、生物素和类胡萝卜素的 UL。在没有 UL 的情况下，摄入超过建议摄入量可能需要额外谨慎。应该建议一般人群不要经常超过 UL。UL 不适用于在医疗监督下接受该营养物质治疗的个人，也不适用于可能诱发对该营养素敏感性改变的个人。

ᵃ 指仅作为预制的维生素 A。

ᵇ 指 α- 生育酚；适用于任何形式的补充 α- 生育酚。

ᶜ 维生素 E、烟酸和叶酸的 UL 适用于从合成维生素 A 缺乏补充剂，强化食品或两者的结合中获得的合成形式。

ᵈ β- 生育酚 UL 敏建议作为有维生素 A 缺乏风险的人的维生素 A 原料来源。

ᵉ ND= 不能确定，因为缺乏此年龄组的不良反应数据，以及担心缺乏处理过量剂量的能力。摄入量的来源应仅来自食物，以防止高水平的摄入量。

来源：*Dietary Reference Intakes for Calcium, Phosphorous, Magnesium, Vitamin D, and Fluoride* (1997); *Dietary Reference Intakes for Thiamin, Riboflavin, Niacin, Vitamin B₆, Folate, Vitamin B₁₂, Pantothenic Acid, Biotin, and Choline* (1998); *Dietary Reference Intakes for Vitamin C, Vitamin E, Selenium, and Carotenoids* (2000); *Dietary Reference Intakes for Vitamin A, Vitamin K, Arsenic, Boron, Chromium, Copper, Iodine, Iron, Manganese, Molybdenum, Nickel, Silicon, Vanadium, and Zinc* (2001); and *Dietary Reference Intakes for Calcium and Vitamin D* (2011). These reports may be accessed via www.nap.edu.

膳食营养素参考摄入量（DRI）：可耐受最大摄入量，矿物质

美国国家科学院，医学研究所，食品和营养委员会

生命阶段分组	砷 a	硼/(mg·d⁻¹)	钙/(mg·d⁻¹)	铬/(μg·d⁻¹)	铜/(μg·d⁻¹)	氟/(mg·d⁻¹)	碘/(μg·d⁻¹)	铁/(mg·d⁻¹)	镁/(mg·d⁻¹) b	锰/(mg·d⁻¹)	钼/(μg·d⁻¹)	磷/(mg·d⁻¹)	硒/(μg·d⁻¹)	硅 c	钒/(mg·d⁻¹) d	锌/(mg·d⁻¹)	钾/(g·d⁻¹)	钠/(g·d⁻¹)	氯/(g·d⁻¹)
婴儿																			
0~6月龄	ND e	ND	1 000	ND	ND	0.7	ND	40	ND	ND	ND	ND	ND	45	ND	ND	4	ND	ND
6~12月龄	ND	ND	1 500	ND	ND	0.9	ND	40	ND	ND	ND	ND	ND	60	ND	ND	5	ND	ND
儿童																			
1~3岁	ND	3	2 500	ND	1 000	1.3	200	40	65	2	300	0.2	3	90	ND	ND	7	1.5	2.3
4~8岁	ND	6	2 500	ND	3 000	2.2	300	40	110	3	600	0.3	3	150	ND	ND	12	1.9	2.9
男性																			
9~13岁	ND	11	3 000	ND	5 000	10	600	40	350	6	1 100	0.6	4	280	ND	ND	23	2.2	3.4
14~18岁	ND	17	3 000	ND	8 000	10	900	45	350	9	1 700	1.0	4	400	ND	ND	34	2.3	3.6
19~30岁	ND	20	2 500	ND	10 000	10	1 100	45	350	11	2 000	1.0	4	400	ND	1.8	40	2.3	3.6
31~50岁	ND	20	2 500	ND	10 000	10	1 100	45	350	11	2 000	1.0	4	400	ND	1.8	40	2.3	3.6
51~70岁	ND	20	2 000	ND	10 000	10	1 100	45	350	11	2 000	1.0	4	400	ND	1.8	40	2.3	3.6
>70岁	ND	20	2 000	ND	10 000	10	1 100	45	350	11	2 000	1.0	3	400	ND	1.8	40	2.3	3.6
女性																			
9~13岁	ND	11	3 000	ND	5 000	10	600	40	350	6	1 100	0.6	4	280	ND	ND	23	2.2	3.4
14~18岁	ND	17	3 000	ND	8 000	10	900	45	350	9	1 700	1.0	4	400	ND	ND	34	2.3	3.6
19~30岁	ND	20	2 500	ND	10 000	10	1 100	45	350	11	2 000	1.0	4	400	ND	1.8	40	2.3	3.6
31~50岁	ND	20	2 500	ND	10 000	10	1 100	45	350	11	2 000	1.0	4	400	ND	1.8	40	2.3	3.6

续表

生命阶段分组	砷[a]	硼/(mg·d⁻¹)	钙/(mg·d⁻¹)	铬/(μg·d⁻¹)	铜/(μg·d⁻¹)	氟/(mg·d⁻¹)	碘/(μg·d⁻¹)	铁/(mg·d⁻¹)	镁/(mg·d⁻¹)[b]	锰/(mg·d⁻¹)	钼/(μg·d⁻¹)	磷/(mg·d⁻¹)	硒/(μg·d⁻¹)	硅[c]	钒/(mg·d⁻¹)[d]	锌/(mg·d⁻¹)	钾/(g·d⁻¹)	钠/(g·d⁻¹)	氯/(g·d⁻¹)
51~70岁	ND	20	2 000	ND	10 000	10	1 100	45	350	11	2 000	1.0	4	400	ND	1.8	40	2.3	3.6
>70岁	ND	20	2 000	ND	10 000	10	1 100	45	350	11	2 000	1.0	3	400	ND	1.8	40	2.3	3.6
妊娠期																			
14~18岁	ND	17	3 000	ND	8 000	10	900	45	350	9	1 700	1.0	3.5	400	ND	ND	34	2.3	3.6
19~30岁	ND	20	2 500	ND	10 000	10	1 100	45	350	11	2 000	1.0	3.5	400	ND	ND	40	2.3	3.6
31~50岁	ND	20	2 500	ND	10 000	10	1 100	45	350	11	2 000	1.0	3.5	400	ND	ND	40	2.3	3.6
哺乳期																			
14~18岁	ND	17	3 000	ND	8 000	10	900	45	350	9	1 700	1.0	4	400	ND	ND	34	2.3	3.6
19~30岁	ND	20	2 500	ND	10 000	10	1 100	45	350	11	2 000	1.0	4	400	ND	ND	40	2.3	3.6
31~50岁	ND	20	2 500	ND	10 000	10	1 100	45	350	11	2 000	1.0	4	400	ND	ND	40	2.3	3.6

注：可耐受最高摄入量（UL）是每日营养摄入量的最高水平，它对一般人群中几乎所有的个人都不会构成不利的健康影响的风险。除非另有说明，UL 表示从食物、水和补充剂中获得的总摄入量。由于缺乏合适的数据，无法建立维生素 K、硫胺素、核黄素、维生素 B_{12}、泛酸、生物素和类胡萝卜素的 UL。在没有 UL 的情况下，摄入超过建议摄入量可能需要额外谨慎。应该建议一般人群不要经常超过 UL。UL 不适用于在医疗监督下接受该营养物质治疗的个人，也不适用于对该营养素敏感性改变的个人。

a 虽然没有确定砷的 UL，但没有理由在食品或补充剂中添加砷。

b 镁的浓度只包含药物的摄入，不包括食物和水的摄入。

c 尽管硅没有被证明会对人类造成不良影响，但我们没有理由在补充剂中添加硅。

d 虽然食品中的钒尚未被证明会对人类造成不良影响，但没有理由可以用来在食品中添加钒，而钒补充剂应谨慎使用。该 UL 是基于对实验动物的不良反应数据，这些数据可以用来为成人设立一个 UL，但不能为儿童和青少年设立一个 UL。

ND = 不能确定，因为缺乏该年龄组的不良反应数据，并担心食物来源只能来自食物，以防止高水平的摄入。

来源：Dietary Reference Intakes for Calcium, Phosphorous, Magnesium, Vitamin D, and Fluoride (1997); Dietary Reference Intakes for Thiamin, Riboflavin, Niacin, Vitamin B_6, Folate, Vitamin B_{12}, Pantothenic Acid, Biotin, and Choline (1998); Dietary Reference Intakes for Vitamin C, Vitamin E, Selenium, and Carotenoids (2000); Dietary Reference Intakes for Vitamin A, Vitamin K, Arsenic, Boron, Chromium, Copper, Iodine, Iron, Manganese, Molybdenum, Nickel, Silicon, Vanadium, and Zinc (2001); Dietary Reference Intakes for Water, Potassium, Sodium, Chloride, and Sulfate (2005); and Dietary Reference Intakes for Calcium and Vitamin D (2011). These reports may be accessed via www.nap.edu.

（王叶佳 译　冯一 审校）

附录 E

遗传代谢病中的肉碱

肉碱

- 由机体从底物三甲基赖氨酸（本身是赖氨酸和甲硫氨酸的产物）合成。肉碱的合成还需要铁、维生素 B_1、维生素 B_6 和维生素 C。

- 将长链脂肪酸转运到线粒体中，使其被氧化以产生能量。

- 将潜在毒性化合物（如短链有机酸）从线粒体中运输出来，以防止其积聚，并使酰基肉碱在尿液中排泄。

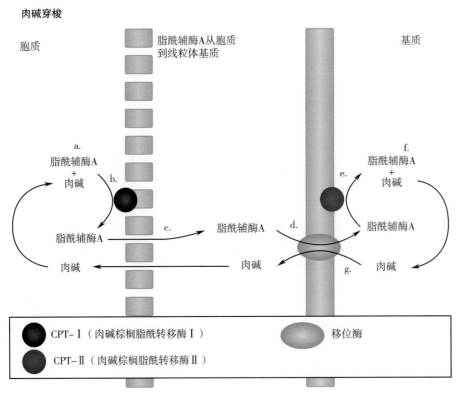

Adapted from https://en.wikipedia.org wiki/Carnitine–acylcarnitine translocase （a）在胞质中,脂肪酸(在脂肪分解过程中从甘油三酯中释放)被酯化形成脂酰辅酶 A。

（b）脂酰辅酶 A 与肉碱偶联形成脂酰肉碱。这需要 CPT- I 。

（c）脂酰肉碱通过线粒体外膜进入膜间隙。

（d）脂酰肉碱借助使用 CACT(椭圆形)通过线粒体内膜转运到线粒体基质中。

（e）脂酰肉碱借助 CPT- II 催化转变为脂酰辅酶 A,并释放出游离肉碱。

（f）脂酰辅酶 A 被困在线粒体基质中,并经历 β 氧化。

（g）游离的肉碱通过线粒体内膜(需要 CACT)来回穿梭,然后自由移动到胞质中,可以与另一种脂酰辅酶 A 结合。

（h）线粒体内部基质中的肉碱有时与积累的有机酸或脂肪酸结合,并将这些代谢产物运出线粒体。

左卡尼汀的食物来源和补充

- 富含肉碱的食物包括红色肉(其他肉类含量较低)和乳制品。

- 素食来源是丹贝、牛油果、全麦制品和花生酱,但这些食物中的肉碱含量比动物来源低很多。

- 用于治疗遗传代谢病(IMD)的特医食品通常含有添加的左卡尼汀。

- 对大多数人来说,肉碱的含量充足(来自饮食和生物合成);然而,那些早产、营养不良、患有肝脏和肾脏疾病的人往往缺乏肉碱,需要补充左卡尼汀(肉碱的活性形式)。

- 在某些 IMD 中,可能需要补充左卡尼汀(附表 1,附表 2)。

- 补充剂被认为是安全的,但大剂量(>3g/d)会导致恶心、呕吐、腹泻和 / 或 "鱼腥味"。"鱼腥味"源自肠道细菌代谢肉碱形成三甲胺 -N- 氧化物(TMAO),这种化合物可能会增加心血管疾病的风险[1]。

- 在长链脂肪酸氧化障碍中,补充左卡尼汀可能会导致酰基肉碱的积累,这可能对心脏有毒性。这是基于对小鼠的研究,与人类的相关性尚不清楚[2]。

附表 1　遗传代谢病患者补充左卡尼汀

疾病	补充(分为 2~4 剂 /d)	原理
原发性肉碱缺乏症[3]	标准治疗 100~200mg/(kg·d)	纠正缺乏
戊二酸血症 I 型[4] 异戊酸血症[5]	标准治疗 100mg/(kg·d)	与有毒有机酸结合 纠正继发性缺乏
甲基丙二酸血症 丙酸血症[6]	通常建议 100~200mg/(kg·d)	
中链酰基辅酶 A 脱氢酶缺乏症[7]	无共识 25~100mg/(kg·d) 如果游离肉碱含量低	与酰基结合 纠正继发性缺乏
长链脂肪酸氧化障碍[8]	无共识 25mg/(kg·d) 如果游离肉碱 <10μmol/L	

附表 2 血浆肉碱谱

种类	说明	正常范围[9]/(nmol·mL⁻¹)	
总肉碱	所有肉碱种类：游离肉碱和与酰基辅酶 A 结合的肉碱	年龄/岁	范围
		<1	23~68
		1~10	35~83
		11~18	34~77
		>18	34~78
游离肉碱	不与酰基辅酶 A 结合的肉碱	<1	12~49
		1~10	24~66
		11~18	22~65
		>18	35~54
酰基（或酯化）肉碱	与酰基辅酶 A 结合的肉碱种类	<1	7~19
		1~10	4~32
		11~18	4~29
		>18	5~30

（丁一 邓雨欣 译 韩连书 审校）

参考文献

1. Office of Dietary Supplements: Carnitine Fact Sheet for Professionals. https://ods.od.nih.gov/factsheets/Carnitine-HealthProfessionals. Accessed 3/8/21.
2. Primassin S, et al. Carnitine supplementation induces acylcarnitine production in tissues of very long-chain acyl-CoA dehydrogenase-deficient mice, without replenishing low free carnitine. Pediatr Res. 2008;63(6):632–7.
3. Longo N, et al Carnitine transport and fatty acid oxidation. Biochim Biophys Acta. 2016;1863(10):2422–35.
4. Boy N, et al. Proposed recommendations for diagnosing and managing individuals with glutaric aciduria type I: second revision. J Inherit Metab Dis. 2017;40(1):75–101.
5. Schlune A, et al. Aspects of newborn screen- ing in isovaleric acidemia. Int J Neonatal Screen. 2018;4(1):7.
6. Baumgartner MR, et al. Proposed guidelines for the diagnosis and management of methyl-malonic and propionic acidemia. Orphanet J Rare Dis. 2014;9:130.
7. Merritt JL 2nd, et al. In: Adam MP, Ardinger HH, Pagon RA, Wallace SE, Bean LJH, Stephens K, Amemiya A, editors. GeneReviews® [Internet]. Seattle: University of Washington, Seattle; 1993–2020.
8. van Calcar SC, et al. Nutrition management guideline for very-long chain acyl-CoA dehydrogenase deficiency (VLCAD): an evidence- and consensus-based approach. Mol Genet Metab. 2020;131(1–2):23–7.
9. Mayo Clinic Test ID:CARN Carntine, Plasma.https://www.mayocliniclabs.com/test-catalog/Clinical+and+Interpretive/8802. Accessed 3/8/21.

附录 F

酰基肉碱谱简介

肉碱脂	酰基肉碱名称	临床相关性 *
C0	游离肉碱	原发性肉碱缺乏症,肉碱脂酰转移酶 I 缺乏症
C3	丙酰肉碱	丙酸血症,甲基丙二酸血症,线粒体病
C3-DC	丙二酰肉碱	丙二酸尿症
C4	丁酰肉碱	短链酰基辅酶 A 脱氢酶缺乏症,异丁酰辅酶 A 脱氢酶缺乏症,多种酰基辅酶 A 脱氢酶缺乏症(戊二酸血症 II 型)
C4-OH	3- 羟基丁酰肉碱	短链 3- 羟酰基辅酶 A 脱氢酶缺乏症
C5:1	异戊烯酰肉碱	β 酮硫解酶缺乏症,2- 甲基 -3- 羟基丁酰辅酶 A 脱氢酶缺乏症
C5	异戊酰肉碱	异戊酸血症,短支链羟酰基辅酶 A 脱氢酶缺乏症,多种酰基辅酶 A 脱氢酶缺乏症
C5-OH	3- 羟基异戊酰肉碱	3- 甲基巴豆酰辅酶 A 羧化酶缺乏症,全羧化酶,生物素酶,β 酮硫解酶缺乏症,HMG-CoA 裂解酶,3- 甲基戊烯二酸血症
C5-DC	戊二酰肉碱	戊二酸血症 I 型,多种酰基辅酶 A 脱氢酶缺乏症
C8	辛酰肉碱	中链酰基辅酶 A 脱氢酶缺乏症,多种酰基辅酶 A 脱氢酶缺乏症
C14:1	肉豆蔻烯酰肉碱	极长链酰基辅酶 A 脱氢酶缺乏症
C16	棕榈酰肉碱	肉碱棕榈脂酰转移酶 II 缺陷症,肉碱 / 酰基肉碱移位酶缺乏症
C16-OH	3- 羟基棕榈酰肉碱	长链 3- 羟酰基辅酶 A 脱氢酶缺乏症

（丁一 邓雨欣 译 韩连书 审校）

附录 G
简化饮食

不计数 水果			
苹果 - 鲜果和干果	葡萄	木瓜	
杏子 - 鲜果和干果	番石榴	桃子	
香蕉	菠萝蜜	梨 - 鲜果和干果	
浆果(所有品种)	猕猴桃	菠萝	
樱桃	柠檬	芭蕉	
蔓越莓 - 鲜果和干果	酸橙	李子	
枣	芒果	石榴	
无花果	瓜(所有品种)	西梅	
西柚	橄榄	葡萄干	
	柑橘		

不计数 蔬菜		
南瓜	四季豆	萝卜
甜菜	茄子	芜菁甘蓝
大白菜	豆薯	德国泡菜
奶油南瓜	韭菜	金瓜
甘蓝	莴笋	小西胡瓜(西葫芦,黄)
胡萝卜	秋葵	番茄
菜花	洋葱	芥菜头
芹菜	防风草	丝兰(木薯根)
佛手瓜	辣椒(所有品种)	
黄瓜	南瓜	

注意:不能吃的食物仍然是不能吃。

测量和计数 苯丙氨酸 / 蛋白质		
干果（苹果、杏、葡萄干、 梨、西梅、葡萄干除外）		
朝鲜蓟	抱子甘蓝	土豆
芝麻菜	玉米	海藻 / 紫菜
芦笋	羽衣甘蓝,芥菜,观达菜	日晒番茄干
牛油果	蘑菇	菠菜
西兰花	豌豆	山药 / 红薯

不测量和计数
苯丙氨酸 / 蛋白质

每 100g 食物中苯丙氨酸含量低于 75mg 的水果和蔬菜（具体清单见单独的表格）。

低蛋白质食物每份含苯丙氨酸少于 20mg。份量请参阅包装。

每份含有不超过 0.4g 蛋白质的食物。

注意:不能吃的食物仍然是不能吃。

（王叶佳　译　　冯一　审校）

附录 H

解读脂肪酸定量

Courtesy of Dr.Melanie Gillingham, PhD, RD, Oregon Health & Science University, Portland, Oregon

脂肪酸谱示例			
化合物	参考范围	患者	
C8:0	8~47	43	
C10:1	1.8~5.0	7.8	H
C10:0	2~18	70	H
C12:1	1.4~6.6	6	
C12:0	6~90	22	
C14:2	0.8~5.0	6.8	H
C14:1	3~64	30	
C14:0 肉豆蔻酸	30~450	98	
C16:2	10~48	18	
C16:1n-9	25~105	86	
C16:1n-7	110~1 130	269	
C16:0 棕榈酸	1 480~3 730	1 426	L
C18:3n-6	16~150	18	

脂肪酸谱示例			
化合物	参考范围	患者	
C18:3n-3 亚麻酸	50~130	37	L
C18:2n-6 亚油酸	2 270~3 850	1 207	L
C18:1n-9	650~3 500	872	
C18:1n-7	280~740	207	L
C18:0 硬脂酸	590~1 170	648	
C20:5n-3 二十碳五烯酸（EPA）	14~100	31	
C20:4n-6 花生四烯酸	520~1 490	316	L
C20:3n-9	7~30	7	
C20:3n-6	50~250	43	L
C20:0 花生酸	50~90	46	L
C22:6n-3 二十二碳六烯酸（DHA）	50~250	29	L
C22:5n-6	10~70	13	
C22:5n-3	20~210	38	
C22:4n-6	10~80	11	
C22:1	4~13	5	
C22:0	0.0~96.3	36.5	
C24:1n-9	60~100	82	
C24:0	0.0~91.4	38.8	
C26:1	0.3~0.7	1	
C26:0	0.00~1.30	0.78	
C19:B	0.00~2.98	0.04	
C20:B	0.00~9.88	0.5	
霍尔曼比率	0.010~0.038	0.022 151 899	

1）评估 n-6 状态：

a. 亚油酸低

b. 花生四烯酸低

c. 霍尔曼比率正常

- 该患者食用低脂肪饮食，n-6 和 n-9 都低，所以霍尔曼比率正常。霍尔曼比率可能表明也可能无法表明代谢病患者的必需脂肪酸缺乏。

化合物	参考范围	患者	低
C18:2n-6 亚油酸	2 270~3 850	1 207	是
C20:4n-6 花生四烯酸	520~1 490	316	是
C22:5n-6 二十二碳五烯酸 n-6	10~70	13	否
霍尔曼比率	0.010~0.038	0.022	否

2）对饱和脂肪酸进行评价：

a. 饱和脂肪酸低

- 患者正在食用低脂肪饮食。

化合物	参考范围	患者	低
C14:0 肉豆蔻酸	30~450	98	否
C16:0 棕榈酸	1 480~3 730	1 426	是
C18:0 硬脂酸	590~1 170	648	否
C20:0 花生酸	50~90	46	是

3）评价 n-3 脂肪酸：

a. 亚麻酸低

b. DHA 含量低

c. ARA∶DHA 比例过高（其治疗目标是小于 4）

d. C22:5n-6 低是 n-3 缺乏的另一项指标

化合物	参考范围	患者	低
C18:3n-3 亚麻酸	50~130	37	是
C20:5n-3 二十碳五烯酸（EPA）	14~100	31	否
C22:6n-3 二十二碳六烯酸（DHA）	50~250	29	是
ARA∶DHA	2.1~4.6	10.8	–

营养管理计划：

● 增加 n-6 脂肪酸的摄入量以纠正低的亚油酸和花生四烯酸的浓度。

● 减少饱和脂肪酸的摄入量，以保持较低的膳食脂肪摄入量。

● 开始补充 DHA 以纠正低的 DHA 浓度。

● α- 亚油酸低，但由于它主要是作为 DHA 的前体物质，只要在饮食中补充 DHA，不需要额外的 α- 亚油酸。

血浆脂肪酸

● 游离脂肪酸以离子形式存在于血浆中。空腹时 FFA 升高，进食时低。

● 大多数血浆脂肪酸以酯的形式存在于脂蛋白中：

- 甘油三酯

- 磷脂类

● 脂肪酸谱包括 FFA 和脂蛋白中的血浆脂肪酸。

● 血浆脂肪酸是饮食摄入量的短期标志物。

● 红细胞脂肪酸是饮食摄入量的长期标志物。

● 脂肪组织脂肪酸反映了多年来的饮食摄入量。

● **饮食单调的人群，比如遗传代谢病患**

者,血浆和红细胞脂肪酸是相似的。

- 主要的循环脂肪酸包括:硬脂酸、棕榈酸、油酸、棕榈油酸和亚油酸。
- 花生四烯酸(C20:4n-6)随着 DHA 的补充而下降。
- 关于脂肪酸的 DRI,美国医学研究所指出:"在花生四烯酸的含量非常低或缺乏的饮食中,亚油酸与 α- 亚麻酸的比例可能是最重要的"[1]。

速记法	简写	名称
C10:0	–	癸酸
C12:0	–	月桂酸
C14:0	MA	肉豆蔻酸
C16:0	PA	棕榈酸
C16:1n7	PO	棕榈油酸
C16:1n7t	t-PO	t-PO 反式棕榈油酸
C18:0	SA	硬脂酸
C18:1n9	OA	油酸
C18:1n9t	t-OA	反式油酸
C18:2n6	LA	亚油酸
C18:2n6t	t-LA	反式亚油酸
C20:0	–	花生酸
C18:3n6	GLA	γ- 亚麻酸
C20:1n9	–	花生油酸

续表

速记法	简写	名称
C18:3n3	ALA	α- 亚麻酸
C20:2n6	–	二十烷醇酸
C20:3n6	–	二十碳三烯酸
C22:0	–	二十二烷酸
C20:4n6	AA	花生四烯酸
C24:0	–	木蜡酸
C20:5n3	EPA	二十碳五烯酸
C24:1n9	–	神经酸
C22:4n6	DTA	二十二碳四烯酸
C22:5n6	DPAn6	二十二碳戊烯酸 n6
C22:5n3	DPAn3	二十二碳戊烯酸 n3
C22:6n3	DHA	二十二碳六烯酸

(占霞 译　张惠文 审校)

参考文献

1. Institute of Medicine (USA). Panel on Macronutrients and Institute of Medicine (U.S.). Standing Committee on the Scientific Evaluation of Dietary Reference Intakes., Dietary reference intakes for energy, carbohydrate, fiber, fat, fatty acids, cholesterol, protein, and amino acids. 2005; Washington, DC: National Academies Press. xxv, 1331 p.

附录 I

计算糖原贮积症患者葡萄糖输注速率和玉米淀粉剂量

GSD I 型营养管理的首要任务是预防低血糖和乳酸酸中毒,可通过使用葡萄糖输注速率[glucose infusion rate,GIR,mg/(kg·min)]计算葡萄糖需要量实现。葡萄糖可以由配方食品喂养、夜间鼻饲滴注或生玉米淀粉(uncooked cornstarch,UCS)提供,鼻饲滴注可以持续供给葡萄糖,UCS 则提供缓慢释放和吸收的葡萄糖。

不同年龄推荐的 GIR[a]

0~12 月龄	7~9mg/(kg·min)
1~3 岁	7mg/(kg·min)
3~6 岁	6~7mg/(kg·min)
6~14 岁	5~6mg/(kg·min)
青少年	4~5mg/(kg·min)
成人	3~4mg/(kg·min)

[a]Fernandes J,Saudubray J-M,van den Berghe G. Inborn metabolic diseases:diagnosis and treatment,3rd ed. Berlin/Heidelbrug/New York:Springer;2000.

UCS 1 汤匙 = 8g = 7.2g 碳水化合物(CHO)

GIR 计算示例

例 1

患者体重:22kg

患者年龄:5 岁

UCS 剂量:36g/ 次,于 6:00、10:00、14:00、18:00 服用

第 1 步	$\dfrac{7.2g\ CHO}{}$ = 每 1g UCS 中有 0.9g CHO
第 2 步	36g UCS × 0.9g CHO = 32.4g CHO
第 3 步	32.4g CHO × 1 000mg/g = 32 400mg CHO
第 4 步	$\dfrac{32\ 400mg}{22kg}$ = 1 472.7mg/kg
第 5 步	4h × 60min/h = 240min
第 6 步	$\dfrac{1\ 472.7mg/kg}{240min}$ = 6.13mg/(kg·min)

例 2

一名 12 岁的患者,体重为 43kg,目前 UCS 剂量为 48g/ 次,自上午 10:00 开始每隔 4 小时服用一次,但在此治疗过程中出现了低血糖。计算该患者当前 GIR 和纠正 GIR 后的 UCS 剂量。

当前剂量

第 1 步　$\dfrac{7.2\text{g CHO}}{} = $ 每 1g UCS 中有 0.9g CHO

第 2 步　48g UCS × 0.9g CHO = 43.2g CHO

第 3 步　43.2g CHO × 1 000mg/g = 43 200mg CHO

第 4 步　$\dfrac{43\ 200\text{mg}}{43\text{kg}} = 1\ 004.6\text{mg/kg}$

第 5 步　4h × 60min/h = 240min

第 6 步　$\dfrac{1\ 004.6\text{mg/kg}}{240\text{min}} = 4.18\text{mg/}(\text{kg}\cdot\text{min})$

新剂量

第 1 步　5.5mg/(kg·min)
〔该 GIR 由医生提供;6~14 岁推荐的 GIR 为 5~6mg/(kg·min)〕

第 2 步　5.5mg/(kg·min) × 240min = 1 320mg/kg

第 3 步　1 320mg/kg × 43kg = 56 760mg

第 4 步　56 760mg ÷ 1 000mg/g = 56.76g CHO

第 5 步　56.76g ÷ 0.9 = 63g UCS

（杜陶子　夏瑜　译　　邱文娟　审校）

附录 J

糖原贮积症 I 型患者碳水化合物计算指导

食物	1g CHO 对应的 食物克数 /g	5g CHO 对应的 食物量	5g CHO 对应的 食物克数 /g
干杏仁	4	18 个	20
培根肉丁	3	2.5 茶匙	17
烤豆子	5	1.5 茶匙	25
香蕉	4	1/4 个小香蕉	21
干腰果	3	8 个	15
麦乐鸡	7	1 块	34
鸡米花	5	4 块	24
玉米罐头	5	3 茶匙	27
玉米片	2	5 片	8
薄玉米糖浆	1	1 茶匙	7
Chicken in a Biscuit 饼干	2	3 块	9
Cheez It 原味饼干	2	7 块	8
Goldfsh 原味饼干	2	15 片	8
Triscuit 饼干	1	2 块	7
Wheat Thin 饼干	2	4 块	8
腌嫩黄瓜	24	4 条	120
Kraft 豆奶酱	30	5 茶匙	150
冷冻薯条	4	3 条	19
Fun Yuns 洋葱圈	2	11 片	8
煮熟四季豆	13	1/2 杯	63
罐装四季豆	22	3/4 杯	110
熟通心粉	4	1/8 杯	18

续表

食物	1g CHO 对应的 食物克数 /g	5g CHO 对应的 食物量	5g CHO 对应的 食物克数 /g
黑橄榄	16	16 个	80
干花生	5	23 个	23
煮熟土豆	5	3 茶匙	25
Rold Gold 椒盐卷饼	2	1 卷	9
a-Roni Rice Pilaf 米饭	1	3/4 杯	7
聪明豆（一种糖果）	1	1 条	6
草莓	14	1/3 杯切片	71
Santitas 墨西哥玉米片	1	3 片	7
Eggos 脱脂华夫饼	3	1 个	13

（杜陶子　夏瑜　译　　邱文娟　审校）

附录 K

疾病概览

K-1 戊二酸血症

戊二酸血症Ⅰ型概览

缺陷酶:戊二酰辅酶脱氢酶

代谢产物[*]:3- 羟戊二酸、戊二酸、戊烯二酸、戊二酰肉碱

限制氨基酸:赖氨酸

未治疗患者的临床表现:脑萎缩、巨头畸形、纹状体坏死、肌张力障碍、肌张力低下

治疗目标范围:血浆赖氨酸 - 保持在正常低值

　　　　　　　血浆游离肉碱 - 保持在正常范围

　　[*]Boy N,et al. Proposed recommendations for diagnosing and managing individuals with glutaric aciduria type 1:second revision. J Inherit Metab Dis(2017)40:75-101.

不同年龄段的营养需求[*]		
年龄	赖氨酸 /(mg·kg^{-1}·d^{-1})	总蛋白质 /(g·d^{-1})
0~6 月龄	65~100	2.75~3.0
6~12 月龄	55~90	2.5~3.0
1~4 岁	50~80	1.8~2.6
4~6 岁	40~70	1.6~2.0
>6 岁	考虑开放蛋白质摄入限制,转为年龄相当的 DRI[**]	

[*] Bernstein,LE. Nutrition Management of Glutaric Acidemia Type 1. In LE Bernstein,F Rohr,S van Calcar(Eds.) *Nutrition Management of Inherited Metabolic Diseases*(2nd Edition). Springer:2021.

[**]Boy N,et al. Proposed recommendations for diagnosing and managing individuals with glutaric aciduria type 1:second revision. J Inherit Metab Dis(2017)40:75-101.

戊二酸血症Ⅰ型疾病期[*]

疾病有苗头时即需紧急治疗,比如摄入减少、发热、呕吐和腹泻。紧急治疗的延迟与神经系统危象密切相关。患者需电话联系代谢团队,以指导在疾病极早期治疗。

　　[*] Bernstein,LE. Nutrition Management of Glutaric Acidemia Type 1. In LE Bernstein,F Rohr,S van Calcar(Eds.) *Nutrition Management of Inherited Metabolic Diseases*(2nd Edition). Springer:2021.

开始饮食治疗

1. 制订赖氨酸目标(mg),总蛋白质目标(g),能量目标(kcal)。
   - 用 35mg 赖氨酸约等于 1g 蛋白质的转换公式来估算从蛋白质(g)来的赖氨酸量(mg)。
2. 计算为满足赖氨酸需求的整蛋白质量(母乳、婴儿配方奶粉、食物)。
3. 计算除了整蛋白质外需提供的特医食品来满足总蛋白质量。
4. 计算整蛋白质和特医食品来源的能量以满足总的能量需求。

戊二酸血症（GA-1）

特医食品治疗				
	雅培营养品	美赞臣营养品	北美纽迪希亚	美国 Vitaflo
婴儿（0~1 岁）	Glutarex-1	GA	GA-1 Anamix Early Years	
学步孩童和幼儿	Glutarex-1 Glutarex-2	GA	GA-1 Anamix Early Years GlutarAde Junior GA-1 Drink Mix GlutarAde Essential GA-1 Drink Mix GlutarAde Amino Acid Blend	GA gel GA express 15
大龄儿童和成人	Glutare-2	GA	GlutarAde Junior GA-1 Drink Mix GlutarAde Essential GA-1 Drink Mix GlutarAde Amino Acid Blend	GA express 15

营养补充[*]

左卡尼丁 -100mg/（Kg·d）

L- 精氨酸

　– 通过特医食品补充，没证据证明有效

维生素 B_2

　– 虽然少数患者可能有生化层面的改善，但没有标准方法来评估反应性

[*]Boy N,et al. Proposed recommendations for diagnosing and managing individuals with glutaric aciduria type 1：second revision. J Inherit Metab Dis（2017）40：75-101.

实验室监测[*]

血浆氨基酸[1,2]	CBC[3]	铁蛋白[3]
肉碱[1,2]	钙	B_{12}[3]
白蛋白[3]	磷[3]	

[1]1 岁前每 3 个月检测一次。

[2]6 岁前每 6 个月检测一次，以后每年检测一次。

[3] 临床有指征时检测。

[*]Boy N,et al. Proposed recommendations for diagnosing and managing individuals with glutaric aciduria type 1：second revision. J Inherit Metab Dis（2017）40：75-101.

K-2 同型半胱氨酸尿症

同型半胱氨酸尿症概览

缺陷酶:胱硫醚 -β- 合成酶
辅酶:磷酸吡哆醛(维生素 B_6)
毒性代谢产物:同型半胱氨酸
限制氨基酸:甲硫氨酸
未治疗患者的临床表现:晶状体异位、骨骼畸形、智力落后、抽搐、血栓性疾病
[*]治疗目标范围:血浆总同型半胱氨酸 - 尽可能接近正常低值
　　　　　　　<50μmol/L 为维生素 B_6 反应型
　　　　　　　<100μmol/L 为维生素 B_6 无反应型
　　　　　　　血浆甲硫氨酸:<1 000μmol/L
　　　　　　　血浆胱氨酸:正常范围

　　[*]Morris et al. Guidelines for the diagnosis and management of cystathionine beta-synthase deficiency. J Inherit Metab Dis 2017,40:49-74.

不同年龄段的营养需求[*†]

年龄	甲硫氨酸 / (mg·kg⁻¹)	胱氨酸 / (mg·d⁻¹)	整蛋白	总蛋白质	能量 DRI/EER
0~6 月龄	15~60	85~150	根据血浆同型半胱氨酸和甲硫氨酸浓度,提供 60%~100%DRI	使用特医食品时,100%~140% DRI 或者 120%~140% DRI	根据生长曲线,80%~120%
6~12 月龄	12~43	85~150			
1~4 岁	9~28	60~100			
4~7 岁	7~22	50~80			
7~11 岁	7~22	30~50			

　　[*]Roberts,AM. Nutrition Management of Homocystinuria and Cobalamin Disorders. In LE Bernstein,F Rohr,S van Calcar(Eds.) *Nutrition Management of Inherited Metabolic Diseases*(2nd Edition). Springer:2021.

　　[†]对于年龄 >11 岁的患者参考书中具体章节。

简化饮食

1. 4~6 月龄时,当引入固体食物,考虑执行简化饮食方案。
2. 从整蛋白来源的甲硫氨酸摄入允许量需减低至 30%,那些需更严格控制甲硫氨酸摄入的患者,需减低至 40%。
3. 允许无需计算甲硫氨酸摄入量的"自由食物",包括水果、蔬菜,甲硫氨酸含量 <20mg/100g。
4. 按照临床流程监测甲硫氨酸浓度。

开始饮食治疗(对维生素 B_6 无反应的 CBS 缺乏症患者)

1. 确定甲硫氨酸(mg)、胱氨酸(mg)、整蛋白(g)、总蛋白质(g)、能量(kcal)的摄入目标。利用 20mg 甲硫氨酸约等于 1g 蛋白质来计算蛋白质(g)里含有的甲硫氨酸量(mg)。
2. 计算为满足甲硫氨酸目标摄入量所需要的完整蛋白质量(包括母乳、婴儿配方奶粉、食物)。
3. 计算为满足目标总蛋白质摄入量,除外整蛋白来源外,所需要的特医食品。
4. 合计从整蛋白来源和特医食品来源的能量,以满足患者的能量需求。

同型半胱氨酸尿症

特医食品治疗					
	雅培营养品	Cambrooke	美赞臣营养品	北美纽迪希亚	美国 Vitaflo
婴儿(0~1岁)	Hominex-1		HCY 1	HCU Anamix Early Years	
学步孩童和幼儿	Hominex-1 Hominex-2	Hominex AA Plus Powder 15	HCY 1 HCY 2	HCU Anamix Early Years HCU Anamix Next	HCU gel HCU express 15 HCU cooler 15
大龄儿童和成人		Hominex AA Plus Powder 15	HCY 2	HCU Anamix Next XMet Maxamum HCU Lophlex LQ	HCU express 15,20 HCU cooler 15

营养补充(根据血化验值不同剂量可能不一样)

维生素 B_6(作为维生素 B_6 反应型患者的唯一治疗)
 - 推荐用于评估是否对维生素 B_6 有反应的起始剂量:100mg/d
 - 维持不受限制的饮食,在评估反应性前,纠正叶酸和维生素 B_{12} 缺乏

纠正叶酸缺乏(叶酸 5~10mg/d 或者亚叶酸 1~5mg/d)

纠正维生素 B_{12} 缺乏(剂量可变)

 [*]Roberts,AM. Nutrition Management of Homocystinuria and Cobalamin Disorders. In LE Bernstein,F Rohr,S van Calcar(Eds.)*Nutrition Management of Inherited Metabolic Diseases*(2nd Edition). Springer:2021.

 [*]Morris et al. Guidelines for the diagnosis and management of cystathionine beta-synthase deficiency. J Inherit Metab Dis 2017,40:49-74.

医学治疗

Cystadane(无水甜菜碱)

 [*]推荐起始剂量

  儿童 -50mg/kg,2 次 /d

  成人 -3g/d,2 次 /d

 [*]Morris et al. Guidelines for the diagnosis and management of cystathionine beta-synthase deficiency. J Inherit Metab Dis 2017,40:49-74.

实验室监测

同型半胱氨酸[1]	维生素 B_{12}[2]	锌、铁蛋白、铜、硒[2]
血浆甲硫氨酸[1]	叶酸[2]	必需脂肪酸[2]
血浆氨基酸[2]	白蛋白[2]	25- 羟基维生素 D[2]

 [1]婴儿期每周一次,后面逐渐过渡到每月一次。

 [2]最少每年检测一次,如果发现缺乏,需要补充,每 3~6 个月复查。

 [*]Morris et al. Guidelines for the diagnosis and management of cystathionine beta-synthase deficiency. J Inherit Metab Dis 2017,40:49-74.

K-3 枫糖尿病

枫糖尿病概览

缺陷酶:支链酮酸脱氢酶复合体
毒性代谢产物:亮氨酸及其酮酸(2- 氧代 - 异己酸)
限制氨基酸:支链氨基酸(BCAA)
未治疗患者的临床表现:
　　经典型:新生儿发病、喂养困难、萎靡、肌张力异常、酮症酸中毒、抽搐、发育落后
　　中间型:生长落后、酮症酸中毒、发育落后、消耗性疾病期间典型症状
　　间歇型:正常发育、发作性共济失调、酮症酸中毒
*治疗目标范围:维持血浆 BCAA 尽可能接近正常。可接受范围:
　　　　亮氨酸:100~300μmol/L
　　　　异亮氨酸:100~300μmol/L
　　　　缬氨酸:200~400μmol/L

*van Calcar,S. Nutrition Management of Maple Syrup Urine Disease. In LE Bernstein,F Rohr,S van Calcar(Eds.)
Nutrition Management of Inherited Metabolic Diseases(2nd Edition). Springer:2021.

不同年龄段的营养需求 *

年龄	亮氨酸 / $(mg \cdot kg^{-1} \cdot d^{-1})$	异亮氨酸 / $(mg \cdot kg^{-1} \cdot d^{-1})$	缬氨酸 / $(mg \cdot kg^{-1} \cdot d^{-1})$	整蛋白[†]/ $(g \cdot kg^{-1} \cdot d^{-1})$	总蛋白质 / $(g \cdot kg^{-1} \cdot d^{-1})$	能量 / $(kcal \cdot kg^{-1} \cdot d^{-1})$
0~6 月龄	40~100	36~100	40~95	1.0~1.6	2.5~3.5	95~145
6~12 月龄	40~75	30~70	30~80	0.8~1.4	2.5~3.0	80~135
1~3 岁	40~70	20~70	30~70	0.6~1.2	1.5~2.5	80~130
4~8 岁	35~65	20~30	30~50	0.4~0.9	1.3~2.0	50~120
9~13 岁	30~60	20~30	25~40	5.0~8.0g/d	1.2~1.8	40~90
14~18 岁	15~50	10~30	15~30	5.0~8.0g/d	1.2~1.8	35~70
19 + 岁	15~50	10~30	15~30	5.0~8.0g/d	1.1~1.7	35~45

*van Calcar,S. Nutrition Management of Maple Syrup Urine Disease. In LE Bernstein,F Rohr,S van Calcar(Eds.) *Nutrition Management of Inherited Metabolic Diseases*(2nd Edition). Springer:2021.

[†]SERN/GMDI MSUD Management Guidelines.

开始饮食治疗 *

1. 确定亮氨酸(mg)、整蛋白(g)、总蛋白质(g)、能量(kcal)的摄入目标。利用 60mg 亮氨酸约等于 1g 蛋白质来计算蛋白质(g)里含有的甲硫氨酸(mg)量。
2. 计算为满足亮氨酸目标摄入量所需要的完整蛋白质数量(包括母乳、婴儿配方奶粉、食物)。
3. 计算为满足目标总蛋白质摄入量,除外整蛋白来源外,所需要的特医食品。
4. 合计从整蛋白来源和特医食品来源的能量,以满足患者的能量需求。

*van Calcar,S. Nutrition Management of Maple Syrup Urine Disease. In LE Bernstein,F Rohr,S van Calcar(Eds.) *Nutrition Management of Inherited Metabolic Diseases*(2nd Edition). Springer:2021.

疾病期间治疗

如果患者亮氨酸显著升高,咨询代谢团队。

1. 根据亮氨酸的浓度和疾病的严重程度,减少整蛋白摄入至 50%~100%,直到血浆亮氨酸的浓度达到治疗范围。停止整蛋白的时间太长会导致分解代谢。
2. 增加特医食品和非蛋白质来源的能量以支持合成代谢。
3. 添加左旋异亮氨酸和左旋缬氨酸[每种 20~120mg/(kg·d^{-1})]以维持血浆异亮氨酸和缬氨酸比正常治疗范围高。目标 400~800μmol/L。

枫糖尿病

	雅培营养品	美赞臣营养品	北美纽迪希亚	美国 Vitaflo
婴儿(0~1 岁)	Ketonex-1	BCAD 1	MSUD Anamix Early Years	
学步孩童和幼儿	Ketonex-1 Ketonex-2	BCAD 1 BCAD 2	MSUD Anamix Early Years Complex Junior MSD Drink Mix Complex Essential MSD Drink Mix Complex MSD Amino Acid Blend	MSUD gel MSUD express 15 MSUD cooler 15
大龄儿童和成人	Ketonex-2	BCAD 2	Complex Essential MSD Drink Mix Complex MSD Amino Acid Blend MSUD Maxamum MSUD Lophlex LQ	MSUD express 15 MSUD cooler 15

营养补充

维生素 B$_1$
  – 试用 100-1 000mg/d 来判断对维生素 B$_1$ 的反应性(仅对 MSUD 轻型有效)

左旋异亮氨酸和左旋缬氨酸
  – 维持血浆异亮氨酸和缬氨酸在治疗范围(剂量可变)
  – 在急性代谢危象时使用以降低血浆亮氨酸(参见疾病期治疗)

[*]van Calcar,S. Nutrition Management of Maple Syrup Urine Disease. In LE Bernstein,F Rohr,S van Calcar(Eds.) *Nutrition Management of Inherited Metabolic Diseases*(2nd Edition). Springer:2021.

实验室监测

血浆亮氨酸[1,2]	前白蛋白[3]	铁蛋白[3]
血浆氨基酸[1,2]	白蛋白[3]	CBC[3]

酮体[1,2]

[1] 每天检测直到稳定,后面每周或每 2 周检测一次,直到 6 月龄。

[2] 24 月龄后每月检测一次。

[3] 每 6 个月一次。

[*]SERN/GMDI MSUD Management Guidelines.

K-4 甲基丙二酸血症 / 丙酸血症

甲基丙二酸血症 / 丙酸血症概览

缺陷酶:MMA- 甲基丙二酰辅酶 A 变位酶(mut^0 或 mut$^-$)
　　　PA- 丙酰辅酶 A 羧化酶
辅因子:MMA- 腺苷钴胺素(维生素 B$_{12}$)
　　　PA- 生物素
毒性代谢产物:MMA- 甲基丙二酸
　　　　　　PA- 丙酸
限制氨基酸:缬氨酸、异亮氨酸、甲硫氨酸、苏氨酸
未治疗患者的临床表现:
　　　　　　急性:喂养困难、呕吐、无力、呼吸急促、酸中毒、呼吸衰竭、昏迷
　　　　　　长期:神经系统并发症、视神经萎缩、肾功能障碍(MMA)、心肌病(PA)
　* 治疗目标范围:血浆氨基酸在正常范围。

不同年龄段的营养需求 *

年龄	整蛋白 /(g·kg^{-1}·d^{-1})	总蛋白质 /(g·kg^{-1}·d^{-1})	能量 /(kcal·kg^{-1}·d^{-1})
0~3 月龄	0.9~1.5	1.5~1.8	72~109
3~6 月龄	0.9~1.5	1.5~1.8	72~109
7~12 月龄	0.7~1.2	1.2~1.4	64~97
1~3 岁	0.6~1.05	1.0~1.2	66~99
4~8 岁	0.57~0.95	0.95~1.1	56~88

*SERN/GMDI PROP Nutrition Management Guidelines.

开始饮食治疗

1. 确定整蛋白(g)、总蛋白质(g)、能量(kcal)的摄入目标。
2. 计算为满足整蛋白需求的数量(包括母乳、婴儿配方奶粉、食物)。
3. 计算为满足目标总蛋白质摄入量,除外整蛋白来源外,所需要的特医食品量。
4. 合计从整蛋白来源和特医食品来源的能量,以满足患者的能量需求。

甲基丙二酸血症 / 丙酸血症

	雅培营养品	美赞臣营养品	北美纽迪希亚	美国 Vitaflo
婴儿（0~1 岁）	Propimex-1	OA1	MMA/PA Anamix Early Years	
学步孩童和幼儿	Propimex-1 Propimex-2	OA1 OA2	MMA/PA Anamix Early Years MMA/PA Anamix Next	MMA/PA gel MMA/PA express 15 MMA/PA cooler 15
大龄儿童和成人	Propimex-2	OA2	MMA/PA Anamix Next XMTVI Maxamum	MMA/PA express 15 MMA/PA cooler 15

营养补充（根据血化验值不同剂量可能不一样）

左卡尼丁：100~300mg/（kg·d），总量分 2~4 次 /d

*MMA- 羟钴胺：针对维生素 B_{12} 有反应性的患者，每天或者每周 1~2mg（这类患者极少或者不需要饮食限制）

评价反应性：1.0mg 羟钴胺，肌内注射或者静脉注射，连续 5 天，若 MMA 水平下降≥50% 提示有反应性

**PA- 生物素：5~40mg/d 以确定是否用有反应性，如果没有反应，停用生物素

*Sowa, M. Nutritional Management of Propionic and Methylmalonic Acidemia. In LE Bernstein, F Rohr, S van Calcar (Eds.) *Nutritional Management of Inherited Metabolic Diseases*（2nd Edition）. Springer：2021.

**Jurecki E et al. Nutrition management guideline for propionic acidemia：An evidence-and consensus-based approach. Mol Genet Metab. 2019；126（4）：341-354.

医学治疗

卡谷氨酸

对慢性高氨血症（儿童和成人）维持剂量时 10~100mg/（kg·d）

实验室监测

血浆氨基酸[1]　　　　　CBC，白蛋白[2]　　　　　尿有机酸[3]

血清甲基丙二酸[1]　　　前白蛋白[2]　　　　　　25- 羟基维生素 D[4]

肉碱（游离和酰基）[1]　　丙酸[3]　　　　　　　　叶酸、铁蛋白、B_{12}、B_6、锌、硒

酮体[1]（丙酸血症患者每月监测）　完整代谢指标检测（CMP）[4]

[1] 婴儿期每月检测一次，后面每 3~6 个月检测一次。

[2] 婴儿期每 6 个月检测一次，后面每年检测一次。

[3] 婴儿期每 6 个月检测一次，后面根据临床指征。

[4] 每年检测一次。

* SERN/GMDI PROP Nutrition Management Guidelines.

K-5 苯丙酮尿症

苯丙酮尿症概览

缺陷酶:苯丙氨酸羟化酶(PAH);将苯丙氨酸转化为酪氨酸

辅因子:四氢生物蝶呤(BH4)

毒性代谢产物:苯丙氨酸

未治疗患者的临床表现:不可逆转的智力伤害,抽搐,行为异常,湿疹,"鼠尿"味,色素减退(皮肤、头发、虹膜)

治疗目标范围:血浆苯丙氨酸:120~360μmol/L(2~6mg/dL)(将 mg/dl 转化为 μmol/L,乘以 60)

血浆酪氨酸:实验室正常值

不同年龄段的营养需求 *					
年龄	苯丙氨酸 / ($mg \cdot d^{-1}$)	苯丙氨酸 / ($mg \cdot kg^{-1} \cdot d^{-1}$)	酪氨酸 / ($mg \cdot d^{-1}$)	蛋白质 / ($g \cdot kg^{-1} \cdot d^{-1}$)	能量
0~3 月龄	130~430	25~70	1 100~1 300	2.5~3.0	年龄相匹配的 DRI
3~6 月龄	135~400	20~45	1 400~2 100	2.0~3.0	
6~9 月龄	145~370	15~35	2 500~3 000	2.0~2.5	
9~12 月龄	135~330	10~35	2 500~3 000	2.0~2.5	
1~4 岁	200~320	—	2 800~3 500	1.5~2.1	
>4 岁至成人	200~1 100	—	4 000~6 000	120%~140% DRI	

*SERN/GMDI PROP Nutrition Management Guidelines.

开始饮食治疗

1. 确定苯丙氨酸(mg),蛋白质(g)、酪氨酸(mg)、能量(kcal)的摄入目标。
   利用 50mg 苯丙氨酸约等于 1g 蛋白质来计算蛋白质(g)里含有的苯丙氨酸量(mg)。
2. 计算为满足苯丙氨酸需求所需的整蛋白量(包括母乳、婴儿配方奶粉、食物)。
3. 计算为满足目标总蛋白质摄入量,除外整蛋白来源外,所需要的特医食品量。
4. 合计从整蛋白来源和特医食品来源的能量,以满足患者的能量需求。
5. 计算从整蛋白来源和特医食品来源的酪氨酸摄入量。

执行简易 PKU 饮食方案 *

1. 4~6 月龄时,引入固体食物的同时,考虑执行简化饮食方案。
2. 从整蛋白来源的苯丙氨酸摄入允许量需减低至 30%,那些需更严格控制苯丙氨酸摄入的患者,需减低至 40%。
3. 允许无需计算苯丙氨酸摄入量的"自由食物",包括水果、蔬菜,苯丙氨酸含量 <75mg/100g 或 <20mg 的食物,或者每份蛋白质含量 <0.4g 的食物。
4. 前 4 周每周监测血苯丙氨酸含量,不改变饮食结构。

苯丙酮尿症

特医食品					
	雅培 营养品	Cambrooke	美赞臣 营养品	北美纽迪希亚	美国 Vitaflo
婴儿 （0~1 岁）	Phenex-1		Phenyl-Free 1	PKU Periflex Early Years	PKU explore 5,10
学步孩童 和幼儿	Phenex-1 Phenex-2	*Glytactin BetterMilk 15 *Glytactin RTD 10,15 *Glytactin BUILD 10,20/20 *Glytactin COMPLETE 10 Bar *Glytactin RESTORE Powder *Glytactin SWIRL 15	Phenyl-Free 1 Phenyl-Free 2	PKU Periflex Junior Plus PhenylAde EssentialDrink Mix *PhenylAde GMP Drink Mix *PhenylAde GMP Ready *PhenylAde GMP Mix-In *PhenylAde GMP Ready *PhenylAde GMP GMP Ultra	PKU gel PKU trio PKU express 15 PKU cooler 10,15 *PKU sphere 15 *PKU sphere iquid
大龄儿童 和成人	Phenex-2	*Glytactin BetterMilk 15,Lite *Glytactin RTD 10,15,Lite *Glytactin BUILD 10,20/20 *Glytactin RESTORE 10,Lite *Glytactin RESTORE Powder 5,Lite 10 *Glytactin COMPLETE 10 Bar *Glytactin SWIRL 15	Phenyl-Free 2 Phenyl-Free 2HP	Periflex Advance Periflex LQ Phenylade EssentialDrink Mix Phenylade Drink Mix40,60 Phenylade MTE Amino Acid Blend *Phenylade GMP Drink Mix *Phenylade GMP Ready *Phenylade GMP Ultra *Phenylade GMP Mix-In PKU Lophlex LQ & Powder XPhe Maxamum Phlexy-10 Tablets,Drink Mix ** PhenylAde PheBLOC LNAA	PKU express 15,20 PKU cooler 10,15,20 PKU Air® 20 *PKU sphere 15,20 *PKU sphere liquid

* 糖巨肽产物。
** 大中性氨基酸疗法的产品。

医学治疗

Kuvan（盐酸沙丙蝶呤）:BH4 的合成形式（PAH 的辅因子）剂量:5~20mg/（kg·d）
Palynziq（佩格瓦利酶）:苯丙氨酸氨裂解酶（PAH 的替代酶）剂量:20~60mg/d

实验室监测

血苯丙氨酸[1]	前白蛋白[2]	锌、铜[3]
血酪氨酸[1]	25- 羟基维生素 D[2]	维生素 B_{12}[3]
血浆氨基酸[2]	CBC[2]	必需脂肪酸[3]

[1] 婴儿期每周一次，此后逐渐过渡到每月一次。
[2] 每 6~12 个月检测一次。
[3] 临床有指征时检测。

K-6 酪氨酸血症

遗传性酪氨酸血症 I 型疾病概览

缺陷酶：延胡索酰乙酰乙酸水解酶（FAH）
毒性代谢产物：琥珀酰丙酮和琥珀酰乙酸乙酯
未治疗患者的临床表现：生长迟缓、佝偻病、肝功能衰竭、神经系统并发症
限制氨基酸：苯丙氨酸和酪氨酸
* 治疗目标范围：血浆苯丙氨酸：20~80μmol/L
　　　　　　　　血浆酪氨酸：200~600μmol/L

　*Chinsky JM, et al. Diagnosis and treatment of tyrosinemia type 1: a US and Canadian consensus group review and recommendations. Genetics in Medicine, Aug 2017.

不同年龄段的营养需求 *			
年龄	苯丙氨酸和酪氨酸 /(mg·kg^{-1}·d^{-1})	总蛋白质 /(g·kg^{-1}·d^{-1})	能量 /(kcal·kg^{-1}·d^{-1})
0~3 月龄	65~155	3.0~3.5	120（95~145）
3~6 月龄	55~135	3.0~3.5	120（95~145）
6~9 月龄	50~120	2.5~3.0	110（80~135）
9~12 月龄	40~105	2.5~3.0	105（80~135）
1~4 岁	380~800mg/d	>/= 30g/d	1 300（900~1 800）kcal/d

　*Acosta PB. Nutrition Support Protocols: The Ross Metabolic Formula System. Abbot Laboratories, 2001.

开始饮食治疗

1. 确定苯丙氨酸加酪氨酸（mg），蛋白质（g），能量（kcal）的摄入目标。
　利用 50mg 苯丙氨酸约等于 1g 蛋白质来计算蛋白质（g）里含有的苯丙氨酸量（mg）。
2. 计算为满足苯丙氨酸加酪氨酸需求所需的整蛋白的数量（包括母乳、婴儿配方奶粉、食物）。
3. 计算为满足目标总蛋白质摄入量，除外整蛋白来源外，所需要的特医食品量。
4. 合计从整蛋白来源和特医食品来源的能量，以满足患者的能量需求。

遗传性酪氨酸血症 I 型(HT-1)

特医食品治疗					
	雅培营养品	Cambrooke	美赞臣营养品	北美纽迪希亚	美国 Vitaflo
婴儿(0~1 岁)	Tyrex-1		Tyros 1	TYR Anamix Early Years	
学步孩童和幼儿	Tyrex-1 Tyrex-2	*Tylactin Complete 15 Bar Tylactin RTD15 Tylactin RESTORE 10 Tylactin RESTORE Powder 5 Tylactin BUILD20	Tyros 1 Tyros 2	TYR Anamix Early Years TYR Anamix Next *TYR Lophlex GMP Mix-In	TYR gel TYR express 15 TYR cooler 15 *TYR sphere 20
大龄儿童和成人	Tyrex-2	*Tylactin Complete 15 Bar Tylactin RTD 15 Tylactin RESTORE 10 Tylactin RESTORE Powder 5 Tylactin BUILD 20	Tyros 2	TYR Anamix Next *TYR Lophlex GMP Mix-In TYR Lophlex LQ	TYR express 15,20 TYR coole 15 *TYR sphere 20

* 糖巨肽产物。

医学治疗 *

尼替西龙(Nitisinone,NTBC)

Orfadin

NITYR

- 起始剂量:1mg/(kg·d),对急性严重肝衰竭患者增加至 2mg/(kg·d)
- 目标 NTBC 浓度 30~70μmol/L

*Chinsky JM,et al. Diagnosis and treatment of tyrosinemia type 1:a US and Canadian consensus group review and recommendations. Genetics in Medicine,Aug 2017.

实验室监测

血琥珀酰丙酮 [1,4,7]   血清 AFP 浓度 [1,5,7]   尿素氮 / 肌酐 [8]   ALT/AST [2,6]

血浆氨基酸 [1,4,7]   PT/PTT [1,6]   血钙 [8]   CBC [2,6]

血 NTBC 浓度   碳酸氢盐 [8]   血磷 [8]

[1] 开始治疗时,1 岁内每月检测一次。   [5] 从 1 岁到 5 岁,每 6 个月检测一次。

[2] 开始治疗时,1 岁内每 3 个月检测一次。   [6] 1 岁后每年检测一次。

[3] 1 岁内每月检测一次。   [7] 5 岁后每 6 个月检测一次。

[4] 从 1 岁到 5 岁,每 3 个月检测一次。   [8] 开始时检测一次,然后每年检测一次。

K-7 尿素循环障碍

尿素循环障碍概览

缺陷酶:NAGS-N- 乙酰谷氨酸合成酶
　　　　CPS- 氨甲酰磷酸合成酶
　　　　OTC- 鸟氨酸氨甲酰基转移酶
　　　　ASS(瓜氨酸血症 Ⅰ 型)- 精氨酸琥珀酸合成酶
　　　　ASL- 精氨酸琥珀酸裂解酶
　　　　精氨酸血症 - 精氨酸酶
毒性代谢产物:氨
　　　　　　精氨酸琥珀酸 -ASL 缺乏症
　　　　　　精氨酸 - 精氨酸酶缺乏症
治疗:防止分解代谢,限制完整蛋白质,提供必需氨基酸特医食品,补充瓜氨酸或精氨酸(精氨酸酶缺乏症除外),提供氨清除剂
未经治疗患者的临床表现:高氨血症引起神经毒性、喂养困难、生长落后、呕吐、抽搐、嗜睡、肝功能异常、昏迷、死亡;晚期诊断的青少年 / 成人 - 慢性神经系统症状和自我限制蛋白质的饮食史。
治疗目标范围 *:血氨 - 正常(<35μmol/L;<60μg/dL)
　　　　　　　血浆氨基酸 - 均保持在正常水平

*MacLeod,E. Nutrition Management of Urea Cycle Disorders. In LE Bernstein,F Rohr,S van Calcar(Eds.)*Nutrition Management of Inherited Metabolic Diseases*(2nd Edition). Springer:2021.

不同年龄段的营养需求 *

年龄	整蛋白 /(g·kg⁻¹·d⁻¹)	必需氨基酸(特医食品)/(g·kg⁻¹·d⁻¹)	总蛋白质 /(g·kg⁻¹·d⁻¹)
0~1 岁	0.8~1.1	0.4~1.1	1.2~2.2
1~7 岁	0.7~0.8	0.3~0.7	1.0~1.2
7~19 岁	0.3~1.0	0.4~0.7	0.8~1.4
>19 岁	0.6~0.7	0.2~0.5	0.8~1.0

*MacLeod,E. Nutrition Management of Urea Cycle Disorders. In LE Bernstein,F Rohr,S van Calcar(Eds.)*Nutrition Management of Inherited Metabolic Diseases*(2nd Edition). Springer:2021.

开始饮食治疗

1. 确定总蛋白质(g)、整蛋白与必需氨基酸(特医食品)的比值目标。起始时 30%~50% 来自必需氨基酸。
2. 计算摄入蛋白质来源(母乳、婴儿配方奶粉、食物)的量和达到总蛋白质(g)目标所需的特医食品量。
3. 计算整蛋白和特医食品来源提供的能量(kcal),以确保满足能量需求的 DRI。根据需要考虑添加无蛋白质能量组件以满足能量需求。
4. 考虑在这一人群中使用肠内营养支持,因为厌食症是一种常见的并发症。
5. UCD 严重型患者可能需要放置胃造口管。

尿素循环障碍

特医食品治疗				
	雅培营养品	美赞臣营养品	北美纽迪希亚	美国 Vitaflo
婴儿（0~1 岁）	Cyclinex-1	WND 1		
学步孩童和幼儿	Cyclinex-1 Cyclinex-2	WND 1 WND 2	UCD Anamix Junior Essential Amino Acid Mix	UCD trio EAA supplement
大龄儿童和成人	Cyclinex-2	WND 2	UCD Anamix Junior Essential Amino Acid Mix	UCD trio EAA supplement
无蛋白质组件	Pro-Phree	PFD Toddler PFD 2	Duocal Polycal	S.O.S 20,25

营养补充 *

左旋精氨酸（ASS 和 ASL 缺乏症）：100~300mg/（kg·d）[ASL 中 100mg/（kg·d）可能足够]

左旋瓜氨酸（OTC 和 CPS 缺乏症）：100~200mg/（kg·d）

*MacLeod, E. Nutrition Management of Urea Cycle Disorders. In LE Bernstein, F Rohr, S van Calcar（Eds.）*Nutrition Management of Inherited Metabolic Diseases*（2nd Edition）. Springer：2021.

药物治疗 *

氨清除剂使用替代途径去除氮，以防止高氨血症，同时提高蛋白质耐受性。监测支链氨基酸。

<u>苯甲酸钠</u>与甘氨酸结合形成马尿酸，去除一个氮原子，然后通过尿液排出。

<u>苯乙酸钠</u>与谷氨酰胺结合形成苯乙酰谷氨酰胺，去除两个氮原子，然后通过尿液排出。

    Buphenyl（Horizon Pharma）

<u>甘油苯乙酸酯</u>与苯乙酸钠的作用机制相同

    Ravicti（Horizon Pharma）

<u>苯乙酸钠 + 苯甲酸钠（仅静脉注射使用）</u>

    Ammonul（Ucyclyd Pharma）

卡谷氨酸是一种 N- 乙酰谷氨酸合成酶的合成形式，用于 NAGS 缺乏症。

    CARBAGLU

实验室监测

血浆氨基酸（特别是谷氨酰胺）[1]　　　前白蛋白[2]　　　铁蛋白、铁、叶酸、锌[2]

25- 羟基维生素 D[2]

血氨[1] CBC[2]

    [1] 婴儿期每周检测一次，此后每月检测一次。

    [2] 至少每年检测一次。

*MacLeod, E. Nutrition Management of Urea Cycle Disorders. In LE Bernstein, F Rohr, S van Calcar（Eds.）*Nutrition Management of Inherited Metabolic Diseases*（2nd Edition）. Springer：2021.

K-8 极长链酰基辅酶 A 脱氢酶缺乏

极长链酰基辅酶 A 脱氢酶缺乏症概览

缺陷酶:极长链酰基辅酶 A 脱氢酶
限制:饮食来源的长链脂肪(LCF)
未经治疗患者的临床表现*:
  轻型:婴儿期后无症状,可耐受分解代谢应激源而无失代偿,可能发生横纹肌溶解症
  中间型:诊断时无症状,低酮症性低血糖,导致分解代谢的疾病,禁食或运动时引起横纹肌溶解症
  严重型:诊断时或出生后第 1 个月内有症状,肥厚型或扩张型心肌病,心包积液,肌张力低下,肝大,间歇性低血糖横纹肌溶解症
  *SERN/GMDI VLCAD Management.

不同年龄段的营养需求 *				
年龄	疾病严重程度	总脂肪 (占总能量的百分比)	长链脂肪 (占总能量的百分比)	中链脂肪 (占总能量的百分比)
0~6 月龄	严重型	40~55	10~15	30~45
	中间型		15~30	10~30
	轻型		30~55	0~20
7~12 月龄	严重型	35~42	10~15	25~30
	中间型		15~30	10~25
	轻型		30~40	0~10
1~3 岁	严重型	30~40	10~15	10~30
	中间型		20~30	10~20
	轻型		20~40	0~10
4~18 岁	严重型	25~35	10	15~25
	中间型		15~25	10~20
	轻型		20~35	0~10
>19 岁	严重型	20~35	10	10~25
	中间型		15~20	10~20
	轻型		20~35	0~10

*SERN/GMDI VLCAD Management Guidelines.

开始饮食治疗(无症状的轻型 VLCAD 患者可能不需要限制脂肪的饮食)
1. 确定 LCF、MCT、总脂肪、蛋白质(g)和能量(kcal)目标。
2. 计算 LCF(母乳、婴儿配方奶粉、食物)量以满足 LCF 目标。
3. 计算 MCT 量以满足总脂肪需求。
4. 计算从蛋白质和脂肪来源的摄入能量以满足总的能量需求。

极长链酰基辅酶 A 脱氢酶(VLCAD)缺乏症

特医食品治疗		
	美赞臣营养品	北美纽迪希亚	美国 Vitaflo
婴儿(0~1岁)	Enfaport		
学步孩童和幼儿		Monogen Liquigen	LIPIstart MCTprocal Betaquik
大龄儿童和成人		Monogen Liquigen	LIPIstart MCTprocal Betaquik

营养补充[*]

中链甘油三酯(MCT):剂量取决于疾病的严重程度和 LCF 限制程度。

– 特医食品(如上)含有不同量的 MCT。MCT 油也可购买到。这些 MCT 来源含有 6~10 个碳的偶数链脂肪酸。

二十二碳六烯酸(DHA):体重 <20kg 的患者,60mg/d;如果血浆或红细胞 DHA 浓度无法通过饮食调整达到正常,则 >20kg 的患者剂量为 100mg/d。

　[*]SERN/GMDI VLCAD Management Guidelines.

医学治疗

三庚烯酸(Dojolvi)Ultragenyx Pharmaceutical(Novato,CA):一种含有 7 个碳的奇链脂肪酸,用于代替偶链 MCT。剂量:总能量摄入的 35%。

空腹注意事项[*]

为健康患者喂食的间隔时间;该范围的下限适用于患有严重 VLCAD 的患者:

0~4 月龄:3~4 小时　　　9~<12 月:8~10 小时

4~<6 月:4~6 小时　　　>12 个月:10~12 小时

6~<9 月:6~8 小时

　[*]SERN/GMDI VLCAD Management Guidelines.

实验室监测

肌酸激酶[1,2]　　　必需脂肪酸[2]　　　CMP[3]

血浆肉碱[1,2]　　　B 型钠尿肽(BNP)[3]　　CBC[3]

血浆酰基肉碱[1,2]　　25- 羟基维生素 D[3]

　[1]每 3 个月检测一次。

　[2]1 岁后每 6 个月检测一次。

　[3]根据临床指征。

　[*]SERN/GMDIVLCADManagement Guidelines.

（张惠文　译）